急诊介入治疗学

URGENT INTERVENTIONAL THERAPIES

（中文翻译版）

主　编　Nicholas Kipshidze　　Jawed Fareed　　Robert J. Rosen
　　　　George Dangas　　Patrick W. Serruys
主　译　杨天伦　余再新　夏　珂　李传昶
副主译　余国龙　彭礼明　井　然

科学出版社

北　京

图字：01-2019-1396

内 容 简 介

本书是国际权威专家在急诊介入领域前沿知识及临床实践经验的总结，将多个学科的紧急介入治疗知识进行了系统深入论述。全书主要包括"心脏介入、外周介入、急诊放射、新型治疗"四大部分。第一部分心脏介入几乎占据了本书一半的篇幅，主要介绍了急性冠状动脉综合征的介入治疗策略、急诊电生理（包括了对再灌注心律失常的处理以及相对罕见的针对房颤的紧急射频消融治疗）、其他心脏疾病急症（如肺栓塞、心肌梗死后室间隔穿孔等心脏急症的介入治疗）；第二部分外周介入主要针对脑血管、下肢血管、主动脉疾病的紧急介入治疗进行了阐述；第三部分急诊放射重点论述了经颈静脉肝内门体静脉分流术、肝恶性肿瘤的化疗栓塞、急性胃肠道出血、腔静脉滤器放置等多种治疗方法，以及未来的发展趋势；第四部分新型治疗主要论述了急性心梗的细胞治疗、急性心梗的血管内低温治疗等创新性的介入手段，体现了作者开阔的视野和前瞻性的眼光。

本书立足临床、层次清晰、知识系统、内容先进，其技术甚至覆盖了一些医疗交叉领域，实用性强。是一本十分优秀的专业参考书，适合心内科、血管外科、放射介入科及相关科室不同层次的医生仔细研读，并适合作为有志于上述领域的医学生和低年资医师的引路书籍。

图书在版编目（CIP）数据

急诊介入治疗学 /（美）尼古拉斯·基普希泽（Nicholas Kipshidze）等主编；杨天伦等主译.—北京：科学出版社，2020.1
书名原文: Urgent Interventional Therapies
ISBN 978-7-03-063967-7

Ⅰ.急… Ⅱ.①尼…②杨… Ⅲ.急诊—介入性治疗 Ⅳ.R459.7

中国版本图书馆CIP数据核字（2019）第295028号

责任编辑：肖 芳 / 责任校对：张怡君
责任印制：赵 博 / 封面设计：耕者设计

科 学 出 版 社 出版
北京东黄城根北街 16 号
邮政编码：100717
http://www.sciencep.com

北京画中画印刷有限公司 印刷
科学出版社发行　各地新华书店经销

*

2020 年 1 月第 一 版　开本：787×1092　1/16
2020 年 1 月第一次印刷　印张：26 3/4
字数：685 000

定价：168.00 元
（如有印装质量问题，我社负责调换）

译者名单

主　译　杨天伦　余再新　夏　珂　李传昶
副主译　余国龙　彭礼明　井　然
译　者　（以姓氏笔画为序）

马　静	马琦琳	王　肖	王倩晨	井　然	方　芳
方　晗	邓　彬	石瑞正	龙添翼	毕斯斯	刘　琼
刘凤姣	刘昭娅	刘雯雪	李　非	李方雄	李传昶
李玲芳	李振宇	李唐志铭	杨天伦	杨达峰	余再新
余国龙	邹隽麟	张　凯	张成龙	张国刚	陈　凡
陈晓彬	陈璐瑶	欧雅莉	罗　辉	周　环	郑璐璐
赵伊遐	胡秋宁	柏　晟	钟巧青	段　琼	胥　茜
夏　珂	徐　锴	徐维芳	黄　晓	彭礼明	彭庆翎
蒋敏娜	游柏洋	谢　伟	谢启应	裴志芳	漆　泓
潘　玮					

主编简介

EDITED BY

Nicholas Kipshidze, MD, PhD, DSc, FACC, FESC, FSCAI
Professor of Medicine and Surgery, Director of Endovascular Therapies, New York Cardiovascular Research, New York, NY, USA
Consultant Cardiologist, N. Kipshidze Central University Hospital, Tbilisi, Georgia

Jawed Fareed, PhD, FACB
Professor of Pathology and Pharmacology, Director of Hemostasis and Thrombosis Research Laboratories and Department of Pathology, Loyola University, Stritch School of Medicine, Maywood, IL, USA

Robert J. Rosen, MD
Director, Interventional Radiology and Endovascular Surgery, Lenox Hill Heart and Vascular Institute, New York, NY, USA

George Dangas, MD, PhD, FACC, FAHA, FESC, FSCAI
Professor of Cardiology and Vascular Surgery, Director, Cardiovascular Innovation, Mount Sinai Medical Center, New York, NY, USA

Patrick W. Serruys, MD, PhD, FESC, FACC
Emeritus Professor of Medicine, Chair in Interventional Cardiology, Erasmus Medical Center, Rotterdam, The Netherlands
Professor of Cardiology, Imperial College, London, UK

ASSISTANT EDITOR

Cathy Kennedy, MLS
Formerly, Editorial Coordinator, Center for Interventional Vascular Therapy, Columbia University Medical Center, New York, NY, USA

原书编者名单

Juan G. Abraldes, MD
Hepatic Hemodynamic Laboratory
Liver Unit, IMDIM
Hospital Clínic
Institut d' Investigacions Biomèdiques August Pi i Sunyer
(IDIBAPS) and CIBERehd
University of Barcelona
Barcelona, Spain

Pierfrancesco Agostoni, MD, PhD
Department of Interventional Cardiology
University Medical Center Utrecht
Utrecht, The Netherlands

Ibrahim Akin, MD
Cardiology, Pulmology and Intensive Care Unit
University Hospital Rostock
Rostock, Germany

Sumith Aleti, MD
Central Arkansas Veterans Healthcare System
University of Arkansas for Medical Sciences
Little Rock, AR, USA

Dominick J. Angiolillo, MD, PhD
University of Florida College of Medicine-Jacksonville
Jacksonville, FL, USA

Cristina Aurigemma, MD
Institute of Cardiology
Catholic University of the Sacred Heart
Rome, Italy

Mamdouh Bakhos, MD, FACS
Department of Thoracic and Cardiovascular Surgery
Loyola University Medical Center
Chicago, IL, USA

Sarah Barker, MSc
Cardiovascular Biomedical Research Unit
Royal Brompton Hospital
London, UK

Anouar Belkacemi, MD
Department of Interventional Cardiology
University Medical Center Utrecht
Utrecht, The Netherlands

Stefan C. Bertog, MD, FACC, FSCAI
Cardiovascular Center Frankfurt
Frankfurt, Germany
Veterans Affairs Medical Center
Minneapolis, MN, USA

Rafael Beyar, MD
Rambam Health Care Campus
Technion-Israel Institute of Technology
Haifa, Israel

Nikhil Bhagat, MD
Johns Hopkins University School of Medicine
Interventional Radiology Center
The Johns Hopkins Hospital
Baltimore, MD, USA

Jaume Bosch, MD
Hepatic Hemodynamic Laboratory
Liver Unit, IMDIM
Hospital Clínic
Institut d' Investigacions Biomèdiques August Pi i Sunyer
(IDIBAPS) and CIBERehd
University of Barcelona
Barcelona, Spain

Marc Bosiers, MD
Department of Vascular Surgery
Saint Blasius Hospital
Dendermonde, Belgium

Gill Louise Buchanan, MBChB
San Raffaele Scientific Institute
Milan, Italy

Qi–Ling Cao, MD
Rush Center for Congenital and Structural Heart Disease
Rush University Medical Center
Chicago, IL, USA

Carlos Calderas, MD
Instituto de Clínicas y Urología Tamanaco
Caracas, Venezuela

Davide Capodanno, MD, PhD
Ferrarotto Hospital
University of Catania
Catania, Italy

Jason A. Chin, MD
Section of Vascular Surgery
Yale University
New Haven, CT, USA

Benjamin S.Y. Chua, MBBS, MHSc, FRCS
Vascular and Endovascular Surgery
Raffles Hospital
Singapore

Alaide Chieffo, MD
San Raffaele Scientific Institute
Milan, Italy

Antonio Colombo, MD
San Raffaele Scientific Institute
Milan, Italy

Jos é A. Condado, MD
Hospital Centro Médico de Caracas
Caracas, Venezuela

Jos é F. Condado, MD
Internal Medicine
Albert Einstein Hospital
Philadelphia, PA, USA

Filippo Crea, MD, PhD, FESC
Institute of Cardiology
Catholic University of the Sacred Heart
Rome, Italy

Jeffrey L. Creech, PhD
TherOx, Inc.
Irvine, CA, USA

George Dangas, MD, PhD, FACC, FAHA, FESC, FSCAI
Cardiovascular Innovation
Mount Sinai Medical Center
New York, NY, USA

Simon Davies, MD
Cardiovascular Biomedical Research Unit
Royal Brompton Hospital
London, UK

Ian del Conde, MD
Baptist Cardiac and Vascular Institute
Miami, FL, USA

Koen Deloose, MD
Department of Vascular Surgery
Saint Blasius Hospital
Dendermonde, Belgium

Steffen Desch, MD
University of Leipzig-Heart Center
Leipzig, Germany

Suzanne de Waha, MD
University of Leipzig-Heart Center
Leipzig, Germany

Larry J. Diaz–Sandoval, MD
Metro Health Hospital
Wyoming, MI, USA

Carlo di Mario, MD, PhD
Cardiovascular Biomedical Research Unit
Royal Brompton Hospital
London, UK

Pieter Doevendans, MD, PhD
Department of Interventional Cardiology
University Medical Center Utrecht
Utrecht, The Netherlands

Jennifer Drury, PA–C
Lenox Hill Heart and Vascular Institute
New York, NY, USA

Alison Duncan, MD
Cardiovascular Biomedical Research Unit
Royal Brompton Hospital
London, UK

Tod C. Engelhardt, MD
Cardiovascular and Thoracic Surgery
East Jefferson General Hospital
Metairie, LA, USA

David Erlinge, MD, PhD
Department of Cardiology
Lund University
Skane University Hospital
Lund, Sweden

Jawed Fareed, PhD, FACB
Hemostasis and Thrombosis Research Laboratories
Department of Pathology
Loyola University
Stritch School of Medicine
Maywood, IL, USA

Jennifer Franke, MD
Cardiovascular Center Frankfurt
Frankfurt, Germany

Gyula Gál, MD
Department of Radiology
Section of Neuroradiology
University Hospital Odense
Odense, Denmark

Juan Carlos Garcia–Pagán, MD
Hepatic Hemodynamic Laboratory
Liver Unit, IMDIM
Hospital Clínic
Institut d' Investigacions Biomèdiques August Pi i Sunyer
(IDIBAPS) and CIBERehd
University of Barcelona
Barcelona, Spain

Kirk N. Garratt, MSc, MD
Lenox Hill Heart and Vascular Institute
New York, NY, USA

Jean–Francois Geschwind, MD
Johns Hopkins University School of Medicine
Interventional Radiology Center
The Johns Hopkins Hospital
Baltimore, MD, USA

Apoorva Gogna, MBBS, FRCR, FAMS
Interventional Radiology
Department of Radiology
Singapore General Hospital
Singapore

Iris Q. Grunwald, MD, PhD
Postgraduate Medical Institute
Anglia Ruskin University
Chelmsford and Southend University Hospital
Southend-on-Sea, UK
Cardiovascular Center Frankfurt
Frankfurt, Germany

Jonathon Habersberger, MD PhD
Cabrini Medical Centre
Malvern, Victoria, Australia

Ziyad M. Hijazi, MD, MPH, FSCAI, FACC, FAAP
Rush Center for Congenital and Structural
Heart Disease
Rush University Medical Center
Chicago, IL, USA

Ilona Hofmann, MD
Cardiovascular Center Frankfurt
Frankfurt, Germany

Noa Holoshitz, MD
Rush Center for Congenital and Structural Heart Disease
Rush University Medical Center
Chicago, IL, USA

Debra Hoppensteadt, PhD
Loyola University
Stritch School of Medicine
Maywood, IL, USA

Brian G. Hynes, MD, MRCPI, FESC
Department of Cardiology
University College Hospital Galway
Galway, Ireland

Hüseyin Ince, MD
Heart Center Rostock
Cardiology, Pulmology and Intensive Care Unit
University Hospital Rostock
Rostock, Germany

Antony L. Innasimuthu, MD, MRCP
Division of Cardiovascular Medicine
SUNY Downstate Medical Center
Brooklyn, NY, USA

Farah G. Irani, MBBS, FRCR, FAMS
Interventional Radiology
Department of Radiology
Singapore General Hospital
Singapore

Michael R. Jaff, DO
The Vascular Center
Massachusetts General Hospital
Boston, MA, USA

Amit Jain, MD, MBBS, MS
Vascular and Endovascular Surgery
University of Virginia Health System
Charlottesville, VA, USA

Brigitte Kaiser, MD
Molecular Hemostaseology
University Hospital Jena
Friedrich Schiller University
Jena, Germany

Evi Kalodiki, PhD, MD
Imperial College
London, UK

Antonios Karanasos, MD
First Department of Cardiology
Athens Medical School
Hippokration Hospital
Athens, Greece

Neelima Katukuri, MD
Oakwood Hospital Medical Center
Dearborn, MI, USA

Barry T. Katzen, MD
Baptist Cardiac and Vascular Institute
Miami, FL, USA

Koen Keirse, MD
Imelda Hospital
Bonheiden, Belgium

Damien Kenny, MB, MD
Rush Center for Congenital and Structural
Heart Disease
Rush University Medical Center
Chicago, IL, USA

Laura Kerselaers, MD
Imelda Hospital
Bonheiden, Belgium

Melina R. Kibbe, MD
Division of Vascular Surgery
Northwestern University
Chicago, IL, USA

Gary D. Kiernan, MD
Department of Cardiology
Mater Misercordiae Hospital
Dublin, Ireland

Thomas J. Kiernan, MD, MRCPI, FESC, FACC
Department of Cardiology
Limerick Regional Hospital
Graduate Entry Medical School
University of Limerick
Limerick, Ireland

Nicholas Kipshidze, MD, PhD, DSc, FACC, FESC, FSCAI
New York Cardiovascular Research
New York, NY, USA
N. Kipshidze Central University Hospital
Tbilisi, Georgia

Stephan Kische, MD
Heart Center Rostock
Department of Internal Medicine I
Divisions of Cardiology, Pulmology and
Intensive Care Unit
University Hospital Rostock
Rostock, Germany

Prakash Krishnan, MD, FACC, FSCAI
Mount Sinai School of Medicine
The Zena and Michael A. Weiner
Cardiovascular Institute
Mount Sinai Medical Center
New York, NY, USA

Anna Luisa Kühn, MD, PhD
Department of Radiology
University of Massachusetts Medical School
Worcester, MA, USA

Wiktor Kuliczkowski, MD
IIIrd Department of Cardiology
Silesian Center for Heart Diseases
Zabrze, Poland

Sanjay Kumar, MD, FASH
Division of Cardiovascular Medicine

SUNY Downstate Medical Center
Brooklyn, NY, USA

Zoran Lasic, MD, FACC, FSCAI
Lenox Hill Heart and Vascular Institute
Lenox Hill Hospital
New York, NY, USA

Michael S. Lee, MD
UCLA Medical Center
Adult Cardiac Catheterization Laboratory
Los Angeles, CA, USA

Massoud A. Leesar, MD, FACC, FSCAI
Interventional Cardiology
University of Alabama
Birmingham, AL, USA

Romaric Loffroy, MD, PhD
Department of Vascular and Interventional Radiology
University of Dijon School of Medicine
Bocage Teaching Hospital
Dijon, France

Douglas W. Losordo, MD, FACC, FAHA
Division of Cardiology
Northwestern University Feinberg School of Medicine
Chicago, IL, USA
Division of Cardiology
New York University School of Medicine
NeoStem, Inc,
New York, NY, USA

Chaim Lotan, MD
Cardiology Department
Hadassah Hebrew University Medical Center
Jerusalem, Israel

Michael Maeng, MD, PhD
Department of Cardiology
Aarhus University Hospital
Aarhus, Denmark

Gopi Manthripragada, MD
UCLA Medical Center
Adult Cardiac Catheterization Laboratory
Los Angeles, CA, US

Peter Marlow, BSc, MA, MBA, PgDip, DipM, MBPsS, MHSM
PML Clinical Service Development
Brentwood
Essex, UK

Jonathan D. Marmur, MD, FACC, FACP
Division of Cardiovascular Medicine
SUNY Downstate Medical Center
Brooklyn, NY, USA

Zviad Matoshvili, MD
N. Kipshidze Central University Hospital
Tbilisi, Georgia

Roxana Mehran, MD
Cardiovascular Innovation
Mount Sinai Medical Center
New York, NY, USA

Jawahar L. Mehta, MD, PhD
Central Arkansas Veterans Healthcare System
University of Arkansas for Medical Sciences
Little Rock, AR, USA

Bernhard Meier, MD
Swiss Cardiovascular Center Bern
Bern University Hospital
Bern, Switzerland

Rainer Mittermayr, MD
Ludwig Boltzmann Institute for Experimental and Clinical Traumatology
Austrian Cluster for Tissue Regeneration
AUVA Trauma Center Meidling
Vienna, Austria

Neil Moat, MD
Cardiovascular Biomedical Research Unit
Royal Brompton Hospital
London, UK

Jihad A. Mustapha, MD
Metro Health Hospital
Wyoming, MI, USA

Naiem Nassiri, MD, RPVI
Assistant Professor of Surgery, Vascular Surgery
Rutgers Robert Wood Johnson Medical School
Rutgers Robert Wood Johnson University Hospital
New Brunswick, NJ, USA

Giampaolo Niccoli, MD
Institute of Cardiology
Catholic University of the Sacred Heart
Rome, Italy

Christoph A. Nienaber, MD
Heart Center Rostock
Cardiology, Pulmology, Intensive Care Unit
University Hospital Rostock
Rostock, Germany

Eugenia Nikolsky, MD, PhD, FACC, FESC
Rambam Health Care Campus
Technion-Israel Institute of Technology
Haifa, Israel

Kevin Onsea, MD
Department of Interventional Cardiology
University Medical Center Utrecht
Utrecht, The Netherlands

Crochan J. O' Sullivan, MD
Swiss Cardiovascular Center Bern
Bern University Hospital
Bern, Switzerland

Kristine Owen, MD
Charles George Veterans Affairs Medical Center
Asheville, NC, USA

Carlos A.C. Pedra, MD, PhD
Instituto Dante Pazzanese de Cardiologia
Hospital do Coração da Associação Sanatório Sírio
São Paulo, SP, Brazil

Patrick Peeters, MD
Imelda Hospital
Bonheiden, Belgium

Zankhana Raval, MD
Department of Medicine
Division of Cardiology
Northwestern University Feinberg School
of Medicine
Chicago, IL, USA

Tim C. Rehders, MD
Heart Center Rostock
Cardiology, Pulmology and Intensive Care Unit
University Hospital Rostock
Rostock, Germany

Fabiana Rollini, MD
University of Florida College of Medicine-Jacksonville
Jacksonville, FL, USA

Robert J. Rosen, MD
Interventional Radiology and Endovascular Surgery
Lenox Hill Heart and Vascular Institute
New York, NY, USA

Fadi A. Saab, MD
Metro Health Hospital
Wyoming, MI, USA

Rajesh Sachdeva, MD
North Fulton Hospital
Roswell, GA, USA

Elias A. Sanidas, MD, PhD
Cardiovascular Innovation
Mount Sinai Medical Center
New York, NY, USA

Francesco Santoni–Rugiu, MD
Mount Sinai Medical Center
Arrhythmia Institute
St Luke' s Roosevelt Hospitals
New York, NY, USA

Wolfgang Schaden, MD
AUVA Trauma Center Meidling
Vienna, Austria

Gerhard Schuler, MD
University of Leipzig-Heart Center
Leipzig, Germany

**Jeffrey M. Schussler,
MD, FACC, FSCAI, FSCCT**
Baylor University Medical Center
Jack and Jane Hamilton Heart and Vascular Hospital
Dallas, TX, USA

Victor Serebruany, MD
HeartDrug Research Laboratories
Johns Hopkins University
Towson, MD, USA

Patrick W. Serruys, MD, PhD, FESC, FACC
Emeritus Professor of Medicine
Chair in Interventional Cardiology
Erasmus Medical Center
Rotterdam, The Netherlands
Professor of Cardiology
Imperial College
London, UK

Mony Shuvy, MD
Cardiology Department
Hadassah Hebrew University Medical Center
Jerusalem, Israel

Horst Sievert, MD, FACC, FSCAI, FESC
Cardiovascular Center Frankfurt
Frankfurt, Germany

Thomas M. Snow, MD
Cardiovascular Biomedical Research Unit
Royal Brompton Hospital
London, UK

Amit Soni, MD
Rambam Health Care Campus
Technion-Israel Institute of Technology
Haifa, Israel

Jacob Thorsted Sørensen, MD, PhD
Department of Cardiology
Aarhus University Hospital
Aarhus, Denmark

James Richard Spears, MD
Oakwood Hospital Medical Center
Dearborn, MI, USA

Glenn W. Stambo, MD
Department of Vascular and Interventional Radiology
St Joseph' s Hospital and Medical Center
Tampa, FL, USA

Christodoulos Stefanadis, MD
First Department of Cardiology
Athens Medical School
Hippokration Hospital
Athens, Greece

Gustav Steinhoff, MD
Department of Cardiac Surgery
University of Rostock
Rostock, Germany

Pieter Stella, MD, PhD
Department of Interventional Cardiology
University Medical Center Utrecht
Utrecht, The Netherlands

Carsten Stengaard, MD
Department of Cardiology
Aarhus University Hospital
Aarhus, Denmark

Bodo–Eckehard Strauer, MD
Department of Cardiac Surgery
University of Rostock
Rostock, Germany

**Manish Taneja, MBBS, MD,
FRCR, FAMS**
Interventional and Neurointerventional Radiology
Raffles Hospital
Singapore

Arthur Tarricone, BS
Mount Sinai School of Medicine
New York, NY, USA

Antonio Tello–Montoliu, MD, PhD
University of Florida College of Medicine-Jacksonville
Jacksonville, FL, USA

Christian Juhl Terkelsen, MD, PhD
Department of Cardiology
Aarhus University Hospital
Aarhus, Denmark

Holger Thiele, MD
University of Leipzig-Heart Center
Leipzig, Germany

Allyne Topaz, MD
Department of Emergency Medicine
Hackensack University Medical Center
Hackensack, NJ, USA

On Topaz, MD, FACC, FACP
Duke University School of Medicine
Charles George Veterans Affairs Medical Center
Asheville, NC, USA

Konstantinos Toutouzas, MD
First Department of Cardiology
Athens Medical School
Hippokration Hospital
Athens, Greece

Raman Uberoi, MD
Department of Radiology
John Radcliffe Hospital
Oxford, UK

Jürgen Verbist, MD
Imelda Hospital
Bonheiden, Belgium

Freek W.A. Verheugt, MD, PhD
Department of Cardiology
Onze Lieve Vrouwe Gasthuis
Amsterdam, The Netherlands

Michiel Voskuil, MD, PhD
Department of Interventional Cardiology
University Medical Center Utrecht
Utrecht, The Netherlands

Rakesh Wahi, MD, FRCSC
Center for Vascular Medicine

Greenbelt, MD, USA

Jeanine M. Walenga, PhD
Department of Thoracic and
Cardiovascular Surgery
Loyola University Medical Center
Chicago, IL, USA

Parveen Warner, MD
Department of Radiology
John Radcliffe Hospital
Oxford, UK

Mark A. Westcott, MD
Interventional Radiology
Lenox Hill Hospital
New York, NY, USA

Grayson H. Wheatley III, MD
Department of Cardiovascular Surgery
Arizona Heart Institute
Phoenix, AZ, USA

Jose Wiley, MD, FACC, FACP, FSCAI
Mount Sinai School of Medicine
The Zena and Michael A. Weiner Cardiovascular Institute
Mount Sinai Medical Center
New York, NY, USA

Hatim Yagoub, MD
Department of Cardiology
Cork University Hospital
University College Cork School of Medicine
Cork, Ireland

原书序言

在过去的数十年中，介入医学已从简单的球囊成形术快速发展为复杂、多步骤的手术过程，这些基于导管技术的手术可对结构性心脏病（structural heart disease）、卒中，以及其他许多危及生命的疾病进行治疗。而且，急诊介入的数量正在不断增长。

因此，介入治疗已发展为血管医学下的一门亚专科，能对数百万慢性和急性心血管疾病患者进行治疗。

该书总结了急诊介入治疗的原则，并首次就急诊介入治疗的多学科手术方式为血管外科医生和其他诊治该类疾病的专业人士提供了独到的视角。介入手术强调贯穿于急诊处理过程中的关键临床决策，包括实践指南和操作过程的知识。该书同时涵盖了介入技巧、决策流程及对具体操作的同行建议。

该书分为以下 4 个主要部分：①心脏介入；②外周介入；③急诊放射；④新型治疗。

该书通过整合各类微创技术覆盖了主要的医疗交叉领域。开篇的主要章节向读者介绍了从急性冠状动脉综合征、介入药理学、急诊电生理学，以及诸如肺动脉栓塞、急性二尖瓣疾病、主动脉瓣疾病介入治疗到房间隔造口术等的相应处理。之后的章节分别聚焦于脑血管疾病、急性肢体缺血和急性主动脉疾病的治疗。随后数章急诊放射学内容继续阐述多种治疗方法，并对未来的发展趋势进行总结性概述。最后一部分为新型治疗，涵盖了从急性心肌梗死的细胞治疗到使用体外震波处理软组织伤口等内容。

该书是同类书籍中第一部全面涵盖紧急介入治疗的教材。它将为这一领域中不断增长的新人及中、高年资的医生提供全面参考意见。该书也是介入医学领域中关键理论和技术的一次论坛集锦，编辑选择在各个领域中的大师级专家撰写该书，以提供不断发展领域中的最新信息。

Martin B. Leon，**MD**
美国纽约哥伦比亚大学医学中心 / 纽约长老会医院
血管介入治疗中心主任
美国纽约哥伦比亚大学内科与外科医师学院
医学教授

译者前言

　　心血管疾病的特殊性在于临床医师需要与时间赛跑，以挽救更多患者的生命。近 10 年来，心血管疾病领域的急诊病例数不断攀升，带动了急诊介入治疗的迅猛发展与进步。介入技术令人瞩目的进展已涵盖从冠心病到瓣膜性心脏病、卒中、严重的下肢缺血、肺栓塞，以及其他许多危及生命疾病的治疗，在临床上使很多患者得到最大获益。著名的医学教授、美国纽约心血管病研究所血管腔内介入治疗主任 Nicholas Kipshidze 主编的《急诊介入治疗学》一书于 2014 年在美国出版，成为介入治疗医生的临床指导范本。

　　为了更好地帮助我国介入治疗领域专业人员掌握介入系统知识，助其领悟《急诊介入治疗学》的宗旨及各种急诊介入治疗的指征、方法、程序、流程执行等，我和我的同事在忠于原著的基础上对其进行了翻译、校对。本书译者为中南大学湘雅医院介入相关科室的临床医师，具有丰富的临床经验和英文功底。本书适时地为我国从事急诊介入治疗的医务工作者提供了具有实用价值的参考与指导。

　　本书主要分为：心脏介入、外周介入、急诊放射、新型治疗 4 个部分。介绍了介入药理学、急诊电生理学，以及心血管疾病、脑血管疾病、外周血管疾病的急诊介入治疗，并对未来介入治疗的发展趋势进行了总结性概述。本书层次清晰，覆盖面广，知识系统，内容前沿，其中介绍的介入技术甚至覆盖了一些医疗交叉领域，实用性强。

　　由于出版译著的时间限制，翻译水平有限，在翻译、校对过程中难免有错漏之处，期望读者不吝赐教，给予批评、指正，此为译者之幸事。

杨天伦

中南大学湘雅医院心内科主任

国家卫健委心血管介入培训基地主任

2019 年 10 月

原书前言

　　毫不夸张地说，医药和手术技术在过去 50 年中所取得的进步超过了过去几千年的成就总和。一项最具革命性的变化就是微创外科技术的快速发展和成就，逐步抢占了已获得广泛认可的开放式手术的舞台。使用导管、导丝、支架和许多其他首先在心血管医学领域发展出来的小型化装置的介入技术逐渐被许多其他学科专家接受。在当今的内科或外科领域中，这些微创技术几乎在各处都是一线选择，涵盖了从冠心病到瓣膜性心脏病、卒中、严重的下肢缺血、出血、肺栓塞、肿瘤治疗以及各种肝肾疾病。来自许多专家的最初抵触已经消失，这是因为专家已经意识到这些技术的显著优势，并将这些技术逐渐整合到他们各自的临床实践中。由于需要将这些技术纳入培训，临床培训课程也发生了变革。许多专家更趋于相互合作而不是竞争，使得许多领域产生了快速而巨大的发展。

　　在本书中我们有幸请到在许多领域中享誉国际的专家，在各章节中描述临床紧急情况下种类繁多的介入技术使用经验。起初，这些技术仅被用于某些可选情况，随着它们优势的凸显，以及专业技术和先进影像技术的广泛普及，这些技术已在急诊和临床紧急情况常规使用。正如本书书名"急诊介入治疗学"所示，它主要涉及急诊情况，其中所使用的许多技术在实践中已得到广泛应用。

　　本书采用一致的章节模板，便于使用。此外，本书还插入了大量的图片，展示了专家在真实场景中所使用的紧急介入技术。

　　我们认识到，这些领域目前发展得如此之快，以至于我们无法在一本书中涵盖各方面的最新进展，但本书所展现和描述的技术为当今时代的前沿。我们满怀期待地祈盼，在未来数年中这些技术将会不断革新并不断快速发展。

Nicholas Kipshidze
Jawed Fareed
Robert J. Rosen
George Dangas
Patrick W. Serruys

缩略词表

AAS	acute aortic syndrome	急性主动脉综合征
ABI	ankle-brachial index	踝臂指数
ACC	American College of Cardiology	美国心脏病学会
ACCP	American College of Chest Physicians	美国胸科医师学会
ACEI	angiotensin-converting enzyme inhibitor	血管紧张素转化酶抑制药
ACS	acute coronary syndrome	急性冠状动脉综合征
ACT	activated clotting time	活化凝血时间
ADP	adenosine diphosphate	二磷酸腺苷
A & E	Accident and Emergency	急诊
AF	atrial fibrillation	心房颤动
AHA	American Heart Association	美国心脏协会
AIVR	accelerated idioventricular rhythm	加速性室性自主心律
AMI	acute myocardial infarction/acute mesenteric ischemia	急性心肌梗死 / 急性肠系膜缺血
AO	aqueous oxygen	水氧
AP	anteroposterior	前后位
APACHE	Acute Physiology and Chronic Health Evaluation	急性生理学与慢性健康状况评分
aPTT	activated partial thromboplastin time	活化部分凝血活酶时间
AR	aortic regurgitation	主动脉瓣反流
ARB	angiotensin receptor blocker	血管紧张素受体阻滞药
AS	aortic stenosis	主动脉瓣狭窄
ASD	atrial septal defect	房间隔缺损
AT	antithrombin	抗凝血酶
ATK	above the knee	膝盖上方
ATP	adenosine triphosphate	三磷酸腺苷
AV	atrioventricular/aortic valve/ arteriovenous	房室瓣 / 主动脉瓣 / 动静脉
AVM	arteriovenous malformation	动静脉畸形
AVR	aortic valve replacement	主动脉瓣置换术
AVRT	atrioventricular reciprocating tachycardia	房室折返性心动过速
BA	basilar artery	基底动脉
BAS	balloon atrial septostomy	（经皮）球囊房间隔造口术
BAV	balloon aortic valvuloplasty	（经皮）主动脉瓣球囊成形术
BCS	Budd–Chiari syndrome	布 - 加综合征

BiB	balloon in balloon	球囊导管
BMC	bone marrow-derived cell	骨髓来源细胞
BMS	bare metal stent	金属裸支架
BNP	brain natriuretic peptide	脑钠肽
BP	blood pressure	血压
BTK	below the knee	膝盖下方
CABG	coronary artery bypass graft	冠状动脉旁路移植术
CAD	coronary artery disease	冠状动脉疾病
C-AVR	conventional aortic valve replacement	常规主动脉置换术
CBA	cutting balloon angioplasty	（经皮）切割球囊血管成形术
CDA	coronary directional atherectomy	冠状动脉内定向旋切术
CDT	catheter-directed thrombolysis	导管直接溶栓术
CDUS	color Doppler ultrasonography	彩色多普勒超声
CE	Conformité Européenne	欧盟
CE-MRA	contrast-enhanced MRA	动态增强磁共振血管造影
CFA	common femoral artery	股总动脉
CI	confidence interval	置信区间
CIN	contrast-induced nephropathy	对比剂肾病
CK	creatine kinase	肌酸激酶
CK-MB	creatine kinase-MB	肌酸激酶同工酶
CLI	critical limb ischemia	严重肢体缺血
CMI	chronic mesenteric ischemia	慢性肠系膜缺血
CO	cardiac output	心排血量
COX	cyclo-oxygenase	环氧化酶
CPTP	cyclopentyl-triazolo-pyrimidine	环戊基三唑嘧啶
CRP	C-reactive protein	C 反应蛋白
CRT	cardiac resynchronization therapy	心脏再同步化治疗
CS	cardiogenic shock	心源性休克
CT	computed tomography	计算机断层扫描
CTA	computed tomographic angiography	CT 血管成像技术
CTO	chronic total occlusion	慢性完全闭塞（疾病）
DAPT	double antiplatelet therapy	双联抗血小板治疗
DCCV	direct current cardioversion	直流电复律
DE	distal embolization	远端栓塞
DEB	drug-eluting balloon	药物涂层球囊
DES	drug-eluting stent	药物涂层支架
DIC	disseminated intravascular coagulation	弥散性血管内凝血
DM	diabetes mellitus	糖尿病
DSA	digital subtraction angiography	数字减影血管造影
DTI	direct thrombin inhibitor	直接凝血酶抑制药

DUS	duplex ultrasonograhy	双功超声
DVT	deep vein thrombosis	深静脉血栓
EC	endothelial cell	内皮细胞
ECG	electrocardiogram	心电图
ECMO	extracorporeal membrane oxygenation	体外氧合膜肺
EF	ejection fraction	射血分数
ELA	excimer laser-assisted angioplasty	准分子激光辅助血管成形术
EM	extensive metabolizer	强代谢者
EMA	European Medical Agency	欧洲药品管理局
EMEA	European Medicine Evaluation Agency	欧洲药品评价局
EMS	Emergency Medical Service	急救医疗服务
EP	electrophysiology	电生理学
EPC	endothelial progenitor cell	内皮祖细胞
ESC	European Society of Cardiology	欧洲心脏病学会
ESO	European Stroke Organization	欧洲卒中组织
ESWT	extracorporeal shock wave therapy	体外冲击波疗法
FD	flow diverter	分流器
FDA	Food and Drug Administration	食品药品监督管理局
FEIBA	factor Ⅷ inhibitor bypassing activity	第Ⅷ因子旁路活性抑制药
FFP	fresh frozen plasma	新鲜冷冻血浆
FFR	fractional flow reserve	血流储备分数
FGF	fibroblast growth factor	成纤维细胞生长因子
FSH	follicle-stimulating hormone	卵泡刺激素
GAVE	gastric antral vascular ectasia	胃窦血管扩张症
G-CSF	granulocyte colony-stimulating factor	粒细胞集落刺激因子
GDF	growth differentiation factor	生长分化因子
GnRH	gonadotropin-releasing hormone	促性腺激素释放激素
GOF	gain of function	功能获得
GP	glycoprotein	糖蛋白
GRACE	Global Registry of Acute Coronary Events	全球急性冠状动脉事件登记
HAE	hepatic arterial embolization	肝动脉栓塞术
HBOT	hyperbaric oxygen therapy	高压氧疗法
HCC	hepatocellular carcinoma	肝细胞癌
HCOM	hypertrophic obstructive cardiomyopathy	梗阻性肥厚型心肌病
HDL	high-density lipoprotein	高密度脂蛋白
HE	hepatic encephalopathy	肝性脑病
HGF	hepatocyte growth factor	肝细胞生长因子
HHT	hereditary hemorrhagic telangiectasia	遗传性出血性毛细血管扩张症
HIF	hypoxia-inducible factor	缺氧诱导因子
HIT	heparin-induced thrombocytopenia	肝素诱导性血小板减少症

HLHS	hypoplastic left heart syndrome	左心发育不全综合征
HPR	high on-treatment platelet reactivity	治疗中血小板高反应性
HR	hazard ratio	风险比
HRS	hepatorenal syndrome	肝肾综合征
HVPG	hepatic venous pressure gradient	肝静脉压力梯度
IABP	intra-aortic balloon pump	主动脉内球囊反搏术
IAS	interatrial septum	房间隔
IC	intermittent claudication	间歇性跛行
ICD	implantable cardioverter defibrillator	置入型心脏除颤器
ICE	intracardiac echocardiography	心腔内超声心动图
ICU	intensive care unit	重症监护病房
ID	inner diameter	内径
IL	interleukin	白介素
IM	intermediate metabolizer/intramuscular	中间代谢者 / 肌肉内
IMA	ischemia-modified albumin/inferior mesenteric artery	缺血修饰白蛋白 / 肠系膜下动脉
IMH	intramural hematoma	壁内血肿
INR	international normalized ratio	国际标准化比值
IPC	intermittent pneumatic compression	间歇气压疗法
IRA	infarct-related artery	梗死相关动脉
ISTH	International Society on Thrombosis and Haemostasis	国际血栓与止血学会
IU	international unit	国际单位
IV	intravenous/intravascular	静脉内 / 血管内
IVC	inferior vena cava	下腔静脉
IVUS	intravascular ultrasound	血管内超声
KTS	Klippel Trenaunay syndrome	静脉畸形骨肥大综合征
LA	left atrial	左心房
LAD	left anterior descending	左前降支
LCSD	left cardiac sympathetic denervation	左心交感神经切除术
LCX	left circumflex coronary artery	左冠状动脉回旋支
LD	loading dose	负荷剂量
LDL-C	low-density lipoprotein cholesterol	低密度脂蛋白胆固醇
LH	luteinizing hormone	黄体生成素
LMA	laryngeal mask airway	喉罩
LMWH	low molecular weight heparin	低分子肝素
LOF	loss of function	功能丧失
LOS	length of stay	住院日
LPV	left portal vein	左门静脉
LV	left ventricle	左心室

LVAD	left ventricular assist device	左心室辅助装置
LVEF	left ventricular ejection fraction	左心室射血分数
LVOT	left ventricular outflow tract	左心室流出道
MA	mitral atresia	二尖瓣闭锁
MACE	major adverse cardiac event	主要不良心血管事件
MAE	major adverse event	主要不良事件
MAL	median arcuate ligament	正中弓状韧带
MBV	mitral balloon valvuloplasty/valvotomy	(经皮)二尖瓣球囊成形/扩张术
mc	microcatheter	微导管
MD	maintenance dose	维持剂量
MDCT	multidetector computed tomography	多层螺旋 CT
MHV	middle hepatic vein	肝中静脉
MI	myocardial infarction	心肌梗死
MLD	minimal luminal diameter	最小管腔直径
MMP	matrix metalloproteinase	基质金属蛋白酶
MPO	myeloperoxidase	髓过氧化物酶
MR	mitral regurgitation	二尖瓣反流
MRA	magnetic resonance angiography	磁共振血管成像
MRI	magnetic resonance imaging	磁共振
MS	mitral stenosis	二尖瓣狭窄
MSC	metal surface coverage	金属表面覆盖
MSU	mobile stroke unit	移动卒中单元
MV	mitral valve	二尖瓣
MVO	microvascular obstruction	微血栓阻塞
MVT	mesenteric venous thrombosis	肠系膜静脉血栓形成
NICE	National Institute for Health and Clinical Excellence	英国国家卫生医疗质量标准署
NIHSS	National Institute of Health Stroke Scale	美国国立卫生研究院卒中量表
NIRS	near-infrared spectroscopy	近红外光谱
NO	nitric oxide	一氧化氮
NOMI	nonocclusive mesenteric ischemia	非闭塞性肠系膜缺血
NPWT	negative pressure wound therapy	负压创面治疗技术
NSAID	nonsteroidal anti-inflammatory drug	非甾体抗炎药
NSTEMI	non-ST-segment elevation myocardial infarction	非 ST 段抬高型心肌梗死
NYHA	New York Heart Association	纽约心脏病协会
OAC	oral anticoagulant	口服抗凝药
OCT	optical coherence tomography	光学相干断层成像
OLT	orthotopic liver transplant	原位肝移植
OR	odds ratio/operating room	优势比/手术室

OWR	Osler-Weber-Rendù syndrome	奥 - 韦 - 朗综合征
PA	pulmonary artery	肺动脉
PAD	peripheral artery disease	外周动脉疾病
PAG	portal-atrial gradient	门静脉 - 心房压力梯度
PAPP-A	pregnancy-associated plasma protein A	妊娠相关血浆蛋白 A
PASP	pulmonary artery systolic pressure	肺动脉收缩压
PAU	penetrating atherosclerotic ulcer	穿透性动脉粥样硬化性溃疡
PCC	prothrombin complex concentrate	凝血酶原复合物
PCG	portocaval pressure gradient	门体压力梯度
PCA	patient-controlled anesthesia	患者自控麻醉
PCI	percutaneous coronary intervention	经皮冠状动脉介入治疗
PD	pharmacodynamic/pore density	药效动力学 / 孔密度
PE	pulmonary embolism	肺栓塞
PED	pipeline embolization device	栓塞装置
PEI	percutaneous endovascular intervention	经皮血管内介入
PFO	patent foramen ovale	卵圆孔未闭
PICC	peripherally inserted central catheter	外周中心静脉置管
PJRT	paroxysmal junctional reciprocating tachycardia	阵发性交界性折返心动过速
PM	poor metabolizer	弱代谢者
PO	per os	口服
pPCI	primary percutanous coronary intervention	直接经皮冠状动脉介入治疗
PPI	proton pump inhibitor	质子泵抑制药
PPG	portal venous pressure gradient	门静脉压力梯度
PR	pulmonic regurgitation	肺动脉瓣关闭不全
PSV	peak systolic velocity	收缩期峰值流速
PT	prothrombin time	凝血酶原时间
PTA	percutaneous transluminal angioplasty	经皮腔内血管成形术
PTCA	percutaneous transluminal coronary angioplasty	经皮腔内冠状动脉成形术
PTFE	polytetrafluoroethylene	聚四氟乙烯
PTT	partial thromboplastin time	部分凝血酶原时间
PVD	peripheral vascular disease	周围血管疾病
PVR	pulse volume recording	脉搏容积描记
RA	right atrial	右心房
RAP	right atrial pressure	右心房压力
RAS	renin–angiotensin–aldosterone system/ renal artery stenosis	肾素 - 血管紧张素 - 醛固酮系统/ 肾动脉狭窄
RBBB	right bundle branch block	右束支传导阻滞
RCA	right coronary artery	右冠状动脉
RCT	randomized controlled trial	随机对照试验
RFA	radiofrequency ablation	射频消融

RHD	rheumatic heart disease	风湿性心脏病
RHV	right hemostatic valve/right hepatic vein	右止血阀 / 肝右静脉
RPV	right portal vein	右门静脉
RRR	relative risk reduction	相对危险度降低率
RRT	renal replacement therapy	肾替代疗法
RT	rheolytic thrombectomy	流变溶栓
rt-PA	recombinant tissue plasminogen activator	重组组织型纤溶酶原激活药
RV	right ventricular/right ventricle	右心室
RVAD	right ventricular assist device	右心室辅助装置
RVOT	right ventricular outflow tract	右心室流出道
SAH	subarachnoid hemorrhage	蛛网膜下腔出血
SDF	stromal cell-derived factor	基质细胞衍生因子
SFA	superficial femoral artery	股浅动脉
SLP	segmental limb pressure	节段性肢体血压
SMA	superior mesenteric artery	肠系膜上动脉
SMV	superior mesenteric vein	肠系膜上静脉
SOS	sinusoidal obstruction syndrome	肝窦阻塞综合征
SPECT	single photon emission computed tomography	单光子发射计算机断层扫描
STEMI	ST-segment elevation myocardial infarction	ST 段抬高型心肌梗死
SVC	superior vena cava	上腔静脉
SVG	saphenous vein graft	大隐静脉桥管
SVT	supraventricular tachycardia	室上性心动过速
TACE	transarterial chemoembolization	动脉栓塞化疗
TAE	transarterial embolization	经动脉栓塞术
TAGM	trisacryl gelatin microsphere	三丙烯微球
TAVI	transcatheter aortic valve implantation	经导管主动脉瓣置入术
TBI	toe-brachial index	趾 - 肱指数
TCFA	thin-cap fibroatheroma	薄帽纤维粥样斑块
TdP	torsades de pointes	尖端扭转型室性心动过速
TEE	transesophageal echocardiography	食管超声心动图
TEM	transmission electron microscopy	透射电子显微镜
TEVAR	thoracic endovascular repair	胸主动脉腔内修复
TF	tissue factor	组织因子
TFPI	tissue factor pathway inhibitor	组织因子途径抑制药
TGA	transposition of the great arteries	大动脉转位
TGF	transforming growth factor	转化生长因子
THV	transcatheter heart valve	导管心脏瓣膜
TIA	transient ischemic attack	短暂性脑缺血发作
TIMI	thrombolysis in myocardial infarction	心肌梗死溶栓
TIMP	tissue inhibitor of metalloproteinase	金属蛋白酶组织抑制药

TIPS	transjugular intrahepatic portosystemic shunt	经颈静脉肝内门体分流术
TLR	target lesion revascularization	靶病变血供重建
Tn	troponin	肌钙蛋白
tPVR	transcatheter pulmonary valve replacement	经导管肺动脉瓣置换术
TTE	transthoracic echocardiography	经胸壁超声心动图
TVR	target vessel revascularization	靶血管血供重建
UA	unstable angina	不稳定型心绞痛
UAE	uterine artery embolization	子宫动脉栓塞术
UFE	uterine fibroid embolization	子宫肌瘤动脉栓塞术
UFH	unfractionated heparin	普通肝素
ULMCA	unprotected left main coronary artery	无保护左主干冠状动脉
UM	ultrarapid metabolizer	超快代谢者
US	ultrasound	超声
UV	ultraviolet	紫外线
VA	vertebral artery	椎动脉
VAD	ventricular assist device	心室辅助装置
VEGF	vascular endothelial growth factor	血管内皮生长因子
VF	ventricular fibrillation	心室颤动
VKA	vitamin K antagonist	维生素 K 拮抗药
VSD	ventricular septal defect	室间隔缺损
VT	ventricular tachycardia	室性心动过速
VTE	venous thromboembolism	静脉血栓栓塞
WBC	white blood cell	白细胞
WHO	World Health Organization	世界卫生组织
WPW	Wolff-Parkinson-White syndrome	预激综合征
WTO	World Trade Organization	世界贸易组织

目　录

第一部分　心　脏　介　入

第一部分

心 脏 介 入

第一篇 急性冠状动脉综合征

第1章 急性冠状动脉综合征的定义和指南

Elias A. Sanidas, *Roxana Mehran*, *George Dangas*
Cardiovascular Innovation, Mount Sinai Medical Center, New York, NY, USA

一、引言

冠心病是目前威胁人类健康的主要死亡原因之一。它包括一系列的临床类型：无症状心肌缺血、稳定型心绞痛、不稳定型心绞痛（unstable angina，UA）、心肌梗死（myocardial infarction，MI）、心脏衰竭及猝死。

急性冠状动脉综合征（acute coronary syndromes，ACS）是具有共同病理生理基础的一组临床综合征。目前已经证实，ACS 的病理生理机制是动脉粥样硬化斑块破裂或侵蚀，继发不同程度的附壁血栓，从而影响心肌灌注。作为一种严重威胁生命的血栓性疾病，临床医师需要对其进行风险分层，从而决定药物或冠状动脉血供重建的治疗策略。

目前已根据大量的循证依据制订了 ACS 的诊治策略；然而，随着大量的大规模随机对照临床试验的开展，ACS 的治疗策略也在不断更新。因此，临床医师经常面临这样的问题：采取哪种治疗方案才能达到最佳治疗效果？

二、定义

ACS 是因冠状动脉阻塞导致急性心肌缺血发作的一组临床综合征，包括不稳定型心绞痛、非 ST 段抬高型心肌梗死（non-ST-segment elevation myocardial in farction，NSTEMI）与 ST 段抬高型心肌梗死（ST-elevation myocardial infarction，STEMI）。ACS 的分类见图 1-1。

心肌梗死是由于长时间心肌缺血，导致心肌细胞完全坏死。目前，临床医师可以结合患者的临床表现、心电图、心肌坏死标志物、血

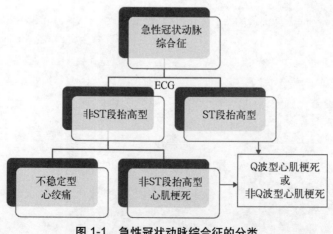

图 1-1 急性冠状动脉综合征的分类

管成像或病理学检查诊断心肌梗死。2012 年第三次全球心肌梗死（MI）工作组联合 ESC/ACCF/AHA/WHF，对 MI 进行了新的分类，见框 1-1。

框 1-1 第三次全球心肌梗死定义
1 <u>型</u> 自发性心肌梗死：因冠状动脉斑块破裂、侵蚀、裂隙或夹层引起冠状动脉内血栓形成导致
2 <u>型</u> 继发于心肌氧供需失衡（如冠状动脉痉挛、贫血或低血压）导致缺血的心肌梗死
3 <u>型</u> 突发心源性死亡，表现为缺血症状，合并新发生的 ST 段上抬，或新发生的左束支传导阻滞（LBBB），或冠状动脉造影或尸检发现冠状动脉血栓；但死亡发生在采集血样进行心肌标志物测定之前
4a <u>型</u> PCI 相关心肌梗死
4b <u>型</u> 支架内血栓形成致心肌梗死
5 <u>型</u> CABG 相关心肌梗死

来源：Thygesen et al. 2012. Reproduced with permission from Elsevier.

UA 和 NSTEMI 联系紧密，都是继发于心肌缺血缺氧。两者的发病机制和临床表现相似，但严重程度却不同；两者鉴别在于缺血严重程度是否足以引起心肌坏死，从而释放心肌损伤标志物。最常见的原因是动脉粥样硬化不稳定斑块破裂，形成非闭塞性血栓，引起冠状动脉狭窄，从而导致心肌灌注减少。为指导下一步治疗，有必要通过病史采集、体格检查、心电图、影像学资料及心肌标志物的检测对患者进行全面评估，从而做出精确诊断并进行早期危险分层。

三、病理生理学

急性冠状动脉综合征是一种危及生命的动脉粥样硬化病变。它通常是由粥样硬化斑块破裂或侵蚀引起急性血栓形成，伴有或不伴有血管收缩，导致血流的突然急剧减少。大多数易损斑块的特点是脂质核心大，纤维帽薄，并富含炎症细胞和组织因子。在斑块破裂的过程中，炎症反应起着重要的作用。UA/NSTEMI 是由白色血栓形成引起，而 STEMI 则是由红色血栓形成引起。

通常，冠状动脉内血栓形成的水平与临床症状出现的急性程度有关。然而，亚临床发作的破裂斑块不断愈合则会增加斑块的负担。在严重冠状动脉病变的患者中，发生在冠状动脉管腔狭窄愈合斑块基础上的再破裂比急性破裂更容易导致猝死。

少数情况下，ACS 也可以继发于非动脉粥样硬化疾病，如动脉炎、外伤、解剖先天性异常、血栓栓塞、可卡因的滥用或心导管并发症。但在制订最佳的治疗策略时，必须考虑到其主要的病理生理机制，如易损斑块破裂、冠状动脉血栓形成、患者的一般情况、血管内皮功能障碍、动脉粥样硬化加速及心肌损害等。容易发展为 ACS 的病变，常常造影提示病变不重，但具有纤维帽薄，或脂质斑块大，或管腔面积小，或同时具有以上几个特征。

四、治疗策略

因 STEMI 和 UA/NSTEMI 病理生理机制的差异，两者治疗方法和目标有区别。

（一）STEMI

对 STEMI 患者，最关键的是早期诊断，排除其他致命的病因，如主动脉夹层。评估是否立即给予再灌注治疗。STEMI 的诊断流程应参照 ACC/AHA 的 STEMI 指南。同样，正后壁心肌梗死，常常被误诊为 NSTEMI，如何诊断正后壁心肌梗死，STEMI 指南内容中有涉及。

STEMI 梗死相关动脉通常是完全闭塞的，因此早期治疗目标，是给予药物溶栓或血供重建，尽早开通梗死相关血管，恢复冠状动脉血流。在随后长期治疗中，所有患者还需给予抗血小板和调脂等治疗，用于稳定斑块。

经皮冠状动脉介入治疗（percutaneous coronary intervention，PCI）是开通梗死血管的治疗首选。在治疗时间延迟短的情况下，患者应就近转运至设备齐全并有丰富经验的介入医师和技术人员的医疗中心进行急诊 PCI 治疗。急诊 PCI 与溶栓治疗相比，梗死动脉开通率、TIMI 级血流恢复和穿刺部位出血比例高，同时缺血复发、再发心肌梗死、再次急诊血供重建、颅内出血和死亡发生率低。

（二）UA/NSTEMI

相比之下，UA/NSTEMI 治疗的目标则是积极抗栓治疗，预防血栓进一步形成，激活内源性纤溶系统溶解血栓和减轻冠状动脉狭窄程度；血供重建则往往用于增加冠状动脉血流量和预防再闭塞或缺血复发。心电图提示明显缺血发作考虑 MI 但不宜进行急诊血供重建的患者，其诊断和处理同 UA 患者。

1. **有创治疗与非手术治疗** 已有大量随机对照试验和荟萃分析评估常规有创治疗与非手术或选择性手术治疗在短期和长期中的效果。血供重建的临床获益很难比较，而且往往有被低估的趋势，因为这些试验中均有不同比例的患者有两种治疗交叉的现象。这些结果支持进行常规有创治疗，但需高度重视风险分层。

2. **风险评估** 应尽早进行风险分层，以快速识别高风险的患者，尽量避免延迟早期手术治疗。然而，UA/NSTEMI 患者是一个风险和预后多变的群体，其包括接受非手术治疗和选择性有创治疗而获益的低危患者和需尽早行冠状动脉造影和血供重建的高危患者。因此，风险分层对最佳治疗策略的选择是至关重要的。风险分层需同时考虑多个易变的预后因素。目前已有一些风险评分（即 TIMI、GRACE 和 PURSUIT）用于判断急性血栓形成过程和识别高危的 UA/NSTEMI。

UA/NSTEMI 高危患者（如糖尿病、老年人、肾功能不全及左心室功能不全的患者）越早接受有创治疗预后越好。并且通过在血供重建基础上进行积极的药物治疗，包括抗缺血、抗血小板、抗凝和调脂等，可以使患者获益越大。

3. **血供重建的类型** UA/NSTEMI 行血供重建，可以缓解症状，缩短住院时间，改善预后。血供重建策略应根据患者的临床情况、冠状动脉病变严重程度及病变特点进行分析。约 1/3 的患者血管造影提示单支冠状动脉病变，在大多数情况下，可以在造影后立即行 PCI 术（ad hoc PCI）。另外 50% 的患者存在多支血管病变。对有多支病变的大多数患者首选对罪犯血管行 PCI。是否需要对多支狭窄病变行 PCI 而不仅仅处理罪犯血管目前还缺乏足够的循证医学依据。因此，对于多支病变患者，决策用哪种手术方式更加复杂：手术方式包括罪犯血管 PCI，多支病变 PCI，冠状动脉旁路移植术和甚至某些患者需行混合式血供重建术。但是，每个医疗机构都应对此类患者行 SYNTAX 评分，用以明确具体的病变解剖和临床亚型，以选择行 ad hoc PCI 或 CABG（coronary artery bypass graft，冠状动脉旁路移植术）。

目前还没有专门的临床随机对照试验在 UA/NSTEMI 患者中比较 PCI 与 CABG 疗效。尽管目前有试验研究有创治疗方案和治疗时期的疗效差异，但行 CABG 或 PCI 还是需临床医师综合考虑。因为 PCI 和 CABG 的选择取决于多种因素，包括患者的临床特点、风险特征、是否存在合并症和冠状动脉造影确定病变程度。

五、其他注意事项

临床上，部分患者因为最初的临床表现被初诊为 ACS，但最终被证实是非心源性原因。因此，在胸痛患者初诊的数小时内，往往是在急诊时期，需对其进行初步诊断，还要考虑以下病因。

1. **ACS** 依次分为：① STEMI，需要决策是否需急诊再灌注治疗（溶栓或 PCI）；② NSTEMI；③ UA。

2. **非 ACS 心血管疾病** 如急性心包炎，主动脉夹层。

3. **特定非心源性病因** 如因食管痉挛继发的胸痛。

4. **其他** 尚不明确的非心源性病因。

此外，有必要对患者风险和是否危及生命情况进行初步评估。

杨天伦 彭礼明 译
余国龙 李传昶 李 非 校

第2章　急性心脏监护中的生物指标

Jonathan D. Marmur, *Sanjay Kumar*, *Antony L. Innasimuthu*

SUNY Downstate Medical Center, Brooklyn, NY, USA

一、引言

近15年来，心脏相关的生物指标在心血管疾病领域的应用得到飞速发展。目前，绝大多数的生物指标用于检测动脉粥样硬化和可能并发的急性冠状动脉综合征。从基础病理角度出发，ACS是指因炎症导致斑块的不稳定和破裂引起的缺血、心肌坏死和心肌功能障碍等一系列临床事件（图2-1）。尽管一些生物指标如心脏特异性肌钙蛋白（Tn）能增加检测心肌损伤的效率，但肌钙蛋白水平正常并不代表没有心血管事件的风险。近期研究表明，心肌坏死前后与伴随的瀑布反应相关的生物指标水平变化，有助于判断不良事件发生的高风险患者。目前，笔者已经能检测出与瀑布反应相关的生物指标，而这些瀑布反应会导致ACS和心功能障碍。本章主要介绍现有的与ACS发病机制各个阶段有关的生物指标的临床意义。

二、内皮功能不全的指标

在ACS患者中，内皮功能不全与不稳定斑块、氧化应激和白细胞浸润/迁移有关。内皮细胞能产生大量的黏附因子如ICAM-1、VCAM-1和E选择素，这些黏附因子促进白

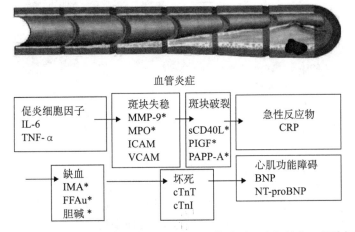

图 2-1　ACS 患者的病理过程：血管炎症、斑块破裂、心肌缺血、细胞坏死到心肌功能障碍

BNP. 脑钠肽；CRP. C 反应蛋白；FFAu. 未结合的游离脂肪酸；ICAM. 细胞间黏附分子；IL-6. 白介素 -6；IMA. 缺血修饰白蛋白；MMP-9. 基质金属蛋白酶；MPO. 髓过氧化物酶；NT-proBNP. N 端 BNP 前体；PAPP-A. 妊娠相关血浆蛋白 A；PIGF. 胎盘生长因子；sCD40L. 可溶性 CD40 配体；TNF-α. 肿瘤坏死因子 α；cTnI. 肌钙蛋白 I；cTnT. 肌钙蛋白 T；VCAM. 血管黏附因子（来源：Apple et al. 2005. Reproduced with permission from the American Association for Clinical Chemistry.）

细胞在动脉粥样硬化发生发展的内膜下浸润和迁移。研究发现，在不稳定型心绞痛中 E 选择素的水平增加，急性心肌梗死（MI）患者中 ICAM-1 和 VCAM-1 的水平增加。血小板 / 内皮细胞黏附分子和 E 选择素在 ACS 患者易损斑块中的表达量增加。其他指标如血栓调节蛋白（内皮损伤指标）和血管假性血友病因子（内皮激活指标）在 ACS 患者中的表达也增加。

三、血管炎症生物指标

（一）脂联素

脂联素是由脂肪组织释放的脂肪细胞因子家族中的一员，有抗炎、抗血栓、抗恶性细胞增殖、胰岛素增敏等特性。脂联素在 MI 中得到了广泛研究，其水平升高能降低 MI 男性患者的风险。有研究者观察了有稳定型心绞痛和经冠状动脉造影的 ACS 患者血浆中脂联素

的定量水平，发现脂联素水平高的患者生存率较低（图 2-2），然而这项研究与那些囊括了健康人群的研究结果存在矛盾，提示高的脂联素浓度是对炎症环境产生的应答，是为防止内皮损伤产生的生理保护性反应。

（二）白介素 -10

白介素（IL）是一种炎症细胞因子，目前在动脉粥样硬化过程中发现有多种白介素（IL-1、IL-3、IL-6、IL-8、IL-10 和 IL-18）表达。其中，IL-10 主要起到抗炎、抗血栓和抗动脉粥样硬化形成的作用。研究发现 ACS 患者 IL-10 水平较稳定型冠心病（stable coronary artery disease，CAD）患者低。Cavusoglu 等提出 IL-10 是预测 ACS 患者不良事件的一个有效的独立因子。

（三）胱抑素 C

胱抑素 C 是一种低分子蛋白，属于半胱氨酸蛋白酶抑制药中的胱抑素超家族。胱抑素 C 水平升高与心血管不良事件有关。

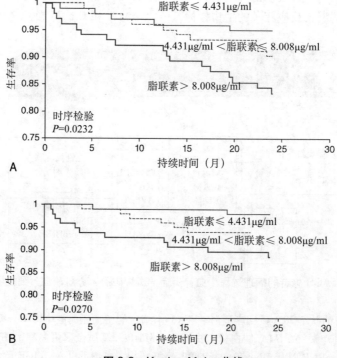

图 2-2 Kaplan-Meier 曲线

整个队列根据血浆脂联素四分位数分层水平为基准的全因死亡率（A）和心脏病死亡率（B）（来源：Cavusoglu et al. 2006. Reproduced with permission from Oxford University Press.）

（四）C 反应蛋白

C 反应蛋白（CRP）是一种敏感性高但特异性差的急性炎症反应指标，能预测无症状者的心血管事件。目前，对于 CRP 在不稳定斑块是否有阳性预测作用或其是否是斑块破裂的替代标志尚不清楚。目前一级预防中推荐使用他汀类药物的原理如下：一项评价瑞舒伐他汀（JUPITER）的药物试验中，结果发现在瑞舒伐他汀治疗组产生与低密度脂蛋白无依赖性的 CRP 下降，CRP 下降与心血管事件发生率下降存在相关性，且有统计学意义。在 ACS 患者中，CRP 能独立于肌钙蛋白预测短期死亡率。Lindahl 等通过对不稳定型冠心病患者的随访（37 个月）来研究 CRP、肌钙蛋白 T 和纤维蛋白原，发现肌钙蛋白 T 和 CRP 与心血管疾病导致死亡的长期风险高度相关（图 2-3）。

四、心肌缺血的生物指标

缺血修饰白蛋白

缺血修饰白蛋白（IMA）是一种新型的生物指标，由心肌缺血时生成的氧自由基和与白蛋白结合的过渡金属（如钴）相互作用形成。IMA 较其他生物指标来说，其主要优势是它能在 ACS 出现症状时迅速升高（数分钟）而后又回到基线（2h）。而 24h 内检测的 IMA 水平能有效、独立地预测 1 年的心脏结局。

五、不稳定斑块的生物指标

（一）基质金属蛋白酶和金属蛋白酶组织抑制因子

基质金属蛋白酶（MMP）是细胞外基质重建和分解所需的一种酶系统（图 2-4）。MMP-9 可能是斑块破裂重要的炎症前体。因

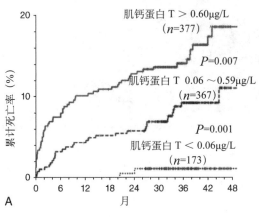

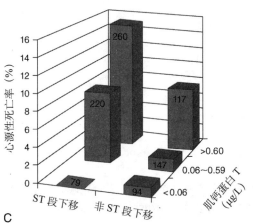

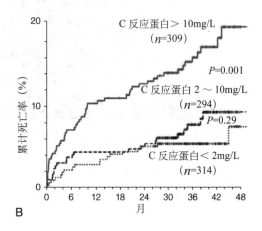

图 2-3　A、B. 心源性死亡的累积概率与在入院后的第 1 个 24h 内肌钙蛋白 T(TnT) 的最大值(A) 和入院时的 CRP 水平(B) 的关系。C.2 年后的心源性死亡发生率，依据是否出现入院心电图上 ST 段压低和入院时的 24h 内 TnT 的最大值指标分类（来源：Lindahl et al. 2000. Reproduced with permission from the Massachusetts Medical Society.）

此，可能是检测和预测 ACS 的重要指标。与 ACS 晚期相比，MMP-9 的水平在 ACS 早期更有诊断意义。此外，MMP-9 可预测 MI 患者的死亡率。金属蛋白酶组织抑制因子（TIMP）可在动脉粥样硬化斑块中表达，它能抑制 MMP 且与斑块的稳定性有关。有报道，TIMP > 100ng/ml 时患者的生存率更低（图 2-5）。

（二）髓过氧化物酶

在临床应用中，髓过氧化物酶（MPO）的水平能反映 ACS 患者斑块急性炎症的改变

（图 2-6）。一项 MPO 的单次检测显示其能预测胸痛患者发生 MI 的早期风险，也能预测在 2 年内 MI 发生率的增加风险。研究证实稳定型冠心病患者血浆 MPO 的水平不增加，这更加说明了 MPO 与急性不稳定斑块之间的关系。

（三）肽素

肽素是来源于精氨酸加压素（AVP）前体的一种稳定蛋白，与心肌缺血的存在和程度有密切关系。肽素检测提高了诊断早期 ACS 和排除非 ST 段抬高型心肌梗死（NSTEMI）的效率。

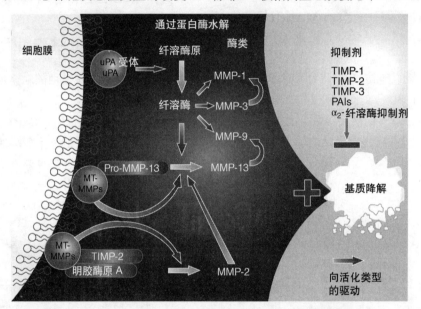

图 2-4　各类基质金属蛋白酶（MMP）的相互作用导致一系列的活化和基质降解，该反应能被组织抑制因子抑制

MT. 膜型；TIMP. MMP 组织抑制因子；uPA. 尿激酶型纤溶酶原激活物（来源：Loftus et al. 2002. British Journal of Surgery 89:680-94. Reproduced with permission from John Wiley & Sons Ltd.）

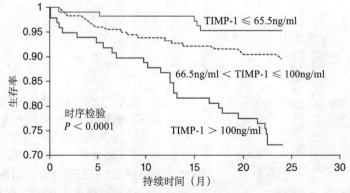

图 2-5　不同 TIMP-1 水平的 24 个月患者生存率（包括各类死亡风险）。TIMP-1 > 100ng/ml 时，患者的生存率显著降低（来源：Cavusoglu et al. 2006. Reproduced with permission from Elsevier.）

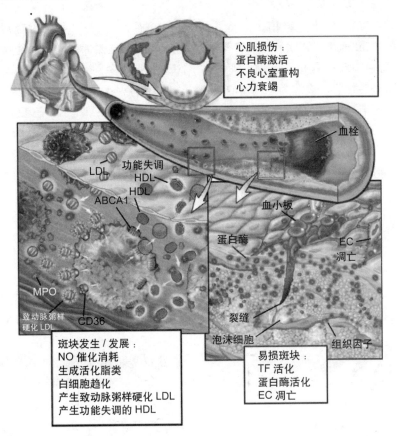

图 2-6　MPO 参与动脉粥样硬化演变的多重过程。MPO 参与血小板的生成和成熟，包括脂肪过氧化，粥样硬化蛋白形成和高密度脂蛋白（HDL）功能失调，一氧化氮（NO）催化消耗。因此，MPO 可能与内皮细胞功能异常、白细胞迁移、泡沫细胞的累积有关。它可能通过蛋白酶级联反应和启动内皮细胞凋亡参与动脉粥样硬化的局部缺血症状，从而导致纤维帽的裂解。组织因子（TF）的活化和凝血级联之间的机械联系也曾有过报道。对 MPO 敲除小鼠和心肌梗死模型的研究表明血红素蛋白能够通过激活蛋白酶和启动细胞外基质的降解能力来逆转心肌梗死过程中的心室重构和心功能障碍（来源：Nicholls and Hazen. 2005. Arterioscler Thromb Vasc Biol 25:1102–111. Reproduced with permission from Wolters Kluwer Health.）

六、斑块破裂的生物指标

（一）可溶性 CD40 配体（sCD40L）

sCD40L 系统的上调可能是 ACS 的致病因素。有报道显示在 MI 和不稳定型心绞痛（UA）患者中 sCD40L 的水平升高。最新研究发现，sCD40L 在发生住院不良事件的 ACS 患者中水平升高。

（二）妊娠相关血浆蛋白 A

妊娠相关血浆蛋白 A（PAPP-A）在人成纤维细胞中表达，在动脉粥样硬化斑块破裂时释放。既往的研究表明 PAPP-A 有希望作为 ACS

患者独立的生物指标，但还需更多的研究。

（三）胆碱

胆碱是膜磷脂分裂时释放的主要产物之一，同时也与血小板血栓形成导致的冠状动脉斑块不稳定性和缺血密切相关。血清胆碱水平能有效预测 MI 并确定 ACS 患者的风险高低。

七、心肌损伤的生物指标

（一）肌钙蛋白（肌钙蛋白 T 和肌钙蛋白 I）

肌钙蛋白是诊断心肌坏死敏感性高、特异性强的生物指标。急性 MI 后 4～9h 血清肌钙蛋白急剧升高，12～14h达峰值，维持升高最长可达14d（TnI通常≤9d）。

因为肌钙蛋白（Tn）有超越其他心脏生物指标的高度准确性优势，被认为是判断心肌细胞坏死的"金标准"。尽管Tn对心肌细胞坏死有高度敏感性和特异性，但Tn对CAD缺血后心肌细胞的死亡没有特异性。表2-1列出了一些非冠状动脉和非心肌原因（不是心脏的主要病变过程，而是心肌应变导致细胞死亡的

表2-1　肌钙蛋白升高的非ACS病因的鉴别诊断

非ACS原因造成的肌钙蛋白升高	非心脏因素造成的肌钙蛋白升高
快速性心律失常或心动过缓	危重患者特别是伴呼吸系统衰竭或败血症
介入导致的心脏创伤	烧伤（特别是＞30%体表面积）
MVA导致的胸部创伤	急性神经病学疾病
心力衰竭	肺栓塞
左心室肥厚或心肌肥厚	主动脉夹层
心肌炎	肺动脉高压
心包炎	药物中毒
冠状动脉钙化	肿瘤化疗
主动脉疾病	肾功能不全
心尖球形综合征	剧烈运动
浸润性疾病，如淀粉样变，血色素沉着病和结节病	

ACS. 急性冠状动脉综合征；MVA. 机动车事故

一些条件）。然而，临床上简单地根据Tn变化，建立的预测评分模型能帮助临床医师在非ACS情况下鉴别ACS患者。

Tn另一个重要作用是能为ACS患者提供预后信息（图2-7）。ACS患者Tn水平升高，其短期事件的发生率也高。TnI水平升高，复发性缺血患者在48h和14d内要求紧急血供重建的概率也高。TnI也有助于UA患者早期结局的分层，TnI水平＞0.1ng/ml的患者行介入治疗较非手术治疗的主要终点事件有明显下降，TnI水平＜0.1ng/ml的患者早期介入治疗则无明显获益（图2-8）。Tn的升高水平也与心肌梗死面积有关，已经锝-99m甲氧基异丁基异腈单光子发射计算机断层扫描和心脏磁共振研究证实。

（二）高敏肌钙蛋白（hsTnT）

由于医学技术高度发展，通过一种新的高敏检测方法能比传统检测方法检测到更低的TnT血浆或血清浓度，即hsTnT。研究发现hsTnT在既往尚不能检测的浓度值时，对心力衰竭或稳定型CAD患者预后有预测价值。在ACS中，hsTnT在诊断和预后上更优于传统TnT。这些研究表明hsTnT在急诊医学显示出优势，预计将会替代其他检测心肌坏死的早期指标。

（三）肌酸激酶（CK）和CK-MB

CK不是心肌特异性指标，因此在骨骼肌损伤或其他疾病中可出现其水平升高。另一方

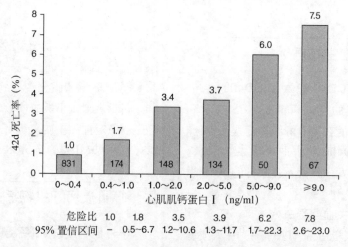

图2-7　入院时心脏TnI的水平与42d的死亡率（来源：Antman. 1996. N Engl J Med 335: 1342-349. Reproduced with permission from the Massachusetts Medical Society.）

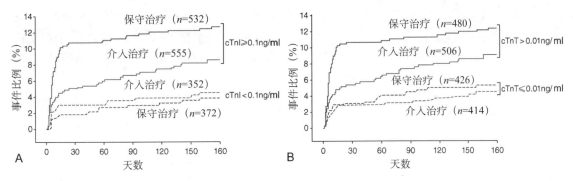

图 2-8　根据治疗方案(非手术或介入治疗)和心脏 TnI(A)或 TnT(B)（< 0.1ng/ml 或 ≥ 0.1ng/ml)分层，随访 6 个月的 MI 患者死亡概率（来源：Marrow. 2001. JAMA 286:19:2405–412. Reproduced with permission from the American Medical Association.）

面，CK-MB（CK 同工酶）的升高对心肌损伤更具特异性。它可检测心肌再梗死（因为其快速达峰 / 回落）或持续至梗死后 72h，CK-MB 与心肌梗死面积关系密切，且能预测梗死相关动脉是否成功再灌注。

（四）肌红蛋白

肌红蛋白是一种氧结合蛋白，在心肌和骨骼肌中都有很高的表达。肌红蛋白作为心肌生物指标的优势是它能早期检测心肌损伤（损伤后 1h 内）。肌红蛋白未能在临床上广泛应用是因为其特异性低，缺乏连续监测的临床价值且正常值范围大。

八、心肌张力和功能障碍的生物指标

（一）脑钠肽（BNP）和 N 端 BNP 前体（NT-proBNP）

BNP 是心室肌细胞受牵拉张力时释放的神经激素，最初以 BNP 前体的形式释放，之后被酶切为 NT-proBNP，最终生成 BNP。BNP 在心力衰竭中的作用早已明确，而如今它在稳定型或不稳定型冠心病中的作用也逐渐得以体现。研究发现，NT-proBNP 四分位数水平的增加与 1 年后的死亡率有关（图 2-9）。即使患者的心功能没有因年龄和射血分数的改变而发生改变，对尚未出现心力衰竭症状的

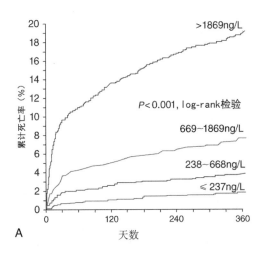

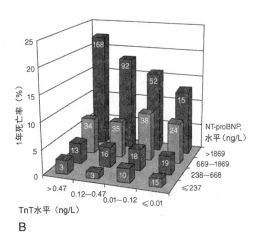

图 2-9　A. 根据 NT-proBNP 的水平分层，通过生存分析曲线分析患者 1 年内的死亡概率。B. 根据 NT-proBNP 和 TnT 的水平分层，分析随访 1 年内患者的死亡率（来源：James. 2003. Circulation 108:275–81. Reproduced with permission from Wolters Kluwer Health.）

ACS 患者，NT-proBNP 的水平仍是一个很强的死亡率的预测因子。

（二）生长分化因子 -15

生长分化因子（GDF）-15 是转化生长因子 -β 细胞因子超家族的成员之一，通常在心脏缺血再灌注损伤中诱导产生。此外，它也可在心力衰竭发展过程中诱导产生，也可能影响心肌重构的不同阶段。有研究发现，在 ACS 患者中 GDF-15 水平升高。

九、总结

1. 急性冠状动脉综合征领域中的心脏生物指标是目前的研究热点。虽然这类生物学指标在临床运用很广，仍只发现肌钙蛋白对心肌细胞坏死性损伤有特异性。然而，新的生物指标能阐明急性冠状动脉综合征的整个过程。根据在 ACS 进展不同阶段列举近年来研究显示的细胞因子生物学指标，如 IL-10（炎症），

MMP-9 或 MPO（斑块不稳定）、PAPP-A（斑块破裂）、缺血修饰白蛋白（缺血）、心肌肌钙蛋白（心肌细胞坏死），最后是 BNP（心肌功能障碍）。

2. 肌钙蛋白有助于急性冠状动脉综合征患者的诊断、危险分层和治疗方案的选择和预后评估。

3. 高敏肌钙蛋白 T 能检测到低至 0.001ng/ml 的浓度值，比传统检测方法敏感 10 倍以上。因此，较传统检测方法而言，高敏肌钙蛋白 T 对急性冠状动脉综合征的诊断和预后有明显优势，有望在临床上获得更广泛的应用。

4. 提示缺血和斑块不稳定的生物指标（如缺血修饰白蛋白和 MMP-9）也许可以早期诊断急性冠状动脉综合征，新的生物标志物还对急性冠状动脉综合征患者的危险分层评估有指导意义。

张国刚　张　凯　胥　茜　译
余国龙　李传昶　李　非　校

第3章 易损斑块的诊断

Konstantinos Toutouzas*, *Antonios Karanasos*, *Christodoulos Stefanadis

Athens Medical School, Hippokration Hospital, Athens, Greece

一、引言

尽管药物与介入治疗研究不断进步，急性冠状动脉综合征仍然是致死及致病的一大因素。急性冠状动脉血栓形成是大多数急性冠状动脉综合征的原因，它是由一些潜在的致病因素引起的，包括斑块破裂、斑块侵蚀及钙化等。其中，斑块破裂是最常见的致病因素。尽管斑块侵蚀的致病机制还未完全明了，斑块破裂仍是被广泛研究的病理形态学变化。易损斑块是指在形态学上极易破裂的斑块。因此，早期发现这些易损斑块并及时治疗可以预防潜在的远期不良事件。

冠状动脉造影术不能精确区分有破裂倾向或新形成的斑块。尸检研究发现斑块的某些形态特征与斑块破裂和血栓形成有关，包括：偏心重构、斑块内坏死的内核较大、薄纤维帽（＜ 65μm）、炎性细胞浸润、钙化结节、新生血管增多等。具备上述形态特征的斑块被称之为薄帽纤维粥样斑块（thin-cap fibroatheroma，TCFA），其被认为是斑块易破裂的特点。因此，易损斑块的诊断成像识别集中在上述几个形态学特征。为发现 TCFA，各种有创或无创的检查手段应运而生。在这一章节里，我们主要陈述有创的影像学检查，并简要地说明目前识别易损斑块各种检查方法的优缺点。

目前有创的影像学检查包括冠状动脉造影、血管内超声检查（intravascular ultrasound，IVUS）、冠状动脉内镜、近红外光谱（near-infrared spectroscopy，NIRS）、光学相干断层成像（optical coherence tomography，OCT）及血管内温度图。还有血管内超声检查衍生出评估易损斑块的方法，如弹性成像、触发成像、三维血管灌注的剪切应力评估、血管内超声成像、组织特征的高频信号分析。

二、冠状动脉造影术

冠状动脉造影术是第一个用于易损斑块的影像学技术。单纯评价狭窄程度对于发现易破裂的斑块并无帮助。有关血管造影斑块形态学的后续研究表明，斑块形态学的复杂程度与远期不良事件相关（图 3-1）。然而，血管造影术是基于对比剂充盈缺损显示血管腔内影像，它只能显示冠状动脉腔内的影像，而不能确定血管壁斑块的稳定性，因此，它可能会漏诊或低估有明显的斑块所造成的狭窄，并且不能直观地看到斑块的形态。

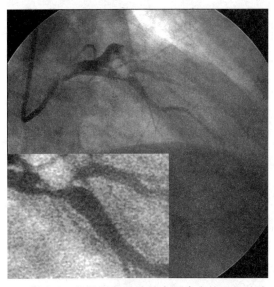

图 3-1　急性冠状动脉综合征患者的冠状动脉造影显示罪犯血管的复杂斑块形态改变

三、血管内超声检查

血管内超声检查是第一个用于血管壁成像的有创检查，用于描述易损斑块的特征，但受空间分辨率的限制，不能分辨小于 $100 \sim 150 \mu m$ 的结构。尽管如此，通过血管内超声检查可以评估斑块负荷及重构形态，这是评估斑块易损性的两大重要特征。血管内超声检查还可以用于区分动脉粥样硬化斑块的软硬、纤维化、钙化或混合程度，但不能够评估其组织学构成。另外，它可以发现斑块破裂及血栓形成，这些斑块特征与远期不良事件相关。虽然和其他检查方法相比较，其敏感度较低。

（一）弹性成像与触发成像

弹性成像与触发成像是从血管内超声检查衍生出的评估血管壁弹性的检查项目。此项目可以用来检查与斑块不稳定性和破裂相关的血管壁机械损伤。因此，该检查可以发现血管内机械张力较高的区域，从而推测出此斑块与易损性和发生撕裂的风险之间的相关性。迄今为止，弹性成像与触发成像仅用于随访研究来评估血管壁损伤的动态变化。

（二）剪切应力测绘

剪切应力已经被证明是形成易损斑块的关键因素。剪切应力可以通过冠状动脉的三维灌注和血管内超声成像及流体力学计算来评估。低剪切应力在动物模型上与炎症减轻、广泛重构、薄纤维帽相关。人体研究表明低剪切应力与斑块广泛重构及易损斑块的发展有关，进一步证实剪切应力在评估易损斑块中作用的前瞻性研究仍在进行中。

（三）高频信号分析

来自血管内超声的原始高频信号数据研究可被用于实施血管内超声成像的自动化组织特征分析。市场上可以买到的系统包括虚拟组织学 - 血管内超声（virtual histology intravascular ultrasound，VH-IVUS）、整合背向散射血管内超声成像（intergrated backscatter ultrasound，IB-IVUS），以及刚引进的 iMap。在临床实践中 VH-IVUS 更广泛应用于描述组织特

征及多种类型动脉粥样硬化。VH-IVUS 为每个不同性质动脉粥样硬化斑块（纤维化、纤维脂质、钙化、坏死中心）提供不同颜色代码。因为 VH-IVUS 的空间分辨率没有达到病理研究描述易损斑块特征的阈值（$65\mu m$），故 VH-IVUS 对于观察薄纤维帽的粥样斑块（纤维帽 $< 65\mu m$）具有一定的局限性。因此，VH-TCFA 的概念就出现了：即钙化坏死中心大于整个斑块 10% 且坏死中心与血管腔直接相连的斑块。也间接提示了 IVUS 的分辨率不能达到检测薄纤维帽的存在（图 3-2）。一项前瞻性研究——"研究 VH-IVUS 观察的斑块特征和临床终点事件的相关性大规模前瞻性真实世界大型研究"，是第一项研究非罪犯血管病变的斑块与急性冠状动脉综合征患者远期不良事件的相关性。特别是当 VH-TCFA 与远期不良事件发生的风险上升 3.35 倍相关时，虽然 VH-TCFA 发生率较高（约 50% 的患者至少有一个非罪犯血管损害的斑块），但与 VH-TCFA 相关的远期不良事件发生率却较低，结合来看，VH-IVUS 无法在临床中应用于预测斑块易损性。此外，观察到 VH-TCFA 可转化为不同的斑块亚型，进一步限制 VH-IVUS 对易损斑块的预后评估。

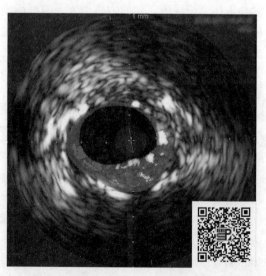

图 3-2　虚拟组织学 - 血管内超声显示易损斑块 1 例。坏死核心（红色部分）超过斑块 10%，且与血管腔相连

应该注意 VH-IVUS 在对易损斑块识别中有一定的局限性。它较低的空间分辨率被限制在只能观察大于 200μm 的斑块形态，其次，对于隐匿在钙化沉积之后的组织特征的分析并不精确。另外，目前数据表明用于坏死中心特征描述的分析可能受各种偏倚限制，从而导致一些病例中对斑块成分分析错误。还有灰阶 IVUS 经常未能识别破裂斑块和血栓的存在，不能用组织特征描述的算法来评估。因此，单用 VH-IVUS 不能够充分地评估易损斑块。

四、冠状动脉血管内镜

冠状动脉血管内镜是一种直视斑块诊断易损斑块的技术。血管内镜在识别复杂型斑块中有较高的精确度，它可以通过斑块不同颜色将它们分为不同亚型。深黄色斑块与急性冠状动脉综合征有相关性，然而近期研究表明用 OCT 评估得到黄色斑块与薄纤维帽有相关性。然而，血管内镜应用斑块成像需要阻断血流，限制了其对易损斑块诊断的应用，其只在几个研究中心中展开应用。

五、近红外光谱

近红外光谱（NIRS）是用不同组织对不同波长的近红外光吸收光谱的测定来评估斑块的化学成分。近红外光谱在血管内可用于区分脂质丰富的斑块，通过展现颜色图来区分斑块中脂质池的位置，与组织标本高度一致。近红外光谱检测的是斑块组织成分而不是结构信息。联合 IVUS 及 NIRS 导管是目前 SAVOIR 和 IBIS-3 研究中具有潜在诊断价值的主要工具。

六、光学相干断层成像

光学相干断层成像（OCT）是最有前景用于易损斑块特征检测的有创影像检查，是唯一一种在纤维帽厚度精确测量中空间分辨率达到 5～15μm 的检查。OCT 是广义的成像方式，能够看到大部分易损斑块的形态，包括它的类型、脂质池的大小、纤维斑块的精确厚度、新生血管、巨噬细胞的浸润及复杂的斑块特征：如斑块破裂及血栓。OCT 的局限性主要是穿透力较差，只允许对表浅的 1.5～2.0cm 的斑块表面成像，不能够对斑块负荷及重构进行分析，并且在成像时需要短暂置换血管内的血流，后者可以通过对比剂的注射，以 3～4ml/s 的速度灌注而达到置换血流的目的。OCT 开发的最新频域系统大有商业前景，因其成像速度达到 20mm/s，用 15ml 的对比剂就能记录几秒内 55mm 长度的血管内情况。

OCT 能区分 3 种类型的斑块：纤维化的、纤维钙化的、富含脂质的。组织学研究已经评估了 OCT 在斑块特征描述及精确测量纤维帽厚度方面的能力，体内研究表明急性冠状动脉综合征患者中易损斑块的发生率较高。一些研究已经运用 OCT 技术来提出易损斑块形态在病理生理方面的一些新的见解，比如斑块形态与临床综合症状、人口因素、炎症标志物、高危斑块位置及发生率等因素之间的联系。OCT 的优势在于易损斑块的发现：包括精确评估巨噬细胞炎性浸润的表面密度、潜在的斑块不稳定性、对破裂斑块的精确形态评估能力，以及不仅能测量血栓的体积而且能区分血栓的类型（图 3-3）。目前，OCT 是识别易损斑块最有前景的技术（图 3-4），与 VH-IVUS 联合，可以增强其诊断斑块特征的能力。因此，实现用 OCT 或联合 VH-IVUS 的预期研究及 OCT 来评估斑块形态将能够帮助更进一步了解动脉粥样硬化的发展过程。此外，剪切应力估算分析的进步，可应用于三维血管造影的灌注和 OCT，进一步发掘 OCT 对易损斑块的潜在诊断能力。

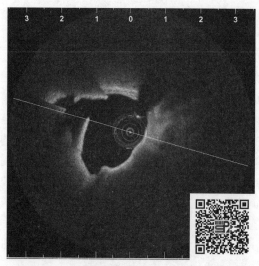

图3-3 光学相干断层成像扫描出破裂斑块

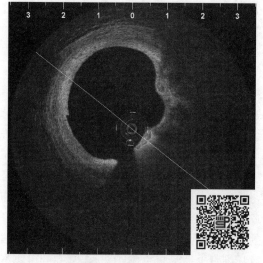

图3-4 光学相干断层成像扫描出薄纤维帽斑块

七、血管内温度记录

有研究表明体外动脉粥样硬化斑块标本与温度异质性相关，是巨噬细胞产热的结果。因此，温度异质性可以用于标记重度炎症斑块。在一期人体试验中，用血管内导管来评估动脉粥样硬化斑块的温度异质性，与稳定型斑块的患者相比，急性冠状动脉综合征患者的罪犯斑块因温度更高而被发现。另外，与IVUS联合的斑块评估，温度记录显示广泛重构及破裂斑块与局部炎症活动有相关性，可以由上升的温度变化来表示该现象（图3-5）。

在易损斑块中温度记录的应用有所限制，因为导管尖端需要与血管壁接触，血流的冷却效应会导致低估温度差异。因此除非阻断血流，否则难以达到保持结果的一致性和可重复性。一项用微波辐射线测量的无创技术可以解决上述缺点。它的一期试验及临床结果说明其有一定的应用前景（图3-6）。

八、易损斑块的介入治疗

尽管过去几年在易损斑块的诊断方面取得一些进展，但是在让患者进行介入治疗之前仍有很多工作需要完成。正在进行 SECRITT-1 研究，是第一项评估易损斑块患者的预防性支架置入的研究。在这项研究中，对无血流动力学障碍的易损斑块患者联合应用 VH-IVUS 及 OCT（薄纤维帽者用 OCT，大斑块者及坏死中心测定则用 VH-IVUS）诊断，随机分为药

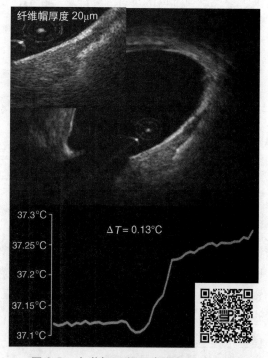

纤维帽厚度 20μm

37.3℃
37.25℃
37.2℃
37.15℃
37.1℃

$\Delta T = 0.13℃$

图3-5 光学相干断层成像和血管内温度记录对急性冠状动脉综合征患者的研究：在斑块损坏处可以看到明显的温度升高，可能与纤维帽变薄或巨噬细胞浸润相关

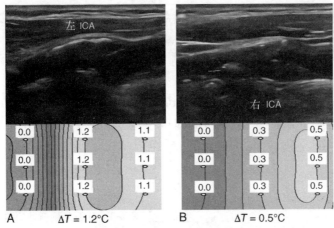

图 3-6　经无创微波辐射测定的高温和低温的两种斑块
A. 富含脂质的颈动脉斑块；B. 钙化斑块

物治疗组及支架置入组（应用特殊的保护易损斑块的支架）。根据介入前后易损斑块的变化来评估介入治疗对斑块保护是否有效，以此来评估新型支架的治疗效果。

九、结论

许多血管内成像技术在易损斑块评估领域已经取得了很大进步。然而，仍然有许多问题在识别易损斑块及进行特殊治疗前需要解决。首先，目前没有易损斑块形态学与远期不良事件相关的直接证据。其次，每个形态学特征变化对斑块易损性的作用还不清楚。因此，我们不肯定哪个有创检查或联合检查会比其他检查更有优势。再次，为了精确和迅速识别易损斑块而做的重复操作检查是否会引起不良事件的发生仍然是未知的。最后，对于每位患者的各种各样的易损斑块，介入治疗是否充分必要？或者说提高易损斑块的稳定性治疗是否应该是治疗的关键点？因此，为了实用的成像技术能够用于患者治疗，只有进行大型前瞻性真实实践研究，才能够认识每个成像技术的精确作用与改善的结果。

十、总结

1. 急性冠状动脉血栓形成是大多数急性冠状动脉综合征的病因，是一些潜在致病因素所诱发的。包括斑块破裂、侵蚀及钙化，其中斑块破裂是最常见的。

2. 形态学上与破裂斑块相似的斑块被认为是易损斑块。

3. 目前有创的斑块成像技术包括冠状动脉造影、血管内超声、冠状动脉血管内镜、近红外光谱、光学相干断层成像（OCT）及血管内温度记录。

4. 由 IVUS 衍生的易损斑块评估技术包括弹性成像、触发成像、三维血管灌注的剪切应力评估、血管内超声成像、组织特征的高频信号分析。

5. 尽管过去几年在易损斑块的诊断上有所进展，但在能够对这些患者进行介入治疗之前仍有很多工作需要完成。

6. 只有进行大型前瞻性真实实践研究，才能够认识每个成像技术的精确作用，并改善患者的相关治疗。

马琦琳　译

余国龙　李传昶　李非　校

第4章 血栓性疾病的治疗：从肝素到新型抗凝药

Jawed Fareed[1], Evi Kalodiki[2], Debra Hoppensteadt[1]

[1] Loyola University, Stritch School of Medicine, Maywood, IL, USA

[2] Imperial College, London, UK

一、绪论

抗凝药物的发展可以追溯到 19 世纪，当时发现了医用水蛭的唾液具有抗凝作用，1917 年肝素的发现为生产抗凝药物开辟了新途径。到 20 世纪 30 年代，抗凝药物被认可并广泛应用到临床中。肝素的发现不仅仅成为抗凝药物的基础，更是极大地促进了人们对血栓形成和抗血栓形成机制的理解。随之问世的是维生素 K 拮抗药，它发现于 20 世纪 20 年代，是甜草木樨中所含的一种抗凝成分，后来经确认是香豆素的衍生物。这些发现又带来了华法林和相继出现的其他常规口服抗凝药物的发展。1954 年，华法林首次应用到临床中。在最初的 40 年，肝素和华法林一直是治疗血栓性疾病仅有的抗凝药。

表 4-1 展示了抗凝药物的发展史。在这 100 年中，肝素和华法林一直是治疗血栓的标准药物。之后对于肝素多种成分及其化学性质的研究推动了 20 世纪 80 年代低分子肝素的发展。这些研究成果又促进了肝素戊多糖的发展，目前人工合成的肝素戊多糖已被广泛应用于临床。

人们观察到使用肝素与血小板减少症有一定联系，这一现象促进了非口服抗凝药的发展，主要是水蛭素、阿加曲班和比伐卢定。其中阿加曲班最早应用于临床。这些药物为不适合使用肝素的患者提供了另一种抗凝方法的选择。

表 4-1 从肝素到新型口服抗凝药的发展历程（1884—2013）

年份	事件
1884	发现水蛭素
1917	发现肝素
1935	肝素第一次应用于临床
1940	发现香豆素类
1954	华法林引入临床
20 世纪 70 年代	解聚肝素的研发，识别出肝素寡糖类
20 世纪 80 年代	低分子肝素的临床研发
20 世纪 90 年代	合成戊多糖和相关药物的临床研发
20 世纪 90 年代	非口服抗凝血酶（水蛭素、阿加曲班和比伐卢定）的研发
1992	进一步认识比伐卢定
1997	来匹卢定应用于临床
21 世纪初	口服抗凝药和 Xa 因子抑制药的发展
2000	合成利伐沙班，描述其特征
2001	希美加群：第一次纯化
2002	磺达肝素得到 FDA 批准
2003	合成达比加群，描述其特征
2005	新型口服抗凝药的临床研发
2010	临床应用新型口服抗凝药
2013	新型口服抗凝药的拓展应用指征

21 世纪初，口服抗凝血酶和 Xa 因子抑制药的发展使其成为制药生产的重点。希美加群是当时最早发现和应用于临床的口服抗凝药。之后类似的抗凝药相继问世，包括：达比加群、利伐沙班、阿哌沙班。希美加群由于其毒副作用较大而退出了市场。2010 年，美国食品药

品监督管理局（FDA）批准达比加群用于非瓣膜性心房颤动的脑卒中预防。随后利伐沙班和阿哌沙班也被批准用于该适应证。除此之外，利伐沙班还可用于术后预防深静脉血栓形成（DVT）。目前，这些药物的其他适应证仍在不断研究中。另外一些结合 Xa 因子抑制药和 IIa 因子抑制药及其他多种成分的药物也在不断研发中。

尽管目前的抗凝药物治疗领域发展迅速，各种更新的抗凝药以不同的作用机制而发挥作用，但肝素和华法林仍然是治疗血栓性血管疾病主要的药物。目前还很难预测未来的抗凝治疗中依据肝素和华法林的抗凝标准的改变。

最近 20 年，抗凝药物得到了空前的关注，在临床前及临床中被引入的抗凝药在持续增长中。图 4-1 中介绍了很多新药，如新型肝素，合成的肝素类似物，抗凝血酶药物，Xa 因子抑制药，生物工程衍生的抗血栓蛋白，抗血小板药物及新的血栓溶解药。由学术中心和制药工业进行的科学研究和药物研发活动促进了各种新药产品的稳步上市，这些新药正在全球范围进行临床试验，来证实其安全性和有效性。欧洲医学评估部门，美国 FDA 及其他调控部门，通过快速跟踪政策促进新药得到及时的评估和批准。这就推动了很多新药的批准，如低分子肝素（LMWH），合成的肝素戊多糖（磺达肝素，Arixtra），抗凝血酶药物（比伐卢定，Angiomax；来匹卢定，Refludan；阿加曲班），以及口服抗凝药（利伐沙班，Xarelto；阿哌沙班，Eliquis；达比加群，Pradaxa）。由于美国和欧洲的批准途径不同，使得这些新药上市的时间有所不同。

由于这些新药的迅速发展，目前的抗凝 / 抗栓治疗实践中出现了一些重要观点，部分观点如下。

1. 普通肝素有可能被低分子肝素替代。

2. 肝素可能被新研发的抗凝血酶药物和 Xa 因子抑制药替代。

3. 口服的 Xa 因子和 IIa 因子抑制药有可能替代口服抗凝药。

4. 合成的肝素戊多糖的发展以肝素的特异活性和肝素的生物等效性试验为代表。

5. 对有关新型口服抗凝药安全性的担忧在于缺乏监测和用来中和该药成分的拮抗药。

肝素是美国应用最普遍的抗凝药，尽管它具有一些局限性。口服形式的肝素在临床试验中被证明是有效的，但它对 DVT 的治疗效果远不如普通肝素。口服剂型的肝素可能应用于其他疾病并发挥疗效。肝素的改良剂型目前正在不断研究中。遗憾的是，一些其他的经过化学修饰的肝素并未展现出相应的药理效果，不管是在临床前和临床中效果均不理想。而类肝素类如肝素、皮肤素及它们的混合物并不具备可比拟的生物等效性。随着生物工程技术的发展，更新的肝素衍生物将被发掘，并不断探索它们其他方面的生物作用。

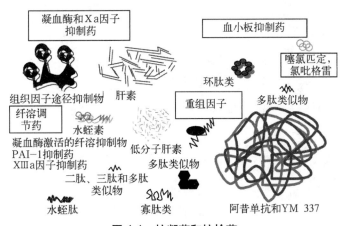

图 4-1　抗凝药和抗栓药

二、低分子肝素

虽然肝素一直是心血管和外科手术中应用的最主要的抗凝药，然而低分子肝素的应用指征在不断扩展中，低分子肝素的应用为血栓性疾病的治疗提供了新的视角。在一些血栓性疾病的治疗中低分子肝素已达到了它的"金标准"状态，它在很多应用指征上的疗效已经对其他治疗如口服抗凝药提出了挑战。低分子肝素在急性冠状动脉综合征、血栓性卒中和血栓性恶性事件中的多种积极疗效已得到临床试验的数据支持。低分子肝素在手术和介入抗凝中的应用也已被肯定。相对于肝素，低分子肝素在以上这些疾病中有更好的疗效。在心房颤动、心脏移植、肺栓塞及家庭治疗中的疗效也已被评估。低分子肝素具有多个作用位点，可广泛作用于内皮和血细胞。这一发现将带来低分子肝素的其他非抗凝作用的药物研发。

低分子肝素是当前全球公认的预防手术后 DVT 和治疗急性冠状动脉综合征的药物。它的一些产品目前已经得到了广泛的临床应用。由于制作工艺的差别，各种低分子肝素呈现出不同的药理学和生物学特点。有研究比较了目前市面上的部分低分子肝素的抗栓疗效和出血风险。但是由于不同研究是通过考察其相对功效来了解产品特性，在将其标准化的过程

中的失败，导致这些研究并不能为指南提供任何关于产品替代和评估临床疗效的作用。

在美国仅有两种低分子肝素被批准用于多种适应证。并且，这些药物也被用在一些其他未经明确的适应证中。目前，人们正在更新的治疗领域中评估低分子肝素的疗效，包括应用于心房颤动、缺血性和血栓性卒中、移植、炎性肠病、肿瘤、败血症。图 4-2 列出了低分子肝素广泛的适应证。另外，低分子肝素的抗凝作用在经皮介入和外科手术中的应用已被评估。临床试验明确证实了部分低分子肝素在治疗门诊患者血栓栓塞性疾病的安全性和有效性。

当前临床试验仅选择纳入了部分低分子肝素并验证了它们的疗效，其他的低分子肝素在其最佳剂量时的疗效也很有可能被证实。因此，在选择低分子肝素时，产品特性和现有的临床试验数据比单纯的推荐意见更为重要。这就对临床医师提出了挑战，他们需要在产品选择中做出清晰的决策，不管是针对单个或多个适应证的情况。由于每种药物的药理学差异，一些数据比较了不同的低分子肝素具有的不同临床疗效，很有可能这些药物的最佳剂量也有显著差异，因而需要特定的剂量推荐。因此，对于每一种低分子肝素，我们需要把它当作不同的药物去了解其特定的适应证。

静脉血栓栓塞更容易发生于胃肠道恶性

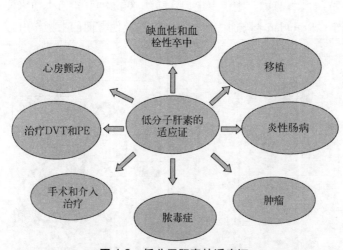

图 4-2　低分子肝素的适应证
DVT. 深静脉血栓形成；PE. 肺栓塞

肿瘤的患者，基本上所有的癌症患者都具有更高的静脉血栓栓塞风险。恶性肿瘤的持续存在将提高静脉血栓栓塞的发病率，导致患者频繁住院。达肝素是最近被批准用于治疗癌症患者的静脉血栓栓塞药物。美国胸科医师学会推荐：对于持续存在栓塞危险因素的患者，如恶性肿瘤、消耗状态、抗心磷脂综合征或反复出现静脉血栓，需要启动抗凝治疗。因此，如何行使有效的抗血栓治疗而不降低患者的生活质量，是一个重要的临床项目，有待进一步的临床试验进行探索。低分子肝素在恶性肿瘤中发挥疗效也可能包含非抗凝的机制，这些机制尚需进行更深入的研究。

当前的研究发现：低分子肝素与其他抗凝药物（水蛭素、磺达肝素、普通肝素）和抗血小板药物（氯吡格雷、阿司匹林、Ⅱb/Ⅲa糖蛋白抑制药）有很强的药物相互作用，合用时可能会影响这些药物的安全性和疗效，而低分子肝素自身的疗效也会发生改变。这些药物的相互作用从基础和临床水平都需要更多的了解。在与抗血小板药合用时，某些临床试验仅任意减少了肝素或其他抗凝药的剂量。可见，联合用药时在最优化的剂量调整和安全性保障方面尚需更多的临床试验提供参考意见。

关于低分子肝素在血栓性疾病应用中还存在一些尚未解决的问题。尽管它们大剂量应用于抗凝治疗和 DVT 治疗，但目前还没有相关的解毒剂。对于这些药物引起的出血，除了硫酸鱼精蛋白之外，指南中没有其他可推荐的方法进行治疗。在不同体重的患者、儿科患者和老年患者中如何调整剂量仍无明确方法。并且，目前尚无指南指导如何监测这些药物的疗效，尤其是在联合使用其他药物时。

由于最新的临床试验基于多种治疗方法，低分子肝素与其他药物相互作用的临床效果值得关注。很多关于急性冠状动脉综合征的研究中利用了足量的阿司匹林，并在此之前给予了 ADP 受体拮抗药联合 GP Ⅱb/Ⅲa 抑制药。期望通过这些优化剂量的联合药物能提高临床疗效，改善预后。但是，这些联合用药可能对安全指数存在不利影响。

未来，低分子肝素的应用指征将得到扩展，不仅作为抗凝药物治疗血栓性疾病，也将用于某些非血栓性疾病的治疗。新的药物形式、药物联合、扩展应用、远期疗效都是药物优化中的重要内容。随着减少医疗成本的压力增加，药物经济学将在药物扩展和优化使用中发挥重要作用。根据特定指征选择合适的药物剂型、剂量、处理不良反应和替代疗法，这些领域还需要有效的临床试验数据。运用客观的方法在临床路径和优化药物经济学中非常重要。

三、超低分子肝素

将低分子肝素再次解聚，于是发现了超低分子肝素。目前一些超低分子肝素已上市并用于某些指征。贝米肝素就是这样一类肝素，它在 DVT 的治疗中是有效的。其他的超低分子肝素尚在临床试验阶段，包括应用于血管性痴呆、炎性肠病和急性冠状动脉综合征。Semuloparin 是一种仅被发现用于治疗血栓并发症和恶性肿瘤抗栓的超低分子肝素，但综合评估结论提示它的负性疗效而停止了该药物的发展。

四、抗凝血酶药物

凝血酶是血栓形成过程中的关键酶。它同样能使细胞陷入病理过程。如表 4-2 中所示，目前发现的直接的凝血酶抑制药包括：阿加曲班（Novastan）、比伐卢定（Angiomax）和来匹卢定（Refludan）。口服抗凝药达比加群也已在临床试验中验证。由于认识到肝素最危险的不良反应，即肝素诱导的血小板减少症（HIT），促使人们去寻找可替代的抗凝药。抗血栓药物正是最理想的替代药，并且在此适应证中有显著的临床疗效。两种抗栓药：来匹卢定和阿加曲班在美国已被批准用于 HIT。已有使用历史对照的前瞻性队列研究对这两种药物用于 HIT 的安全性和有效性进行评估。这两种药物在治疗 HIT 时均有效，但均有出血的不良反应，而来匹卢定还存在抗体形成。

表 4-2 口服和非口服凝血酶抑制药

药物	发明者	发展状态
直接抑制药		
阿加曲班	Mitsubishi Pharma	FDA 批准作为替代抗凝药用于 HIT 和 PCI 围术期抗凝
来匹卢定	Bayer Healthcare	FDA 批准作为替代抗凝药用于 HIT
比伐卢定	Medicines Co.	FDA 批准用于 PCI 手术中抗凝和 ACS 患者的 PCI 术中抗凝
希美加群，美拉加群	Astrazeneca	退出临床应用
达比加群	Boehringer Ingelheim	批准用于非瓣膜性心房颤动和心房颤动相关的脑卒中

ACS. 急性冠状动脉综合征；FDA. 美国食品药品监督管理局；HIT. 肝素诱导的血小板减少症；PCI. 经皮冠状动脉介入治疗

19 世纪发现的水蛭素，是一种水蛭衍生蛋白，在多种临床条件和适应证中将它与肝素作了比较，包括静脉和动脉栓塞性疾病的治疗和预防。水蛭素的应用可导致出血风险增大，提示需要对剂量进行更好的调整并对用药进行监测，还需要有效的解毒药。另外，水蛭素会使患者产生非中和抗体而影响其抗凝效果。使用来匹卢定治疗 HIT 的患者，4% 的患者出现血栓事件，而历史对照组中 15% 的患者出现血栓事件；但是来匹卢定的出血并发症高达 14%。临床试验中关于急性心肌梗死（TIMI 9B）和急性冠状动脉综合征（GUSTO Ⅱb）的溶栓治疗中，应用水蛭素和肝素进行辅助治疗，发现水蛭素仅轻微优于肝素。两个不同的研究对比了肝素或依诺肝素与重组的水蛭素在髋关节置换术后预防 DVT 的作用，结果显示水蛭素治疗组的 DVT 发病率低于对照组，而出血风险与对照组类似。对于已发生 DVT 的患者，低分子肝素与水蛭素的安全性和有效性在两组中均无显著差异。两个研究均重点强调了对于一种新药安全性和有效性的认识，不能仅限于单一适应证的研究。因此，需要更多的临床试验对药物用于每种特定适应证的安全性和有效性进行研究。

比伐卢定是一种二价可逆直接凝血酶抑制药，已被 FDA 批准用于常规 PCI 患者和行 PCI 的急性冠状动脉综合征患者。在临床对照试验中，比伐卢定相对于肝素、低分子肝素和 GP Ⅱb/Ⅲa 抑制药，成人出血风险减少约 50%，而显示出与之类似的治疗有效率，有效率根据死亡率和心肌梗死发生率计算。并且，有研究报道了比伐卢定成功应用于 HIT 和肝素过敏患者的体外循环术。更多的临床试验对比伐卢定在不同临床领域的应用进行了研究。

阿加曲班是小分子的肽类，是可逆的凝血酶抑制药，同样是美国 FDA 认证的适用于 HIT 患者和 PCI 围术期抗凝中作为替换的抗凝药。它代表了抗凝血酶药物首次使用于临床，在日本，近 10 年它已成功应用于治疗血栓性疾病。已有一些欧洲和美国的临床试验研究将它用于肝素耐受的患者，作为肝素的替代药物，以及作为预防制剂减少 PTCA 和冠状动脉定向斑块切除术后的再狭窄。对于 HIT 患者给予阿加曲班治疗，治疗组新发血栓事件仅为 13%，而历史对照组为 35%，出血风险为 6%。阿加曲班还展示出它对血管的其他作用，可能通过多种机制发挥其临床效应。最近一个二期临床研究考察了阿加曲班对急性脑卒中的作用，但此研究仅为小样本的检测。

在基础和临床研究中，另一个迅速发展的领域即为口服凝血酶抑制药。希美加群是直接凝血酶抑制药美拉加群的前体药物形式。这种口服的抗凝血酶药物已在多种血栓性疾病中评估其疗效，尽管它具有肯定的疗效，但由于它在使用中出现的一些安全问题，FDA 最终还是将它撤出了市场。

达比加群酯是晚期临床研究中出现的另一种口服前体药物，临床试验调查了它在髋关节（RE-NOVATE 试验）和膝关节（RE-MODEL 试验、RE-MOBILIZE 试验）置换术后预防 DVT 的作用。在 BISTRO Ⅱ 试验中，对比了在整形外科手术后口服达比加群与依诺肝素的作用。达比加群组静脉血栓发生率减少了，但药物剂量相关的出血风险升高。在静脉血栓治疗和心房颤动患者预防脑卒中的研究中已广泛评估达比加群疗效。目前它已被美国和欧盟批准用于上述适应证。

五、Xa 因子抑制药

丝氨酸蛋白酶因子 Xa 因子在凝血和血小板活化过程中起着重要的作用。Xa 因子是凝血酶原复合物的重要组成成分，能导致血栓形成。那么，阻断 Xa 因子及其生成是抗凝血药物发展的重要方法。由于作用机制的不同，Xa 因子抑制药作为一种有效的抗栓药物，具有比凝血酶抑制药更好的安全性。目前，在制药行业有一个重要举动，即发展更有效的 Xa 因子抑制药。这些药物代表了一系列的有机/合成的复合物，具有结构和功能的多样性。

当代不断发展的 Xa 因子抑制药在结构上具有多样性，包括多肽类、蛋白质和肝素多糖等序列。它们可以是自然衍生的、重组的或者人工合成的。各种 Xa 因子抑制药的分子大小、特异性和酶的动力学参数都是不同的。它们可以直接与 Xa 因子结合或者间接通过辅助因子如抗凝血酶（AT）Ⅲ，可逆或者不可逆地结合。

Xa 因子抑制药更适用于一些没有严重的血栓形成及其他不太严重的适应证。Xa 因子抑制药可以用于那些使用肝素或低分子肝素的临床病例，如预防静脉血栓形成的患者。制药产业也在考虑拓展其临床应用到动脉血栓形成疾病、血栓性卒中和癌症的治疗中。Xa 因子抑制药可能还将用于弥散性血管内凝血（DIC）、败血症、炎症性疾病的治疗，以及作为抗血小板和溶栓治疗的辅助用药。目前 Xa 因子抑制药在血栓性疾病和心血管疾病中应用的有效性尚缺乏足够数据来证实。关于 Xa 因子抑制药的临床研究数据有限。表 4-3 展示了目前正在发展的直接和间接的 Xa 因子抑制药。

目前临床上用的 Xa 因子抑制药是一种合成的肝素戊多糖。这是一种新型的抗血栓药物，

表 4-3　口服和非口服的 Xa 抑制药

药物	发明者	来源	发展状态
直接抑制药			
TFPI	Chiron/Searle	重组	临床研发已被终止
奥米沙班	Sanofi-Aventis	合成	正在进行临床试验
利伐沙班（BAY 59-7939）	Bayer	非肽类	批准
阿哌沙班	Bristol-Myers Squibb	合成	批准
贝曲西班	Portola	合成	临床研发中
依度沙班	Daiichi-Sankyo	合成	临床研发中
间接抑制药			
肝素戊多糖（磺达肝素，Arixtra）	Sanofi-Aventis	合成	批准用于预防和治疗 VTE，正在进行更多的临床试验研究
艾卓肝素	Sanofi-Aventis	合成	临床研发已被终止

TFPI. 组织因子途径抑制物；VTE. 静脉血栓栓塞

尽管具有肝素类似的结构，但是具有与肝素和低分子肝素不同的特性。肝素戊多糖是一种选择性的、可逆的 Xa 因子抑制药。

肝素戊多糖（SR90107a，ORG31540，磺达肝素，抗血栓药）是用来预防和治疗 DVT 的药物。目前已经完成了 4 个关于肝素戊多糖用来预防静脉血栓形成的 III 期临床试验（EPHESUS，PENTATHLON 2000，PENTHI-FRA 和 PENTAMAKS）。在 EPHESUS、PEN-TATHLON 2000 和 PENTHIFRA 试验中发现，低分子肝素与磺达肝素效果无显著差异。但是，PENTAMAKS 试验发现磺达肝素优于低分子肝素。并且，在治疗急性 DVT 或者肺栓塞患者的试验中显示：磺达肝素的疗效至少与低分子肝素或者肝素类似。这些在全球范围开展的多中心临床研究，涵盖了全髋关节置换术、髋骨骨折和全膝关节置换术的手术患者。之后，美国 FDA 批准了磺达肝素用于髋骨骨折术、全髋关节及全膝关节置换术、腹部手术的术后患者，以及用于 DVT 和 PE 的初始治疗。磺达肝素禁用于肾功能损害的患者，慎用于出血风险升高的高龄患者，腰椎穿刺和硬膜外/腰椎麻醉的患者。目前有研究磺达肝素用于不稳定型心绞痛和急性冠状动脉综合征的患者。但是，研究观察到使用磺达肝素的患者出现导管内血栓形成。

艾卓肝素（SANORG-34006）是一种比磺达肝素更有效、作用时间更长的戊多糖。它是一种磺达肝素高度甲基化的类似物，能结合到 AT，并具有高度亲和力。有研究发现艾卓肝素在治疗 VTE 和心房颤动患者预防远期卒中的作用。磺达肝素和艾卓肝素有个共同缺点是缺乏特异性解救药。但是，艾卓肝素的一种生物素化形式具有特异性解救药，目前正在临床试验中。这些寡糖类的发展则由于一些逻辑问题已经停止研发。

奥米沙班是一种有效的口服 Xa 因子抑制药，正被研制用于急性冠状动脉综合征的治疗。它的进一步研究仍在进行中，可以获取更多临床证据，关于该药其他临床试验目前正在开展中。

DX 9065a 是一个直接的 Xa 因子抑制药，在健康男性中进行了该药用于静脉抗凝的研究。在这些研究中出血时间并未延长。在稳定的冠状动脉疾病患者中的研究显示了该药剂量与血浆药物浓度相关。口服剂型 DX 176b 的临床应用正在不断发展中。

一些口服的 Xa 因子抑制药已经在临床试验中检测其用于多种血栓性疾病。各种口服药物的生物利用度不同，临床效果并非与 Xa 因子抑制作用直接相关。因此，这些药物的使用可能局限于对疾病的预防作用。最有前景的是开发出新的同时具有长期抗动脉和静脉血栓的口服 Xa 因子抑制药。

目前正在临床研发中的一些直接的 Xa 因子抑制药，包括：YMISO（Astellas）、DU-176b（Daiichi）、LY517717（Lilly）、PRT 054021（Porlola）、阿哌沙班、利伐沙班、贝曲西班和依度沙班。

利伐沙班是一种非肽类且可口服的 Xa 因子抑制药。此药已经完成剂量范围研究（ODIXA-Hip，ODIXA-Knee）和髋关节、膝关节置换术后应用评估，并且已经完成用于治疗 VTE 的研究。另外，有研究提示该药用于心房颤动患者预防脑卒中取得了明显疗效，促成了利伐沙班批准用于该指征。

另外一种口服 Xa 因子抑制药阿哌沙班，也被广泛用于多项临床试验。这些结果提示阿哌沙班可能有希望应用于预防术后静脉血栓形成及预防心房颤动患者脑卒中，但尚需更深入的临床试验进行验证。该药已经被美国批准用于心房颤动患者预防卒中。

这些新型的口服 Xa 因子抑制药能够有效用于预防动脉和静脉血栓疾病。需要解决的问题是，在这些直接的 Xa 因子抑制药投入广泛临床研究之前，需要寻找有效的解救药/对抗药。

关于口服直接凝血酶抑制药希美加群的安全问题促使了对肽类的 IIa 因子抑制药和 Xa 因子抑制药的进一步考察。由于观察到希美加群可以升高肝酶和导致凝血酶重新活化的作用，该药未被 FDA 批准使用。达比加群和利伐沙班表现出相似的潜在升高肝酶的作用。考虑到这些药物的潜在肝毒性，需要谨慎应用避免产生严重后果。因此需要更多大规模的Ⅲ期临床试验来排除不良反应所致的潜在死亡风险。

六、普通的抗血栓药物

一些普通的口服抗凝药物（如香豆素）、低分子肝素（依诺肝素）、抗血栓药物（阿加曲班）及抗血小板药物（氯吡格雷）前面已经介绍过。WHO、美国 FDA、EMEA 和其他机构的监管法规对于这些药物生产的规定并不清晰，导致这些药物生产并未根据特定品牌药物的要求严格地使用生物学和化学控制。此外，一些非 WTO 成员方并不认可新公司对于专利的知识产权保护。这些不受控制的生产途径所生产的类属产品可能会导致质量下降和不良反应。

口服抗凝药物如华法林显示出一个狭窄的治疗窗和非线性药代动力学特征。并且，这些药物需要结合到蛋白上（＞98%）。患者内环境的微小变化和病理生理上的个体差异都可以导致抗凝药物作用的明显变化。最近，一些普通的低分子肝素品牌如依诺肝素和达肝素也投入使用。尽管化学结构上等值，普通的肝素和品牌低分子肝素的对比研究显示出它们在病理学上的显著差异。普通的抗血小板药物如氯吡格雷具有较弱的抗血小板活性，且需要服用更大的剂量。这些药物的实际效果与其本应有的效果之间有着惊人的不一致，这可能对病情严重的患者造成危及生命的情况。为了解决这个重要问题，一个临床前筛查计划正在多个实验室开展。

七、新型口服抗凝药与肝素

新型口服抗凝药对血栓性疾病的治疗产

生了重要影响，它在术后预防 DVT 和非瓣膜心房颤动患者预防脑卒中显示出了较好的安全性和有效性。这些药物可能成为传统口服抗凝药如华法林和肝素的替代药。但新型口服抗凝药相关的安全性还需要更进一步的研究。由于这些药物主要是口服给药，因此肝素仍然是手术和介入治疗的重要抗凝药物。

表 4-4 对比了新型口服抗凝药和肝素治疗 DVT 的效果。与肝素不同的是，新型口服抗凝药是针对单个靶点的治疗药物。但血栓形成是多种病理机制参与的疾病，需要具有多种作用方式的更有效的药物。因此，新药物的治疗谱相对于肝素更加狭窄。对血管功能的调节是抗凝药物治疗的重要部分。新型药物不能对血管功能进行调节，比如组织因子途径抑制物的释放和其他抗血栓作用的调节。此外，新型口服抗凝药与肝素不同的是，不能作用于内源性凝血途径。这些抗凝血药物进行末次给药后药物效果维持时间更短，因此增加了血栓形成的可能性。这与肝素的情况不同，肝素与内皮能够相互作用。所有的新型口服抗凝药都是小分子复合物，由于能够穿过胎盘屏障而不能用于妊娠患者。肝素与抗凝血酶相互作用，不能通过胎盘屏障，因此可以用于妊娠相关的血栓疾病。新型口服药没有静脉制剂，而肝素可以非口服途径给药。

表 4-4　肝素与新型口服抗凝药用于深静脉血栓形成

肝素	新型口服抗凝药
多治疗靶点药物具有更多作用	单一治疗靶点
调节内皮功能	无血管调节作用
抗凝作用持续时间更长	呈时间依赖性作用，抗凝作用持续时间短
无药物反弹作用	可能忽视的药物反弹作用
不通过胎盘屏障	通过胎盘屏障
可以静脉注射以用于紧急情况	无静脉注射剂型

更重要的是，目前有药理学方法能够对抗循环中的肝素作用，但缺乏可以中和新型口服抗凝药的方法。尚没有可靠治疗方法来对新型抗凝血药物进行精确测量。由于药物吸收和代谢的重要差异导致应用于不同人群的差异显著。由于缺乏监测方法和剂量调节方法，可能发生一些不良反应。

八、新型口服抗凝药有待解决的问题

关于新型口服抗凝药一些尚未解决的问题和可能的解决方案总结如下。目前，有些问题可能已经解决，但是还需要更多的调查研究及安全性和有效性数据进行综述。

不仅新型口服抗凝药与传统抗凝药如肝素、华法林的生物学性质不同，不同种类新型口服抗凝药之间也具有不同的生物学特点。如抗凝药达比加群与Xa因子抑制药利伐沙班和阿哌沙班也存在差异。甚至，不同的Xa因子抑制药之间也具有不同的生化及药理学机制。这些差异将由安全性和有效性数据来进行说明。

与肝素不同的是，新型口服抗凝药的治疗范围更加狭窄。这些药物仅能针对单一靶点凝血酶和Xa因子作用。并且，它们不具有调节内皮功能的作用，如释放组织因子途径抑制物（TFPI）和其他抗血栓作用。肝素可作用于多个位点，它所独有的多效性表现在，除了抗血栓作用，还包括抗炎、降脂的作用。肝素能够调节细胞的其他一些生物学作用并可作用于其他的受体。

目前的新型口服抗凝药物在不同人种、不同体重人群中都使用固定的剂量。由于生物利用度和其他药理学并不相同，可能在不同人群中显示出不同效果。这种差异可以导致在低体重和肾功能不全患者中安全性和有效性的不同。因此，在不同人群使用个体化治疗可能显示出更好的效果。

最初这些新型口服抗凝药宣称由于它们的药理学特征，不需要监测和（或）对抗药物进行中和的情况。相反，肝素则需要监测并具

有特定的解救药来中和其出血并发症。但是，现在清楚地认识到新型抗凝药也需要监测的方法和解救药。目前尚没有可用的解救药来中和其出血风险。监测也是证明药物有效性和安全性的重要部分。更重要的是，由于观察到这些药物出现的出血不良反应，解救药的研发是目前亟待解决的问题。那么，为了新型抗凝药的安全使用，这两大需求必须引起重视。现在已经出现一些方法来中和Xa因子和Ⅱa因子抑制药的出血不良反应。

由于口服抗凝药具有相对低的分子量，它们没有产生抗体，也不能与血小板因子Ⅳ产生相互作用，因此它们可能适用于肝素耐受的患者，尤其是发生HIT的患者。新型抗凝药除以上这些应用以外，可能可以产生抗体。尽管目前还没有报道它们可以产生抗体。但达比加群的解救药的研发就是基于它产生的中和抗体。

与肝素不同的是，新型口服抗凝药能够穿过胎盘屏障，因此不能用于具有血栓风险的孕妇。另外在普通人群中应用的长期安全性也值得怀疑。由于药物可以穿过血 - 脑屏障，在临床应用中的影响尚无数据进行说明。

由于新型口服抗凝药是强效抗凝药，它们与其他抗凝药合用可能产生相互作用。目前的数据还显示出它们与其他常用药物也具有相互作用。与肝素不同的是，这些药物与血浆蛋白结合的水平不同而疗效不同。因此它们产生作用也依赖于白蛋白和其他血浆蛋白的水平。

与肝素不同的是，这些药物不能通过非口服途径摄入，因此无法用于手术和介入治疗的患者。如果患者使用新型口服抗凝药治疗某些血栓疾病过程中需要进行手术或介入治疗，则只能选择应用肝素。那么，需要考虑的问题是任何一种新型口服抗凝药都与肝素有特定相互作用。

凝血酶和Xa因子都是止血过程中发挥调控作用的重要酶类。持续抑制这两种酶可以导致止血功能下降。这在达比加群使用中十分明显，达比加群对凝血酶的调节功能的影响在调节止血中发挥重要作用。

肝素在末次给药后能持续作用很长一段时间，而新型抗凝药仅能维持相对短时间的药物半衰期。因此与肝素相比，新型抗凝药更可能发生停药后反弹的作用。这种撤药后反弹作用已经在具有类似结构的非口服抗凝药中观察到。

九、总结

在不久的将来，血栓性疾病和心血管疾病的治疗将出现令人瞩目的发展。人工合成和重组药物生产方法将带来成本更低且临床有效的药物。低分子肝素和合成肝素类似物将在治疗血栓性疾病和心血管疾病中发挥重要作用。研究热点如药物精细管理、调节机制、多靶点治疗，以及结合药理学、机械制作方法将改变对 DVT、血栓性疾病、心肌梗死和血栓性卒中的治疗。直接的凝血酶药物包括重组水蛭素、比伐卢定和阿加曲班用于手术后抗凝和多种急性适应证时效果显著。术后控制血栓形成可能需要联合治疗和肝素衍生类药物治疗，后者包括肝素戊多糖和非肝素的糖胺聚糖类如硫酸皮肤素。其他的生物工程衍生的肝素类似物也将被研发生产。

除了新药物的显著发展，传统药物如肝素、低分子肝素、口服抗凝药和阿司匹林仍然是评估疗效的"金标准"。药物以最优化剂量进行联合治疗，充分利用监测手段将成为传统药物发展重要的方法。除了进一步优化剂量，传统药物将以低性价比用于更多适应证。在不久的将来，新药也将发展成为替代治疗方案，并以低性价比用于靶向治疗中。非抗凝药物的抗血栓作用如降胆固醇药物（他汀类），环氧合酶的特异性抑制药，产生一氧化氮或者上调

其表达的药物，以及调节内皮功能的药物也将用于联合治疗血栓性疾病和心血管疾病。

把这些新的发展从基础和临床水平都纳入到教育和培训计划中来是非常重要的。持续的发展将改变临床医学并为血栓性疾病提供更好的治疗方法。新药物的临床有效性和安全性还需要客观证据与当前标准进行对比。对此仅有平行临床试验能够提供相关信息。需要强调的是，对于新药物如抗凝血/抗 Xa 因子药物、单靶点寡糖类和重组蛋白的作用仅单方面认可，目前并不被相关机构认可。这些药物成为研究血栓形成的独特工具，它们的相关临床潜能仍需进一步确证。血栓形成是一个多病理机制参与的过程，需要多靶点进行治疗，因此单靶点药物不太可能成为这个复杂病理过程治疗的最佳选择。

十、展望

尽管新型口服抗凝药取得了显著的发展，普通肝素（UFH）仍将作为介入和手术患者的主要抗凝药，直到新型抗凝药发展而确证其明确的优越性。低分子肝素将取代 UFH 应用于皮下指征及介入治疗，但它暂不能取代 UFH 用于手术抗凝。然而这些药物由于尚无特效解救药，目前都不是最优的选择。尽管新型抗凝药在结构上和生物学上设计完美，但是它们不能取代肝素，因为肝素有可用于多种适应证的多效性。随着对肝素在化学和生物学上理解的进一步深化，将带来具有新的药理学特征和适应证的肝素衍生药物。

李玲芳 译

余国龙 李传昶 李 非 校

第5章　新型抗血小板药用于介入治疗的适应证

Wiktor Kuliczkowski[1] , *Victor Serebruany[2]*

[1] Silesian Center for Heart Diseases, Zabrze, Poland

[2] HeartDrug Research Laboratories, Johns Hopkins University, Towson, MD, USA

一、引言

现代介入心脏病学建立的两个基石是：先进的装置，如药物涂层支架及快速、强效的抗血小板血栓药物。从第一次开展冠状动脉介入治疗以来，医疗设备的巨大进步给我们带来了更清晰的X线透视，更好的支架和导管，以及更新的技术，如射频消融、血管内超声（intravascular ultrasound，IVUS）、光学相干断层成像、冠状动脉血流储备分数（FFR）检测等。我们见证了抗血小板血栓药物（其中包含一部分抗凝药）领域的进步也经历了从阿司匹林、普通肝素、醋硝香豆素到低分子肝素、磺达肝素、比伐卢定和Ⅱb/Ⅲa拮抗药的不同阶段。其中最重要的是新型口服抗血小板药物的出现，从最初的噻氯匹定、氯吡格雷，到现在的普拉格雷和替格瑞洛。Leon等研究首次发现使用阿司匹林和氯吡格雷双联抗血小板治疗相对于用阿司匹林加华法林或单用阿司匹林能更好地预防支架术后血栓形成。从而，开启了P2Y12血小板受体阻滞药在心脏病介入治疗中的应用（图5-1）。

血小板的活化是个复杂的过程。该过程涉及多种受体参与，产生放大效应，并启动血小板脱颗粒和活化血小板表面的最终效应受体（Ⅱb/Ⅲa糖蛋白受体），使得血小板相互连接并聚集。在这个过程中有两种G蛋白偶联的二磷酸腺苷（adenosine diphosphate，ADP）受体起着重要的作用：P2Y1和P2Y12。目前ADP受体拮抗药仅能阻滞P2Y12受体，这一作用可减少体外实验中由ADP诱导的血小板脱颗粒、血栓素的生成和GP Ⅱb/Ⅲa的活化。封闭ADP受体还能通过削弱血小板活化的放大效应而影响其他血小板的活化途径。使用ADP受体阻滞药后，花生四烯酸或胶原诱导的血小板聚集降低。

二、氯吡格雷

氯吡格雷是一种前体药物，其活性的获得依赖于它在肝内进行两步化学反应。该过程依赖细胞色素P450（cytochrome P450-dependent pathway，CYP P450）完成。氯吡格雷被吸收后，85%～90%被血浆酯酶灭活变成羧酸。剩下的（10%～15%）首先被CYP P450酶CYP2C19、CYP1A2和CYP2B6代谢，形成2-氧代-氯吡格雷，然后被CYP2C19、CYP2C9、CYP2B6和CYP3A水解形成极不稳定的活化代谢产物（R-130964），它通过二硫键与P2Y12受体上的半胱氨酸连接，这样就对血小板进行了坚固的终身封闭。值得注意的是，氯吡格雷通过P450细胞色素酶途径的终产物极度不稳定，以至于它们在门静脉循环就完成了对血小板的封闭，这一点与阿司匹林是类似的。

对急性冠状动脉综合征（acute coronary syndrome，ACS）（无论其是否进行了血供重建）和择期冠状动脉血管成形术置入支架患者，氯吡格雷和阿司匹林的联合应用比单用阿司匹林显著减少了主要心血管事件风险。这种双联抗血小板治疗（double antiplatelet

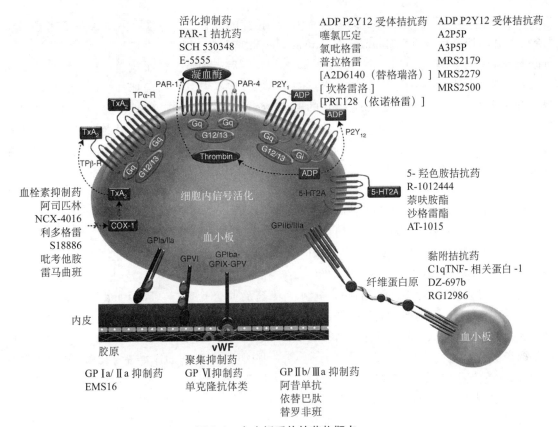

图 5-1　血小板受体的药物靶点
ADP. 二磷酸腺苷；GP. 糖蛋白；vWF. 血管性血友病因子

therapy，DAPT）总体减少了非致命性心肌梗死再发，并被证实在一组 ST 段抬高型心肌梗死（ST-segment elevation myocardial infarction，STEMI）患者中减少了总死亡率。

对 STEMI 患者目前指南推荐使用负荷剂量 600mg 氯吡格雷，维持量每日 75mg 氯吡格雷（Ⅰ类推荐，C 级证据）；对 NSTEMI 患者推荐使用负荷量 300mg 氯吡格雷（Ⅰ类推荐，A 级证据）；对拟行冠状动脉介入治疗的患者，在无法获得其他有效抗血小板药物（普拉格雷或替格瑞洛）时，使用负荷量 600mg 氯吡格雷（Ⅰ类推荐，B 级证据），并用维持量每日 75mg 氯吡格雷；ACS 患者，无论是否进行血供重建，双联抗血小板的时间为 12 个月。对择期血管成形术患者，需至少在经皮冠状动脉介入治疗（percutaneous coronary intervention，PCI）术前 6h 给予氯吡格雷负荷量 300mg（或 600mg，若更早行 PCI 术），裸金属支架（BMS）

置入患者每日 75mg 氯吡格雷作为维持量持续 4 ～ 6 周，药物涂层支架（drug-eluting stent，DES）置入患者每日 75mg 治疗 6 ～ 12 个月。在更新的指南推荐中对使用氯吡格雷出现了一些限制，是由于氯吡格雷的一些局限性，主要是患者对药物的反应不同，以及更多有效的新型口服抗血小板药物的引入与推荐。

（一）对氯吡格雷的不同反应

尽管氯吡格雷的有效性经过了证实，但有些患者 DAPT 后仍出现反复发作缺血事件。这是因为动脉粥样硬化是一个进展性疾病，不能期望某一种药物能够阻挡这一病理学多因素参与的过程。然而，很多观察发现氯吡格雷低反应性与 ACS 预后不良相关。对氯吡格雷的这种反应类似于高斯曲线，绝大部分服用氯吡格雷的患者血小板聚集减少 40% ～ 60%。曲线的两侧代表了某些患者对药物反应性强于或弱于平均水平。而这些对药物反应性弱的患者表现为氯吡格雷"抵抗"，这部分患者被称为"治疗中血小板高反应性"（high on-treatment platelet reactivity，HPR）。

基于实验室检测的血小板对氯吡格雷的反应和临床数据，对氯吡格雷出现 HPR 的患者比例为 15% ～ 25%。对氯吡格雷无反应或者低反应的患者就相当于他们没有服药或服药剂量太小。可以预料这部分患者将更容易发生支架内血栓，再发急性冠状动脉事件。HPR 患者再发缺血事件的概率是那些对氯吡格雷正常反应患者的 2 ～ 3 倍。有趣的是，目前可用的血小板反应性检测对再发缺血事件的阳性预测值约为 30%，而阴性预测值则高达 90%。多年的研究发现氯吡格雷低反应的部分机制，是由于活性药物在受体水平的利用度较低。这是遗传因子相互作用或药物相互作用对氯吡格雷代谢产生的影响。

（二）遗传因子对氯吡格雷代谢的影响

最近发现约 70% 的氯吡格雷反应多样性与遗传因子有关。遗传方面的原因主要检测了 CYP2C19（*2，*3，*4，*5）与 CYP2C9（*3）基因功能缺失，以及 ABCB1（adenosine tri-phosphate-binding cassette subfamily B member 1，三磷酸腺苷结合转运蛋白 B1）基因，一个与胃肠道吸收相关的基因。携带 CYP2C19（*2）功能缺失基因多态性患者氯吡格雷代谢产物减少 32%，支架内血栓形成风险显著升高；一个等位基因的功能缺失使血小板聚集反应增加 25%。在 TRITON-TIMI 38 基因的子研究中，氯吡格雷治疗组携带 CYP2C19（*）无功能等位基因的患者发生终点事件（冠状动脉原因所导致的死亡、心肌梗死或脑卒中）的概率高于非携带者。而普拉格雷治疗的患者这种基因多态性对临床结局没有影响。

在同一研究中，几乎有 50% 的人群携带 ABCB1（3435C → T）突变的基因型，导致氯吡格雷低水平吸收，从而产生低水平的活化代谢产物。在随机试验中，带有这种突变基因型的患者服用氯吡格雷比正常基因型患者主要心血管事件发生风险明显升高，但服用普拉格雷

治疗的患者，这种基因型对 ACS 患者预后没有影响。

另一种新型口服抗血小板药物是替格瑞洛，它不像氯吡格雷那样受遗传变异性影响而产生风险。在 PLATO 遗传影响试验中，ABCB1 多态性对替格瑞洛治疗的患者临床预后没有明显影响，而氯吡格雷治疗的患者则在 30d 后发生主要不良心血管事件（major adverse cardiac event，MACE）概率明显升高。替格瑞洛在治疗 ACS 患者中也显示出较氯吡格雷更有效，这与 CYP2C19 和 ABCB1 多态性无关。

氯吡格雷由于遗传因素导致的抗血小板治疗的疗效差异已被广泛证实，促使美国食品药品监督管理局（Food and Drug Administration，FDA）在氯吡格雷的药物说明中增加了黑框警告。该警告指出某些患者由于 CTY2C19 基因功能缺失导致不能充分代谢氯吡格雷，致使药物的活性代谢成分不足，导致心血管事件的风险更高。这些患者需要给予其他药物治疗方式。并建议对服用氯吡格雷的患者进行基因测试来了解是否存在该功能缺失的等位基因。这种进行基因档案检测的具体方法以前一直显得很烦琐，直到最近出现了新仪器，能在几小时检测出结果并具有相对合理的价格。需要强调的是，由于目前暂缺乏大型前瞻性随机试验证明根据基因信息选择特定的抗血小板药物治疗能改善预后，指南并不推荐根据基因型决定选择何种特定抗血小板药物。但是，尽管这项技术的有效性并未在随机试验中得以证实，指南仍强调在进行药物选择或做决定时需同时考虑基因型与血小板表型的信息。或许这些问题很快将不再困扰我们，因为前面提到的新型抗血小板药物的作用都与 CYP 450 基因多态性无关。

（三）药物相互作用对氯吡格雷代谢的影响

药物相互作用主要是由于某些药物对氯吡格雷代谢转化为活性药物过程中所需的酶具有抑制作用。

第一个由于药物相互作用导致氯吡格雷

疗效降低的报道是氯吡格雷与阿托伐他汀合用。这种他汀是一种 CYP3A4 和 CYP3A5 的抑制药，在一些研究中发现氯吡格雷与阿托伐他汀合用较单用氯吡格雷能更多地引起血小板高反应性。然而，这个研究结果并未在其他几项研究中得到证实，且在 CREDO、CHARISMA 和 PROVE IT-TIMI-22 这些研究中也未显示出其有害的临床作用。

最重要的药物相互作用是合用某类质子泵抑制药（proton pump inhibitor，PPI）奥美拉唑对氯吡格雷的影响。在体外实验和临床观察中都发现合用奥美拉唑时氯吡格雷的抗血小板效果低于预期。奥美拉唑是 CYP2C19 抑制药，它阻断并抑制了氯吡格雷活性产物的生成。这种抑制作用在其他 PPI（如泮托拉唑）中并未观察到，最初的观察性研究 CREDO 和 TRITON TIMI-38 试验的回顾性分析，并未证实这种临床影响。在很早结束的 COGENT 试验数据中，合用氯吡格雷与奥美拉唑组的心血管风险并不低于单用氯吡格雷组。新指南中对非 ST 段抬高的 ACS 高危患者，推荐使用 PPI 联合双联抗血小板治疗（Ⅰ类推荐，A 级证据），"但最好不要选择奥美拉唑"，而 STEMI 指南中指出对于存在高危出血风险的患者推荐在整个双联抗血小板治疗过程中合用 PPI 保护胃黏膜（Ⅱa 类推荐，C 级证据）。目前关于奥美拉唑对氯吡格雷的影响在一些小型的观察研究和体外试验中仍不一致，而一些关于抗血小板药物的大型随机试验发现 PPI 并未对氯吡格雷造成严重影响。还需要有合适、有力的临床随机试验来解决这个问题，遗憾的是，目前尚缺乏这样的试验。

药物相互作用还存在对氯吡格雷代谢过程中其他酶类的抑制作用，如酮康唑和钙通道阻滞药，但它们的临床相关性目前尚未得到证实。

（四）监测氯吡格雷的抗血小板作用

高残余血小板反应活性与再发心血管不良事件及择期或直接 PCI 术后死亡率升高密切相关。根据这项观察，人们做了各种尝试来克服氯吡格雷效果不充分的问题。有学者发现根据测定血小板反应性来选择给予特定剂量的氯吡格雷治疗，可改善支架置入术患者的预后。但最近发表的首次前瞻性随机试验 GRAVITAS 研究中，利用 VerifyNow 系统（Accumetrics，San Diego，CA，USA）评估 PCI 术后 12～24h 的血小板功能，将这些残余血小板高反应性的患者随机分为两组，一组术后每日口服 75mg 氯吡格雷，另一组口服氯吡格雷 600mg 负荷量后再以每日口服 150mg 维持治疗。随访 6 个月时，两组具有相同的心血管死亡 / 心肌梗死 / 支架内血栓形成比例（2.3%），调查者得出的结论是：对 PCI 术后的"低危"[稳定型冠心病（stable coronary artery disease，CAD）]患者用 VerifyNow 系统筛选出的残余血小板高反应患者予以大剂量氯吡格雷治疗并不必要。其他的前瞻性试验（如 ARCTIC、DANTE）着重评估稳定型冠心病和 NSTEMI 患者根据其血小板功能选择特定的抗血小板治疗。这些研究将探索调整氯吡格雷剂量或使用其他替代药（如普拉格雷）疗效是否会更好。

目前的指南暂未推荐在每日的临床实践中进行血小板测试，该测试仅局限于一些选择性的病例（Ⅱb 类推荐，B 级证据），主要原因包括：目前尚缺乏一个广泛认同的血小板反应性测试的"金标准"，不同测试之间没有可比性，也没有确实的证据表明特定的治疗方案更好。

除了根据抗血小板效果选择氯吡格雷剂量之外，CURRENT-OASIS7 研究指出 600mg 负荷量，并在直接 PCI 术后 1 周给予氯吡格雷双倍剂量（150mg）能减少随访 30d 时的死亡率、MI 和卒中风险比（hazard ratio，HR）0.86，95% 置信区间（confidence interval，CI）0.74～0.99，P=0.039，减少明确的支架内血栓形成（HR 0.54，95%CI 0.39～0.74，P=0.000 1），相对于标准剂量增加主要出血风险（HR 1.41，95%CI 1.09～1.83，P=0.009）。对这种标准治疗的修正可能是有效的，但并不能解决所有关于氯吡格雷有效性的质疑。更多有效的口服抗血小板药物将解决这一问题。

三、普拉格雷

普拉格雷是一种新型的第三代（继噻氯匹定和氯吡格雷后）噻吩并吡啶类口服抗血小板前体药物，它比氯吡格雷能够更迅速和有效地活化。活性药物生成的第二步和最后一步在肝内完成，它需要肝脏 CYP450 酶包括：CYP2C19、CYP3A、CYP2B6、CYP2C9 的作用，其活性药物成分不可逆地与 P2Y12 受体的半胱氨酸结合。与氯吡格雷的重要不同在于普拉格雷是一步的短代谢转化，并且，普拉格雷转化的第一步不同于氯吡格雷：吸收后的氯吡格雷超过 90% 被酯酶类灭活，而普拉格雷则 100% 激活进入生物转化的下一步。普拉格雷药物代谢过程中在 ADP 受体位点产生更多活性药物，具有更强的抗血小板作用。普拉格雷的这种特征能解释 CYP450 酶的基因多态性及药物相互作用对于普拉格雷抗血小板作用没有影响。但是相对于氯吡格雷，普拉格雷更强的抗血小板作用导致了其主要出血并发症的风险升高。

联合阻断血小板、最佳溶栓药物治疗心肌梗死 26 试验（JUMBO-TIMI 26）研究表明普拉格雷的最佳剂量为负荷量 60mg 和维持量 10mg，优于氯吡格雷（终点事件比例在普拉格雷组为 7.2%，氯吡格雷组为 9.4%）。普拉格雷联合氯吡格雷试验抑制血小板活化和聚集 - 溶栓治疗心肌梗死 44（Prasugrel in Comparison with Clopidogrel for Inhibition of Platelet Activation and Aggregation-Thrombolysis in Myocardial Infarction 44 trial, PRINCIPLE-TIMI 44）研究也提示普拉格雷优于氯吡格雷。相对于氯吡格雷，普拉格雷能迅速起效并强有力抑制 ADP 诱导的血小板聚集，这是由于普拉格雷能更快速产生其活性药物成分。

TRITON-TIMI 38 研究结果促成了普拉格雷在欧洲和美国注册上市。服用普拉格雷组的终点事件（死亡、心肌梗死或卒中）发生率仅

为 9.9%，而服用氯吡格雷组则为 12.1%（*HR* 0.81，95%*CI* 0.73 ～ 0.90，*P* < 0.001）。普拉格雷显著减少了心肌梗死的发生率（氯吡格雷组 9.7%，普拉格雷组 7.4%；*P* < 0.001），紧急靶血管血供重建氯吡格雷组为 3.7%，普拉格雷组为 2.5%（*P* < 0.001），支架内血栓形成氯吡格雷组为 2.4%，普拉格雷组为 1.1%（*P* < 0.001）。主要出血风险在普拉格雷组为 2.4%，而氯吡格雷组 1.8%（*HR* 1.32，95%*CI* 1.03 ～ 1.68，*P*=0.03）。危及生命的出血普拉格雷组为 1.4%，氯吡格雷组为 0.9%（*P*=0.01），非致命出血普拉格雷组为 1.1%，氯吡格雷组为 0.9%（*HR* 1.25，*P*=0.23），致命出血普拉格雷组为 0.4%，氯吡格雷组为 0.1%（*HR* 1.25，*P*=0.002），这些数据提示普拉格雷组的出血风险较氯吡格雷高。综上所述，TRITON-TIMI 38 研究证实了普拉格雷的抗血小板效果，也强调了 ACS 患者 PCI 术后给予普拉格雷的高出血风险。尤其在低体重患者（< 60kg），年龄大于 75 岁老年人或者有脑缺血既往史（脑卒中或短暂性脑缺血发作），其出血风险更高。对于低体重患者，普拉格雷维持量应减少到每日 5mg，而老年人和既往脑卒中或短暂性脑缺血发作（transient ischemic attack, TIA）患者则不宜使用普拉格雷。

与氯吡格雷相比，普拉格雷强有力的抗血小板作用已被很多研究证实。且使用普拉格雷不需要监测抗血小板功能。英国国家卫生医疗质量标准署（National Institute for Health and Clinical Excellence, NICE）已转而推荐使用普拉格雷（推荐在支架内血栓形成、不能进行进一步血小板功能检测的患者使用普拉格雷，尽管这一策略未能被前瞻性研究证实有效）。

最近的 STEMI 指南强烈推荐普拉格雷用于未使用过氯吡格雷治疗的下列患者：既往无卒中 /TIA，年龄小于 75 岁（Ⅰ类推荐，B 级证据）；同时，在 NSTE-ACS 指南中，普拉格雷仅被推荐用于冠状动脉解剖已明确的情况，同样是Ⅰ类推荐，B 级证据。在所有的患者中都是以 60mg 作为负荷量，10mg 作为维持量（低

体重患者 5mg 维持量），出院后继续治疗 12 个月。对于稳定型心绞痛和择期 PCI 患者该指南没有推荐使用普拉格雷进行治疗。

四、替格瑞洛

替格瑞洛是一种新型口服抗血栓药物，它是 P2Y12 的抑制药，能提供比氯吡格雷更迅速更完全的抗血小板作用。替格瑞洛不属于噻吩并吡啶类，而是一种环戊基三唑嘧啶类化合物。它允许 ADP 与 P2Y12 受体结合，继而可逆地阻断从血小板活化的受体到血小板内部的信号传导。因此它的作用机制不同于噻吩并吡啶类（封闭与 ADP 连接的受体位点），也不同于氯吡格雷。替格瑞洛吸收后直接发挥作用，它的抗血小板作用在 30min 后即可观察到，达峰时间仅需 2h，并能在 12h 内稳定地发挥抑制血小板作用。约 30% 的药物随后在肝内代谢为 AR-C124910 衍生物，该衍生物能起到与未经代谢的药物相同的抗血小板作用。由于该药物是可逆的抑制 P2Y12 受体，它需要每日 2 次的给药频率以保证其在 12h 后药效不衰减。两个研究（DISPERSE-1 和 DISPERSE-2）能帮助替格瑞洛建立最佳的药物剂量，并在随后的主要注册研究 PLATO 试验中得到进一步确认。

PLATO 研究(对比 ACS 患者使用 AZD6140 和氯吡格雷的疗效) 选取了 18 624 例 ACS 患者随机选择服用替格瑞洛或氯吡格雷。替格瑞洛组患者给予负荷量 180mg 及维持量 90mg 每日 2 次，氯吡格雷组负荷量 300～600mg 及维持量 75mg 每日 1 次。主要终点事件包括心血管死亡、心肌梗死和卒中发生率，替格瑞洛组为 9.8%，氯吡格雷组为 11.7%（*HR* 0.84，95%*CI* 0.77～0.92，*P* < 0.001）；对于次要终点心肌梗死和心血管死亡，替格瑞洛组的发生率也低于氯吡格雷组（分别为 *P*=0.005，*P*=0.001）。替格瑞洛组与氯吡格雷组显示出相似的出血风险（替格瑞洛组为 11.6%，氯吡格雷组为 11.2%；*P*=0.43）。但替格瑞洛组增加

了非介入相关的出血风险。无论患者是否行介入治疗，替格瑞洛都展现出它的优势。

需要指出的是，替格瑞洛具有一些其他特点。由于它与受体结合的可逆性使得其抗血小板作用可迅速消退。体外研究表明，替格瑞洛停药 2d 与停用氯吡格雷 5d 的效果相同。理论上，需要紧急手术比如冠状动脉旁路移植术（coronary artery bypass graft，CABG）的患者，无须像氯吡格雷（5d）或普拉格雷（7d）一样有一个长的洗脱期。尽管如此，在 PLATO CABG 研究中，氯吡格雷与替格瑞洛平均药物停用时间相近，因此注册机构决定大型手术前该两种药物使用相同的停药时间，即 7d。而在指南中两种药物的停药时间都推荐为 5d。我们应该清楚的是，除了静脉用 IIb/IIIa 受体阻滞药以外，替格瑞洛的抗血小板作用消退比氯吡格雷和普拉格雷更快。

肝酶 CYP3A4 的抑制药，如酮康唑和葡萄柚汁，可能增加替格瑞洛血药浓度，导致出血和其他不良反应。相反的，经 CYP3A4 代谢的药物，如辛伐他汀，若与替格瑞洛合用，可导致辛伐他汀血药浓度增加而产生更多的不良反应。CYP3A4 诱导药如利福平和金丝桃草，则可能降低替格瑞洛疗效。

导致中断替格瑞洛治疗的一个重要不良反应是呼吸困难。该不良反应在替格瑞洛的发生率（13.8%）远高于氯吡格雷（7.8%）。它的发生可能与替格瑞洛引起的血浆腺苷水平升高有关。腺苷水平升高同样也可能是改善心血管预后的原因。高腺苷水平可以改善冠状动脉微循环及侧支循环的血流灌注。

PLATO 试验报道了替格瑞洛的其他不良事件如心动过缓和高尿酸血症。替格瑞洛出现心动过缓的情况更多，但该心动过缓并未导致晕厥或需要置入起搏器的情况，并且在用药 1 周内能够自行恢复。在使用替格瑞洛过程中观察到发生高尿酸血症和血肌酐水平升高，但停药 1 个月后能恢复到与氯吡格雷组一致的水平。

最近的指南推荐，在 STEMI 和 NSTE-ACS 患者中均可使用替格瑞洛（Ⅰ 类推荐，

B 级证据）。在所有的患者中都是使用负荷量 180mg 和维持量 90mg 出院后维持 12 个月的治疗。对于稳定型心绞痛和择期 PCI 患者该指南不推荐普拉格雷进行治疗。

五、结论

在介入心脏病学发展的短暂历史中，抗血小板药物经历了一个漫长而快速发展的过程，从噻氯匹定到疗效好但疗效相对不可预料的氯吡格雷，再到最强效却存在高出血风险的普拉格雷和替格瑞洛，这些新型药物带来的抗血小板治疗的进步意味着在可能挽救更多生命的同时也增加了一些可接受的风险。伴随而来的各种新型装置（如新型支架），在新型的抗血小板药物影响下（如药物涂层支架置入术后长期双抗血小板治疗），能从另一方面改变我们的治疗策略，介入心脏病学的这两种主流将相互影响，为患者带来福音。

夏 珂　王 肖　译

余国龙　李传昶　彭礼明　校

Fabiana Rollini, *Antonio Tello-Montoliu*, *Dominick J. Angiolillo*
University of Florida College of Medicine-Jacksonville, Jacksonville, FL, USA

一、引言

预防反复发作的动脉粥样硬化事件的标准化治疗是双联抗血小板治疗（double anti-platelet therapy，DAPT），包括阿司匹林和P2Y12受体抑制药。在高危患者如急性冠状动脉综合征和接受过经皮冠状动脉介入治疗（percutaneous coronary intervention，PCI）的患者中双联抗血小板治疗是极其有效的治疗手段。当前，氯吡格雷是最常使用的P2Y12受体抑制药，约有4000万人正在接受氯吡格雷治疗，然而，仍有10%～20%的人会再发缺血事件或支架内血栓形成，此外也可能并发出血。大量研究已经证实，对抗血小板治疗的个体反应性的差异可能促成了这些非预期事件的发生。

药效学研究证实患者对氯吡格雷诱导的血小板抑制作用减低，也称"抵抗""无应答""低应答"或更常见的"治疗中血小板高反应性"（high on-treatment platelet reactivity，HPR）。在此我们特别强调这只是实验室定义（体外抑制血小板信号通路未能成功），必须与"治疗失败"相区别，所谓的"治疗失败"是指即使在接受抗血小板治疗的同时仍再发缺血事件，可通过测量血小板活性和临界点的方法来判断是否发生抵抗。从另一方面来说，某些患者可能存在高血小板抵抗作用，称之为"过应答"，此类患者发生出血并发症的风险增高。总之，双联抗血小板治疗的安全性和有效性与个体对抗血小板治疗的反应性差异有关。因此，更好地理解抗血小板药物反应差异的机制有助于我们识别动脉粥样硬化高风险及出

血高风险的患者，这也为我们研究在具体情况下个体化的抗血小板治疗药物成分奠定了基础。

抗血小板药物反应的变异性是一个多因素的过程，包括细胞的因素（血小板释放的增加，血小板信号通路的上调及药物间的相互作用），临床的因素[年龄，其他潜在的合并症（如糖尿病），生活方式的差异（如吸烟）及依从性]，以及基因的因素（靶目标的基因多态性，包括与药物代谢、吸收相关的蛋白与靶蛋白或受体结合的能力，这些都可能影响治疗目标的功效水平）。这一章主要陈述与现今冠状动脉支架术抗血小板药物疗效相关的遗传学因素分析。

二、一般考虑的因素

在过去的几十年中，无数的研究发现基因的多态性可能调控抗血小板药物阿司匹林和糖蛋白（GP）Ⅱb/Ⅲa抑制药的效果。然而，由于体内和体外的研究结果相矛盾，且缺乏这方面有意义的临床研究，有关阿司匹林和GPⅡb/Ⅲa抑制药的遗传药理学研究热度已经开始下降。过去这些年日益增加的研究显示氯吡格雷反应差异的预后意义已使得研究者意识到有关遗传因素和氯吡格雷反应性之间的联系。氯吡格雷是一种前体药物，需通过代谢转化为可抑制二磷酸腺苷P2Y12受体的药物。尤其是在口服和肠道吸收时，氯吡格雷前体需要肝细胞色素P450（CYP）经过两步氧化过程来产生一种有活性的代谢产物。然而，85%的氯吡格雷前体药物在肠道吸收经

羧酸酯酶 -1（CES-1）作用后是无活性的，仅有 15% 的前体药物可被肝代谢转化。

首先第一步代谢过程，经 CYP3A4、CYP3A5、CYP1A2、CYP2C9、CYP2B6 及 CYP2C19 催化产生 2- 氧代 - 氯吡格雷；第二步，经 CYP2B6 和 CYP2C19 产生具有活性的代谢产物。其中，CYP2C19 被认为是最重要的催化酶，因为其不仅参与这两个连续的代谢过程，而且据估计约催化产生了近 45% 的 2- 氧代 - 氯吡格雷代谢物。这也解释了为什么 CYP2C19 基因的多态性一贯被认为与氯吡格雷药动学及药效学差异有关，CYP2C19 基因的多态性也与反复发作的缺血事件风险增高相关，包括支架术后血栓形成，特别是曾行 PCI 的患者，这将在下面详细叙述。

三、具体的遗传原理

已证实数个基因多态性在多个水平决定了氯吡格雷的效果，包括调控氯吡格雷吸收的基因（如 ABCB1），调控代谢活化的基因（如 CYP）及调节血小板活化的基因（如血小板膜受体）。本章将总结这一领域的一些关键数据（图 6-1）。

（一）氯吡格雷的吸收：ABCB1

ABCB1 基因，先前称之为 MDR1（多药耐药性基因），它可以编码产生一种肠道外排转运体（编码 P 糖蛋白）参与氯吡格雷的吸收。特别是 3435TT 基因型携带者的肠道吸收减少。Taubert 等发现血浆氯吡格雷的浓度与给予负荷剂量氯吡格雷（300mg、600mg、900mg）后其活性代谢物水平及 ABCB1（MDR1）基因型存

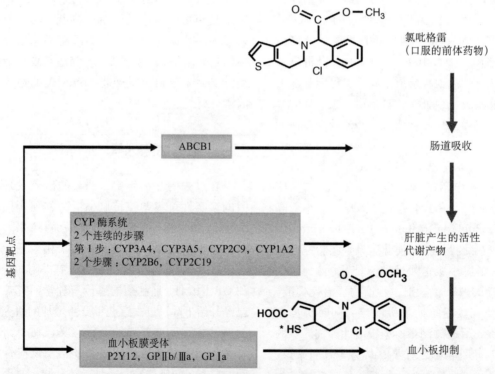

图 6-1　潜在调控氯吡格雷诱导的抗血小板作用的基因靶点。氯吡格雷是一种前体药物，在经过肠道吸收后，经肝细胞色素（P450 CYP）系统代谢产生其活性代谢产物。此活性产物不可逆地抑制血小板 P2Y12 受体，转而阻碍血小板活化，继而抑制糖蛋白（GP）Ⅱb/ Ⅲa 受体所介导的血小板聚集。此代谢过程中基因靶点的多态性均可能影响氯吡格雷诱导的抗血小板效果。在这之中，CYP 酶的基因变异，特别是参与了两个代谢步骤的 2C19 能够很大程度上调控氯吡格雷活性产物的生成，被认为是其中最重要的（来源：Marin et al. 2009. Reproduced with permission from Elsevier.）

在相关性。尤其是他们发现 3435TT 基因型研究对象的血浆中氯吡格雷及其活性代谢物的水平较 3435CT 和（或）3435CC 携带者下降。

已有数项研究显示了有关 ABCB1 基因多态性（3435CT、3435CC、3435TT 基因亚型）与接受氯吡格雷治疗患者不良心血管事件间的相关性。Simon 等在 FAST-MI 试验（法国急性 ST 段抬高和非 ST 段抬高型心肌梗死注册研究）中显示，存在 ABCB1 两个等位基因变异（3435 位点核苷酸为 TT 型）的患者 1 年内心血管事件发生的风险较 ABCB1 野生型（3435 位点核苷酸为 CC 型）高；然而，在 PCI 患者中 ABCB1 基因的多样性并不是心血管事件的独立预测因子。TRITON TIMI-38（心肌梗死患者使用普拉格雷抗栓治疗优化血小板抑制来改善疗效）药理学分析显示，接受氯吡格雷治疗的患者中 ABCB1 TT 型较其他亚型（CT 和 CC 型）不良心血管事件的风险升高了 72%。相反的，在 PLATO（血小板抑制和患者结局）基因研究中，接受氯吡格雷治疗的患者中 CC 型较其他亚型的患者缺血事件发生率增高。此外，在替卡格雷组 ABCB1 基因多态性与缺血及出血事件无相关性。接受替卡格雷治疗的 CC 亚型患者其心血管死亡、心肌梗死及支架内血栓形成发生率较氯吡格雷治疗的患者显著降低。此外，在最近的研究中 Campo 等发现，临床和基因因素均在很大程度上影响治疗时血小板的反应性，甚至 ABCB1 也可影响氯吡格雷治疗时血小板反应的多样性，尽管 ABCB1 的预测作用仅限于早期事件，但在随后的随访研究中并未发现该作用。然而，也有很多其他研究未能证明 ABCB1 基因多态性与氯吡格雷治疗患者终点事件存在相关性。

（二）氯吡格雷的代谢：CYP2C19 及其他 CYP 酶

CYP 酶的基因多态性已得到广泛研究。此领域的早期研究主要集中在 CYP3A4/5 基因的多态性上，这是因为早期人们认为 CYP3A4/5 基因是氯吡格雷代谢过程中最重要的酶。Angiolillo 等第一个报道了 CYP 基因多态

性与氯吡格雷反应性之间的相关性，他们发现在急性期和维持期给予高剂量氯吡格雷治疗时，携带 IVS10+12G > A 等位基因变异者及 CYP3A4 酶多态性者与氯吡格雷低反应性相关。然而，随后有关 CYP3A4/5 系统多态性的研究结果也存在矛盾。

在这些早期研究之后也进行了大量其他有关 CYP 酶的研究，包括 CYPB26、CYP2C9 和 CYP2C19，研究证明这些酶参与了氯吡格雷的全部代谢过程，因此这些酶的调控作用可能更有意义。然而，如上所述，CYP2C19 在氯吡格雷代谢过程中起着最重要的作用，并且相关基因方面的研究也取得了一致结论。根据其代谢状态的不同可将 CYP2C19 多态性分为强代谢者（extensive metabolizer，EM）、中度代谢者（intermediate metabolizer，IM）、弱代谢者（poor metabolizer，PM）和超快代谢者（ultrarapid metabolizer，UM）。PM 存在两个功能丧失（loss of function，LOF）的等位基因，因此几乎无活性。IM 有一个无功能等位基因和一个野生型等位基因，因此活性下降；EM 有两个野生型等位基因，因此活性正常；UM 有一个以上等位基因，活性较 EM 增高（获得功能，GOF）。具体的代谢状态及等位基因总结见表 6-1。

最常见的等位基因变异是 CYP2C19*2 和 CYP2C19*17。在人群中存在至少一个无功能 CYP2C19（典型的是 *2 或 *3）的比例在亚洲人中是 30% ～ 50%，白种人是 11% ～ 16%，

表 6-1　代谢状态和基因分类

分类	CYP2C19 基因型
弱代谢者（PM）	*2/*2，*2/*3，*2/*4，*2/*5，*2/*8
中度代谢者（IM）	*1/*2，*1/*3，*1/*4，*1/*8
强代谢者（EM）	*1/*1
超快代谢者（UM）	*17/*17，*1/*17
未知代谢型（UM）	*1/*9，*1/*10，*2/*17，*6/*17

非裔美国人是 14% ～ 25%。PM（存在两个 LOF 等位基因）的发生率在白种人中是 1% ～ 6%，非裔美国人是 1% ～ 7.5%，亚洲人是 12% ～ 23%。研究显示 CYP2C19 LOF 等位基因降低了活性代谢产物在血浆中的浓度。Hulot 等第一次报道了在年轻健康男性志愿者中 CYP2C19 LOF 多态性（*2）和氯吡格雷诱导的抗血小板聚集作用减弱之间的关系。随后，一些不同背景的研究也证实了随着功能性 CYP2C19 的减少，氯吡格雷药效减弱，更重要的是，主要不良心血管事件的发生风险也显著升高，尤其是支架内血栓形成。在最近的一个荟萃分析中，Mega 等通过总结 9 个研究中 9685 例患者的情况来评价 CYP2C19 基因型和临床结局之间的关系。荟萃分析显示 CYP2C19*2 是最常见的变异（在功能降低的等位基因携带者中占将近 95%）。这个研究显示了基因 - 剂量效应。因此，携带两个 LOF 等位基因的患者发生动脉粥样硬化事件的风险最高，即使是存在一个功能减低的 CYP2C19 等位基因其主要心血管事件——特别是支架内血栓形成的风险也是升高的。这些发现不仅支持了氯吡格雷 PM 的黑框警告（有两个 LOF 等位基因的患者），也增加了人们对于只有一个 LOF 等位基因的患者的忧虑。

最近有关 CYP2C19 的预测价值也受到了另一个荟萃分析的挑战。Holmes 等通过分析 32 项研究，得出 CYP2C19 基因型与心血管事件之间并不存在相关性。Bauer 等也报道了相似的结果。然而，关于后一荟萃分析最主要的批判在于其排除标准。实际上，这些研究所纳入的患者均服用氯吡格雷或实施过 PCI，而此类患者是氯吡格雷治疗最大的获益者。因此，这些结果需要被谨慎解读，因为它们存在研究人群偏倚。所有研究均显示在接受氯吡格雷治疗的 PCI 患者中 CYP2C19 基因多态性与不良缺血事件包括支架内血栓形成存在相关性。

一些研究也评估了 GOF 的影响，GOF 可以增加氯吡格雷的代谢。特别是 Sibbing 等发现 CYP2C19*17 携带者氯吡格雷的反应性提高（低水平治疗的血小板反应性），并且出血风险增高。此效应具有剂量依赖性，即在 GOF 纯合子中（两个 CYP2C19*17 等位基因）最低水平治疗的血小板反应性时其出血风险却最高。Harmsze 及 Campo 等也得出了相似的结果。有趣的是，CHARISMA 基因亚组研究（氯吡格雷用于高动脉粥样硬化血栓形成风险和缺血稳定、处理及避免试验）显示 LOF 等位基因携带者较野生基因型患者氯吡格雷出血率减少，这可能是由于其抗血小板反应性下降。但这些研究发现在其他一些关键的研究中并未得到证实，可能是因为这一研究中纳入的患者均为稳定的血管疾病患者。

（三）PON1

PON1 编码对氧磷酶 -1，此酶被认为参与了氯吡格雷生物激活过程的第二步，决定了活化的氯吡格雷活性代谢产物的构成。编码基因多态性最重要的 PON1 基因是 Q192R 和 L55M。Bounman 等的研究显示 PON1 QQ192 纯合子较 RR192 纯合子发生支架内血栓的风险增高，血浆 PON1 活性减低，血浆活性代谢产物浓度和血小板抑制率下降。然而，这些发现并未得到任何其他研究的证实，故 PON1 多态性在氯吡格雷治疗患者中的预测作用也受到质疑。

（四）血小板膜受体

研究证明，数个血小板膜受体的多态性是氯吡格雷诱导的抗血小板作用的潜在因素，因此这些因素可被认为是药效作用的最终原因。这些包括编码 P2Y12、糖蛋白 IIb/ IIIa、胶原和凝血酶受体的多态性。然而，这些研究已经导致不一致的药效学结果并且对于临床结局无任何影响。

四、治疗策略

以上研究发现在某种特定基因型中最重要的是，CYP2C19 LOF 等位基因和氯吡格雷诱导的抗血小板作用减弱及严重的临床结局相关，特别是支架内血栓形成风险增高，这就使得我们怀疑目前已有治疗策略（图 6-2）。在以

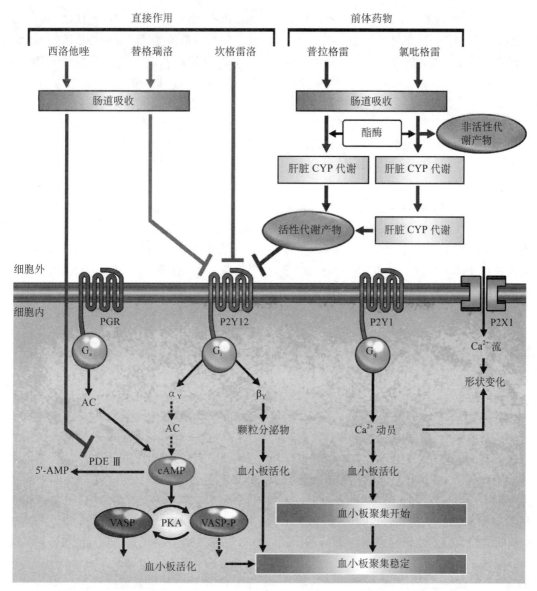

图 6-2　对氯吡格雷弱代谢者最优血小板抑制的治疗选择。在弱代谢者中氯吡格雷的抗血小板作用并没有随着剂量的增加而增强，可能使用其他药物能到达此种效果。普拉格雷也是一种通过肠道吸收的前体药物。然而，与氯吡格雷相比，普拉格雷经过 CYP 一步氧化代谢生成活性产物，更具效率。坎格雷洛、替格瑞洛及西洛他唑是直接作用的抗血小板药物，具有可逆的抗血小板作用并且不需要经过肝代谢。替格瑞洛及西洛他唑口服后经过肠道吸收，分别直接阻断 P2Y12 受体和 PDE Ⅲ 而抑制血小板激活。坎格雷洛静脉注射后直接抑制 P2Y12 受体，不经过肠道吸收。靶蛋白或酶（肠道、肝、血小板膜）的基因多态性调控了氯吡格雷介导的血小板抑制作用，不影响普拉格雷、西洛他唑、替格瑞洛和坎格雷洛的药效学活性

　　AC. 腺苷酸环化酶；cAMP. 环磷腺苷；CYP. 细胞色素 P450；PDE Ⅲ. 磷酸二酯酶 Ⅲ；PKA. 蛋白激酶；VASP-P. 磷酸化血管舒张药刺激磷蛋白。实体黑色箭头代表激活，斑点黑色箭头代表抑制（来源：Angiolillo et al. 2011. Reproduced with permission from Elsevier.）

下这一部分，我们总结了对于这些患者所推荐的各种治疗措施。

（一）增加氯吡格雷的剂量

Collet 等根据 CYP2C10*2 携带状态来评估氯吡格雷 300mg 与 900mg 负荷剂量（loading dose，LD）时的药效，发现高负荷剂量能够消除杂合子受试者中的基因抵抗，但在纯合子受试者中却没有该作用。此外，研究也证实

了氯吡格雷维持剂量（maintenance dose, MD, 150mg/d）并不能降低治疗期间高血小板反应性，特别是在纯合子中尤为如此。GIFT（基因型信息和功能测试）研究是用 Verifynow 分析测量反应性对血栓形成和安全性影响的遗传学亚组研究，评估了在用药物涂层支架实施择期 PCI 的患者中，氯吡格雷标准剂量（75mg）和高维持剂量（150mg）在择期 PCI 中对临床终点的影响。该亚组分析发现基因型与 PCI 术后使用高剂量或标准剂量氯吡格雷的药效相关。这些主要发现显示携带一个或两个 CYP2C19 LOF 等位基因的患者对于高剂量氯吡格雷的反应性降低。特别是携带 CYP2C19*2 纯合子的患者其 30d 内持续性的高血小板反应性较野生型基因携带者增加 11 倍，较携带一个 LOF 基因拷贝的患者则增高了 62%。总之，这些发现均支持 150mg 剂量的氯吡格雷对于 CYP2C19 LOF 携带者是不够的，提示需要更高的维持剂量或其他替代治疗。

最近，进行了一项多中心、随机、双盲试验——ELEVATE TIMI-56 研究，Mega 等在稳定型冠心病患者中使用不同维持剂量来评价血小板的反应性。研究共入选了 333 例患者并进行了基因型分型，CYP2C19*2 基因型携带者分别接受了每日 75mg、150mg、225mg 及 300mg 氯吡格雷共（14±3）d，未携带者则给予 75mg 和 150mg 氯吡格雷。这些研究显示当给予 225mg 或 300mg 的氯吡格雷时，这些携带杂合子患者（即 CYP2C19*2 多态性）的反应性同非携带者相当。有趣的是，在纯合子患者中，300mg 的高维持剂量并未导致相应程度的血小板抑制。

（二）三联抗血小板治疗

西洛他唑是一个磷酸二酯酶Ⅲ抑制药，禁用于任何程度的充血性心力衰竭患者。已发现其与 CYP3A4 抑制药（如酮康唑、红霉素）及 CYP2C19 抑制药如奥美拉唑之间存在相互作用。最近，已经开始研究西洛他唑辅助阿司匹林及氯吡格雷（三联抗血小板治疗）用于增强血小板抑制作用并减少治疗期间高血小板反应性的风险。与氯吡格雷高维持剂量相比，三联抗血小板治疗可以增强血小板抑制作用。Park 等最近证实，与双重抗血小板治疗相比，使用西洛他唑三联抗血小板治疗可以降低 CYP2C19 LOF 等位基因携带者治疗中的血小板反应性，但在非携带者中则没有该作用。

（三）新型的 P2Y12 抑制药

普拉格雷和替加格雷是新型的 P2Y12 受体抑制药，尽管其会增加出血风险，在急性冠状动脉综合征（acute coronary syndrome, ACS）患者中，它较氯吡格雷能更有效抗血小板聚集并减少缺血事件的复发。其药动学不受基因多态性的调控，因此在高风险患者中可作为氯吡格雷有效的替代治疗。普拉格雷是第三代噻吩并吡啶类药物，因此需经肝内代谢产生一种类似于氯吡格雷的活性代谢产物，不可逆地抑制 P2Y12 受体。然而，普拉格雷代谢更快，只需经过一步肝内氧化即可产生高浓度的活性代谢物，此代谢物可更有效地抑制血小板。

普拉格雷已得到广泛研究，多集中在与氯吡格雷相比较及对基因多态性的调控效应上。Brandt 等观察到 CYP2C19 和 CYP2C9 中常见的 LOF 等位基因多态性与普拉格雷活性代谢产物的减少无相关性。这一结论也得到很多其他研究的证实。在最近的一项前瞻性、随机、单盲、交叉研究中，Aleopoulos 等发现在治疗中血小板高反应性的 PCI 术后患者中，普拉格雷在降低血小板反应性方面较高维持剂量的氯吡格雷更有效，特别是那些携带一个 CYP2C19*2 等位基因的患者。Mega 等分析了 TRITON-TIMI 38 研究中所有患者的基因数据，在普拉格雷治疗的 ACS 患者中（共 1466 例），CYP2C19、CYP2C9、CYP2B6、CYP3A5 及 CYP1A2 基因型与心血管死亡、心肌梗死及卒中风险无相关性。有关替加格雷的信息则较少。替加格雷是第一批的口服 CPTP（环戊基三唑嘧啶），能直接并可逆地与 P2Y12 受体结合。一部分替加格雷（30%～40%）的效果受 CYP3A4 合成的一种代谢物调控，CYP3A4 也是替加格雷主要代谢酶。总之，这也使得替加格雷获得了更好的药效。

Tantry 等在稳定型冠心病患者中评估了

CYP2C19 基因型，并且证实替加格雷的药效较氯吡格雷更强，且 CYP2C19 基因型对替加格雷治疗并无影响。Wallentin 等对 PLATO 研究中共 10 285 名受试者进行了基因学分析，证实了在 ACS 中不论 CYP2C19 和 ABCB1 基因多态性如何，替加格雷较氯吡格雷更有效。值得注意的是，普拉格雷和替加格雷在达到有效抑制作用的同时，随之相关的出血风险也在增高，故我们在临床使用时需非常谨慎，对于出血风险高的患者不应使用这两种药物。最后，依诺格雷是另一种新型的直接与 P2Y12 受体可逆结合的抑制药，它是一种非前体药物，具有口服和静脉注射两种剂型，目前还未上市。Gurbel 等的研究显示依诺格雷 60mg 口服可以消除野生型和携带至少一个 CYP2C19*2 等位基因患者的治疗期间高血小板反应性效应。

五、使用推荐

一部分患者体内氯吡格雷的代谢功能受损导致氯吡格雷的效用降低，针对这些情况，在 2009 年美国食品药品监督管理局（FDA）及欧洲药品管理局（EMA）就氯吡格雷的使用进行了"黑框警示"。特别是以下几点。

• 氯吡格雷的效用取决于其经细胞色素 P450（CYP）系统作用产生活性代谢物，特别是 CYP2C19。

• 弱代谢患者接受推荐剂量的氯吡格雷治疗时，较正常 CYP2C19 功能的患者发生 ACS 和 PCI 后心血管事件的比例增高。

• 一些检测可用来确定患者的 CYP2C19 基因型，并可用来帮助确定治疗方案。

• 对于 CYP2C19 弱代谢患者可考虑其他替代治疗方法或措施。

尽管对这些问题存在顾虑，这些黑框警示所能提供的替代治疗信息十分有限，对于 150mg 氯吡格雷只是简单提高剂量，且所有的数据只来源于 40 名健康的志愿者，并且像上面所提到，该剂量几乎不具有或只具有最小的药效。

不论 ACC、AHA 还是 ESC 所推荐的指南，均缺乏常规的基因学检测支持。更具体地说，在临床上常规使用基因检测来筛查 PCI 后氯吡格雷治疗患者的证据水平是 III 类 C 级推荐，因此不予推荐。有 IIb 级 C 类证据推荐对于高危患者和临床疗效差的患者可通过基因检测来证实是否存在氯吡格雷对血小板抑制不足，对于这类患者可考虑使用其他 P2Y12 抑制药替代（如普拉格雷或替加格雷）。总之，这些弱推荐基于非大规模前瞻性、随机的研究结果，这些研究显示可根据基因检测结果来调整治疗方案以改变临床结局。

尽管存在这些考虑，仍在不断研究以使基因检测成为临床医师更实用的一种选择。床旁即时检测的发展使得基因检测成为一种更简单快速的检测方法，最近在 RAPID GENE 研究中报道了这一策略的可行性。在这一研究中，将接受了 PCI 的 ACS 患者或稳定型心绞痛患者随机分为快速即时检测组和标准治疗组，使用 Spartan RX CYP2C19 分析仪通过口腔拭子来进行基因分型。携带者每日给予 10mg 的普拉格雷，而非携带者和标准治疗组患者每日给予 75mg 氯吡格雷。研究者总结认为该研究为普拉格雷可以消除 CYP2C19*2 携带者的高治疗血小板反应性提供了进一步证据，并且也证明了这种床旁即时检测是可以信赖的。

许多正在进行的研究将为基因检测在临床应用中的作用提供更深层次的证据，包括 GIANT、PAPI-2、GAMMA 及 RAPID STEMI 研究。其他研究正在解决如何实现考虑多基因情况下的基因检测方法，并将血小板功能和临床变量与遗传信息相整合。确实，虽然这些观察性研究能整合信息、识别标志物，并能进行风险评分来更好地预测临床结局是否恶化，但最重要的是它们仍需要大型的前瞻性研究来证明如何基于这些能影响临床结局的评分系统来调整治疗方案。

郑璐璐　译

余国龙　李传昶　彭礼明　校

第7章 肝素不耐受患者的抗凝治疗

Jeanine M. Walenga*, *Mamdouh Bakhos

Loyola University Medical Center, Chicago, IL, USA

一、引言

本章旨在解决肝素不耐受患者的临床应用指征的问题。肝素不耐受患者包括肝素抗凝治疗无效的患者（抗凝血酶作用无效），以及需尽可能避免使用肝素抗凝治疗的患者，如肝素诱导性血小板减少症（heparin-induced thrombocytopenia，HIT）患者。

肝素是临床中广泛使用的抗凝药物，尤其在急性、亚急性栓塞事件中具有重要作用。但是多年来，尚未发现有一种抗凝药物可以达到肝素同等的抗凝作用。近年来，一些新的抗凝药物得到监管部门的批准，其中有一部分药物已经证实可以作为肝素不耐受患者的替代治疗药物，而另外一部分抗凝药物尽管尚未进行相关临床试验但前景广阔。

二、肝素

肝素可以与抗凝血酶（antithrombin，AT）结合形成肝素抗凝血酶复合物，通过抑制一系列抗凝血因子的活化而发挥其抗凝作用。但如果患者缺乏 AT，肝素则不能发挥有效的抗凝作用。另外，还有一部分患者需要大剂量肝素来解决肝素抗凝作用较低的问题。

肝素的不良反应除了使用过量导致出血及剂量不足导致栓塞以外，还有一些是与肝素使用相关的不良反应。其中，最严重的是HIT，一种与血小板活化、炎症及高凝状态相关的免疫性反应（图7-1），且停用肝素并不

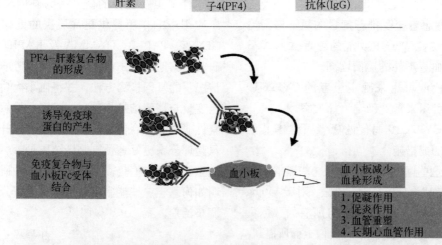

图 7-1 肝素与血液循环血小板因子 4（platelet factor 4，PF4）结合成免疫复合物促进能与血小板上受体结合的免疫球蛋白 G(immunoglobulin G, IgG)产生，促进血小板活化，血小板聚集，循环血小板减少，进一步发生凝血反应及炎症反应

能减少发生 HIT 相关栓塞的风险。因此，必须使用其他替代抗凝药物来治疗已有的 HIT 血栓，并进一步预防发生新的血栓事件。由于低分子肝素（low molecular weight heparin，LMWH）与 HIT 抗体的结合率较高，因此在 HIT 患者中也不适合使用 LMWH。

　　除此之外，目前还有其他一些不良反应与肝素相关，不良反应严重的患者则不能使用肝素（框 7-1）。

框 7-1　肝素不耐受患者

1. HIT

2. 抗凝血酶缺乏症

3. 肝素超敏反应：脱发、骨质疏松症、嗜酸性粒细胞增多、肝酶学增高（转氨酶）、皮肤反应（局部刺激和组胺样反应）、醛固酮合成减少的醛固酮减少症、高钾、服用大剂量降压药物所致的一过性体循环血管阻力下降性低血压、新生儿及婴幼儿的苯甲醇（防腐剂）中毒

三、肝素的替代抗凝药物

　　目前临床上推荐使用非肝素类抗凝药物。大多数的新型非肝素类抗凝药物的作用机制是抑制丝氨酸蛋白酶、凝血酶或凝血因子 Xa（框 7-2），通过药理学的研究发现这类新型抗凝药物的抗凝效果是肯定的。

框 7-2　非肝素类抗凝药物

1. 直接凝血酶抑制药 - 静脉注射：阿加曲班、重组水蛭素、比伐卢定

2. 水蛭素衍生物：地西卢定 - 皮下注射、聚乙二醇水蛭素 - 皮下注射

3. 达那肝素 - 静脉注射或皮下注射

4. 磺达肝癸钠 - 皮下注射

5. 新型口服抗凝药物：达比加群、利伐沙班、阿哌沙班

6. 华法林 - 口服

由于这类药物与肝素的结构不一样、抗凝机制也不同，因此在 AT 缺乏的患者中同样具有抗凝作用（磺达肝癸钠除外）。这类药物的结构不能与 HIT 的抗体结合，所以对于 HIT 患者，这类药物或许可以作为潜在的替代抗凝药物。同样，对于肝素敏感的患者，也可以考虑使用其中一种新型非肝素类抗凝药物进行替代治疗。

　　但是，有必要强调并不是所有的药物都经过了严格临床试验或者通过临床初步使用试验。在这里不推荐将药物做超出其适应证的使用。

（一）凝血酶抑制药

　　静脉注射直接凝血酶抑制药（direct thrombin inhibitors，DTIs）作为潜在的抗凝药物，极大地改善了 HIT 伴有血栓患者的治疗。目前阿加曲班和重组水蛭素已批准用于 HIT 伴有血栓患者的治疗。在 HIT 急性期（血小板计数升高，并 > 100 000/µl），DTIs 可以作为华法林抗栓治疗之后的长期抗凝治疗。并且，这类药物可以用于其他肝素不耐受患者的抗凝治疗。

　　对于肝功能异常的患者不推荐使用阿加曲班，而肾功能异常的患者不推荐使用重组水蛭素。重组水蛭素是水蛭素类药物，有别于阿加曲班类的小分子抑制药。研究发现，使用重组水蛭素治疗 10d 后有 50% 左右的患者产生了抗重组水蛭素的自身抗体，当再次使用重组水蛭素时会出现严重过敏反应甚至导致死亡的严重后果。由于这些不良反应，重组水蛭素在 2012 年退市。

　　在心血管介入手术过程中，推荐使用阿加曲班和比伐卢定（以水蛭素结构为基础的合成凝血酶抑制药）。虽然比伐卢定也可以诱导自身抗体的产生，并且有其过敏的报道，但是比伐卢定发生过敏反应的比例目前尚不明确。

　　目前来说，最大的挑战就是 HIT 患者进行心脏手术时抗凝药物的选择。在需要进行体外循环及非体外循环心脏手术的急性 HIT 患者，可以选择比伐卢定抗凝。然而，尚未完全明确如何选择剂量及如何监测，过量使用还会

导致出血。一部重要的临床实践指南指出应避免在体外循环中发生淤血，因为在不流动的血液中凝血酶会快速分解比伐卢定，从而导致血液凝固。在美国食品药品监督管理局（FDA）批准比伐卢定用于心脏手术的抗凝治疗之前，肝素仍然是最佳的抗凝选择。既往有 HIT 病史，但血小板功能检测未检测到 HIT 抗体的患者，在手术过程中可考虑临时使用，但这应由术者充分评估，术后则考虑使用 DTIs 或者华法林治疗。

未来新型口服抗凝药物预计将在 HIT 患者中发挥重要作用。达比加群推荐用于静脉血栓栓塞症（venous thromboembolism, VTE）的预防和治疗，以及非瓣膜性心房颤动患者卒中的预防。尽管目前尚无达比加群用于 HIT 患者的临床研究或其他相关临床研究，但是理论上由于达比加群的结构与肝素不同，推测应该不会出现交叉反应导致产生 HIT 抗体。达比加群不需要进行定期的常规凝血功能监测，这将会给血栓症的预防及长期治疗带来额外利益。

活动性 HIT 的急性阶段需要最优抗凝方案进行治疗，由于其处于高凝状态，推荐最好使用静脉注射药物。在不合并血栓症、急性 HIT、严重 HIT、HIT 卒中后阶段的这些 HIT 患者中，抗凝药物的选择将会有差别，不同的药物适合不同的 HIT 阶段，主要取决于高凝状态的程度及有无血栓症。临床研究非常关键，它不仅可以选择最佳的药物和药物剂量，还可以明确新型药物对临床的安全性。达比加群就是其中一个例子。早期的 RE-LY 研究，以及最近的一篇关于达比加群的荟萃分析（包含 7 个临床研究），证实达比加群是增加心肌梗死发生率的一个因素。这一研究结果使得我们需要进一步研究并理解在什么情况下使用达比加群，以及如何使用达比加群。

地西卢定是皮下注射的水蛭素类药物，不需要进行常规凝血功能监测，推荐用于矫形手术后 VTE 的预防。目前的研究正在评估地西卢定能否被用于合并有 HIT 或有 HIT 风险的患者。培莫西卢定是另一种水蛭素类药物，它是水蛭素聚乙二醇化后延长了半衰期的药物。

（二）凝血因子Ⅹa 抑制药

达那肝素是糖胺聚糖（黏多糖）类抗凝药物，已成功用于治疗 HIT 血栓的患者。同样可以用于需要血液透析的 HIT 患者。且由于它不能通过胎盘屏障，因此可以用于合并有 HIT 的孕妇。达那肝素是通过肝素辅因子Ⅱ间接作用于凝血因子Ⅹa（factor Xa, FXa）的抑制药，可以静脉使用或皮下注射，不需要常规监测凝血功能。它的化学结构与肝素相似，因此临床上有可能因交叉反应产生 HIT 抗体。为了避免治疗失败，在开始治疗时应监测血小板数量。如果血小板功能检测发现达那肝素通过诱导免疫交叉反应产生抗体，则需停止达那肝素治疗。达那肝素在美国还尚未上市，而在欧洲却常常缺货。

磺达肝癸钠是合成类肝素，通过结合 AT 来抑制 FXa 活性的特殊糖序列，由于其分子量较小，在体外它不能通过交叉反应诱导产生 HIT 抗体。但是，来自患者的数据尚不明确磺达肝癸钠是否会产生免疫性。虽然目前磺达肝癸钠还未被批准用于治疗 HIT 患者，但已经在临床中被成功用于治疗此类疾病。由于有失败的案例，目前它的问题是在严重的高凝状态及合并 HIT 相关血栓的患者中能否达到有效的抗凝作用仍不确定。磺达肝癸钠作为对怀疑有 HIT 的患者而实验室结果尚未确定时的桥接治疗是非常有用的。

磺达肝癸钠不能作为 AT 缺乏患者的替代治疗。

利伐沙班和阿哌沙班是 FXa 抑制药，是一类新型口服抗凝药物。它们被推荐用于矫形手术后 VTE 的预防，以及非瓣膜性心房颤动患者卒中的预防。尚无利伐沙班和阿哌沙班用于 HIT 的临床研究，但是它们都是非肝素类的结构，不会诱导产生 HIT 类抗体，同样不会与 HIT 抗体结合，利伐沙班和阿哌沙班在体外不能与 HIT 抗体产生交叉反应。在未来它们可能被用于治疗 HIT 相关血栓或者肝素耐受的患者。

　　未来依度沙班和贝曲西班可能可以作为另一类口服的 FXa 抑制药。这些新型口服抗凝药物将会与华法林进行竞争。

　　奥米沙班是一种直接作用于 FXa 的新型小分子、静脉用 FXa 抑制药，将会被用于介入手术如心脏介入术，也可能对需要行血管成形术、支架置入术等情况有效。尤其是那些 HIT 患者，因为这类药物不会出现交叉反应而诱导肝素抗体，该药还可能在心脏外科手术中占据一席之地。

（三）华法林和新一代口服抗凝药

　　维生素 K 拮抗药（vitamin K antagonist, VKA）如华法林，尽管在使用时它存在多方面的限制，但一直是唯一的口服类抗凝药物。并且对肝素耐受患者而言华法林是唯一的替代抗凝药物。由于多种原因使得 VKA 在临床应用中具有很大的挑战性，其中包括治疗窗口较窄、存在食物和药物之间的相互作用及需要监测凝血时间。VKA 用于 HIT 的患者仅限于卒中后用于降低组织坏死的风险。而现在新一代口服抗凝药（new generation of oral anticoagulant, NOAC）很快要进入市场了。

　　NOAC 是靶向凝血酶（甲磺酸达比加群酯）或者凝血因子 Xa（利伐沙班、阿哌沙班、依度沙班）的小分子抑制药，临床研究显示这些药物在心房颤动患者中预防血栓的作用等同于或优于华法林，在矫形手术后患者中预防血栓的作用优于 LMWH。

　　NOAC 起效快速，抗凝效果可观，且不需要常规监测，由于这些原因，临床医师及患者将会更倾向选择这类药物来替代华法林。在 NOAC 时代的早期阶段，与华法林相比，由于这些药物尚无丰富的临床使用经验，因此纳入临床研究的患者在院外使用该药时需格外谨慎。尽管已经完成了一些大型临床研究，但入选这些研究的患者都是一些体重正常、年龄范围特殊、代谢正常、肝肾功能正常的患者，也没有并发症或者导致药物停止使用的情况。NOAC 同样也会作为其他抗凝药物之前的桥接

治疗，但这一临床实践的效果不佳。

　　NOAC 与其他药物如营养添加剂、植物提取性药物的相互作用已经得到确定，但其具体的机制仍然没有阐明。目前仍不清楚在所有患者中使用同样剂量 NOAC 的疗效、安全性及药动学是否一致。

（四）其他非肝素类抗凝药

　　目前还有一些正在开发中的抗凝药物，包括 FXⅢa、FXⅡa、FXⅠa、FⅨa 及组织因子抑制药，以及一些已经开发出来的抗血栓形成药物，包括重组血栓调节蛋白（治疗弥散性血管内凝血相关性血栓）、去纤维蛋白核苷酸（一种治疗静脉闭塞性疾病的单链脱氧核苷酸酶的衍生物）和舒洛地特（一种治疗糖尿病肾病的类肝素复合物）。

四、总结

　　合并 HIT 的肝素不耐受患者是极度高危的患者，而静脉使用 DTI 作为肝素抗凝替代药物极大地改善了这些患者的预后。特别是对 HIT 合并有明显的血小板减少症和血栓形成的患者而言，抗凝治疗的疗效得以明显改善。这些或者其他一些抗凝药物选择已成功应用于 HIT 患者，且有其他的抗凝药物也在不断加入。

　　除了治疗 HIT，不久的将来在预防和治疗血栓中，新型抗凝药物的适应证将不断扩大。所有这些非肝素类抗凝药，特别是新型口服抗凝药物的发展，最终将用于所有肝素不耐受患者。

　　新型口服抗凝药将会提供更多潜在治疗选择。但是，有待改善的方面包括每一种新型抗凝药物的使用剂量、临床适应证及明确药物与 HIT 抗体是否存在相互作用的研究，以确保药物的有效性和安全性。每一种临床情况都有其独特的医学必要性和挑战性。急性与慢性高凝状态和长期的治疗过程是新型药物研究需要考虑的另一重要方面。

　　任何一种新型药物都需要单独进行研究。

不同药物种类或同一种类的不同药物都有其独特的药动学特性，不能主观推断。另一方面需要考虑的是这些新型抗凝药是否存在相应的拮抗药。迄今为止，鱼精蛋白逆转肝素的作用（如在心脏外科手术中）还没有在其他抗凝药物中出现。另外，新型抗凝药是否需要监测凝血功能仍然没有定论。尽管凝血功能对于某些患者而言不需要进行常规监测，但是对于某些临床情况而言，凝血功能监测可以带来收益或者可以评估药物剂量是否合适。因此，需要心脏介入或外科手术且服用大剂量抗凝药物的患者，必须常规监测凝血功能。但是，分析方法目前并不一定存在或得以优化。

现在，肝素不耐受患者有多种替代药物可以选择。但是仍然存在一些例外，如心脏手术，肝素仍是抗凝治疗的唯一选择。

蒋敏娜　译

余国龙　李传昶　彭礼明　校

第8章　急诊介入中出血的治疗

Rakesh Wahi[1], *Debra Hoppensteadt[2]*

[1] Center for Vascular Medicine, Greenbelt, MD, USA

[2] Loyola University, Stritch School of Medicine, Maywood, IL, USA

一、引言

急性冠状动脉综合征（acute coronary syndrome，ACS）是一组由于粥样斑块破裂，激活血小板及凝血级联系统，进而形成血栓，最终导致心肌缺血/坏死的临床综合征。ACS 的病理生理基础是粥样硬化血管表面的血栓形成。基于以上原因，临床上把防治血栓形成作为缓解心肌缺血的关键措施。对于防治不足已经发生 ACS 的患者，治疗的重点主要在于：①预防血栓进展；②通过冠状动脉介入治疗或冠状动脉旁路移植恢复冠状动脉血流。

ACS 发生时，患者如果已经存在严重的心肌坏死或存在其他并发症（如瓣膜损害或室间隔缺损）导致泵衰竭，需要给予主动脉内球囊反搏术（intra-aortic balloon pump，IABP）或心室辅助装置（ventricular assist device，VAD）等外置设备支持。上述治疗方式需要经动脉或经胸行侵入性操作，可能导致出血发生，而已进行抗凝治疗的患者出血风险更高。

在上述情况下给予药物或其他形式的抗血栓形成治疗，虽然可以起到挽救生命的作用，但同时也明确增加了出血的风险。这使得抗血栓形成治疗对于此类患者成为一把"双刃剑"，抗凝不足将导致心肌进一步损伤，抗凝过度可能导致大出血危及生命。某些情况下患者在发生 ACS 之前可能已经接受了抗凝/抗血小板治疗，而目前临床广泛应用的某些抗凝药由于并不存在特定的拮抗药导致治疗的复杂程度进一步提高。

虽然 PCI 对稳定型心绞痛并不优于药物治疗，但是与药物治疗相比，对于 ACS 患者 PCI 可以明显提高生存获益。以上发现促进了冠状动脉介入技术的广泛应用。但 PCI 作为一项侵入性诊疗技术，无疑会增加患者出血的风险。除了需动脉穿刺或手术切开操作以外，PCI 往往需要应用抗凝药物，其剂量足以延长出凝血时间。患者可能出现穿刺部位出血或颅内及胃肠（gastrointestinal，GI）道等其他部位出血。这些无法压迫部位的止血需要全身治疗，但又可能影响介入治疗的疗效。

二、出血事件发生率

各个研究报道的 ACS 本身及随后的急诊介入治疗中出血事件的发生率不尽相同。这些数据的差异很大程度上被认为是由于研究入组患者的基线特点、干预措施及研究目的不同所导致的。如非 ST 段抬高型心肌梗死（non-ST elevation myocardial infarction，NSTEMI）患者给予抗栓治疗，报道的出血发生率为 0.4% ～ 10%，而给予 PCI 治疗，围术期出血发生率为 2.2% ～ 14%。虽然急诊冠状动脉旁路移植术（coronary artery bypass graft surgery，CABG）围术期出血事件发生率并无明显增高，但是其手术时间较 PCI 明显延长，并且常常会大量使用血小板和凝血因子。

研究报道的出血事件发生率受很多因素影响，不同研究对出血的定义不同，不同研究机构制定的诊断标准也并不一致。比如，国际血栓与止血学会（International Society on Thrombosis and Haemostasis，ISTH）定义大出血为：发生在重要部位（颅内、椎管内、眼内、腹膜后、关节内、肌肉内出血并发筋膜间隔综合征或心包内出血）的致命的出血，血红蛋白下降 2g/dl 以上，或输全血／浓缩红细胞 2U 以上。临床相关的少量出血被定义为：未达到大出血标准但是存在临床表现的明显出血，如因为出血需要药物／手术治疗而入院，或需要调整抗栓治疗方案（包括中断／终止试验用药）。

心肌梗死溶栓（thrombolysis in myocardial infarction，TIMI）是根据实验室检查标准来诊断出血的研究，它的出血发生率被用来和 GUSTO 这类根据临床特点诊断出血的研究相比较。

上述缺少统一定义的情况使得学者几乎不可能在不同的研究中比较出血并发症的发生率。一般来说，注册研究的出血事件发生率高于普通临床研究，因为注册研究纳入了病情更重的患者，导致更容易发生对应的事件。虽然报道的出血事件发生率变异较大，但其发生对总死亡率会造成直接影响已得到共识。

虽然存在上述局限，出血并发症可以被简单地分为少量出血和大出血两类。不同的研究对两者的定义不同，但是一般来说，少量出血指的是不需要输血或手术干预止血的出血事件。尽管所有的研究都定义致死性或颅内出血为大出血，CURE、GUSTO 和 OASIS 研究纳入了眼内出血致视野缺损作为大出血诊断标准。

有研究应用 ISTH 标准评估了使用希美加群（ximelagatran）、达比加群（dabigatran）、阿哌沙班（apixaban）和代尔沙班（darexaban）患者的大出血事件发生率。

最近发表的研究证实，年龄 69 岁以上，女性，高脂血症，消化性溃疡，高血压，Killip Ⅰ级心力衰竭，心房颤动，完全性房室传导阻滞，贫血，肌酐清除率下降，射血分数降低和应用临时起搏器，是患者行 PCI 后发生出血事件的有显著统计学意义的独立预测因子。

最近的研究发现近期发生 ACS 的患者，抗血小板治疗基础上使用口服抗凝药能在一定程度上减少心血管事件的发生，这一发现导致该联合用药方案的广泛应用。但是，该方案同样导致出血事件发生率显著增高。当口服抗凝药联用阿司匹林加氯吡格雷双联抗血小板药物时，出血事件发生率更高。

因为 PCI 需要术后持续应用抗血小板药物，评估术后出血风险同样十分重要。在 CREDO 临床试验中，20% 的出血事件在术后发生。PCI 术后持续应用氯吡格雷 1 年，虽然胃肠道出血事件发生率增加，但并不增加总体出血风险。CREDO 临床试验并未发现联合应用阿司匹林和氯吡格雷较单用阿司匹林出血发生率存在统计学意义。

已接受溶栓治疗或氯吡格雷治疗的患者，尝试外科血供重建手术治疗出血风险过高，此类患者应用手术治疗无临床获益，存在手术禁忌。无上述禁忌的患者，急诊血供重建手术与择期手术相比，虽然血制品使用率增高，但出血事件发生率并无明显增高。

近期报道的 STREAM 研究指出溶栓组和直接 PCI 组相比颅内出血发生率增高（1.0% vs 0.2%，P=0.04；方案修订后，0.5% vs 0.3%，P=0.45）。

三、发生出血事件的危险因素

抗栓药物的广泛使用显著减少了冠心病死亡率，但是，同时也导致了非心脏原因引起的死亡和合并症发生率增加。直到最近，出血仍然被视为现代 ACS 治疗方案的固有不良反应，是改善总体预后必须付出的代价。出血并发症或多或少被认为是可以很容易地使用适当的方法补救的不重要的事件，必要的时候还可以通过输注血制品治疗。但是，最近的发现表明，出血事件严重影响了 ACS 患者的死亡、心肌梗死和卒中发生率。虽然对大出血的定义不一致，很多研究仍然提供了可靠的证据表明出血和不利的预后（包括死亡率）之间极强的相关性，其相关性独立于患者的基线特点。

另外，出血还是诱发多种临床问题的最主

要原因，可能导致死亡和其他并发症，如肾功能不全和多种感染。出血导致死亡的确切机制尚不明确，但是临床发现出血发生率和死亡率有极强的相关性。出血的直接效果是容量性血管收缩。为补偿血管内失血，机体会反应性处于高肾素状态，根据失血量的不同，出现不同程度的反射性心动过速，脉压减小，或者低血压。这些生理反应可能通过增加心率导致心肌耗氧增加及心肌供氧减少，进一步诱发加重心肌缺血。

为了减少血液流失，临床医师可能减少抗凝和抗血小板治疗，因此可能会造成血栓进展，或者至少会延长初始冠状动脉阻塞的时间导致心肌梗死发生。为了补偿血液流失，医师也可能会行输血治疗。库存血中的 2,3-二磷酸甘油酯（2,3-diphosphoglycerate，2,3-DPG）和一氧化氮水平低，会导致氧解离曲线右移减少组织供氧。输血只能部分恢复血液携氧能力，缺血仍然只能部分缓解，这将进一步导致微血管阻塞和不利的炎症反应。

最近的研究开始逐渐阐明 ACS 患者治疗中出血事件的远期效应。急性期存在贫血的急性心肌梗死患者神经递质活性更高。一旦神经递质激活，机体针对贫血的适应性反应将持续存在，最终将导致离心性左心室重构，心肌氧耗增加，舒张期室壁张力增高，间质纤维化，从而加速心肌细胞损失。

晚期的出血可能与过早的停止抗栓或抗凝治疗导致血栓阻塞部位的血管再通不完全有关。

输注血制品与生存率降低独立相关。出血性并发症需要额外的诊疗资源，这将导致住院时间和住院费用增加。

Rao 等评估了一组国际多中心临床试验，包括 GUSTO Ⅱb、PURSUIT 和 PARAGON A 及 B，它们发现非 ST 段抬高型 ACS 患者发生出血事件将导致住院时间延长。出血（根据 GUSTO 标准诊断）越严重，校正后的 30d 内死亡风险因子越高。

轻度出血：HR 1.6，95% 置信区间（95%

confidence interval，95%CI）1.3 ～ 1.9。

中度出血：HR 2.7，95%CI 2.3 ～ 3.4。

重度出血：HR 10.6，95%CI 8.3 ～ 13.6。

6 个月内死亡风险与之类似：

轻度出血：HR 1.4，95%CI 1.2 ～ 1.6。

中度出血：HR 2.1，95%CI 1.8 ～ 2.4。

重度出血：HR 7.4，95%CI 6.1 ～ 9.3。

Eikelboom 统计了 OASIS 注册研究、OASIS-2 试验和 CURE- 试验随机研究中的 34 146 例 ACS 患者，得出的结论与上述发现一致。发生了大出血并发症的患者与未发生的患者相比，30d 内死亡率升高了 5 倍（12.8% vs 2.5%；$P < 0.000\ 9$）。这些研究定义大出血为：危及生命的、严重致残的出血或需要输注 2U 以上浓缩红细胞的出血。

非 ST 段抬高型 ACS 患者行抗栓治疗后的出血与非致死性不良反应（如卒中和支架内血栓形成）同样密切相关。如在 Eikelboom 等的研究中，出血与再发缺血事件存在极强相关性。在 OASIS 试验中，截至 30d 随访期，前 30d 发生了大出血的患者大约 5 个中就有 1 个发生心肌梗死、卒中或死亡，而前 30d 未发生大出血的 20 例患者中仅有 1 例发生上述事件。但是，如果将前 30d 发生的事件排除，30d 至 6 个月大出血与心肌梗死或卒中事件的发生之间未见明显相关性。

Manoukian 等评估了 ACUITY 试验中发生大出血对 13 819 例早期行 PCI 且存在 ACS 高风险患者的影响。发现发生大出血的患者 30d 内死亡、心肌梗死、非计划血管再通治疗（23.1% vs 6.8%，$P < 0.000\ 1$）和支架内血栓形成（3.4% vs 0.6%，$P < 0.000\ 1$）的复合终点事件发生率明显增高。

四、远期结局

研究发现，出血和不良的远期预后存在一定相关性，虽然其潜在机制尚不明确。

Kinnaird 等研究了 10 974 例行 PCI 的患者，到了 1 年随访期，下列比例患者发生死亡。

大出血（根据 TIMI 研究标准诊断）后：17.2%。

少量出血（根据 TIMI 研究标准诊断）后：9.1%。

无出血：5.5%。

但是，校正了潜在混杂因素后，只有输血仍为 1 年内死亡率的显著预测因子。

Mehran 等评估了 ACUITY 试验中 1 年死亡率的数据后发现，与未发生大出血和未发生心肌梗死的患者相比，死亡的风险比如下。

大出血后：HR 3.5，95%CI 2.7 ～ 4.4。

心肌梗死后：HR 3.1，95%CI 2.4 ～ 3.9。

综上所述，研究发现 ACS 发生后的 7d 内，心肌梗死的致死风险很高，随后趋于稳定，但是出血并发症与心肌梗死导致死亡的相关风险持续到 30d，并且保持稳定到出血事件发生的 1 年以内。

Ndrepepa 和同事分析了使用 TIMI 出血诊断标准的 4 个 ISAR 试验的汇总数据，显示心肌梗死、目标血管重建和大出血事件均为 1 年死亡率的预测因子。

REPLACE-2 试验中，择期和急诊 PCI 患者 1 年死亡率的独立预测因子如下。

大出血：优势比（odds ratio，OR）2.66，95%CI 1.44 ～ 4.92。

围术期心肌梗死：OR 2.46，95%CI 1.44 ～ 4.20。

虽然出血和不良预后存在较强相关性，需要强调的是两者并非直接因果关系。

五、出血的机制和诱因

大部分针对冠状动脉梗阻的侵入性干预措施需要防治血栓形成。在脉管系统中置入导管等材料必须要在足够的抗凝基础上才能安全实施。由于血小板激活是 ACS 发病 / 发展的重要始动因子，使用上述侵入性的医疗器材时推荐应用抗血小板治疗。随着对血小板功能和血小板表面受体研究的深入，研发并应用了许多新型调节血小板黏附的药物。联合应用两种

或两种以上抗血小板药物可以改善介入治疗患者的预后。上述介入治疗疗效的增强都伴随着一点：抗血小板药物的应用较前增加。而强化抗血小板治疗在减少心脏死亡方面已经进入平台期，却伴随着越来越多的出血事件发生。

随着医疗水平的发展，介入治疗变得越来越复杂，需要的操作也越来越多。学科发展初期，对于冠状动脉阻塞性病变仅有血管成形术一种选择，随后支架置入术和斑块旋切术也成为可能并被广泛应用。但这些新的术式延长了冠状动脉血管内皮与器材接触的时间，血栓形成的风险也随之增加。因此，需要更加有效地抑制血小板功能。这又必然会导致出血事件发生率进一步增高。

部分学者指出可以通过调整 PCI 入路方式来减少出血事件发生率，并取得了一定的效果。Rao 等评估了美国国家心血管注册数据库（NCDR）中的 593 094 例手术，发现与经股动脉 PCI 相比，经桡动脉 PCI 手术成功率相似（OR 1.02，95%CI 0.93 ～ 1.12），但是出血并发症发生率明显减低（OR 0.42，95%CI 0.31 ～ 0.56）。

六、出血并发症的防治措施

如上所述，某些出血的危险因素是无法改变的，如性别等，而另外也存在很多临床医师可以控制的危险因素。其中首要的便是选择合适的药物种类和剂量。CRUSADE 注册研究强调了这一推荐，在此研究中，42% 的非 ST 段抬高型 ACS 患者接受了超出推荐范围的至少 1 次起始剂量的抗栓药物治疗，导致发生了 15% 的额外出血事件。非 ST 段抬高型 ACS 患者的一组亚组（女性，高龄，存在肾功能损害）被预测为出血风险最高，却同时也最有可能接受超剂量药物，由于超剂量药物与出血风险更高有关，这类患者的出血风险加倍。所以，合理选择药物种类和剂量，是预防出血的首要问题。

目前，普通肝素（unfractionated heparin，UFH）是应用最广泛的抗凝药物。幸运的是，

此药物的药理学研究已经非常深入。用于监测此药物疗效和并发症的检测，如活化凝血时间（activated clotting time，ACT）和血小板计数，非常容易实现而且廉价。

欧洲心脏病学会（European Society of Cardiology，ESC）发布的非 ST 段抬高型 ACS 治疗指南推荐了一些预防出血的步骤，如调整 UFH 的剂量，应用更安全的药物，减少抗栓治疗的时间，同时有明确指征时才联用抗凝抗血小板药物。

监测和药物中和

拟行冠状动脉介入治疗的 ACS 患者，需要谨慎的监测来确定抗凝抗血小板药物的合适剂量，从而保证药物的有效性和安全性。

当发生大出血事件时，评估和测量抗凝药物水平是明确出血原因的核心，用以鉴别是药物浓度过高还是其他原因所致，如穿刺部位出血，肝疾病所致的凝血障碍，感染所致的弥散性血管内凝血（disseminated intravascular coagulation，DIC）等。当发现某些实验室检查异常提示是凝血机制问题导致出血时需要紧急干预。

目前，大部分需要行介入导管治疗的患者接受了低分子肝素或普通肝素治疗。普通肝素可以通过简便易行的 ACT 检测来有效地调整剂量。HEPCON 可以监测和调节实际肝素水平，从而可以精确地调节适当的肝素给药剂量。低分子肝素和磺达肝癸钠虽然可以减少肝素诱导性血小板减少症的发生，但需要更加复杂的检测方式，如监测凝血因子 Xa 水平。这些检测手段使得临床医师可以在确保疗效的同时将出血事件发生率最小化。

华法林是临床最常用的口服抗凝药，此药可以通过检测凝血酶原时间（prothrombin time，PT）从而计算国际标准化比值（international normalized ratio，INR）来动态监测抗凝强度。

抗血小板药物的监测较抗凝药物稍难，因为此类药物对整个循环的血小板产生相同程度的影响，表现出"全或无效应"。抗血小板药物的效果可以通过检测血小板功能来实现，最简单的方法是监测出血时间和血栓弹力图（thromboelastograph，TEG）。大部分抗血小板药物对循环血小板产生的作用是不可逆的，只能通过停药或输注血小板来对抗药效。

虽然新的口服抗凝药已经发展到不需要监测凝血功能，但凝血相关检测在某些情况下也是必要的。

由于大多数临床实验室并没有配备检测这些药物疗效的设备，监测这些抗凝药物对临床医生是一个巨大的挑战。另外即使是有针对性的监测，提供的信息也是不完整的。

监测达比加群药效需要行蛇静脉酶凝结时间（ecarin clotting time，ECT）检测，此监测目前仅存在于研究型实验室。虽然凝血酶时间（thrombin time，TT）检测应用更加广泛，但将临床正常达比加群血药浓度范围内的血液标本行此检测常会超出最大检测时间。因此凝血酶时间检测对于临床监测血浆药物水平并无帮助。达比加群会延长活化部分凝血活酶时间（activated partial thromboplastin time，aPTT），但其延长并非浓度依赖，所以 aPTT 可能只能用于检测标本中是否有药物存在而不能确切地反映其抗凝活性水平。

有学者评估了诸多不同的已上市的用以检测利伐沙班的抗凝效能的实验室检测手段，并用 PT（凝血酶原时间）作为利伐沙班的校准和对照检测（以 ng/ml 表示），其他的敏感药物被用于测试，如 neoplastin 也和 PT 一样以秒来表示。值得注意的是，传统的 INR 方法，用以监测维生素 K 拮抗药（vitamin K antagonist，VKA）治疗，不应该被用于评估利伐沙班血浆浓度。抗 Xa 因子检测与利伐沙班校正曲线联用，是一种兼具敏感性和特异性的方法。其结果受给药时间和剂量及药动学影响。利伐沙班校正剂和对照剂已经应用于临床。这些检测的结果结合此药物正常药动学信息，用于决定给药时间。

阿哌沙班可呈剂量相关性地延长 PT，由于此检测可行性高，可以很方便地监测药物不良反应。但不同检测试剂的相关性并不一致，限制了此药物用于监测的适用范围。稀释的PT检测和肝素检测（heptest）是监测样本中是否存在药物的敏感指标。为了检测有效性，抗Xa因子可能是监测药物有效性的选择之一，但是其不存在校正剂且尚没有相关方法的文献发表。

七、出血的治疗

接受传统抗凝药物的患者急性出血时有多种可行的治疗选择。急诊情况下，出血时往往给予压迫、扩容及输注血制品处理直至凝血功能恢复。另外，应用特异性的拮抗药可以快速逆转某些药物的抗凝效果。

临床实践中采用新型口服抗凝药用以替代肝素和VKA提高了治疗出血的复杂程度。如前所述，这些药物的抗凝效果难以被监测。另外，在急性出血、急诊手术或严重的药物过量时，新型口服抗凝药并没有特异性的拮抗药用以逆转其抗凝效果。

目前，华法林是最常用的口服抗凝药。此药的药理学作用已经非常明确，另外对其抗凝效果的监测也已有相当多的临床经验。此药导致的急性出血常常是可以治疗的。

华法林通过抑制维生素K环氧化物还原酶阻断维生素K从氧化型转变为还原型。而还原型维生素K可催化促凝血因子（凝血酶原及Ⅶ、Ⅸ和Ⅹ因子）和抗凝血因子（蛋白C、S和Z）中的谷氨酸残基的γ-羧基化。当这些因子的水平在正常范围内，机体才具备正常的止血能力。

美国胸科医师协会（The American College of Chest Physicans，ACCP）推荐，如接受华法林治疗的患者出现严重且致命的出血，应用维生素K同时给予新鲜冷冻血浆（fresh frozen plasma，FFP）或者人凝血酶原复合物（prothrombin complex concentrate，PCC）。重组人凝血因子Ⅶa（recombinant factor Ⅶa，rFⅦa）虽然也被应用于此类情况，可以有效逆转INR值，但其并不能够恢复正常止血功能，目前也并未证实其有相关使用指征。

选择一种或多种上述药物需要根据紧急程度和INR上升的水平来判断，特别是因为每种拮抗方案都有一定的不利影响。维生素K用于逆转INR被证实需要24h才能达到完全的效果。因此，为了迅速纠正INR需要同时应用FFP或PCC等可以快速起效的血制品。维生素K需要反复给药来保证被FFP或PCC逆转的INR能够保持在安全范围。FFP的使用受限于解冻、运送及给药需要较长时间，不利于需要立即治疗的患者。

因此，现在在很多国家的指南中对于逆转华法林活性的治疗，PCC的推荐级别较FFP要高。PCC的种类很多，不同种类的PCC所含的凝血酶原，凝血因子Ⅶ、Ⅸ和Ⅹ及蛋白C和S的含量不同，所以其使用剂量根据具体的PCC种类有所不同。包含凝血因子Ⅶ的被称为Ⅳ因子PCC，而不含凝血因子Ⅶ的被称为Ⅲ因子PCC。PCC的优点是可以提供更加快速和完整的凝血因子，只需要低容量输注（大部分患者完全和迅速地逆转华法林效果只需要1个治疗量）同时无明确感染风险（产品经过病毒灭活）。基于以上考虑，目前的ACCP指南推荐在发生严重和致命出血伴有INR升高的患者中使用PCC来逆转华法林的抗凝效果。值得注意的是，PCC可能增加血栓性并发症及DIC的发生风险，同时其安全又有效的确切剂量尚不明确。

普通肝素仍然是最常用的肠外给药抗凝药。肝素被用于ACS的侵入性治疗中。虽然适当的检测和足够的剂量可以使得药物相关性风险最小化，仍然有部分患者用药时发生出血。鱼精蛋白可以迅速完全地逆转低分子肝素的效果，被推荐在必要时使用。但是，使用鱼精蛋白可能增加发生过敏反应的风险，包括之前使用过含鱼精蛋白胰岛素的患者也会发生过敏反应。其同样可能增加呼吸系统疾病和严重心血管不良反应，如高血压或心动过缓，而使用较计算剂量稍低的给药剂量并低速给药可以减少不良反应的发生。

八、有逆转抗凝效果的新型药物

新型口服抗凝药，如达比加群酯、利伐沙班及阿哌沙班，目前没有特异性的拮抗药物。但是近期的很多研究指出，有很多潜在的药物可以逆转一种或多种新型口服抗凝药。严重出血事件发生后，拮抗药的需求可能有赖于使用的抗凝药物的半衰期。因为中间半衰期短的抗凝药物，在患者肾功能正常时可能不需要使用拮抗药。但是，即便是半衰期短的药物，逆转抗凝效果的药物在下述情况也可增加临床获益：①药物过量事件；②患者正处于急性出血状态，需要急诊手术；③存在肾功能不全或肾功能不全急性进展（此情况延长新型口服药物的半衰期）。

重组凝血因子Ⅶa（NovoSeven，Novo Nordisk，Princeton，NJ）和活化的 PCC，如第Ⅷ因子旁路活性抑制药（factor Ⅷ inhibitor bypassing activity，FEIBA）作为潜在的用于逆转目标抗凝药的促进止血药物受到了广泛关注。这些药物能够作为拮抗药的基本原理是其促进凝血酶形成及最终促进纤维蛋白原形成的潜在作用。最近，血浆来源的凝血因子Ⅹa 或重组凝血因子Ⅹa 同样被重点研究，两者作为通用的解毒剂可以用于逆转所有凝血因子Ⅹa 抑制药（包括抗凝血酶依赖药物）的抗凝效果。

（一）重组活化凝血因子Ⅶ

重组凝血因子Ⅶa 开始是作为一种凝血因子Ⅷ或Ⅸ"旁路活化"的药物，用于治疗发生凝血因子Ⅷ和Ⅸ抵抗的血友病患者的出血。rFⅦa 具有促进止血功能的作用，学者日益重视其用于治疗非血友病患者发生大量的或危及生命出血的潜在作用。基于现有的零星证据，rFⅦa 可根据适应证用于创伤性、手术性及凝血功能障碍性出血。并且当大量输注血制品被证明无效时，有报道 rFⅦa 能够帮助达到止血的目的。这些发现促进了其在新型口服药相关出血方面的应用。虽然在磺达肝癸钠治疗正

常人时，rFⅦa 可以使凝血时间和凝血酶生成恢复正常，但其在临床实践中用于逆转出血的直接证据仍然有限。

（二）重组Ⅶa

体外试验中，rFⅦa 被证实能够部分逆转利伐沙班对凝血酶生成的抑制作用。在接受高剂量利伐沙班（较临床应用的剂量高）的狒狒体内，rFⅦa 同样可以逆转利伐沙班所致的止血功能障碍。在输注 rFⅦa 以后，出血时间延长被迅速逆转，同时 PT 也有所缩短。

在兔动物模型中，与单纯接受利伐沙班的动物相比，使用 rFⅦa 治疗可以显著减少兔耳出血时间，同时可以减少 aPTT 和血栓弹力图凝血时间。此研究可以为将 rFⅦa 用于治疗使用利伐沙班的出血患者提供研究基础。

（三）凝血酶原复合物浓缩剂

一个研究调查了 PCC 是否可以在大鼠模型中中和高剂量利伐沙班的抗凝效果。高剂量利伐沙班所致的出血时间延长几乎被 PCC 完全逆转，PT 延长被部分逆转。在兔耳出血和动脉血栓形成模型中，PCC 可以显著逆转利伐沙班的抗凝效果，但是并未完全逆转出血。重要的是，在 Eerenberg 等实施的一个针对健康男性志愿者的随机研究中，单次剂量给予 PCC（50U/kg）可以显著地逆转利伐沙班（20mg，每日 2 次）的抗凝效果，同时 PT 恢复到基线水平，内源性凝血酶潜力（endogenous thrombin potential，ETP）恢复正常。其治疗效果持续 24h，同时，PCC 被认为是一种潜在的逆转利伐沙班活性的药物。在同一研究中，PCC 对于达比加群没有拮抗效果。

总之，PCC 被证实对于健康志愿者是一种可以有效拮抗凝血因子Ⅹa 直接抑制药的药物。但是，其潜在的致血栓形成能力仍存在争议。PCC 对于服用新型口服抗凝药患者的活动性出血或高出血风险的有效性仍然需要进一步研究评估。

（四）第Ⅷ因子旁路活性抑制药

低剂量的 FEIBA 被证实在体外可以逆转磺达肝癸钠的抗凝作用，虽然其同时也可能增

加肝硬化患者发生血栓和 DIC 的风险。

在使用高剂量利伐沙班的大鼠和狒狒（分别使用 2mg/kg 和 0.6mg/kg 利伐沙班）的研究中，FEIBA 被证实可以部分中和利伐沙班的抗凝效果。通过联用 FEIBA，利伐沙班所致的 PT 延长被显著地逆转。在一个使用健康志愿者全血的研究中，FEIBA-VH 在体外与磺达肝癸钠共同培养，可以减少诱发血块时间（clot initiation time）至基线 1/3 水平，提示其具有潜在的疗效。

（五）血浆来源的重组凝血因子Ⅹa

在一个前期试验中，血浆来源凝血因子Ⅹa 显示出剂量依赖地逆转利伐沙班和阿哌沙班的抗凝作用。其在体外同样可以逆转依诺肝素的抗凝活性。

（六）其他正在研究的解毒剂

一种结合了两种突变的抗凝血酶变体（AT-N135Q-Pro394），被研发作为肝素衍生物的候选解毒剂。前期试验结果提示，这种抗凝血酶变体将来可能被常规作为肝素衍生物的解毒剂。一个近期研究的结果提示，一种经过设计的单克隆抗体（clone 22），在体外实验和体内试验中，均被证实是一种高度有效并且特异性的达比加群活性抑制药。

总而言之，新的抗凝药对临床医师提出了新的挑战，就是如何治疗发生出血并发症的 ACS 患者。

潘 玮 译

余国龙 李传昶 李玲芳 校

<table>
<tr><td>第*9*章</td><td>应用于介入治疗的新型抗Xa、抗IIa因子药物</td></tr>
</table>

第9章　应用于介入治疗的新型抗Xa、抗IIa因子药物

Brigitte Kaiser

University Hospital Jena, Friedrich Schiller University, Jena, Germany

一、引言

近年来，随着对凝血分子机制认识的深化，已开发了不少新的抗凝/抗血栓药物，并在临床中得以应用。目前使用药物尚有不少缺陷，如维生素K拮抗药有起效缓慢、效果差、治疗窗狭窄、需要定期监测凝血功能、随时调整剂量、个体效应差异大和易受食品和其他药物干扰等缺陷；如肝素有不能口服、有并发肝素诱导性血小板减少症严重不良反应等缺陷。因此，为了克服上述药物的不足，目前已经开发了仅针对凝血分子机制级联反应中单个活性酶如凝血酶（抗IIa因子剂）或Xa因子（抗Xa因子剂）的新型抗凝血药物，其药物是选择性、特异性地抑制单个活性酶，并可预测其药物药效学、药动学效应。有临床试验表明新的抗凝药物能有效防治静脉、动脉血栓栓塞性疾病，故这类新的抗凝药物在心血管疾病防治方面有应用前景。

在急性冠状动脉综合征有创或无创性治疗中，抗凝药物是基础治疗药物之一。长期以来，静脉应用普通肝素（UFH）一直是患者经皮冠状动脉介入（PCI）治疗中的经典药物。尽管普通肝素有不少药理上的缺陷，目前仍是PCI治疗中的首选药物。长期临床应用的经典药物存在不少缺陷，新的口服抗凝药物又不断涌现，由此产生一个问题：新的抗凝药物能否安全、有效地替代目前的抗凝药应用于冠状动脉介入术？

二、经皮冠状动脉介入

冠状动脉介入术是通过将成像技术、导管技术相结合，用于诊治血管疾病的重要方法。介入手术并非仅仅用于冠状动脉介入，在心脏病学领域，目前最常用治疗指征是急性冠状动脉综合征（ACS），包括ST段抬高型心肌梗死（STEMI）和高风险的不稳定型心绞痛/非ST段抬高型心肌梗死（UA/NSTEMI）。

STEMI或UA/NSTEMI管理指南明确指出，PCI是首选的再灌注治疗方法。在冠心病患者紧急或择期介入术的术中和术后，应用抗血小板、抗凝药物，可降低患者缺血性事件发生率，改善患者预后。欧洲心脏病学会（ESC）和欧洲心胸外科协会（EACTS）心肌血供重建管理指南中，推荐血供重建管理的药物治疗策略应包括使用抗血小板药如阿司匹林、氯吡格雷、普拉格雷、替卡格雷和糖蛋白（GP）IIb/IIIa受体拮抗药，并联合抗凝药如肝素、低分子肝素（LMWH）、比伐卢定和磺达肝癸钠等治疗。

抗血栓、抗凝治疗方案最重要目的是更好地保证心肌血供重建治疗效益，同时其方案还应具有安全性，尤其是要减少出血风险。直接凝血酶抑制药比伐卢定和间接Xa因子抑制药磺达肝癸钠经临床研究证明是有效的、已在心脏病介入领域使用的选择性凝血分子机制单一活性酶靶向药物。在几项大规模临床试验中，已证实对包括UA/NSTEMI和STEMI急诊或择期PCI患者，与肝素加GP IIb/IIIa受体拮抗药比较，比伐卢定预防缺血性事件的疗效相

同。但与肝素比较，比伐卢定具有更好的安全性，显著降低重大出血的发生率。因此，比伐卢定安全有效，可作为肝素替代品，适用于肝素诱导血小板减少症患者。比伐卢定药物半衰期短，不需要监控，故在大多数临床应用中无须相应拮抗药。但是，比伐卢定以较高百分比的原形通过肾清除，在肾功能不全的患者可能发生储积。磺达肝癸钠对急性冠状动脉综合征介入患者抑制缺血事件疗效也与肝素相仿，但其重大出血发生率较肝素减少超过50%，从而具有更好的临床疗效。但磺达肝癸钠尚有半衰期长、目前还缺乏相应的拮抗药等问题。

三、新型抗Ⅱa和抗Ⅹa因子药物

在心脏介入领域应用的理想抗凝药物应该具备给药方便、安全、有效、能有效监测、必要时药效可逆转、与辅助药物如抗血小板药物无药物相互作用及成本效益比较高等优点。近年来，已证实与心脏介入领域应用的经典药物比较，很多目前开发新的、具有前景的口服和注射抗凝药物具有良好的疗效和安全性。如近期认为较为成熟的抗凝药物是人工合成的，直接作用于凝血酶或Ⅹa因子的靶向药物，其特点是快速起效、可预测其抗凝作用，且无须监测。抗Ⅱa因子药物抑制凝血酶活性，而抗Ⅹa药物选择性、强效抑制凝血关键酶Ⅹa。新的抗Ⅱa因子和抗Ⅹa因子药物都是小分子结构，能有效地抑制凝血中凝血酶或凝血级联反应中凝血酶原活酶Ⅹa，从而抑制血栓形成或扩展。

新开发的Ⅱa因子抑制药和Ⅹa因子抑制药口服生物利用度高，适用于心血管病患者的长期应用，如慢性心房颤动患者预防脑卒中、ACS患者二级预防减少复发缺血性事件。在多项临床试验中，已证实这些新的Ⅱa因子抑制药和Ⅹa因子抑制药治疗多种静脉或动脉血栓疾病的疗效（详见概述）。表9-1总结了新的Ⅱa因子和Ⅹa因子抑制药，在心血管适应证如接受介入治疗或未介入治疗的ACS患者及心房颤动等研究中的药理学特点。

四、用于心脏介入手术的新型抗凝药物

对接受PCI治疗的ACS患者，应优先选择起效迅速、半衰期短的抗凝药。基于在介入治疗中、应用胃肠外途径给药的直接Ⅱa因子抑制药比伐卢定和间接Ⅹa因子抑制剂磺达肝癸钠成功的范例，又开展了临床研究，主要观察胃肠外途径给药的新型抗凝药物Ⅹa因子直接抑制剂奥米沙班对正接受PCIACS患者治疗的疗效（表9-2）。奥米沙班半衰期很短，起效迅速，其产生抗凝效果可以预测，不需要常规监测凝血功能。奥米沙班药动学优越性在于不足15min就以原形由肾排泄，轻度或中度肾功能不全患者无须调整剂量，因此，奥米沙班具有替代肝素的潜力。

在Ⅱ期量效临床SEPIAACS1-TIMI-42研究中，应用不同的剂量奥米沙班，并与依替巴肽和普通肝素联合阿司匹林、氯吡格雷双联抗血小板治疗比较，证实奥米沙班有显著剂量依赖性的疗效及良好的安全性。研究结果显示奥米沙班低剂量[0.08mg/kg负荷剂量静脉推注，继之0.035mg/（kg·h）维持]组患者主要疗效终点（如死亡、心肌梗死、紧急血供重建术、联合使用GPⅡb/Ⅲa抑制药）高于接受普通肝素联合依替巴肽治疗的对照组。由于奥米沙班低剂量抗凝疗效不足，故低剂量治疗组患者提前退出研究。另一组接受奥米沙班大剂量[0.08mg/kg负荷剂量静脉推注，继之以0.175mg/（kg·h）维持]组患者，与对照组比较，风险明显减少，但严重或轻微出血事件显著增多。然而，接受中剂量奥米沙班[0.08mg/kg负荷剂量静脉推注，继之0.105mg/（kg·h）或以0.14mg/（kg·h）维持]组患者结果最为理想，与接受普通肝素联合依替巴肽的对照组比较，死亡与缺血性事件减少40%，其安全性（严重或轻微出血事件）与对照组相仿。因此，选择性抗Ⅹa因子药物奥米沙班具有良好的疗效，其中等剂量的安全性与肝素联合依替

表 9-1 在治疗心血管疾病患者临床研究中新的 IIa 因子抑制药和 Xa 因子抑制药药理学特征

参数	达比加群	利伐沙班	阿哌沙班	依度沙班	奥米沙班	代尔沙班 (Darexaban)
作用靶点	IIa	Xa 因子	Xa 因子	Xa 因子	Xa 因子	Xa 因子
给药途径	口服	口服	口服	口服	静脉注射	口服
口服生物利用度	6.5%	> 80%	~ 66%	~ 62%	—	无报道
血浆浓度达峰值时间 (h)	1.25 ~ 3	2 ~ 4	1 ~ 3	1 ~ 2	—	2
半衰期 (h)	12 ~ 14	5 ~ 9 (年轻人) 9 ~ 13 (老年人)	8 ~ 15	6 ~ 11	0.5	18 ~ 20
清除	肾 (80%, 不变) 与葡萄糖醛酸结合后由胆道排泄	肾 (66%, 半活性) + 粪便 (原形) 肝代谢 (CYP 依赖性和非依赖性)	肾 (25%) 肠排泄 (55%) 肝代谢 (CYP3A4)	肾 (35% ~ 40%, 原形) 粪便 CYP3A4 代谢	肾 (25%, 原形) 胆汁 (75%, 原形, 少数胃肠代谢)	活性代谢物经葡萄糖醛酸结合 肾和肠道等量排泄
药物相互作用	强效的 P-gp 抑制药	强效的 CYP3A4 和 P-gp 抑制药	强效的 CYP3A4 抑制药	强效的 CYP3A4 抑制药		
心血管病适应证临床试验*	RE-LY (AF) RE-LYABLE (AF) RE-DEEM (ACS)	ROCKET-AF (AF) ATLAS ACS TIMI 46 (ACS) ACS2 TIMI 51 (ACS)	AVERROES (AF) ARISTOTLE (AF) APPRAISE-2 (ACS)	ENGAGE-AF TIMI 48 (AF)	SEPIA-PCI (PCI) SE-PIA-ACS1 TIMI 42 (ACS)	RUBY-1 (ACS)

* 详见 www.ClinicialTrials.gov

ACS. 急性冠状动脉综合征；AF. 心房颤动；PCI. 经皮冠状动脉介入治疗；P-gp. P- 糖蛋白

表 9-2　已经完成或正在完成的口服抗 X a 因子药物奥米沙班在接受 PCI 的急性冠状动脉综合征患者中的临床试验

研究	SEPIA-PCI[*]	SEPIA-ACS[#]	TAO[$]
治疗药物	奥米沙班（5 个剂量）首次剂量静脉注射（mg/kg）+3h 静脉维持 [mg/（kg·h）]，0.025＋0.035；0.045＋0.065；0.08＋0.12；0.12＋0.16；0.14＋0.2	奥米沙班（5 个剂量）首次负荷量静脉注射（0.08mg/kg）＋静脉维持，[0.035；0.07；0.105；0.14；0.175mg/（kg·h）]	奥米沙班（2 个剂量）首次负荷量静脉注射＋静脉维持
对照药物	普通肝素负荷量（50～70U/kg）单用或联合 GP Ⅱb/Ⅲa 抑制药静脉注射	普通肝素负荷量（60U/kg）静脉注射＋依替巴肽 [180µg/kg IV＋1～2µg/（kg·min）IV]	普通肝素＋依替巴肽
标准基础治疗	双联抗血小板治疗（阿司匹林＋氯吡格雷）	双联抗血小板治疗（阿司匹林＋氯吡格雷）	双联抗血小板治疗（阿司匹林＋氯吡格雷）
病例数	947 例（对照组：158）正接受择期 PCI 患者	3241 例（对照组：449）冠状动脉造影：3196 例（99%）PCI 病例：2032（63%），其中置入支架：1902（94%），CABG：117（4%）	13 220 例非 ST 段抬高型 ACS 患者
主要观察指标	1. 血栓和凝血活性指标：基础状态到输液结束抗凝血活性（F1+2）变化 2. 疗效：死亡率、MI 及紧急或非紧急靶血管血供重建	全因死亡，新发 MI，需要紧急血管血供重建或住院加用 GP Ⅱb/Ⅲa 抑制药复发严重缺血事件（TF：随机分组后 7d 内）	1. 疗效：全因死亡，新发 MI 2. 安全性：严重或轻度出血
次要观察指标	治疗后 3d 出血事件或出院后 30d 缺血事件	净临床效益：复合主要终点及 TIMI 大出血事件（TF：7d 和 30d 内）复合主要终点（TF：30d、90d 和 180d 内）TIMI 大出血事件发生率（TF：7d 内）所有出血事件发生率（TF：7d 和 30d 内）	全因死亡、新发 MI、各种脑卒中；因新发心肌缺血事件或心肌梗死再住院 / 住院时间延长；PCI 术中血栓并发症
结果	1. 高剂量奥米沙班组与普通肝素组 F1+2 有显著差异 2. 剂量依赖性抗 X a 因子活性增加 3. 与普通肝素组比较，奥米沙班组 1 出血显著减少，而组 4、组 5 出血增多 4. 缺血事件与剂量无相关性	1. 低剂量组因抗凝效应不足提前终止 2. 与对照组（6.2%）比较，缺血事件在 0.105mg/（kg·h）组（3.8%）、0.105 mg/（kg·h）组（3.6%）减低 3. 安全性与普通肝素＋依替巴肽相似	试验正在进行
试验标记	Ⅱ期剂量临床研究	Ⅱ期疗效临床研究	Ⅲ期疗效临床研究

[*]SEPIA-PCI. 非紧急经皮冠状动脉介入治疗奥米沙班与普通肝素对比研究（ClinicalTrials.gov，NCT00133731）

[#]SEPIA-ACS. 奥米沙班与普通肝素联合依替巴肽治疗非 ST 段抬高型急性冠状动脉综合征对比研究（ClinicalTrials.gov，NCT00317395）

[$]TAO. 不稳定型心绞痛 / 非 ST 段抬高型早期介入治疗患者奥米沙班与普通肝素＋依替巴肽对比研究（ClinicalTrials.gov，NCT01076764）

ACS. 急性冠状动脉综合征；CABG. 冠状动脉旁路移植术；F1+2. 凝血酶原片段 1+2；IV. 静脉注射；MI. 心肌梗死；PCI. 经皮冠状动脉介入治疗；TF. 时限；TIMI. 心肌梗死溶栓治疗

巴肽相同。因此,对接受紧急或择期介入术的ACS患者,奥米沙班是可替代肝素的有效药物。然而,目前的抗Ⅹa因子药物是否优于其他药物尚无定论,故在介入策略推荐应用或优先使用奥米沙班前,应开展更多的有关奥米沙班与除普通肝素以外的其他抗凝药物比较的临床研究,如疗效快速的Ⅱa直接抑制药比伐卢定相关临床研究。

一项正在进行的Ⅲ期研究(TAO)中,研究病例是13 220例施行早期介入的UA/NSTEMI患者,其研究目的是力求证实与普通肝素联合依替巴肽比较,奥米沙班是否更好地减少主要临床终点事件(复合全因死亡+心肌梗死)(ClinicalTrials.gov,NCT01076764)(表9-2)。一项Ⅱ期临床研究目前正在招募择期PCI患者,以探讨在标准的双联抗血小板治疗基础上,与普通肝素比较口服Ⅹa因子抑制药利伐沙班是否可以有效地抑制择期PCI患者血栓形成、不良缺血事件,且并不增加出血风险。

五、结论

近几年开发的新单靶点抗凝药物已在多项防治血栓栓塞性疾病临床试验中进行了评估,已经明确与其药物相应的心血管适应证。与目前已经在临床应用的药物比较,这些新药物有不少优势。但仍有一些尚未解决的问题,如目前尚不清楚在抑制Ⅱa因子靶点或抑制Ⅹa因子靶点抗凝药物中哪类更好?目前也不清楚两类药物在临床疗效和安全性中是否存在差异。值得关注的是,新抗Ⅱa因子或抗Ⅹa因子药物的高抗凝/抗血栓疗效是根据最新指南在联合双联抗血小板治疗标准治疗方案的基础上取得的,其阳性结果虽有改善,但伴有出血风险增加。如在抗凝新药抗-Ⅹa药物阿哌沙班(APPRAISE-2)和利伐沙班(ATLAS ACS2-TIMI-51)治疗ACS患者临床研究中,与安慰对照组比较,虽然其抗血栓疗效增强,但严重出血发生率增高。

有必要进一步探讨新药的抗缺血效应与发生出血不良反应的机制,这对可能发生严重致死性颅内出血的高风险患者有特别重要的意义。除新药物的疗效和安全性外,也应进一步了解与临床相关的药动学特性、量效关系及其他可能的不良反应。还应了解新药在体内新陈代谢和排泄方式,特别是对常并发肾功能损害或其他器官功能障碍合并症的老年患者尤为必要,药物的新陈代谢和排泄方式可能会影响老年患者的药动学和(或)抗凝药疗效。另外,新药还可能与患者同时应用的其他治疗药物产生相互作用。

与目前抗血栓药物一样,新的抗Ⅱa因子或抗Ⅹa因子药物临床应用中最常见的不良反应是出血事件。然而,值得关注的是,目前尚缺乏逆转这些新抗凝药效应的有效拮抗药。替代治疗的血液制品如新鲜冷冻血浆是目前用于治疗药物过量或出血性并发症的唯一有效选择。在一个健康志愿者交叉研究中,给予凝血酶原复合浓缩剂可逆转口服Ⅹa因子抑制药利伐沙班的抗凝作用,但不能影响Ⅱa因子抑制药达比加群的抗凝作用。其他体外实验证实特异性和非特异性抑制抗凝药物效应的拮抗药如凝血酶原复合浓缩剂、重组凝血因子Ⅶa或GLA-less FXa在健康志愿者中的临床研究结果尚未公布 [Study in Healthy Volunteers of the Reversion by Haemostatic Drugs of the Anticoagulant Effect of New Antithrombotics (REVNEWANTICO);ClinicalTrials.gov Identifier:NCT01210755],或正在招聘研究参与者 [Reversal of the Antithrombotic Action of New Oral Anticoagulants (REVANT);ClinicalTrials.gov identifier:NCT01478282]。因此,目前不能提供进一步的信息。

六、总结

1. 新的小分子、人工合成的针对Ⅱa和Ⅹa因子直接抑制药有望成为目前抗凝药物的替代品,为静脉、动脉血栓栓塞性疾病提供新的防治药物。

2. 新的抗Ⅱa因子或抗Xa因子药物可克服目前使用的药物如维生素K拮抗药及肝素的缺陷，取代目前抗凝的药物，应用于包括冠状动脉综合征等心血管疾病并有创或无创地治疗这些疾病。

3. 急诊或择期冠状动脉介入需要包括抗血小板和抗凝的有效治疗策略方案。新的抗Ⅱa或抗Xa因子药物临床上应用的目的就是要达到最大的治疗效果和更好的安全性，特别是减少出血风险，以提高患者预后。

4. 临床试验已经表明对接受介入的急性冠状动脉综合征患者，胃肠外给予Ⅱa或Xa因子选择性直接抑制药比伐卢定（抗Ⅱa因子）和奥米沙班（抗Xa因子）治疗有显著的疗效。

5. 新的抗Ⅱa因子或抗Xa因子药物在临床推广应用仍有未解决的问题。如对改善患者的临床预后而言，抑制Ⅱa因子或Xa因子哪个靶点更好？对风险较高的患者，如何能更好地发挥其药物的抗缺血效应，而又不增加严重出血并发症？年龄、性别、合并症及其他药物的相互作用对其药物有效性与安全性的影响又如何？

6. 目前尚缺乏有效和作用迅速的拮抗药物处理新抗凝药物过量或出现需要紧急治疗的出血并发症的研究报道。

余国龙　译

李传昶　彭礼明　李玲芳　校

第 10 章　非 ST 段抬高型心肌梗死患者的治疗

Kirk N. Garratt[1] & Jonathon Habersberger[2]
[1] Lenox Hill Heart and Vascular Institute, New York, NY, USA
[2] Cabrini Medical Center, Malvern, Victoria, Australia

一、引言

不稳定型心绞痛（unstable angina，UA）和非 ST 段抬高型心肌梗死（non-ST-elevation myocardial infarction，NSTEMI）是心肌缺血的常见临床表现。UA/NSTEMI 通常是由于冠状动脉中不稳定的粥样硬化斑块导致心肌缺血但未完全堵塞血管所致。UA/NSTEMI 主要通过引发缺血症状所需的活动量的差异及有无心肌坏死相关血清生物标志物的升高来区分。这些临床症状的出现可以警醒临床医师，提醒医师在发生急性透壁性心肌梗死之前尽早干预。近 20 年来，介入和内科治疗的进展带来了巨大的临床获益。大规模临床研究对各种治疗策略的功效进行了评估，给目前指南的制定提供了循证医学证据。本章将对 NSTEMI 患者指南推荐的治疗策略及相关支持证据进行总结归纳。

二、临床表现和诊断

UA/NSTEMI 的诊断依赖于对临床综合征的准确认识。任何劳累性胸痛、手臂疼痛、下颌疼痛或者气促都应该要想到 UA/NSTEMI 的可能。一旦认为有可能发生了 NSTEMI，则必须完善心电图及生物标志物的测定。NSTEMI 的各种定义略有不同，但它主要包括不稳定型心绞痛的症状，以及 ST 段异常或者 T 波改变的心电图或者血清中心肌生化标志物升高。

一旦确诊，应该对所有的患者进行危险分层以指导进一步治疗。冠心病危险因素越多，则越容易发生缺血事件，反之亦然。因此，早期风险评估有助于提供预后信息和指导治疗决策。目前临床上有多种风险评估方式，其中 GRACE 评分和 TIMI 评分使用得最多。尽管这些风险评分能够帮助指导我们选择治疗的类型和强度，但仍然不能取代基本的临床判断。本章所推荐的治疗策略均针对风险评估至少为中度以上的患者。

相对于稳定型冠状动脉疾病，在处理 NSTEMI 时有 3 个关键之处：使用抗血小板药物、抗凝治疗和冠状动脉造影时机的选择。本章将逐一进行总结回顾。

三、抗血小板治疗

血小板活化是急性冠状动脉综合征（acute coronary syndrome，ACS）病理生理学过程的一个关键步骤。斑块破裂后，有效的血小板受体激动药暴露于血液循环，这是 ACS 病理过程的中心环节。循环中的血小板被激活并依附在斑块上，招募其他血小板共同形成血栓，释放炎症介质。纳入了各种类型患者的大量临床研究均表明，在 NSTEMI 患者中早期抑制血小板活化可以改善临床预后。

阿司匹林由于其低成本和适用范围广，成了最常用的抗血小板制剂。它不可逆地抑制环氧化酶 -1（COX-1），从而阻止有效的血小板活化激动药血栓素 A2（TXA2）的生成。ACS 患者使用阿司匹林几乎已成公论。早期即有研究表明相较于安慰剂，早期口服阿司匹林可以降低约 65% 的风险。

噻吩并吡啶类（氯吡格雷和普拉格雷）不可逆地抑制二磷酸腺苷（adenosine diphosphate, ADP）P2Y12 受体，影响血小板激活。氯吡格雷作为前体活性药物，在肝中通过细胞色素 P450 系统代谢生成活性产物。CURE 研究对在 PCI 前服用氯吡格雷或者安慰剂的患者进行了对比研究。与安慰剂比较，氯吡格雷组可减少 PCI 术后 30d 内主要终点事件发生率（4.5% vs 6.4%，$P=0.03$）。CREDO 研究得出了同样的结论。研究发现 PCI 术前 6 ~ 24h 口服氯吡格雷可以大大降低围术期心血管事件的发生率（相对风险降低 38.6%，95%CI 62.9% ~ 1.6%）。而长期口服氯吡格雷或安慰剂的患者 1 年的主要终点事件（死亡、心肌梗死和脑卒中）发生率分别为 8.5% 和 11.5%（$P=0.02$）。

普拉格雷与氯吡格雷的作用机制相同，而且更容易转化为活性代谢产物，能够更加迅速和可靠地抑制 P2Y12 受体。TRITONTIMI-38 试验对普拉格雷与氯吡格雷的疗效进行了对比研究。接受普拉格雷或氯吡格雷的患者心血管的主要终点事件（死亡、非致死性心肌梗死或脑卒中）发生率分别为 9.9% 和 12.1%（$P < 0.001$），但同时普拉格雷组出血风险有所增加，出血事件发生率分别为 5.0% 和 3.8%（$P < 0.002$）。

替格瑞洛是 P2Y12 受体的竞争性抑制药，因此临床半衰期比氯吡格雷和普拉格雷都短得多。类似于普拉格雷，替格瑞洛比氯吡格雷起效更迅速，更能抑制血小板活化。PLATO 研究的一组亚组分析评估了替格瑞洛在急性冠状动脉综合征中的应用。研究纳入了 13 408 例首次入院后早期行侵入治疗的患者。口服替格瑞洛组与氯吡格雷组患者主要终点事件（心血管死亡、脑卒中、心肌梗死）发生率分别为 9.0% 和 10.7%（$P=0.002\ 5$）。而且替格瑞洛相较于氯吡格雷展现出了更大的生存优势，两组 1 年内全因死亡率分别为 3.94% 和 5.02%（$P=0.01$），同时出血事件发生率无显著差异。

GP Ⅱb/Ⅲa 抑制药除了可通过抑制核糖蛋白而抑制血小板的交联，还具有强大的抗血栓形成的能力。在 20 世纪 90 年代早期，该类药物刚开始进入临床实践时的效果令人振奋。但因为目前广泛使用的双重抗血小板策略在那时尚未普及，因此它们在当前临床应用中的地位是否如前则受到了挑战。

一项研究 GP Ⅱb/Ⅲa 抑制药用于急性冠状动脉综合征的荟萃分析发现这类药物减少了 5d 内的并发症发生率和死亡率（OR 0.84，$P < 0.001$），虽然降低幅度不大，但仍然意义深远。只是随之发现的还有主要出血的风险也有所增加（OR 1.62，$P < 0.001$）。比较各项研究，发现相对于只接受基础治疗的 ACS 患者，接受 PCI 治疗的人群获益最大。在 PCI 之前给予替格瑞洛或者替罗非班被认为是更好的决策，它们其中任何一种亦可在 PCI 术后使用。但是冠心病低风险的患者及出血风险高的患者不宜使用。

最近的美国心脏病学会（American College of Cardiology，ACC）的指南提到了除涉及替格瑞洛的部分研究外的所有这些研究。研究结果总结见表 10-1。指南中唯一警告不能使用氯吡格雷或普拉格雷的情况是冠状动脉旁路移植手术术前。尽管在 PCI 患者中使用这类药物的获益明确，也不能否认它们明显增加了主要的出血风险。因此，治疗决策必须由临床医师综合考虑而决定。

表 10-1　非 ST 段抬高型心肌梗死（NSTEMI）的抗血小板治疗建议

药物	适应证
阿司匹林	所有有症状的 NSTEMI 患者
P2Y12 抑制药	所有选择侵入干预治疗的患者都需双联抗血小板治疗。具体选择氯吡格雷、普拉格雷还是替格瑞洛应该根据患者的年龄、出血风险、并发症等临床特点综合考虑
GP Ⅱb/Ⅲa 抑制药	在 PCI 术前，首选埃替非巴肽或者替罗非班。如果已使用了比伐卢定，此步骤可省略

（来源：Anderson et al. 2007. and Wright et al. 2011. Reproduced with permission from Elsevier.）

四、抗凝治疗策略

抗凝及抗血栓联合治疗目前已应用于临床实践。Theroux 和他的同事们开创性的研究证明了肝素与阿司匹林联用可降低急性冠状动脉综合征患者心肌梗死发生率，也证明了该方案的安全性和有效性。尽管它有效、适用范围广、使用成本低，肝素作为抗凝药仍然有一些缺陷。普通肝素通常是静脉给药，仅限于住院患者使用，还需要密切监测以实现抗凝目的。它也可能表现出凝血特性，还可能发生肝素诱导的血小板减少症。

这些缺陷促使了磺达肝癸钠及依诺肝素等低分子肝素的发展，它们既有普通肝素的功效又能克服它的一些缺点。TIMI-11B 试验表明相较于普通肝素，依诺肝素可减少 48h 内主要终点事件（死亡、心肌梗死、急性血供重建事件）的发生率（5.5% *vs* 7.3%，*P*=0.026）。磺达肝癸钠，Xa 因子的直接抑制药，OASIS-5 试验将其与依诺肝素在 UA/NSTEMI 患者中进行了对比研究。研究发现磺达肝癸钠在 9d 内死亡、心肌梗死、缺血事件发生率上与依诺肝素无明显区别。而且磺达肝癸钠显著减少了主要出血事件的发生（2.2% *vs* 4.1%，*P* < 0.000 1），这使得磺达肝癸钠成为此类患者的 I 类推荐用药。值得注意的是，所有使用磺达肝癸钠的 PCI 患者仍然联用普通肝素，是因为缺乏凝血酶（II 因子）抑制药而导致血栓形成的风险增加。

ACUITY 试验研究了直接凝血酶抑制药比伐卢定在急性冠状动脉综合征有中至重度高危风险患者中的应用。研究对使用比伐卢定与使用肝素联合 GP IIb/IIIa 抑制药的患者进行了比较。仅使用比伐卢定组的患者与联合应用肝素和 GP IIb/IIIa 抑制药的患者的结果相似，并且显著减少了主要和次要出血事件。

目前，有一系列的抗凝治疗策略的循证医学证据供医师参考。虽然已经明确了一些相对而言比较有效的治疗方案，仍然缺乏直接数据判断哪种方案具有绝对优势。临床医师应该考虑每种策略的相对优点和缺点，并根据临床情况做出适当的选择。

五、侵入性治疗与内科治疗比较

最优治疗策略，包括确诊 NSTEMI 后血管造影的时机等，一直是很多研究关注的重点。目前已完成了大量的临床研究，这些研究亦纳入了大范围的各种类型的研究对象，其中大部分重要的研究将会在这里一一总结。在此有两个主要问题有待解决：是否所有 NSTEMI 的患者都需常规进行血管造影？如果是，什么时候完成最合适？

FRISC II 研究比较了在药物治疗基础上仍然持续发作的患者中常规侵入性治疗与非手术治疗的疗效。研究者发现随机分配到早期侵入性干预组的患者，12 个月和 5 年内死亡和心肌梗死发生率均显著下降（12 个月：10.4% *vs* 14.1%，*P*=0.005）。另一项比较早期和延迟侵入性干预的荟萃分析所得出的结论亦支持以上观点。早期侵入性干预降低了心肌梗死发生率（12.9% *vs* 10.0%，*P*=0.001），但在降低心血管及全因死亡率方面无明确差异。常规侵入性治疗的患者心血管事件发生率较低，高危患者获益更大。

对于出现临床症状后行造影检查的最佳时机也有相关临床研究。出现在冠状动脉中的血栓性物质所造成的不稳定型心绞痛可能增加常规早期侵入性干预的不良事件风险。一些学者曾提出，包括 GP IIb/IIIa 抑制药的抗血小板药物治疗，可以减少这种风险，因此血管造影应该稍加延迟。而一项综合了 4 个相关临床试验的荟萃分析发现，早期血管造影术（14h 内）与延迟造影（20 ～ 100h 后）的方法相比，早期造影减少了反复缺血事件的发生及缩短了住院时间。荟萃分析亦发现了早期血管造影组心肌梗死和死亡率减少的趋势，但并没有达到统计学意义。总体来说，这些研究表明 NSTEMI 患者早期侵入性干预治疗是首选治疗策略。早期侵入性干预对高危患者而言临床获益更大。

六、总结

目前已对 NSTEMI 患者的治疗进行了广泛的研究。过去的 20 年里，这些治疗方法的进步及其大型临床试验的严谨调查显著改善了预后。不可避免的是，随着新型治疗药物的发展，怎样实现个体化的最佳治疗策略仍然需要更多的临床研究来验证。在此我们罗列出了大部分相关的临床研究数据为临床医师提供参考。

李 非 译
余国龙 李传昶 李玲芳 校

第11章 ST 段抬高型心肌梗死患者的治疗

Carsten Stengaard, *Jacob Thorsted Sørensen*, *Christian Juhl Terkelsen*, *Michael Maeng*

Aarhus University Hospital, Aarhus, Denmark

一、引言

急性 ST 段抬高型心肌梗死（myocardial infarction with ST-segment elevation, STEMI）治疗终极目标是尽快恢复冠状动脉持续、有效的灌注。其发病率和死亡率与再灌注前症状持续时间直接相关。欧美指南推荐两种主要的再灌注模式：溶栓或直接经皮冠状动脉介入手术（primary percutaneous coronary intervention, pPCI）。尽管 STEMI 治疗的重要性已很清楚，然而两种方式的确切的时机还有争议。为了尽最大努力节省时间和挽救生命，全面规划 STEMI 治疗的每个方面，认真执行每个步骤，都是至关重要的。这是 STEMI 治疗关键所在。

二、适应证

斑块破裂所致的冠状动脉血栓形成是急性心肌梗死的病理生理基础。血栓形成后阻抑血流，从而导致心肌缺血和胸痛。透壁性心肌缺血心电图显示 ST 段抬高或新发左束支传导阻滞。尽管后壁 STEMI 表现为前壁 ST 段压低容易漏诊，但 STEMI 的诊断基本基于症状和心电图改变。STEMI 是一种超急性状态，有严重的临床症状，1 年死亡率约 10%。此外，据估计约 1/3 的 AMI 患者在就诊前死亡，一部分 STEMI 患者主要表现为心搏骤停，到医院需要复苏或者需要持续胸外按压。

三、文献综述

（一）PCI vs 溶栓

在有经验的手术团队和手术治疗及时的情况下，欧美指南推荐 pPCI 优于溶栓。20 世纪 80 年代溶栓是 STEMI 的重大变革。随机试验显示溶栓治疗 1000 例患者约增加 20 例患者获救率。90 年代冠状动脉造影伴有或不伴有支架置入是 STEMI 治疗的可行的替代选择。大量的试验比较了 pPCI 和溶栓治疗：Keeley 和同事收集了 23 项临床试验，总计对 7739 例患者进行了荟萃分析，结果显示：与溶栓相比，pPCI 每治疗 1000 例患者可减少 20 例患者的近期死亡（5% vs 7%）；其中最大的一个对比试验是 DANAMI-2 试验，1572 例患者被随机分配到溶栓或者 pPCI 组，后者包括 50% 的转院患者。pPCI 与溶栓的主要终点事件（死亡、再梗死、脑卒中）分别为 6.7% vs 12.3%，长期随访发现这种差异还在继续。Keeley 等的荟萃分析也显示转运是安全的。

（二）院前溶栓

院前溶栓是快速恢复再灌注有价值的方法。荟萃分析 6 项随机试验累计 6434 例患者比较院前和住院期间溶栓，显示院前溶栓更优。院前溶栓每提前 1h 相应地减少 1 例死亡（OR=0.83）。大规模瑞典登记研究证实了这一益处。

院前溶栓的一个主要缺点是需要接受专门训练者开出处方和使用溶栓药。因此，内科医师是主要的处方开出者。瑞典研究使用该药的多是训练有素的护士，瑞典的资料也显示院前溶栓时间延迟。尽管被视为紧急的治疗，接诊到溶栓的平均时间为 31min。该研究表明院前溶栓在不同医院使用不均衡，表明院前溶栓仅用于小部分 STEMI 患者。

（三）pPCI 窗口

虽然研究显示 pPCI 优于溶栓，但是治疗模式不是一成不变的，而且 pPCI 通常需要转运。从某种程度上来说，pPCI 的优点会由于转运时间过长而被抵消，随机试验都没有强调这重要的一点。因此，由于是回顾性研究，在

解读这些研究时更要慎重。一项荟萃分析和登记研究发现可接受的 pPCI 延迟时间分别为 120min 和 114min（图 11-1）。欧洲指南推荐 pPCI 在接诊后 120min 内进行（高危患者和早期就诊者推荐 90min 内）。强调这一点很重要：这种可接受的 pPCI 延迟所导致整体治疗方案的延迟部分，不等同于 pPCI 相关治疗的延迟（图 11-2）。我们认为，指南在推进 pPCI 作为首选的再灌注治疗策略方面是趋于保守的。

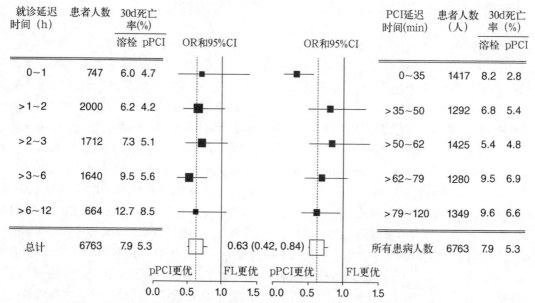

图 11-1 根据就诊延误（左图）和 PCI 相关的延迟（右图），比较随机溶栓（FL）和 pPCI 患者 30d 死亡的优势比（*OR*）和置信区间（*CI*）。优势比均经调节患者水平、医院水平和研究水平等变量后获得（来源：Boersma. 2006. Reproduced with permission from Oxford University Press.）

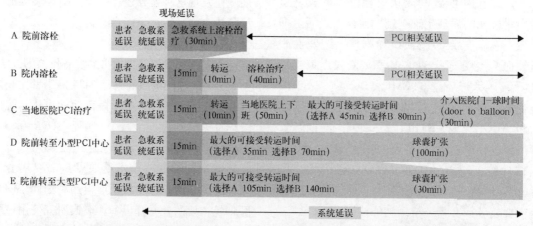

图 11-2 不同再灌注处理流程延误时间。PCI 相关延误时间：行 pPCI 额外延误的时间（来源：Terkelsen and Lassen.2008. Reproduced with permission from BMJ Publishing Group Ltd.）

（四）有症状时再灌注治疗策略

及早就诊患者是一个特别挑战。就诊时心肌梗死可能还没有发生，因此，早期溶栓可能更佳。然而，总体来说，随机、荟萃分析研究亚组分析显示实际情况并非如此（图11-3）。仅 CAPTIM 亚组试验显示有 30d 死亡率下降的趋势。不幸的是，研究并没有进一步最后证实这个疗效，并且由于入组慢而被提前终止。一项国际化随机研究（STREAM 试验）正在进一步研究该结果。

如果症状持续时间长，溶栓效果变差，不良反应增加。从而，pPCI 成为就诊时临床症状出现后 2 ～ 3h 患者的首选治疗。

超过 12h 的 AMI 患者最佳治疗仍有争议。有症状的患者应接受及时的再灌注治疗，然而，对于稳定的无症状的患者，最佳治疗尚不明确。仅一项随机试验专门比较发病 12 ～ 48h 患者 pPCI 与非手术治疗的疗效。随机入组 pPCI 组的患者梗死面积更小，并且研究显示联合终点（30d 死亡、再梗死、脑卒中）呈下降趋势，表明对晚就诊转运的患者行 pPCI 是适宜的。

（五）STEMI 治疗管理

如果我们接受这一前提：任何拖延都会增加 STEMI 发病率和死亡率。那么逻辑结果就是应该积极组织分诊，使得整个治疗流程的延迟时间减少到最短（图 11-2）。然而，针对某个特殊情况，选择有效的治疗体系并非易事，需要考虑大量因素如院前诊断、到可施行 PCI 医院的距离和时间等。这表明延迟 90 ～ 120min 的 PCI 对于远距离到 PCI 中心的患者就是一个制约因素。通常，一些小型的 pPCI 中心已经建立短距离转送患者机制，这并没有引起短期治疗延迟，因资料显示在小型 pPCI 中心"门 - 球"时间更长。

目前美国 STEMI 指南推荐：如果 pPCI 不能在就诊后 90min 内实施，推荐溶栓治疗。然而，如果患者就诊于非 PCI 医院，那么患者是选择溶栓还是转送到 pPCI 中心，这基于对死亡危险、溶栓危险、症状出现时间、转送到 pPCI 医院的时间等的判断，这一判断也会延迟治疗。因此，指南推荐对于 STEMI 患者的分诊应该遵循简洁的单向分流策略及直接转送到大型 pPCI 中心（能在 2h 内实施手术）。

（六）院前诊断和转运策略

STEMI 患者关键的诊断方法是采集 12 导联 ECG。如果主治医师不能诊断，那么将 ECG 传给心脏病专家判断是必要的。远程医疗使得大部分患者在院前救护车上得到确诊从而变更方向直接转运到 pPCI 中心，每 1000 例变更转运的患者中要多挽救 10 例生命（图 11-4）。

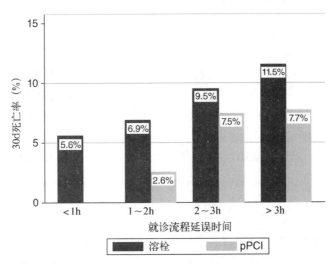

图 11-3　平均有症状时间小于 1h 随就诊流程延误时间不同的 30d 绝对死亡率。图表显示就诊流程延误时间延长导致溶栓和 pPCI 的死亡率均增加。根据最新指南，1 ～ 2h 实施 pPCI 的死亡率最低（来源：Nielsen et al. 2011. Reproduced with permission from Elsevier.)

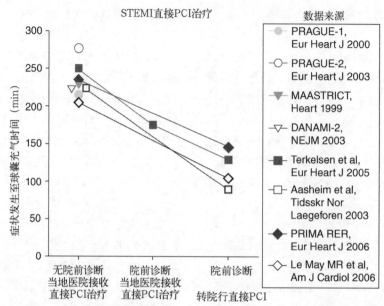

图 11-4 不同院前诊断和转诊策略的症状发生至第一个球囊充气的时间

四、侵入性治疗中心

"门 - 球"时间是整个 PCI 相关的延迟最重要的部分。大型介入中心应确保"门 - 球"时间在 30min 内。要确保 24h 有医师随时待命，导管室要有有经验的团队保障高成功率和低并发症。对于可疑 STEMI 患者，导管室要重视，使得这部分患者一入院就能直接进入导管室。

五、直接 PCI 技术

实施直接 PCI 技术某些方面不同于选择性 PCI。手术路径由手术者自行决定。虽然资料表明较经股动脉而言，经桡动脉可以减少出血和死亡率，然而，这还需进一步验证。目前，推荐术者用其自己熟悉操作标准的路径。

可疑 STEMI 患者应尽快予负荷剂量的阿司匹林，ADP 受体拮抗药（氯吡格雷、普拉格雷或替格瑞洛）及肝素。术前，PCI 术者选择合适的导引导管至罪犯血管。用诊断性导管，先检查可疑的非罪犯血管和充盈侧支。再用导引导丝检查罪犯血管，定位罪犯病变。在此时期，加用 Ⅱb/ Ⅲa 糖蛋白抑制药或者比伐卢定与肝素联用。定位罪犯病变通常容易，大多数

患者一个校准的心电图就足够了。基于 TAPAS 试验，PCI 术者要考虑血栓清除术。尤其对于富含血栓的病变。血栓清除后，再行 PCI。但是 PCI 前球囊预扩是有必要的。大多数情况下，置入支架是适宜的（图 11-5）。目前，仅推荐处理罪犯病变。对于一处或多处非罪犯病变，推荐在处理罪犯病变后 2～4 周行择期 PCI 或者冠状动脉旁路移植术，仅在心源性休克时例外（所有的严重狭窄都要血管重建）。

六、总结

1. 急性 STEMI 患者，最终目的是尽快恢复持续有效的冠状动脉再灌注。

2. 再灌注方式指南中仍待讨论，但是 STEMI 处理流程的管理重要性已经确立。STEMI 处理流程各方面的全面实施，每个步骤都要仔细执行，这对于节省时间从而拯救生命至关重要。

3. 如果能有有经验的 PCI 团队和能及时处理的治疗中心，欧美指南推荐 PCI 处理优于溶栓。

4. 院前诊断减少 PCI 相关的延长约 1h，这使得每 1000 例患者多挽救 10 例。

5. 对于所有的 STEMI 患者，如果能够在

2h 内实施 PCI 的话，指南推荐 PCI 作为首选，因为对于能院前早诊断和直接转送到大型 PCI 中心而言，它是更为简单有效的再灌注方式。

6. 目前，仅推荐处理罪犯病变。对于一处或者多处非罪犯病变，推荐在处理罪犯血管后 2～4 周行择期 PCI 或者择期 CABG 手术。

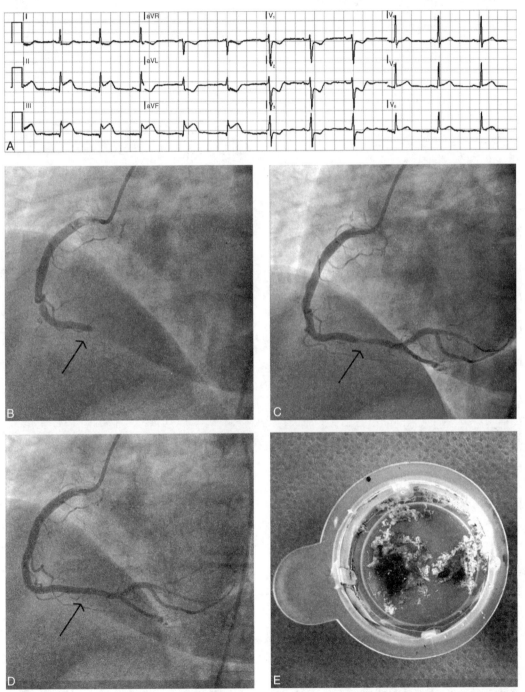

图 11-5　A. ECG 显示下壁 ST 段抬高；B. 对应 pPCI 显示右冠状动脉远端闭塞；C. 罪犯病变血栓消除术后；D. 支架置入后；E. 血管取栓术吸出物

刘　琼　译

余国龙　李传昶　李玲芳　校

第 12 章

罪犯血管内血栓抽吸装置的现状及进展

Zoran Lasic

Lenox Hill Heart and Vascular Institute, Lenox Hill Hospital, New York, NY, USA

一、引言

冠状动脉内血栓形成是急性 ST 段抬高型心肌梗死（ST-segment elevation myocardial infarction，STEMI）的主要原因。对于训练有素的介入医师而言，通过 PCI 使 STEMI 患者的血管再通比溶栓治疗更加有效。对于很多开通了心外膜血管的患者而言，其心肌内的血流供应却并没有恢复，这是因为血栓栓子使微小血管堵塞导致微小血管灌注损伤；而这种损伤会使心肌梗死面积增大且心脏功能恢复减少，从而导致死亡率增高。

血栓形成有可能是自发的，也有可能是在血管成形术过程中因介入操作所致的罪犯血管血栓破裂所致。通过不同的检查确认心肌内血管是否成功再灌注，如心电图的 ST 段，冠状动脉造影的血流分级、甲氧基异丁基异腈心肌成像、微循环阻力指数及心脏磁共振成像等评估微血管阻塞。心脏磁共振成像是评估微血管阻塞的"金标准"。

直接 PCI 治疗后往往不能使心肌灌注最佳，从而开创了多种器械及药物防治策略，以达到预防或减少心肌末梢血栓形成、提高临床疗效的目的。

血栓抽吸装置包括以下 3 种不同的抽吸方式。

1. 手动抽吸血栓装置　由可通过导丝到达冠状动脉内血栓部位、带远端侧孔注射器的导管组成（包括 Export、Pronto、Fetch、Rescue 等）。

2. 机械吸引装置　像 AngioJet、X-sizer 等，抽吸装置是在抽吸之前，通过导管头端行盐水加压冲刷或旋转破坏血栓。

3. 血栓保护装置　如 GuardWire、FilterWire、SpideRX 和 Angioguard 等。是指在冠状动脉成形之前，通过自带导丝把球囊（GuardWire）或者滤网（FilterWire，SpideRX 和 Angioguard）送入血栓远端，然后把球囊或滤网打开，阻止血栓往远端移位后再行抽吸。

每一种装置的代表性研究如下。

二、手动抽吸血栓装置

TAPAS 是一个单中心的前瞻性随机开放研究，该研究评估了使用 6F Export 血栓抽吸导管在 STEMI 冠状动脉介入治疗中的疗效。在冠状动脉造影之前，1071 例患者随机分为两组，一组在 PCI 术前使用手动抽吸装置（535 例患者），另一组行常规 PCI 术（536 例患者）作为对照组。主要终点事件为 PCI 术后的心肌灌注分级为 0 级或 1 级，次要终点事件为术后的冠状动脉血流 TIMI 3 级、心电图 ST 段恢复正常、无 ST 段持续偏移、目标血管再通、心肌再梗死、死亡及随机分组后 30d 内发生严重心脏不良事件。

将血栓抽吸组与常规 PCI 组的主要终点事件进行比较，血栓抽吸组的 490 例患者中有 84 例患者（17.1%）出现主要终点事件，而常规 PCI 组在 490 例患者中有 129 例患者（26.3%，$P < 0.001$）出现主要终点事件。心电图变化（ST 段恢复正常，ST 段持续偏移和病理性 Q 波）在血栓抽吸组中更为明显（$P <$

0.01）。两组的次要终点事件相比较没有明显区别，而死亡率和 30d 内严重不良心脏事件与心肌灌注分级、心电图 ST 段完全正常及 ST 段持续偏移显著相关（死亡和心肌灌注分级，$P = 0.003$；死亡和其他，$P < 0.001$）。在这个研究的 2 个组中常规给予阿昔单抗，血栓抽吸组中有 469（共 502 例患者，占 93.4%）例患者，而常规 PCI 组中有 452（共 503 例患者，占 89.9%）例患者，两组无统计学差异（$P=0.12$）。

对从 454 例患者中抽吸出来的物质进行组织病理学检查，在 331 例（72.9%）患者中发现了粥样栓塞物质；这个组织病理学观察证实了通常在急性 ST 段抬高型心肌梗死患者中的血栓主要由血小板聚集形成。血小板被认为在栓塞和微血管功能障碍过程中发挥了重要作用。对于其他未发现粥样物质的 23% 患者而言，有可能是内源性或外源性的抗血小板物质形成及冠状动脉血管成形术的器械破坏所致，从而使血栓栓塞被溶解和破坏。

为期 1 年的随访显示，1 年内心源性猝死率在血栓抽吸组为 3.6%，而在常规 PCI 组则为 6.7%，两者具有显著差异（$P=0.020$）。发生在血栓抽吸组的 1 年内心源性死亡或非致死性再梗死的比例为 5.6%，而在常规 PCI 组为 9.9%，两者具有显著差异（$P=0.009$）。

与之类似的 WXPIRA 研究（初次 PCI 时在与梗死相关的动脉使用 Export 导管行血栓清除术）随机分配 175 例 STEMI 患者进入常规 PCI 术组（$n=87$）和血栓抽吸后再行 PCI 术组（$n= 88$）。血栓抽吸组患者的心肌灌注分级 TIMI ≥ 2 和 ST 段回落 > 70% 等方面要优于常规 PCI 组患者（88% vs 60%，$P=0.001$；64% vs 39%，$P=0.001$）。有一亚组（$n=75$）是在前壁 STEMI 的患者中使用心脏磁共振成像（cMRI）进行评估，血栓抽吸组在急性期的微血管阻塞程度较低，且 3 个月的梗死面积减小。随访 9 个月后，血栓抽吸组的心源性死亡率较对照组低（4.6% vs 0，$P=0.02$）。

三、机械吸引装置

一早期的技术通过使用 AngioJet 导管行流变溶栓术（RT）移除血栓。该装置将加压盐水送入冠状动脉导管的尖端，通过伯努利效应造成低压区，随后使血栓软化从而消除血栓。生理盐水和浸软的血栓得以从该系统的回收管中吸出。AngioJet 导管被批准用 RT 移除大隐静脉桥管（saphenous vein graft，SVG）和冠状动脉造影中的血栓。在急性心肌梗死患者中初步使用 AngioJet 的经验性结果令人鼓舞，从而也推动了 AIMI 研究（对急性心肌梗死初次血管成形术的患者使用 AngioJet 导管行 RT 术）。一项前瞻性、多中心临床试验将患者随机分为 RT 联合 PCI 治疗组及常规 PCI 治疗组。研究显示 RT 联合 PCI 组的主要终点事件（核素显像测定 14 ～ 28d 时的心肌梗死面积）和次要终点事件 [最终 TIMI 血流分级、组织心肌灌注（TMP）分级、ST 段回落、主要不良心血管事件（major adverse cardiac event，MACE）、其定义为死亡、新出现 Q 波的心肌梗死、紧急冠状动脉旁路移植术、靶血管重建、脑卒中或 30d 内支架内血栓形成] 的结果都更为糟糕。

四、血栓保护装置

EMERALD 研究试图证实是否可通过保护装置使血栓碎片不进入末梢微循环，从而提高 PCI 术后的再灌注及减少心肌梗死面积。共有 501 例患者被随机分为远端保护组——采用球囊阻断然后抽吸，并与常规血管成形术治疗相比较。结果显示联合主要终点指标（PCI 术后 30min 测量 ST 段回落情况和使用 ^{99m}Tc 成像测量 5 ～ 140d 时的心肌梗死面积）和次要终点（严重心脏不良事件）在两组之间无差异。

五、机械抽吸策略的荟萃分析

评估对 STEMI 患者辅以血栓抽吸和血栓保护装置对患者死亡率影响的荟萃分析显示，在使用了手动血栓抽吸的研究中患者死亡率为 2.7%，而只行 PCI 组则为 4.4%，两者有显著差异（$P=0.018$）；对机械取栓而言，使用辅助设备组的死亡率为 5.3%，而仅行 PCI 组为 2.8%（$P=0.050$）；在血栓保护组，使用辅助设备组的死亡率为 3.1%，仅行 PCI 组为 3.4%（$P=0.69$）。在 STEMI 中行手动血栓抽吸与仅行 PCI 相比可降低死亡率。因此，在近年的实践指南中将 STEMI 时行手动血栓抽吸作为 Ⅱa 类推荐的治疗方法。

六、药物治疗策略

INFUSE-AMI 研究是一项评估前壁 STEMI 患者在 PCI 术前给予阿昔单抗并行冠状动脉内血栓抽吸的 2×2 析因、随机、多中心、单盲研究，患者被随机平均分为 4 组：①血栓抽吸术后冠脉内注射阿昔单抗；②血栓抽吸术后，不给予阿昔单抗；③给予阿昔单抗，无血栓抽吸；④既不使用阿昔单抗，也不使用血栓抽吸。在 30d 时对阿昔单抗组与未给予阿昔单抗组（两组均使用了抽吸装置）进行心脏磁共振成像评估的患者主要终点（心肌梗死面积占总左心室质量的百分比），阿昔单抗组较未用阿昔单抗组的梗死面积明显减少（15.1% *vs* 17.9%；$P=0.03$）、梗死质量绝对值显著降低（18.7g *vs* 24g；$P=0.03$），但没有包括室壁运动异常的评分。主要的次要终点（使用了阿昔单抗，使用与未使用抽吸装置的 30d 时梗死面积比较）显示 30d 时的梗死面积、完全梗死的心室质量及室壁运动异常评则分无显著差异。

图 12-1 至图 12-6 显示了相关的血管造影图像和 STEMI 患者 PCI 术时抽吸出来的物质。

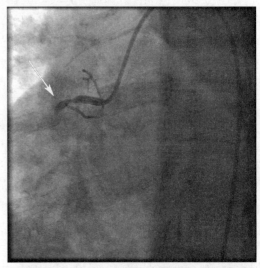

图 12-1 一名 52 岁男性因急性下壁 STEMI 急诊接受冠状动脉造影。血管造影术显示右冠状动脉近端血栓性闭塞（箭头）

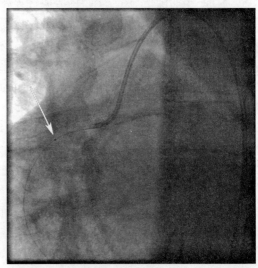

图 12-2 使用导丝通过病灶，然后使用 Fetch 抽吸导管进行手动血栓抽吸（箭头所指的放射标记带距导管尖端 2mm）

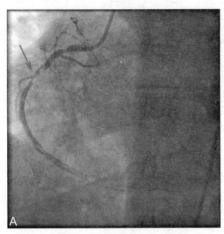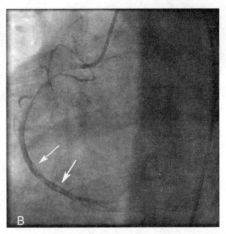

图 12-3　A. 抽吸后的动脉内血流达到 TIMI 2 级。在原梗死部位出现明显病变且伴有血管壁解离（箭头所指）。B. 右冠状动脉远段有残余血栓（箭头）

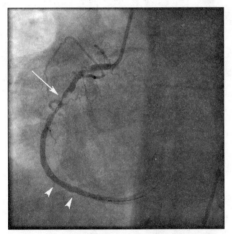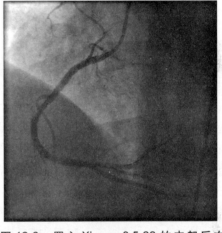

图 12-4　反复抽吸清除远段血栓（小箭头）。在血管中段可见残余病变且伴有血管壁解离（长箭头）

图 12-6　置入 Xience 3.5-28 的支架后右冠状动脉的最终血管造影图像（Abbott Vascular，Abbott Park，IL，USA）

七、未来发展趋势

　　冠状动脉内血栓手动抽吸血栓联合冠状动脉内注入阿昔单抗可使梗死灶最小化。联合抽吸装置和定向药物干预在未来的发展也许可以更有效地保留 STEMI 中的微循环并改善临床结局。选择特定治疗策略时，需要考虑 STEMI 的病变部位、症状发作的时间、病灶特点及合并症的情况，以适应不同患者的需要。

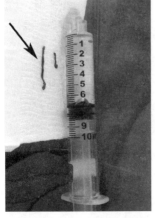

图 12-5　抽吸出的物质被放在 10ml 注射器旁作大小对比（箭头）。较小的部分抽吸自中段，较长的部分抽吸自远段

李振宇　译

余国龙　李传昶　赵伊遐　校

第13章 静脉溶栓的疗效

Freek W.A. Verheugt

Onze Lieve Vrouwe Gasthuis, Amsterdam, The Netherlands

一、引言

在西方国家，急性心肌梗死已经成为发病率和死亡率最高的疾病。自1901年Einthoven发明心电图以来，人们对其流行病学、病理生理学、诊断及治疗展开广泛研究，认识逐步加深。由于急性ST段抬高型心肌梗死通常是由心外膜冠状动脉的急性血栓性闭塞引起，因此早期恢复灌注是针对其病因最重要的治疗。

决定再灌注治疗获益的关键因素是恢复再灌注(TIMI血流3级)的时间。治疗越早启动，相关获益呈指数增加（图13-1）。通常，心肌梗死症状出现1h内接受再灌注治疗可以最大程度降低死亡率。因此，突发心肌梗死后的一小时被称为"黄金1h"。毫无疑问，这一获益可归结于早期冠状动脉血流的恢复最大程度地挽救了缺血心肌，保护了左心室功能，从而提高了短期和远期生存率。

根据心肌梗死波阵现象原理，血流中断时间较短所造成心肌梗死面积较小。冠状动脉再灌注所带来的获益呈时间依赖性，这已经由包括正电子成像术在内的多种检测方法证实。如果没有治疗，症状持续时间和梗死面积之间的关系依旧存在。

治疗越早启动，其获益呈指数增加。随着治疗时间的推迟，心肌缺血时间延长，获益逐渐降低。因此，与入院较晚的患者相比，入院较早的患者因治疗较早其预后更加乐观。

综上所述，临床上鼓励尽早启动包括院前溶栓在内的再灌注治疗。与入院后再启动治疗相比，入院前溶栓可以缩短约1h的治疗时间并改善临床预后。不幸的是，患者就诊时间被耽误失去可以在入院前开始溶栓治疗的机会，仍然是一个主要问题。

目前，再灌注治疗主要有两种形式：溶栓治疗和冠状动脉介入治疗。本章内容主要阐述溶栓治疗。

二、纤溶机制

在急性透壁心肌梗死早期,纤溶药物（框13-1）可以在血栓栓塞部位激活纤溶酶原

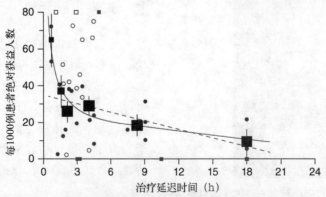

图 13-1 急性心肌梗死患者溶栓时间与早期死亡率的关系

（来源：Boersma, et al. 1996）

（图 13-2）。纤溶酶除了溶解纤维蛋白，亦可以分解许多重要的聚集因子如凝血酶原。当凝血酶原分解，凝血酶生成，产生强大的凝血效应。虽然纤溶药物所带来的促凝血反应可以通过应用肝素来消除，但应用肝素治疗所带来的疗效不确定和出血风险，使得完全消除纤溶治疗所产生的促凝血效果也变得不确定。指南推荐普通肝素剂量：溶栓前给予负荷量 60U/kg（最大量 4000 U）静脉推注，溶栓后静脉滴注维持，第 3、6、12、24 小时抽血监测并将 aPTT 调整至 50 ～ 70s，持续至少 48h。依诺肝素起始以 30mg 静脉注射，随后 1mg/kg 皮下注射，每日 2 次，可很好地替代普通肝素的效果。对于年龄 > 75 岁者，不宜静脉推注起始量，且维持剂量应改为 0.75mg/kg 皮下注射，每日 2 次。最后，应立即给予 200 ～ 300mg 负荷剂量阿司匹林，并以 75 ～ 160mg/d 维持，以及 300mg 负荷剂量氯吡格雷，并以 75mg/d 维持 1 年。

框 13-1　现有的纤溶药物

非纤维蛋白特异性
- 链激酶
- 茴酰化纤溶酶原链激酶复合物（APSAC 或阿尼普酶）
- 尿激酶

纤维蛋白特异性
- 重组组织型纤溶酶原激活药（rt-PA 或阿替普酶）
- TNK t-PA（替奈普酶）
- 瑞替普酶

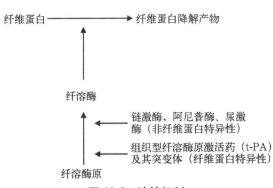

图 13-2　溶栓机制

三、溶栓指征

因为大部分 ST 段抬高型急性冠状动脉综合征患者存在急性血管闭塞，如果首次医疗接触后 90min 内不能进行直接球囊血管成形术，大部分患者可选择溶栓。而对非 ST 段抬高型心肌梗死患者而言，因为仅有一部分冠状动脉发生完全性闭塞，而且其促发的凝血效应可能还对患者不利，因此缺乏再灌注治疗的指征。在许多针对急性冠状动脉综合征患者采用溶栓治疗的临床试验中，出血和血栓形成的并发症限制了溶栓治疗的应用。

必须在绝对或相对禁忌证的基础上考虑溶栓治疗的适应证。患者就诊时间较早、心电图显示梗死面积越大，溶栓获益越大，禁忌证相对较少。患者就诊时间较晚、梗死面积较小，溶栓获益越小，禁忌证相对严格。

四、溶栓风险

溶栓治疗的主要风险即为与之伴随而来的出血并发症。最严重的出血并发症为颅内出血，见于 0.5% 的溶栓患者。发生颅内出血的高危因素包括低体重（< 65kg）、女性、高血压及在溶栓前使用过口服抗凝药。其他出血并发症包括胃肠道出血及动脉破裂出血。大多数情况下，这些出血并发症可采用非手术治疗并且预后良好。

溶栓治疗的第二大风险是再梗死。再梗死见于约 10% 的住院患者及约 30% 溶栓 1 年后的患者。目前，只有静脉和口服给予抗凝药物对预防再梗死有效，但是口服给予抗凝药物由于比较复杂基本被摒弃。

最后，溶栓药物可能产生免疫原性。常见于链激酶和链激酶源性的药物如复合纤溶酶链激酶。重组组织型纤溶酶原激活药（recombinant tissue plasminogen activator，rt-PA），或称为阿替普酶，免疫反应发生率较低，可以应用于链激酶过敏或者之前使用过链激酶的患者。现在，阿替普酶的突变体替奈普酶可以单次静脉给药，应用更容易，在救护车上就可以给药。

溶栓药物的价格也应纳入考虑：链激酶价格大概 100 美元，而阿替普酶及其突变体在 2014 年的价格约为 2200 美元。但是这些药物的早期再通率是不同的：阿替普酶再通率为 50%，链激酶再通率为 30% ～ 35%。越早再通患者的生存率越高，而在诸多影响临床获益的因素中，重要的不仅仅是不同溶栓药物的价格。相比就诊较迟的小面积心肌梗死患者，大面积心肌梗死且就诊较早的患者能从再通率较高的药物中获得更大益处。

非 ST 段抬高型心肌梗死患者往往没有急性冠状动脉闭塞，因此不能通过溶栓获益，还可能发生相关风险。

五、溶栓后续治疗

对于溶栓失败的 ST 段抬高型心肌梗死患者，目前指南推荐立即转运行补救血管成形术。其他的患者亦有罪犯血管再闭塞导致再梗死的风险。指南推荐溶栓后 6 ～ 24h 可采取介入治疗，通常指的是冠状动脉支架置入术。

六、溶栓替代治疗

直接冠状动脉血管成形术是明确可以替代溶栓治疗 ST 段抬高型心肌梗死患者的再灌注策略。即使与最佳溶栓策略（负荷剂量的阿替普酶或替奈普酶）相比，血管成形术亦能带来更大的临床获益。血管成形术的主要缺点是其医疗资源有限和治疗延迟。治疗延迟的主要原因是实施血管成形术之前需要准备心导管室并召集手术人员。此外，转运患者也可以造成显著延迟。血管成形术的初始花费比溶栓要高，但是它可以带来高达 90% 的再通率。并且与血管成形术相比，溶栓风险更高，因为直接血管成形术的脑出血风险较低。

七、溶栓作为直接血管成形术的易化治疗

延迟治疗的患者可能会在血管成形术之前采取溶栓治疗（又称易化血管成形术）。相关研究显示使用这种方法的血管成形术前再通率较高，但是大规模的荟萃分析又发现与直接血管成形术相比，它未带来更多获益。此外，低剂量的溶栓药物或者联用血小板糖蛋白受体拮抗药未能改善预后。

该领域唯一大型临床试验 FINESSE 研究将患者随机分为易化血管成形术组和非易化组，其中易化血管成形术组分成单独应用溶栓药物和低剂量的溶栓药物联合术中应用阿昔单抗两个亚组。结果显示，治疗 90d 后，易化血管成形术的两个亚组均未能从死亡率、再梗死率、卒中发生率上获益。与非易化组相比，易化组的出血发生率增多。更早的研究比较了术前应用奈替普酶和单纯手术两种策略，结果显示易化治疗组患者死亡率反而增加。STREAM 研究显示，与单纯手术治疗相比，入院前给予替奈普酶结合早期介入治疗并没有带来确切的临床获益。因此，目前的证据不支持易化血管成形术这一策略。

八、结论

ST 段抬高型心肌梗死患者如果预期首次医疗接触 120min 内不能接受血管成形术，溶栓治疗就是最佳选择。溶栓药物要联合阿司匹林、氯吡格雷及抗凝药物，通常选用低分子肝素。溶栓失败的患者需马上接受补救性血管成形术。临床表现稳定的患者 24h 内必须实施血管成形术。目前，还没有证据支持 ST 段抬高型心肌梗死患者在血管成形术之前接受溶栓作为易化治疗。

刘凤姣　译

余国龙　李传昶　赵伊遐　校

第14章 急性冠状动脉综合征患者桡动脉途径

Jeffrey M. Schussler

Baylor University Medical Center, Jack and Jane Hamilton Heart and Vascular Hospital, Dallas, TX, USA

一、引言

急性冠状动脉综合征（acute coronary syndrome，ACS）的介入治疗在近几十年已有一定的发展。有意思的是，经桡动脉穿刺置管作为最原始的心脏导管置管途径之一，由于其安全性高，目前已替代股动脉穿刺再次成为首选的穿刺方法。

最近的几项试验证实，冠状动脉介入治疗能显著改善 ACS 及心肌梗死（myocardial infarction，MI）包括非 ST 段抬高型心肌梗死（non-ST segment elevated myocardial infarction，NSTEMI）和 ST 段抬高型心肌梗死（ST segment elevated myocardial infarction，STEMI）患者的发病率和死亡率。

二、背景

目前的指南均支持通过介入手段对 ACS 和 MI 患者进行诊断和治疗。在疾病早期或后期进行血管造影，必要时进行血管成形及支架置入术，能使患者病情稳定并减少远期不良事件。这些侵入性手段固然有风险，其中许多风险早在 20 世纪 70 年代开始行冠状动脉造影和介入时就已被确定。最常见的并发症为出血，特别是多年来一直作为首选的股动脉穿刺部位出血。

经桡动脉途径进行冠状动脉造影和介入治疗并不是一种新方法，该技术既有优点也有缺点，主要优点是能降低最常见并发症——出血的风险。

三、技术

经桡动脉置管与其他心脏置管术最大的区别在于穿刺点不同。首先需对患者进行初步评估，通过 Allen 试验确保其手部有双重血液供应。在 Allen 试验中，同时按压患者的桡动脉和尺动脉，嘱患者用力握拳至手掌变白，然后松开对尺动脉的压迫，观察手掌颜色恢复情况。若手掌颜色迅速恢复正常，表明患者手部有充分的血液灌注（即 Allen 试验阳性），理论上能降低桡动脉发生闭塞时手部缺血的可能性。对于肤色较深或脉搏较弱的患者可进行改良 Allen 试验——使用体积描记法。值得注意的是，在一个较大的人群统计中，有 1/4 ～ 1/3 的患者 Allen 试验结果异常。因此，尽管这是桡动脉置管术前的一项常规检查，但不是必需的，大多数情况下术前不做 Allen 试验仍能安全地进行经桡动脉心脏导管手术。

经桡动脉穿刺的患者术前准备类似于股动脉穿刺，患者平卧于导管室手术台的标准位置。股动脉常作为桡动脉穿刺失败时的备选部位，其穿刺点既可显露也可遮盖。右臂放于从手术台延伸出来的扩展板上，手腕稍过伸，以充分显露穿刺部位。铺单时可使用单独的手术单，也可选择同时在手腕和腹股沟处有孔的手术单（图 14-1）。

血管鞘的选择很重要，使用亲水性的鞘能减少桡动脉痉挛的发生率。右桡动脉与左桡动脉穿刺置管在成功率方面几乎没有差别，但左桡动脉入路可能使导管更容易进入冠状动脉。冠状动脉旁路移植术后的患者行造影检查时，虽然经右桡动脉途径也可获得移植的左乳内动

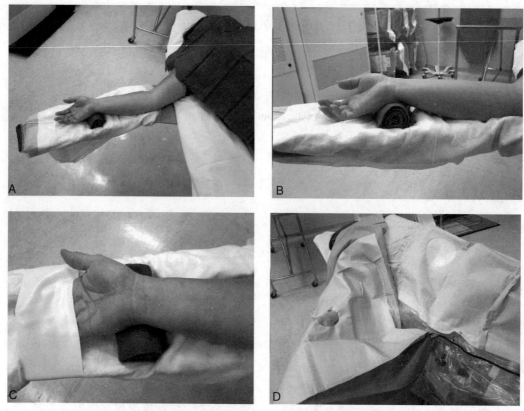

图 14-1　经桡动脉冠状动脉造影的标准化患者准备

　　A. 患者的右上肢置于从手术台延伸出来特殊的扩展板上。B. 手腕下方垫一块手术单，手腕过伸，充分显露桡动脉。C. 手指通常用绑带固定于扩展板上，防止术中移位。D. 使用有孔的手术单，显露桡动脉穿刺处，并保持周围无菌。需注意股动脉区域，提前做好穿刺准备并用手术单遮盖，以备不时之需

脉影像，但左桡动脉是更好的选择。

　　术中可给予维拉帕米或硝酸甘油等药物降低动脉痉挛发生率。此外，常规使用肝素抗凝可以减少桡动脉血栓形成的概率，近几年来肝素的使用剂量已明显降低。以往肝素的剂量高达 7000U，现在 2500U 的肝素即可完成造影检查。如果进行血管成形术，较低剂量的肝素可使患者较早解除压力绷带，并可使用安全性更好的替代抗凝药如比伐卢定。

　　对于诊断性血管造影，有多种导管可供选择。可使用特定的单根导管做左、右冠状动脉造影和心室造影。标准的左、右 Judkins 导管也是合理的选择之一，这两种导管在手术成功率方面并没有显著差异。针对介入治疗，可采用标准导引导管，也可采用能同时用于诊断和介入治疗的桡动脉专用导管。

　　经桡动脉途径常常受到以下限制：穿刺失败或穿刺时间较长，上肢血管纡曲，辐射剂量增加，身材高大的患者导管长度不够。经验丰富的术者很少穿刺不成功，实际操作中从桡动脉途径改股动脉途径的比例 < 5%。经桡动脉途径的辐射剂量虽有所增加，但总剂量仍是可以接受的。身材非常高大的患者，若超过 193cm（6ft 4in），除非使用加长导管，常规的造影导管可能难以从手腕到达冠状动脉（> 110cm）。

四、右桡动脉途径与左桡动脉途径比较

　　右桡动脉途径与左桡动脉途径相比，在手术成功率方面并没有根本区别。但是，右桡动脉途径置管时，导管经过头臂干时弯曲度增加，

所以从左桡动脉途径置管在理论上优于右桡动脉，包括从左桡动脉途径行左内乳动脉造影更为顺利，而从右侧难度增加（图 14-2 和图 14-3）。

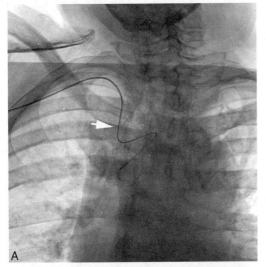

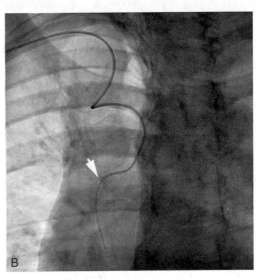

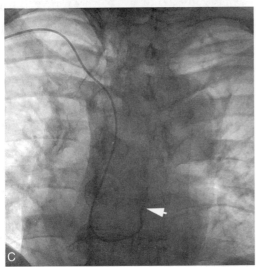

图 14-2　1 例右锁骨下动脉异常纤曲的患者经右桡动脉途径行介入诊疗。导管头端位于右锁骨下动脉的开口（图 A 箭头），顶端柔软的直导丝进入升主动脉，沿导丝将导管轻轻送至升主动脉（图 B 箭头），导管到达主动脉窦，退出导丝，导管头端进入左主干开口（图 C 箭头）

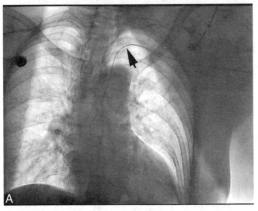

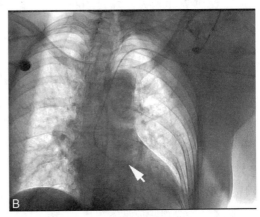

图 14-3　经左桡动脉途径具有一定优势，导丝（图 A 箭头）和导管（图 B 箭头）行程较直，在这一点经左桡动脉途径和经股动脉途径较为相似

五、桡动脉途径的血管并发症

经桡动脉途径进行冠状动脉造影和介入治疗可能会发生一些并发症，感染、夹层、撕脱、假性动脉瘤等均有报道。

六、心肌梗死和急性冠状动脉综合征患者经桡动脉途径冠状动脉造影及介入治疗

到目前为止，仍没有大规模的随机对照试验对经桡动脉途经行冠状动脉造影及介入治疗的成功率及降低手术并发症的有效率进行研究，但从 20 世纪 90 年代开始的病例分析研究提示，经桡动脉途径与其他途径在成功率方面是相同的。

对于那些高危患者，如接受糖蛋白 IIb/ IIIa 受体拮抗药的患者，经桡动脉途径能有效减少出血风险。对于 ACS 患者，医师更倾向于强化抗血小板治疗策略，经桡动脉途径能显著减少出血风险。针对急性心肌梗死（acute myocardial infarction，AMI）治疗的早期试点试验表明，桡动脉途径是可行的，和其他途径一样迅速，并且理论上可减少并发症的发生。

RIVAL 试验是最早的研究 ACS 或 MI 患者经桡动脉冠状动脉造影及介入治疗的有效性和安全性的大规模、随机对照、多中心临床试验之一。该研究共纳入了超过 7000 例患者，1：1 随机分配至经桡动脉途径组或经股动脉途径组。两组的主要复合终点事件（包括死亡、心肌梗死、卒中或非冠状动脉手术所致出血）无统计学意义。亚组分析显示，对 STEMI 的患者，经桡动脉入路组的主要终点事件显著降低，差异有统计学意义，且局部血管并发症有所减少。两组之间的差异在桡动脉途径经验丰富的医院更明显。

在 HORIZONS-AMI 试验的析因分析中，经桡动脉途径接受血管成形术组患者与经股动脉途径组（样本量更大）比较，结果显示，桡

动脉途径是 30d 和 1 年的主要不良心脏事件及不良临床事件减少的独立预测因子。

REAL 试验是一项大样本的倾向值匹配登记研究，对 AMI 患者进行经桡动脉或股动脉介入治疗，结果显示桡动脉途径组患者血管并发症、出血事件及 2 年死亡率均显著降低。

在 2011 年美国经导管心血管治疗学术年会上发布的一项研究（经桡动脉途径和经股动脉途径治疗 ST 段抬高型急性冠状动脉综合征比较）结果显示，桡动脉途径能显著降低患者死亡、心肌梗死、靶病变再次血供重建和脑卒中的复合终点事件（7.2% vs 11.4%，P=0.029），这主要归因于心源性死亡的减少（5.2% vs 9.2%，P=0.020）。此外，穿刺部位出血发生率也显著低于股动脉入路组（2.6% vs 6.8%）。两组均有大部分患者（约 70%）接受了 IIb/ IIIa 受体拮抗药治疗，这可能使桡动脉途径局部出血发生率降低，从而使患者获益更大。

七、其他路径选择

由于桡动脉内径较小，鞘的选择一般限制在 6F 以内，这也许会使术者在 ACS 或 MI 治疗过程中对其他器械的使用受到限制。但实际并非如此，例如，经桡动脉途径并不限制术者采用更先进的治疗策略，如血栓抽吸。

进行桡动脉插管时必须考虑鞘的尺寸限制，因为当鞘的直径与桡动脉直径接近时，血管痉挛和损伤的发生率增加。尽管如此，绝大多数病例并不需要 7F 及以上的鞘。遇到复杂病变（如分叉病变）的情况下，可以使用较大内径的 6.5F 或 7.5F 无鞘指引导管进行血管成形术。和桡动脉途径被广泛认可一样，这一技术日益普及。某些病例甚至可以选择更大的指引导管（如 8F），而不会引起严重的血管损伤。

有一特殊情况值得关注，溶栓失败后到导管室进行补救性介入治疗的患者往往有较高的出血风险。虽然没有大规模的人群研究，但理论上来说，桡动脉途径最有益于减少这类患者出血风险（图 14-4）。

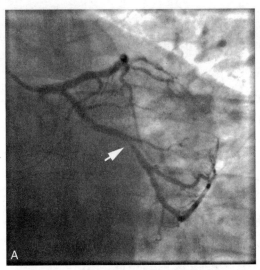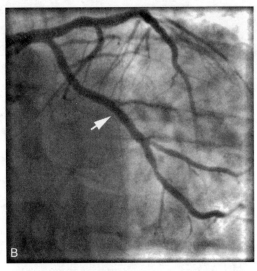

图 14-4　1 例从偏远急诊室转诊来的急性下壁、侧壁 STEMI 的 50 岁男性患者，已接受溶栓治疗。患者胸痛未缓解被送至导管室。由于出血风险增加，从桡动脉途径进行补救性 PCI 较为安全。血管造影显示回旋支中段残余狭窄（图 A 箭头），成功置入支架后残余狭窄消失（图 B 箭头）。术后患者症状缓解，无并发症及明显心功能不全，48h 内出院

八、结论

　　总之，ACS 或 MI 患者发生出血等并发症的风险较高，可致患者预后不良。经桡动脉途径进行冠状动脉造影和介入治疗已被证实可减少此类患者的出血风险，改善患者临床预后，并得到了指导委员会和介入学会广泛认可。在具有丰富经验的医师及大型仪器设备的介入诊疗中心，患者能得到及时有效的治疗，并有利于标准介入技术的应用。对于高出血风险、特别是接受了强化抗血小板治疗的患者，经桡动脉途径可显著降低出血风险，进而降低其发病率和死亡率。

周　环　译

余国龙　李传昶　赵伊迟　校

第 15 章

桥血管退化的介入治疗

Michael S. Lee, *Gopi Manthripragada*

UCLA Medical Center, Adult Cardiac Catheterization Laboratory, Los Angeles, CA, USA

一、引言

冠状动脉旁路移植术（coronary artery by-pass grafting, CABG）是一种治疗严重冠状动脉病变的有效方式。在目前常用的移植桥血管中，左乳内动脉桥血管具有良好的远期通畅率，并能改善患者的生存率，而大隐静脉桥血管（saphenous vein graft, SVG）的近期及远期通畅率均不令人满意，这与其易发生粥样硬化和血管内膜纤维化相关。在术后 10 年左右，50% 的 SVG 会明显退化，出现再闭塞。目前，约 5.7% 的 SVG 再闭塞患者，选择经皮冠状动脉介入治疗（percutaneous coronary intervention, PCI），与再次冠状动脉旁路移植术相比，在增加患者的患病率及死亡率方面，经皮冠状动脉介入治疗是一个合理的治疗方案。

二、病理生理

与自体冠状动脉病变相比，SVG 含有大量脂质泡沫及炎性细胞浸润的易碎斑块，可伴有轻微钙化，并普遍缺乏纤维帽。SVG PCI 术可引起动脉粥样硬化的远段血管闭塞和斑块破裂，影响神经体液因子如 5- 羟色胺、内皮素和血栓素的分泌，从而导致毛细血管堵塞和微血管的痉挛。尽管 PCI 术可以改善血管阻塞，但是 10% ～ 15% 的患者经 SVG PCI 术后出现慢血流或无复流现象，或心外膜血管及微血管灌注减少，并且使围术期心绞痛发作、缺血性 ST 段改变、31% 心肌梗死发生率及住院期间的死亡率增加 10 倍。同自体冠状动脉相比，SVG PCI 术后发生包括再狭窄在内的临床不良事件是增多

的，这是因为支架区域之外的病变在进展。由于 SVG PCI 术存在高风险，尽可能 PCI 处理自体冠状动脉病变是优先治疗策略。

三、临床预测因子

在 SVG PCI 术后，约 15% 的患者主要表现为肌酸激酶同工酶（creatine kinase-MB, CK-MB）增高（> 5 倍正常上限）。术后 1 年内，CK-MB 轻度增高（1 ～ 5 倍）与死亡率增加有关（6.5% vs 4.8%，$P < 0.05$），同时 CK-MB 增高增加 144% 的死亡率。CK-MB 增高是远期死亡率的一个独立预测因子 [比值比（OR）3.3，95% 置信区间（CI）1.7 ～ 6.2]。

SVG PCI 术后 30d 主要不良心血管事件（major adverse cardiac events , MACE）的预测因子包括病变长度，大 SVG 血管变性及大斑块体积。这些因素可以增加远端血管栓塞和随后发生心肌梗死的风险。

与男性相比，女性临床不良事件的发生率较高，包括术后 30d 的死亡率（4.4% vs 1.9%，$P=0.02$），血管并发症（12% vs 7.3%，$P=0.006$）及术后急性肾衰竭（8.1% vs 4%，$P=0.02$）。

慢性肾功能不全（血清肌酐 ≥ 1.5mg/dl）是接受 SVG 药物支架置入术后 1 年 MACE 发生的显著预测因子 [风险比（HR）2.2，95%CI 1.1 ～ 4.3，$P=0.03$]，与靶血管重建率较高的趋势相关（21.8% vs 10.3%，HR 2.42，95%CI 0.94 ～ 6.24，$P=0.059$）。同样，接受 SVG 裸支架置入术后出现肾功能不全的患者也有较高的死亡率（$P < 0.001$）。

四、临界病变的评估和治疗

目前尚缺乏充分的研究表明血流储备分数（fractional flow reserve，FFR）可用以评估 SVG 病变。然而，可以通过 FFR 将压力传感器放至血管远端 2/3 的地方，对整个管道进行评估。在临床实际操作中，将 SVG 病变的血流动力学显著改变的 FFR 临界值定位为 0.75 ～ 0.80。但是，SVG 病变进展比自体冠状动脉病变更迅速，根据此临界值延迟血供重建时间的安全性方面尚未进行前瞻性研究。由于 SVG 术后超过 1 年的临床不良事件发生是继发于未处理的临界病变进展，因此预先支架处理 SVG 临界病变可能带来临床获益。

一项 VELETI（Moderate Vein Graft Lesion Stenting with the Taxus Stent and Intravascular Ultrasound）研究发现在采用紫杉醇药物涂层支架处理 SVG 临界病变的患者中，术后 1 年及 3 年的 MACE 发生率低于延迟进行血供重建的患者（3% vs 19%，1 年，P=0.09；3% vs 26%，3 年，P=0.02），从而支持药物支架预处理的策略。但是，该研究样本量很小，而且是影像学研究，临床终点证据不足。正在进行的 VELETI Ⅱ 期研究（n=450，nct0123443）将有助于确定预防性紫杉醇涂层支架置入术是否优于药物处理 SVG 临界病变。

五、静脉桥血管闭塞的治疗

静脉桥血管慢性完全闭塞病变的介入治疗成功率低且并发症发生率高。患者成功接受 PCI 治疗（95% 为 DES），在平均随访 1.5 年时，支架内再狭窄的发生率是 68%。因此，美国心脏病学会基金会（ACCF）/ 美国心脏协会（AHA）/ 心血管造影和介入协会（SCAI）指南并不推荐 SVG 慢性完全闭塞病变进行 PCI 治疗。

六、抗凝和抗血小板治疗

虽然目前尚未有专门的前瞻性随机试验

对 SVG 的理想抗栓治疗进行研究，但是比伐卢定因具有良好的安全性，而且抑制缺血事件发生的作用等同于或优于肝素，可作为首选药物。一项回顾性观察研究表明与肝素相比，比伐卢定 CK-MB 升高较少，同时非 Q 波心肌梗死再入院、再次血供重建、血管并发症的发生率也有降低的趋势。ACUITY（Acute Catheterization and Urgent Intervention Triage Strategy）研究表明，在例行 SVG PCI 的患者中，单用比伐卢定、比伐卢定 +GP Ⅱb/ Ⅲa 拮抗药和肝素 +GP Ⅱb/ Ⅲa 拮抗药三组的缺血、出血及终点事件发生率无明显差异。但是单用比伐卢定，与肝素 +GP Ⅱb/ Ⅲa 拮抗药相比，小出血的发生率较小（26% vs 38%，P=0.05）。ACCF/AHA/SCAI 2011 年指南，GP Ⅱb/ Ⅲa 抑制药在 SVG PCI 中是禁忌，因为其缺乏临床获益的证据。

七、支架选择

（一）金属裸支架（bare metal stents，BMS）

对 SVG 行球囊扩张术并不能很好地改善病变狭窄及改善临床预后。在 SAVED（saphenous vein graft disease）临床试验中发现，与球囊扩张术相比，采用金属裸支架治疗手术成功率较高（92% vs 69%，P < 0.001），主要心血管不良事件发生率也低（26% vs 38%，P=0.04），并且有改善病变再狭窄的趋势（36% vs 47%，P=0.11）。

（二）覆膜支架（covered stents）

尽管理论上聚四氟乙烯（polytetrafluoroethylene，PTFE）覆膜支架可以防止 SVG 斑块碎片脱落导致远端栓塞及降低因平滑肌细胞增生导致的血管再狭窄的发生率，但 4 项前瞻性随机试验结果却发现患者行 SVG 覆膜支架置入术并未因此获益。在 Symbiot Ⅲ 期临床试验中，患者置入自膨式 PTFE 覆膜镍钛合金支架（Boston Scientific Corporation，Natick，MA，USA）与 BMS 相比，在 8 个月时 MACE 的发生率无显著差异（30.6% vs 26.6%，P=0.43），但是靶血管病变血供重建发生率却有增加的趋势（23.5% vs 15.6%，P=0.055）。RECOVERS试验（静脉桥血管 PTFE 覆膜支架置入术的随机评价）报道中指出，同 BMS 相比，患者置入 Jostent 球囊扩张式覆膜支架（Jomed International AB, Helsingborg, Sweden），30d MACE 的发生率较高（10.9% vs 4.1%，P=0.047），主要是由于心肌梗死发生率增加（10.3% vs 3.4%，P=0.037），但 6 个月支架内再狭窄率及 MACE 发生率无显著差异（24.2% vs 24.8%，P=0.237；23.1% vs 15.9%，P=0.15）。在 BARRICADE（Barrier Approach to Restenosis：Restrict Intima to Curtail Adverse Events）试验中，Jostent 球囊扩张式覆膜支架（jomed）与 BMS 相比，5 年靶血管失败率更高（68.3% vs 51.8%，P=0.007）。另外，STING（Stents IN Grafts）试验报道表明，Jostent PTF 覆膜支架和 BMS 在 14 个月内有相似的临床事件。

（三）药物涂层支架（drug-eluting stents，DES）

在 RRISC（Reduction of Restenosis In Saphenous vein grafts with Cypher sirolimus-eluting stent）试验中，6 个月随访时发现，西罗莫司涂层支架与裸金属支架相比，晚期管腔缺失、再狭窄、靶病变和血管血供重建率较少。然而，DELAYED RRISC 研究报道显示，在 3 年随访期时，西罗莫司涂层支架并没有降低靶血管血供重建率，反而增加死亡率。

在 SOS（stenting of saphenous vein grafts）试验中，经过 3 年的随访，紫杉醇涂层支架与裸金属支架相比，靶病变血供重建率下降同时 MACE 发生率减少。

ISAR-CABG 试验表明，患者行 SVG DES 置入术，同 BMS 相比，1 年 MACE 发生率较低（15.4% vs 22.1%，P=0.03），主要是由于靶病变血供重建率降低（7.2% vs 13.1%，P=0.02）。

同样，一项荟萃分析显示，SVG DES 置入术比 BMS 在靶病变血供重建率及心肌梗死

的发生率上是降低的。

而西罗莫司涂层支架和紫杉醇涂层支架在死亡率（HR 1.28，95%CI 0.39 ～ 4.25，P=0.69）和靶血管血供重建率上无显著差异（HR 2.54，95%CI 0.84 ～ 7.72，P=0.09）。

八、大隐静脉桥血管经皮冠状动脉介入治疗

（一）直接支架置入术

理论上直接支架置入术具有减少预扩张可能导致远端栓塞的优势。有研究发现，接受 SVG 直接支架置入术的患者，CK-MB 升高大于 4 倍的概率减少 50%（13.6% vs 23%，P < 0.12），CK-MB 峰值也相应较低（9.5 vs 19.6，P < 0.001），并且非 Q 波心肌梗死的发生率也降低（10.7% vs 18.4%，P < 0.02）。然而，这一治疗措施还需前瞻性随机试验进行验证。

（二）小直径支架

在 SVG PCI 中选择小直径支架，最大限度地减少围术期心肌梗死导致的"Cheesegrater 效应"，这可能与远端栓塞发生率降低，同时靶血管重建率未升高有关。然而，因为小直径支架存在增加支架内再狭窄和支架内血栓形成的风险，这种治疗策略还需进一步验证。

（三）栓塞保护装置

远端栓塞在 SVG PCI 中常见但很难预测。91% 的碎屑颗粒可以通过远端血栓保护装置回收。尽管 ACCF/AHA/SCAI PCI 指南中，栓塞保护装置的使用为 I 类推荐，但根据 ACC 国家心血管介入注册数据统计使用率并不高（23%）。目前栓塞保护装置有 3 种类型可供选择：远端球囊闭塞装置，远端血栓过滤器和近端球囊闭塞装置。

（四）远端球囊闭塞装置

PercuSurge Guard WIRE（Medtronic，Minneapolis，MN），它是将一根直径 0.014in 的导丝远端连接可充气的球囊，在 PCI 时送入 SVG 病变远端，扩张球囊，阻断前向血流，从而减少远端栓塞（表 15-1）。PCI 后，先用

抽吸导管抽吸堵塞球囊前聚集的血栓碎片及富含因血流阻断而产生的各种血管活性物质的血液,最后球囊放气,恢复血流。SAFER (Saphenous Vein Graft Angioplasty Free of Emboli Randomized) 试验报道,Percusurge 远端球囊保护装置可以减少无复流的发生率 (3.2% *vs* 8.3%,*P*=0.005) 和 30d MACE (9.6% *vs* 16.5%,*P*=0.004)。

表 15-1　远端球囊闭塞装置

优点	缺点
横截面小	不适用远端病变
导向性和可操作性好	短暂阻断血流
捕获小颗粒和大颗粒	球囊可能损伤血管
抽吸血管活性物质	需快速进行经皮冠状动脉介入治疗

(五) 远端血栓过滤器

Filterwire EX (Boston Scientific Corp.,Maple Grove,MN) 是由 1 根导丝在远端部分附着滤网,并预装在输送鞘内通过病变 (图 15-1),然后在 PCI 术中打开滤网,过滤和捕获血栓碎片。术后,在折叠滤网退出导丝前,用抽吸导管一次性移除过滤的血栓碎片。

血栓滤器的优点是在 PCI 术中不影响冠状动脉血流,不影响造影剂通过 (表 15-2)。SVG PCI 使用血栓过滤装置适用于高危患者,特别是左心功能不全的患者。因为球囊扩张所致的血流阻断可能加重缺血,导致血流动力学

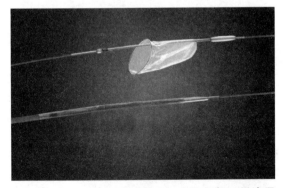

图 15-1　Filter Wire 装置。在聚四氟乙烯涂层的 0.014in 导丝上安装聚氨酯过滤篮,并预装在输送鞘管内 (来源:Boston Scientific Corporation,Natick,MA. 转载许可)

的不稳定。然而,过滤器是一个"笨拙"的装置,这使得它难以跨越病变,并且不能用于在非常远端的病变,因为需要足够的附着区域。另外,因为其不影响血流,神经体液介质及微粒可以随血流到达冠状动脉远端,导致血管收缩,并出现慢或无复流现象。同时,滤器与血管同轴性不佳,不利于捕获所有栓塞碎片。

表 15-2　远端滤器

优点	缺点
不影响冠状动脉血流	横截面大
不影响造影	装置"笨拙"
	血栓可能阻塞滤网

FIRE (Filter Wire EX Randomized Evaluation) 试验显示,Filterwire EX 和 Guard WIRE 装置 30d 和 6 个月 MACE 发生率无显著差异 (9.9% *vs* 11.6%,优势性 *P*=0.53,非劣效性 *P*=0.000 8;19.3% *vs* 21.9%,*P*=0.44)。 在 BLAZE 注册研究中,第二代 Filter Wire EZ,因为具有较小的横截面,较高的同轴性和较小的孔径 (100μm *vs* 110μm),其使用成功率达 97.8%,30d MACE 发生率仅 6.7%。

与 Filterwire EX 不同的是,Spide Rx 血栓保护装置 (Covidien,Plymouth,MN,USA) 有一根常规的直径 0.014in 导丝用以通过病变。SPIDER (Saphenous Vein Graft Protection In a Distal Embolic Protection Randomized) 研究结果显示,使用 Spide Rx 装置与 Filterwire EX 和 Guard WIRE 装置有相似的临床效果。

AME thyst (Assessment of the Medtronic AVE Interceptor Saphenous Vein Graft Filter System) 试验表明,拦截式 PLUS 滤过器并不劣于 Filterwire EX 和 Guard WIRE 装置。

(六) 近端球囊闭塞装置

Proxis 栓塞保护系统 (St Jude Medical,Maple Grove,MN,USA) 包括 1 根内工作鞘,该鞘通过指引导管送入。该内鞘的两端各附着有 1 个球囊。近端球囊用于封闭指引导管内的内鞘,同时远端球囊用于封闭 SVG,造成血流停滞,防止血栓碎片随血流至远端血管造成

栓塞（图 15-2）。待介入干预完成，球囊放气恢复血流前，用抽吸导管抽吸出淤血，其中包括血栓碎片及包含因血小板聚集而释放的血管收缩物质。PROXIMAL（Proximal Protection During Saphenous Vein Graft Interventions Using the Proxis Embolic Protection System）试验表明，Proxis 装置与 Filterwire EX 和 Guard WIRE 装置 30d MACE 发生率类似。目前 Proxis 装置已停产。

九、慢血流或无复流的药物治疗

微循环血流受影响会导致慢血流或无复流现象。血栓的存在（*OR* 6.9，95%*CI* 2.1 ~

23.9，*P*=0.001），急性冠状动脉综合征（*OR* 6.4，95%*CI* 2 ~ 25.3，*P*=0.003），退化的 SVG（或 5.2，95%*CI* 1.7 ~ 16.6，*P*=0.003），病变溃疡（*OR* 3.4，95%*CI* 0.99 ~ 11.6，*P*=0.04）都与 SVG PCI 后慢血流或无复流相关。尽管缺乏足够的临床试验数据，桥血管内注射血管扩张药用以改善微循环血流是目前标准的治疗慢血流或无复流的方法。微导管或双腔抽吸导管可提高远端微血管床的局部给予血管扩张药的效果。

腺苷，除了对动脉和小动脉的扩张作用，还可抑制血小板活化、聚集和血栓形成。大剂量的腺苷≥ 5 支，每支 24μg）与低剂量（< 5 支，每支 24μg）相比，可明显逆转缓慢或无复流

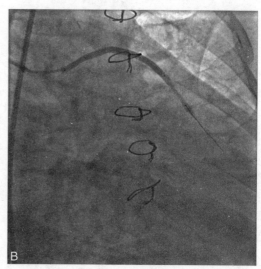

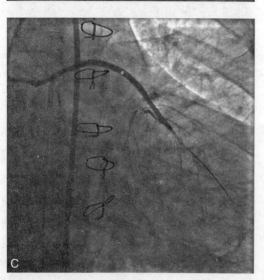

图 15-2 1 例 20 年的左冠状动脉前降支 SVG PCI 术中使用 Proxis 近端球囊闭塞保护装置

A. 远端 SVG 严重病变。B. Proxis 保护装置先送入 SVG。近端闭塞球囊充气，造影剂注入 SVG。经对病变行 PCI 术。C. 抽吸淤血及血栓碎片。最终血管造影结果良好。患者无术后肌钙蛋白和 CK-MB 升高（来源：St Jude Medical, Maple Grove, MN, USA. Reproduced with permission）

（91% *vs* 33%），并改善最终的心肌梗死溶栓（Thrombolysis in Myocardial Infarction，TMT）血流（2.7±0.6 *vs* 2±0.8，*P*=0.04）。有研究显示，91% 的患者在桥血管注射高剂量的腺苷后，恢复了 TIMI 3 级血流。

冠状动脉内注射硝普钠亦可以迅速改善血流量和血流速度，用以治疗慢血流及无复流。

在 VAPOR（Vasodilator Prevention of No-Reflow）试验中，对未发生无复流的患者预先给予维拉帕米处理，与 33.3% 的患者给予安慰剂做对照（*P*=0.10），TIMI 级数增加（53.3%±22.4% *vs* 11.5%±38.9%，*P*=0.016）。并且维拉帕米可以改善所有患者的 TIMI 血流分级（*P* < 0.001），其中 88% 的患者达到 TIMI 3 级。

在未使用栓塞保护装置行直接支架置入术时，对桥血管预处理尼卡地平，CPK 上升大 > 正常上限 3 倍（1.5%）、慢血流或无复流（2.4%）及院内 MACE（4.4%）的发生率均低。

十、静脉桥血管急性闭塞的治疗

急性闭塞的 SVG 往往是广泛的血栓形成，因为 SVG 缺乏分支。在急性血栓形成时，大量的动脉粥样硬化和血栓负担，增加了远端栓塞和无复流的风险。栓塞保护装置虽然不能防止所有的远端栓塞，但仍是目前公认的用于预防围术期并发症的治疗方式。幸运的是，SVG 闭塞仅导致不到 5% 的 STEMI（34/3602 例 STEMI 在 HORIZONS-AMI 试验），并希望这一数字将随着对动脉桥血供重建日益重视而进一步减少。

十一、结论

由于 SVG 远期通畅率差，影响 CABG 术后长期预后，动脉桥血供重建更应该提倡。SVG PCI 近期和远期的临床不良事件发生率高，包括：围术期心肌梗死发生率高、无复流，再狭窄和 SVG 支架区域之外疾病进展。ACCF/AHA/ SCAI 指南推荐栓塞保护装置使用可减小远端栓塞心肌梗死的风险。血管扩张药可预防和治疗慢或无复流。相对于 SVG 行 BMS PCI 术后再狭窄率高，DES 应作为首选策略。如果可行，病变严重的 SVG，PCI 术应在自体冠状动脉中进行。

彭礼明　译

余国龙　李传昶　赵伊遐　校

第16章　准分子激光在急性心肌梗死患者中的再血管化作用

On Topaz[1, 3], Allyne Topaz[2], Kristine Owen[3]

[1] Duke University School of Medicine, Durham, NC, USA

[2] Hackensack University Medical Center, Hackensack, NJ, USA

[3] Charles George Veterans Affairs Medical Center, Asheville, NC, USA

一、引言

对于 ST 段抬高型心肌梗死（ST-segment elevation myocardial infarction，STEMI）最好的再灌注技术首选经皮冠状动脉介入治疗（percutaneous coronary intervention，PCI）。与溶栓治疗相比，PCI 降低了死亡、脑卒中和再梗死的发生率。

在针对急性心肌梗死（acute myocardial infarction，AMI）进行的急诊 PCI 中，对血栓进行专业处理是最重要的，在许多情况下除了标准的药物治疗和球囊血管成形术外，还要对血栓采取特殊的处理措施。因血栓的复杂性特点，需反复采用准分子激光和机械血栓清除术以达最大程度移除血栓；可靠的技术、方便易用的导管可同时处理血栓和潜在的斑块（图 16-1）。总之，针对靶血管血栓病变、导管内再狭窄、慢性完全性闭塞病变和大隐静脉旁路移植物退行性变的激光血管成形术已被成功地应用于急性冠状动脉综合征和外周缺血性综合征。

本章描述了 FDA 批准的准分子激光在 AMI 急诊 PCI 中的应用。内容包括实施治疗的介入医师激光使用指征、导管技术的描述、临床经验分析，以及对激光技术的安全有效性进行推荐。

二、AMI 中的血栓病变

AMI 中的病理生理学是在破裂的动脉粥样斑块基础上有血栓形成。血栓的复杂生理学特征和其对基础斑块的异常黏附，使得再血管化成为一个挑战。血栓在 PCI 的结局中有重要地位，它是主要冠状动脉不良事件、急性或慢性支架内血栓形成、6 个月内的再住院率、MI 和死亡率的强预测因子。从事实观点的角度看来，无论是一个较重的血栓负荷（TIMI 血栓 4～5 级）还是一个较低的血栓负荷（TIMI 血栓 2～3 级），意味着药物治疗可能效果不佳而靶向机械性血栓清除则能够获益。因此，应对急性血栓进行精确的评估和分级。如当心肌梗死相关的动脉显示为 TIMI 0 级血流，则该堵塞为 TIMI 血栓 5 级。

对于这种血栓的临时处理，首先要求对真实的血栓负荷进行精确评估和分级。用导丝或小球囊穿过堵塞处，这样通常可以恢复一些前向血流。然后，进一步措施是评估暴露的血栓大小。因此，TIMI 1 级的小血栓可以用球囊和支架处理，而 2～3 级血栓可以用抽吸导管处理。另一方面，如果残存血栓高达 3 级或 4 级，为了最大限度地清除血栓，可以考虑使用如冠状动脉激光这样的机械设备。Harjai 和他的同事们回答了关于 AMI 的 PCI 术后残余血栓是

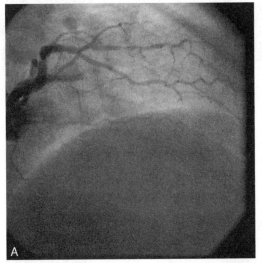

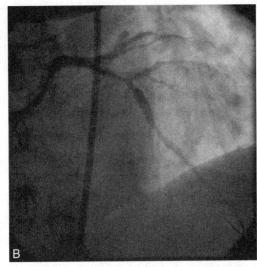

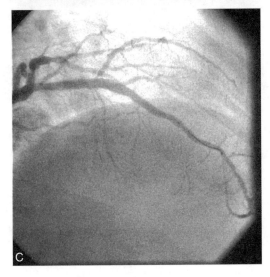

图 16-1　1 例前壁 ST 段抬高型心肌梗死，持续性胸痛，充血性心力衰竭和血流动力学迅速恶化的患者

A. 左前降支近端完全闭塞，TIMI 5 级血栓。B. 随着导丝穿过，重新分级为 TIMI 4 级血栓，使用了 1 根 1.4mm 准分子激光导管。在发送了 250 次脉冲，45mJ/（mm² • 25Hz）能量后的血管造影结果。TIMI 3 级前向血流恢复及基础斑块负荷显示。C. 最终结果显示：支架显著改善了临床症状

否会影响临床结局的问题。结果提示残存血栓在术后冠状动脉血流恢复的 2 级或 3 级的患者中确实与心血管结局较差有关。这点再次强调了最大化清除血栓的重要性。

三、在 AMI 患者中清除血栓的专业策略的作用

在过去的 10 年中，对在 AMI 患者行 PCI 时迅速清除冠状动脉内血栓的关注不断增长。在抽吸导管的地位被建立后，电动机械血栓清除设备可以更为有效地清除大的血栓负荷。这些工具改善了 ST 段回落、增加了前向 TIMI 血流、提高了心肌充血评分和校正后的 TIMI 帧数（cTFC），并易化了支架置入。电动机械血栓清除设备联合小剂量的冠状动脉内溶栓药也是一种有用的措施，术语为"强化血栓清除术"。在这组设备当中包括了在欧洲和美国的临床应用（表 16-1）并在基础研究（表 16-2）中被研究了 25 年的准分子激光术，它是一个强有力的工具，下面将进一步描述。

靶向血栓清除是 AMI 行 PCI 中一个不可或缺的部分。抽吸导管可以清除低血栓负荷而电动机械血栓清除设备则可以消除高血栓负荷。

表 16-1　在急性心肌梗死中使用激光的临床数据

主要发现	来源
对 AMI 和 UA 而言，它是成功的再血管化的工具；可清除 80% 目标血栓负荷	Am J Cardiol，2001，87:849–855
98% 的设备成功率，极低的并发症发生率	Lasers Surg Med，2001，29:185–192
对于血栓负荷重的病变是很成功的设备	CCI，2002，56:365–372
在各种 AMI 患者中，包括 STEMI，NSTEMI，晚期表现，溶栓失败，心源性休克，SVG 老化：95% 设备成功率，97% 血管造影成功率。在使用准分子激光的 PCI 中，闭塞性血栓没有负面性影响结局	Am J Cardiol，2004，93:694–701
当退化的大隐静脉移植物是梗死相关血管时，结果很好。在使用准分子激光时通常不需要远端保护	J Invas Cardiol，2004，16:177–180
在很重的血栓负荷时，激光血栓清除术能够在 AMI 中取得最大获益	Lasers Med Sci，2008，23:1–10

　　AMI. 急性心肌梗死；PCI. 经皮冠状动脉介入；STEMI. ST 段抬高型心肌梗死；SVG. 大隐静脉移植物；UA. 不稳定型心绞痛

表 16-2　关于在 AMI 中运用激光的基础研究发现

发现	影响	来源
声学冲击波构成	对于血栓成分机械性的削减	Cardiology，1996，87:384–391
光声对于纤维蛋白纤维的破坏	加强了纤维蛋白溶解，导致血栓溶解	J Thrombosis Thrombolysis，1996，3:209-214
血栓溶解的强化	激光加强了溶栓药对于陈旧的、机化的、顽固性血栓的影响	Lasers Med Sci，1999，14:112–123
"顿抑血小板"现象	激光抑制了血小板聚集动力学	Thromb Haemost，2001，86:1087–1093
在斑块中吸收	动脉粥样硬化物质的汽化	Cardiology，1996，87:384–391
在未辐射斑块上没有损伤影响	缓慢减容 / 间歇性激光技术是安全的	Cardiovasc Pathol，2001，10:223–228

四、激光再血管化

　　关于激光在 AMI 的 PCI 中应用的第一篇报道发表于 1993 年。所使用的是一种中红外线、固态、脉冲波钬 / 铥：YAG（波长 2.09μm）激光。在 9 例有复杂 AMI 的患者中应用了这种激光。在激光再血管化的领域，第一次摒弃了传统的快速移动激光技术，转而推荐更安全有效的间歇慢速激光技术。这些患者的再血管化成功且临床结局较好。对于急性缺血血栓性冠状动脉综合征患者的紧急再血管化治疗，这项研究打开了对激光作用进一步探索的大门。在美国已不再使用中红外线激光，而 308nm 的紫外线准分子激光（CVX-300，Spectranetics 公司，Colorado Springs，CO，美国）已获 FDA 批准，它可由内科医师决定用于包括 AMI 在内的急性冠状动脉缺血综合征。

　　准分子激光可以被用于大隐静脉移植物和冠状动脉相似物中的血栓负荷病变（图 16-2）。这种激光对于诸如左主干狭窄这样有显著挑战性、高风险的冠状动脉病变是一种安全有效的方式。它也可应用于包括支架内再狭窄病变、开口病变和慢性完全闭塞性病变的减容术。它还可以用于诸如股浅动脉狭窄和复杂肾动脉狭窄之类的重要外周动脉疾病的再血管化手术。近来，准分子激光还成为了取出丧失功能的起搏器和心内电极的可选工具。

五、准分子激光和生物组织的相互作用

　　准分子激光可以和动脉粥样硬化斑块内的非水成分（蛋白质、核酸）相互作用。动脉粥样化斑块和血栓内部物质可吸收激光，发生光机械和光热作用，致使斑块汽化。激光激活产生的声波冲击，可以机械性破坏和溶解血栓中的一种主要成分纤维蛋白纤维，且重要的是它显著抑制了血小板聚集。准分子激光有使斑块缩小，抑制血小板聚集和汽化血栓的独特作用。

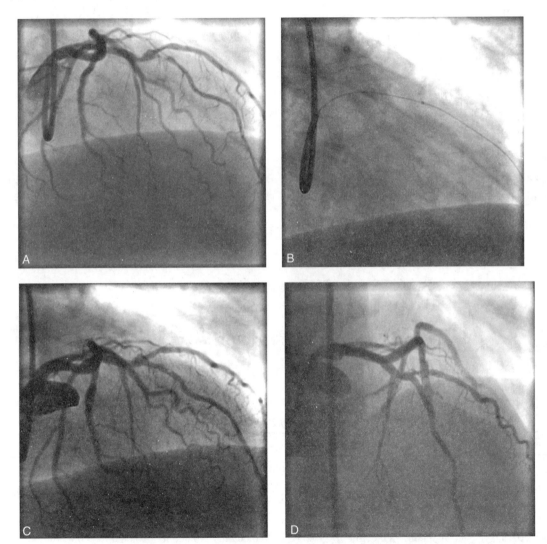

图 16-2　急性下壁和右心室 STEMI，持续性胸痛，即将发生心源性休克。此发生在联合使用溶栓剂和血小板Ⅱb/Ⅲa受体拮抗药之后

　　A. RCA 完全闭塞。B. 穿过导丝仅恢复微弱的前向血流。准分子激光 1.4mm COS 导管沿着闭塞被推进。C. 在使用缓慢前向和逆向激光技术，施加 45mJ/（mm²·25Hz）30 多秒（导管速度 0.5mm/s）作用后，TIMI 3 级血流恢复，并且胸痛立即减轻了。D. 支架置入后最终结果：获得了完全的临床康复

六、准分子激光的技术简介

脉冲的氯化氙准分子激光在波长为308nm时工作。脉冲时间为135ns，输出功率为每次200mJ。激光能量通过导丝上含有弹性光导纤维的快速交换导管来传送。最新的激光导管通过改良的纤维排列使导管尖端呈同心或离心的形态。表16-3所示是在AMI的PCI中现有的冠状动脉准分子激光导管。

七、激光技术

要求进行常规患者准备及PCI抗凝。激光的安全性是一个重要因素：当使用激光时，操作人员和患者都必须要佩戴专门的护目镜。设置激光能量参数为45mJ/（mm²·25Hz）。支撑指引导管和导丝可帮助进行激光手术。导管尺寸的选择与狭窄的严重性呈负相关，因此，狭窄越严重，初始导管的尺寸应越小。正确的激光技术是保证激光血管成形术成功的关键。因为准分子激光的穿透深度较浅（35～50μm），故推荐缓慢推进导管（0.5mm/s）。CVX-300计算机限制每个激光束为5s，而X-80 0.9mm导管则可用10s。当到达狭窄的远端时，术者可考虑缓慢回撤激光以达到最大程度地清除血栓。因为造影剂可显著放大激光的声波冲击，所以必须在激光启动前清除血管里的造影剂。首先向指引导管中注入10ml的生理盐水，然后在激光推进的间歇注入3～5ml生理盐水可以清除造影剂。这个步骤消除了潜在的血管损伤。有时盐水可以延长Q-T间期和（或）引起继发。在这种情况下，可以将盐水用量减少到1～2ml，并在激光束发间期停顿更长的时间。

因为准分子激光的穿透深度浅（仅35～50μm），故而要求导管要缓慢推进（0.2～0.5mm/s）以使合适的能量进入斑块和血栓。这能够使靶病变组织充分吸收激光并消融。为了避免激光源性的声波冲击被无限放大，在反复注射盐水清除造影剂后才能开始激活激光。

八、激光相关的并发症

与任何其他PCI设备一样，激光可引起病变和血管相关的并发症。这些并发症包括：穿孔、夹层、急性闭塞、血栓形成、远端栓塞、无复流和痉挛。这些并发症尽管相对少见，在大多数情况下与术者的判断失误和激光操作技术失误有关。

九、在AMI的PCI中准分子激光的应用

在对AMI行急诊PCI术中，激光是机械性清除血栓的先进技术。框16-1描述了在

表 16-3　准分子激光冠状动脉导管——技术性简介

导管直径	0.9mm	0.9mm×80	1.4mm	1.7mm	1.7mm E	2.0mm	2.0mm E
管腔规格	≥1.5mm	≥2.0mm	≥2.2mm	≥2.5mm	≥2.5mm	≥3.0mm	≥3.0mm
导丝兼容性	0.014in	0.014in	0.014in	0.014in	0.014in	0.014in	0.014in/0.018in
导管兼容性	6F	6F	6F/7F	7F	7F	8F	8F
最大尖端直径	0.038in	0.038in	0.057in	0.069in	0.066in	0.080in	0.079in
最大轴外直径	0.049in	0.049in	0.062in	0.072in	0.072in	0.084in	0.084in
工作导管长度	130cm	130cm	130cm	130cm	130cm	130cm	130cm
能量（mJ/mm²）	30～60	30～80	30～60	30～60	30～60	30～60	30～60
重复率（Hz）	25～40	25～80	25～40	25～40	25～40	25～40	25～40
激光开/关时间(s)	5/10	10/5	5/10	5/10	5/10	5/10	5/10

对 AMI 的 PCI 术中使用激光的基本根据。框
16-2 提供了目前在这种情况中使用准分子激
光的临床和血管造影标准。在缺血性冠状动脉
综合征中运用准分子激光的经验逐步增长，使
得研究者进一步探索它对于 AMI 各个阶段的
影响。因此，全面的 CARMEL（心肌梗死中
用准分子激光紧急再血管化队列研究）多中心
试验在 8 个中心注册登记了 151 例患者。重
要的是，这些患者包括了典型 STEMI 但入院
延迟的患者，溶栓失败者（图 16-3），心源性
休克者（21%），大隐静脉移植物退行性变者
（26%）（图 16-4）。定量与统计分析分别由斯
坦福大学和杜克大学的独立核心实验室完成。
该研究中的设备成功率为 95%，血管造影成功
率为 97%，手术总体成功率 91%。患者经准分
子激光治疗后 TIMI 血流从 1.2 ± 1.1 显著增加
到 2.8 ± 0.5（$P<0.001$），最终达到 3.0 ± 0.2（与
基线值比较，$P<0.001$）。最小管腔直径经激光
治疗后由 (0.5 ± 0.5) mm 增加到 (1.6 ± 0.5) mm（平
均值 ± 标准差，$P<0.001$），置入支架后达到
(2.7 ± 0.6) mm（与基线值比较；与经激光治疗
后相比 $P<0.001$）。6 例患者死亡（4%），他们
均有心源性休克。并发症率明显下降：0.6% 的
穿孔，5% 有冠状动脉夹层（所有均成功地被置
入了支架），0.6% 出现急性闭塞，3% 的出血和
2% 有远端栓塞。研究者发现有效清除血栓的最
大获益与治疗前负荷呈直接相关，即血栓越大，
激光介导的溶解就越有效（表 16-4）。这证实了
以前观察到的原始血栓成分 80% 被汽化的情况。

框 16-1　在 AMI 的 PCI 术中合理使用激光

- 一个用户友好的设备：可快速准备和应用于紧急血管情况
- 介导在靶斑块及血栓范围内选择性的吸收
- 提供方便的斑块减容和血栓清除
- 对冠状动脉内血栓强化选择性溶解影响
- 创造选择性地抑制血小板聚集动力学
- 能够快速恢复梗死相关血管的前向血流
- 易化连接导管操作
- 在冠状动脉和外周介入中建立安全性和有效性的记录

框 16-2　准分子激光应用在 AMI 的 PCI 术中的标准

- 需要紧急 / 急诊 PCI 的持续性胸痛和缺血
- 因血流动力学不稳定需迅速完成的介入
- 梗死相关病变的复杂形态：偏心性，血栓性，次全闭塞，孔状，再狭窄，完全闭塞
- 轻、中度钙化的靶病变
- 中度至广泛的血栓负荷，相当于 TIMI 血栓 2～5 级
- 梗死血管 TIMI 血流下降
- 溶栓治疗失败
- 使用血小板Ⅱb/Ⅲa 受体拮抗药有禁忌证
- 抽吸导管清除血栓失败
- 靶病变和血管再血管化球囊治疗失败

表 16-4　准分子激光对 AMI 血栓负荷病变的影响

血管造影血栓尺寸	小血栓	延展性血栓
斑块基值 MLD（mm）	0.7 ± 0.4	0.4 ± 0.5
DS 基值（%）	76 ± 16	98 ± 15
激光短期获益（mm）	0.8 ± 0.5	$1.2\pm0.7^{*}$
最终 MLD（mm）	3.0 ± 0.6	2.8 ± 0.6
激光介导的降低（%）	25 ± 15	36 ± 20
最终 DS（%）	16 ± 17	22 ± 16

$^{*}P<0.03$
DS. 直径狭窄；MLD. 最小管腔直径
（来源：Am J Cardiol. 2004, 93:694-701）

总之，CARMEL 提供了第 1 个在 AMI
的急诊 PCI 中机械性血栓清除的可信定量证
据。另外的亚组分析提示，那些迟于 AMI 后
最佳 6h 时间窗行激光手术的患者有特殊获
益。另一个亚组分析关注了那些梗死相关动脉
有 100% 闭塞的患者（TIMI 血流 0 级 - 归因
于 5 级血栓）。尽管在选择的这个群组中其临
床特点和血栓负荷基线为次优，但设备成功率
仍达到了 89%，血管造影成功率 93% 和总体
手术成功率为 86%。激光治疗使基线的 TIMI
血流 0 级提高到 2.7 ± 0.5（$P<0.001$），支
架置入后最终 TIMI 血流达到 3.0 ± 0.2（$P<0.001$ 与基线相比）。远端栓塞发生率是 4%。"无
复流"现象为 2%，夹层是 4%，穿孔是 0.6%。
主要心脏不良事件相对较低为 13%。在 31

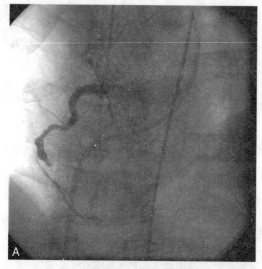

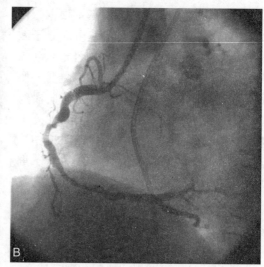

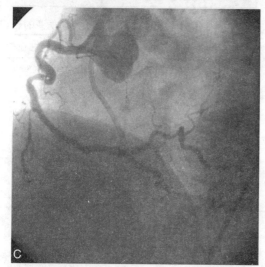

图 16-3 前壁 STEMI，伴有血流动力学不稳定，胸痛和肺水肿

A. 左前降支是梗死相关动脉，中段有一完全闭塞的偏心性斑块。存在血小板 Ⅱb/Ⅲa 受体拮抗药禁忌证并出现了肾功能减退。B. 使用 80mJ/（mm²·80Hz）的能量激活一束 0.9mm 的 X-80 准分子激光。以 0.2mm/s 的速度推进导管。C. 在输送了总共 700 次的前向和逆向脉冲激光后的血管造影影像。梗死相关血管开放后伴有 ST 段回落和胸痛消失。药物涂层支架置入后的最终结果：血流动力学稳定且对肾功能无不良反应

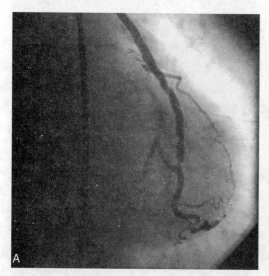

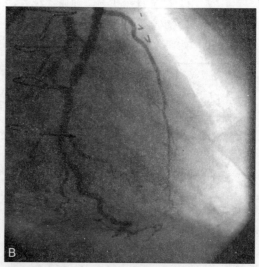

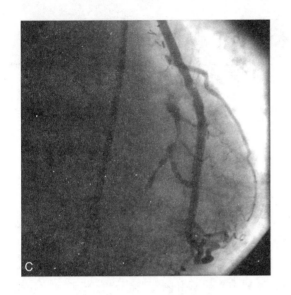

图 16-4　A. 梗死相关血管是 1 根有 15 年、已退化的大隐静脉移植物，其在吻合口处有一个复杂病变。B. 血管图示 1.7mm 偏心性准分子激光减容，没有使用保护设备。病变明显改善且达到了 TIMI 3 级血流（没有"无复流"或远端栓塞）。胸痛减轻、ST 段恢复到正常基线。C. 置入支架后的最终血管造影结果：血流动力学稳定

例大隐静脉移植物是心肌梗死相关血管的患者中，39% 显示完全闭塞，23% 次全闭塞（95%～99%）。激光使最小管腔直径（minimal luminal diameter，MLD）从基线值的（0.6±0.6）mm 增加到（1.6±0.5）mm，并易化支架置入，最终使 MLD 达到（2.8±0.6）mm。设备成功率是 87%，仅有 3 例患者（10%）发生主要心脏不良事件，对这类血管而言发生率相对较低。值得注意的是，没有出现远端栓塞，且仅有 3% 的患者出现一过性的"无复流"现象。这些手术中没有使用远端保护技术。

十、总结

准分子激光对 AMI 的急诊 PCI 而言是一种有用的技术。这种设备的优点是它使用了声学物理学原理、可操作的技术，而且重要的是它可以同时处理血栓并减小动脉粥样斑块。因为激光较精确，且与慢速激光减容技术合用，在大多数情况下准分子激光不需要额外的远端保护。

漆　泓　译

李传昶　夏　珂　胡秋宁　校

第17章　就诊延误未能行冠状动脉球囊成形术患者的管理

Giampaolo Niccoli, *Cristina Aurigemma*, *Filippo Crea*

Institute of Cardiology, Catholic University of the Sacred Heart, Rome, Italy

一、引言

众所周知,ST 段抬高型急性心肌梗死（ST-elevation acute myocardial infarction，STEMI）患者需尽早接受再灌注治疗。一般来说，症状出现 12h 后，再灌注治疗就不能带来获益。超过 1/3 的 STEMI 患者在症状出现后超过 12h 才来就诊。然而，对于就诊延误的患者来说，很难准确描述症状的持续时间。心电图 Q 波的出现提示症状持续时间的额外信息。在 APEX-AMI 试验中分析，不是即刻出现症状但有 Q 波能明显预测 STEMI 患者直接经皮冠状动脉介入（primary percutaneous coronary intervention，pPCI）治疗 90d 内死亡率。

患者就诊延误的原因复杂，包括无痛性心肌缺血和不能正确描述其症状；就诊延误的重要预测因素包括糖尿病、老年人和女性患者。根据既往研究结果：相比出现症状后及早就诊的患者，就诊延误的老年患者合并症更多，且心血管不良事件的风险更高。相关的合并症和心血管不良事件可能对这些患者产生不利影响。接受 pPCI 患者比例实际上有异质性的晚期表现，这与 pPCI 的中心辐射网络机构有关，这一比例从捷克共和国 92% 到土耳其 8%。

行 pPCI 治疗获益的 12h 窗口期并无意义，因为这项显示 pPCI 优于溶栓治疗的试验并未纳入延误就诊患者，在溶栓对比安慰剂的试验中，溶栓治疗患者的预后优势有限。特别是，在 EMERAS 试验中，对胸痛出现后 24h 后到医院就诊的 4534 例患者进行研究发现，症状出现超过 12h 就诊的 1791 例患者无明显受益。同样的，在溶栓疗效评价（Late Assessment of Thrombolytic Efficacy，LATE）研究中，症状出现后 6～24h 的 5711 例患者被随机分配至静脉阿替普酶和安慰剂组，结果发现症状出现后 12h 内使用阿替普酶溶栓治疗的患者效果较好。

然而，症状与治疗期间的 0～12h，pPCI 比溶栓治疗有更好的获益。并且在这期间，在调整年龄、性别、糖尿病和之前的血供重建后，pPCI 比溶栓治疗优势下降更慢些。因此，胸痛症状出现 12h 内，不能直接用 pPCI 的机械性再灌注治疗来推测溶栓再灌注治疗的获益。一般来说，在急性心肌梗死患者冠状动脉阻塞的支架和溶栓分析试验（Stent versus Thrombolysis for Occluded coronary arteries in Patients with Acute Myocardial Infarction，STOPAMI-2）中，包括症状出现 12h 内就诊患者，Kastrati 等证明，随机分配到 pPCI 治疗组的患者比随机分到溶栓治疗组的患者有更高的救助指数。值得注意的是，这两组不同治疗方案的救助指数随胸痛出现到再灌注治疗的时间间隔的增加而增加（图 17-1）。

根据欧洲心脏病学会（European Society of Cardiology，ESC）和美国心脏病学会（American College of Cardiology，ACC）/美国心脏协会（American Heart Association，AHA）关于 STEMI 的指南意见，我们对 STEMI 就诊延误患者的数据资料进行了回顾分析，讨论了病理生理和治疗方式（表 17-1）。

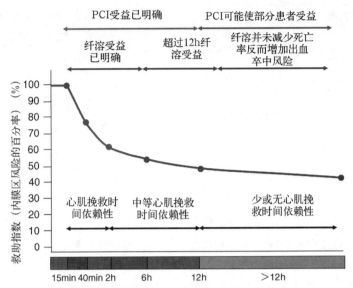

图 17-1　心肌挽救的时间依赖性。冠状动脉阻塞后的前 15min 没有观察到心肌坏死。冠状动脉闭塞后 40min，心肌细胞快速死亡和心肌坏死并融合。根据核素研究资料显示，症状出现后 2～12h 心肌挽救被重建。再灌注治疗的疗效与溶栓和直接经皮冠状动脉介入治疗（pPCI）不同。这些患者，即刻行 pPCI 可能获益，但 12h 后行溶栓治疗显示无明显受益（来源：Schömig et al. 2006.）

表 17-1　就诊延误患者的主要研究结果

研究	年份	患者人数（例）	临床方案	类型	随访（月）	主要结果	主要发现
TETAMI	2003	1513	STEMI（胸痛症状出现后 12～24h）	登录档	1	死亡/急性心肌梗死/血管重建	主要结果发生减少
BRAVE-2	2005	365	STEMI（胸痛症状出现后 12～48h）	随机对照试验	3	梗死面积	梗死面积减少但没有临床获益
OAT	2006	2166	STEMI（胸痛症状出现后 3～28d）	随机对照试验	34	死亡/急性心肌梗死/住院治疗	没有临床获益
SWISS II	2007	201	STEMI（3～58d）和心肌缺血	随机对照试验	121	死亡/急性心肌梗死/血管重建	主要结果发生减少
Abbate 等	2008	3560	STEMI（胸痛症状出现后 1～26d）	Meta 分析	84	总死亡率	改善左心室重建，减少死亡率
Busk 等	2009	396	STEMI（胸痛症状出现后 3～72h）	登录档	1	最后梗死面积/心肌挽救指数	心肌挽救指数增加和梗死面积减少
MITRA Plus	2009	20 175	STEMI 患者 RCT 不符合的（他们中 40% 的患者为送往医院之前延迟超过 12h）	登录档	住院患者	住院患者死亡率	住院患者死亡率减少

RCT. 随机对照试验；STEMI. ST 段抬高型心肌梗死

二、病理生理因素

在冠状动脉阻塞引起的 STEMI 中，缺血区心肌存活力可能受到多种因素的保护。大部分 STEMI 患者冠状动脉阻塞可能存在一个间歇性阻塞和再通这样断断续续的过程。既往血管造影研究发现，症状出现 12h 内就诊的 STEMI 患者有 1/3 梗死相关动脉（infarct-related artery，IRA）未完全闭塞，在症状出现后 12 ～ 48h 来就诊的患者中达到 50%。有研究发现，相比完全阻塞血管，IRA 保留的残余血流量与梗死面积的减少、更好的左心室功能和更好的临床预后相关。冠状动脉侧支循环是冠状动脉阻塞后能保存心肌活力的另一个重要因素，随后迟来的机械性再灌注治疗是左心室功能恢复的决定因素。

既往研究发现严重的冠状动脉狭窄引起的慢性心肌缺血能刺激缺血区域侧支循环的形成。一旦冠状动脉闭塞，预先形成的侧支循环提供相应血流可避免急性坏死。反复的心肌缺血能引起缺血预适应，提高了心肌对缺血的抵抗。因此，冠状动脉闭塞后，在延长的间隔时间内心肌仍保持活力。所有这些作用机制可以保持心肌细胞在这些危险区域存活，从而可能解释被广泛接受的超过 12h 窗后的心肌活力存在。大量残留的心肌活力也将受到微血管阻塞（microvascular obstruction，MVO）影响。事实上，缺血可引起血管内皮细胞结构不可逆地改变、进展。MVO 的严重程度随缺血时间延长而增加。MVO 进一步加重与远端栓塞风险增加相关的血栓负荷可能导致就诊延误患者的再灌注更差，遗憾的是，关于就诊延误患者MVO 的相关资料较少。

最后，另一个说法是血栓新旧。实际上，较久的血栓由于线外蛋白聚集形成更紧密，可通过增强 1 型纤溶酶原激活物抑制药活性使血栓更稳定，这就解释了为什么旧的血栓比新形成的血栓对溶栓抵抗力强。值得注意的是，50% 早期就诊患者中（< 12h），血栓所表现的特征比 24h 来就诊患者更久，这就说明在梗死症状出现之前的一段时间血栓已形成。因此，就诊延误患者溶栓无明显受益可能与旧血栓对溶栓有较高抵抗有关。

三、对就诊延误患者进行血管再通治疗的机遇与挑战

就诊延误患者进行血管再通治疗可能有效基于以下两个机制：对缺血心肌的挽救和所谓的"开通动脉假说"。后期开通血管对 STEMI 患者可能有效的主要机制在于它能够挽救部分缺血的心肌。同时，超过 12h 后行再灌注治疗的选择性评估试验（Beyond 12 hours Reperfusion Alternative Evaluation，BRAVE-2）结果显示，对于症状发生后 12 ～ 48h 才来就诊的 STEMI 患者来说，虽然单用药物治疗与 pPCI 开通血管两者相比，临床预后无明显改善，但后者能显著减少心肌组织的梗死范围。与之类似的是，Busk 等已经证实，即使梗死相关动脉已经几乎完全闭塞，胸痛后 12 ～ 72h 行 pPCI 治疗确实能够拯救部分心肌组织。而且，STOPAMI-3 试验（一个随机、非盲实验）结果显示行支架置入与经皮冠状动脉腔内血管成形术（percutaneous transluminal coronary angioplasty，PTCA）相比，不适合行溶栓治疗的 STEMI 患者（心电图无 ST 段抬高，症状出现超 12h，以及有溶栓治疗的禁忌证）可从血管再灌注治疗中获益更多。我们确实看到接受支架置入患者的心肌存活指数中位数是 0.54，而接受 PTCA 的患者为 0.50（$P=0.20$），前者 6 个月的病死率为 8.2%，后者为 9.2%（$P=0.69$）。

相应的，从登记中心看到的数据显示，与药物治疗相比，对就诊延误患者的再灌注治疗与住院时间缩短、12 个月病死率下降相关。在 TETAMI 登记中心，症状出现 24h 内的 STEMI 患者，不能溶栓的情况下，行再灌注治疗，其终点事件死亡、再发急性心肌梗死和心绞痛的比例为 11%，而不行再灌注治疗，其比例为 19.1%，且 30d 内的病死率是前者的 3 倍。

对就诊延误患者行再灌注治疗可能能够获益的另一个机制在于"开放动脉假说"，这个假说认为，血管再通所带来的绝不仅仅只是挽救了部分心肌。这个假说将获益归因于冠状动脉再通所带来的时间依赖性及非时间依赖性血流动力学及临床方面的改善。开通梗死相关动脉除了可以挽救部分心肌组织外，还可能通过促进梗死组织的愈合，阻止梗死范围的扩大，防止心室重构的发生从而带来更多的获益。很重要的是，在一项 10 个随机对照临床试验的 Meta 分析中，比较了 3560 例就诊延误患者（从症状发生到 12d 时的中位时间）梗死相关动脉的 PCI 与药物治疗效果，PCI 有很好的左心室重构和更低的死亡率，尤其是梗死相关动脉梗死明显时。然而，一项随机动脉闭塞研究（occluded artery trial，OAT）在随访了较长时间（平均 5.8 年）后，发现 2166 例 STEMI 3 ～ 28d（平均 8d）后就诊的病情稳定的患者行 PCI 后的无明显获益。一项 STEMI 24 ～ 72h 后就诊，接受随机分组的 331 例亚组患者中也没有看到明显的临床获益。此外，一项核素可行性研究观察到，患者 1 年后左心室容积没有明显改变。生存力研究显示，在梗死区心肌至少仍存在中等的生存力的患者超过了 2/3，但与药物治疗相比这些行 PCI 仍未能改善其射血分数或左心室容积。尽管这项试验是关于 STEMI 的就诊延误患者机械性再灌注治疗的最大研究，但它并没有关注那些症状出现后 12 ～ 48h 的就诊患者。

由于含有较高的心肌缺血、出血、细胞水肿及钙离子诱导的收缩带坏死等并发症风险，晚期缺血再灌注可能仍存在一些不足。此外，晚期冠状动脉介入治疗可能导致远端栓塞，引起进一步坏死。实际上，尽管血栓抽吸的使用是长期死亡率的独立预测因子，但相比就诊较早患者，就诊延误患者的血栓成分有更高溶解性和组织性，且陈旧性血栓与较高的远端栓塞

发生率相关。虽然急性心肌梗死经皮冠状动脉介入治疗中血栓抽吸研究（Thrombus Aspiration during Percutaneous coronary intervention in Acute myocardial infarction Study，TAPAS）显示血栓抽吸在就诊早期患者中有效，但 Larose 等对胸痛症状出现后 12 ～ 24h 的 31 例患者进行较小范围的非随机化研究，发现相比独立的 PCI，近端保护的 PCI 可能减少梗死面积。

因此，对于就诊延误患者的栓子保护问题仍有待研究。根据现有证据，指南推荐对于仅在临床上症状出现超过 12h 和（或）心电图出现持续缺血证据的就诊延误患者行 pPCI。对于症状出现后 12 ～ 48h 就诊的稳定型患者行冠状动脉造影的时间和需求还没有得到很好的界定。而关于 IRA 开放的信息可能对后面的治疗有意义。事实上，相比这些阻塞性 IRA，如果 IRA 是开放性的 PCI，可能为开放性 IRA 患者的 PCI 获得更好的益处。如果 IRA 被阻塞，PCI 的较高风险性可能抵消任何潜在益处。

临床上稳定的就诊延误患者中，根据 SWISSI II 期试验（图 17-2），功能测试能明确另一亚组，该组能从晚期机械性再灌注中获益。相对于那些前 3 个月内有无症状缺血依据记录的 STEMI 或 NSTEMI 患者加强抗心肌缺血的药物治疗，这是一项介入治疗的首次长程随访研究结果。研究者证实了相比优化的药物治疗，PCI 的受益颇多。值得注意的是，在平均随访 10 年期间，96 例 PCI 治疗患者中，有 27 例发生不良心肌事件，105 例抗心肌缺血药物治疗患者 [调整后危险比 0.33，95% 置信区间（confidence interval，CI）0.20 ～ 0.55，$P < 0.001$] 有 67 例发生不良心血管事件，这相当于每年有 6.3% 的绝对事件减少（95% CI 3.7 ～ 8.9，$P < 0.001$）。因为生存曲线的持续与 10 年随访结果相背离，这个获益在 2 年以后的观察研究中变得明显。

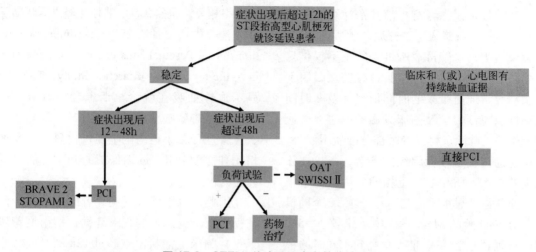

图 17-2 STEMI 就诊延误患者的治疗流程

根据 ESC 和 ACC/AHA 指南，临床上和（或）心电图有持续缺血依据时可考虑行 pPCI。然而，关于症状出现超过 12h 就诊患者行 pPCI 还没有明确推荐。BRAVE 和 STOPAMI-3 试验显示行 pPCI 的患者有潜在获益，尤其当症状出现后 12 ~ 48h 就诊患者认为有存活心肌存在。当就诊时间窗超过 48h 时，关键的 OAT 试验显示相比药物治疗，IRA 的系统的机械性再灌注治疗并无明显获益，但是 SWISSI Ⅱ 试验显示临床上稳定的就诊延误患者中，功能性测试能明确另一亚组，该组能从晚期机械性再灌注治疗中获益。PCI. 经皮冠状动脉介入治疗

四、不适合再灌注的住院患者的药物治疗

当前 ACC/AHA 和 ESC 指南对 STEMI 患者的管理推荐使用阿司匹林、噻吩并吡啶、普通肝素、低分子肝素、β 受体阻滞药、血管紧张素转化酶抑制药和他汀类，除了禁忌证外，当前已有数据证实对于就诊及时或不适合再灌注的 STEMI 患者这些药物干预治疗特别有效。

和接受再灌注治疗的住院患者一样，不适合再灌注的患者从合适的抗血栓治疗方案中获得最大受益。对登记有急性冠状动脉综合征（acute coronary syndromes，ACOS）和氯吡格雷、美托洛尔在急性心肌梗死试验（Clopidogrel and Metoprolol in Myocardial Infarction Trial，COMMIT）中没有接受再灌注治疗患者研究证实阿司匹林和噻吩并吡啶的早期抗血小板治疗降低了这类人群的死亡率及心血管事件的发生率。相反的，没有资料支持在未行再灌注治疗患者中静脉糖蛋白 Ⅱ b/ Ⅲ a 抑制药单独作为抗血小板药物的使用。现有数据显示，对没有

接受任何形式的再灌注治疗患者，与安慰剂组相比，低分子肝素联合阿司匹林的抗凝治疗明显降低死亡率。事实上，在 CREATE 试验中，15 570 例 STEMI 患者中 3325 例（21%）患者未接受任何再灌注治疗，与安慰剂组比较，低分子肝素（连续 7d，每日 2 次）与死亡的复合终点、心肌再梗死和卒中的减少有关（优势比 0.79，95% 置信区间 0.65 ~ 0.95）。相似的，在 OASIS-6 试验中，相比普通肝素或安慰剂组，非再灌注治疗的 STEMI 患者使用磺达肝癸钠显著减低了死亡的复合终点或心肌再梗死风险，且未增加严重出血风险。并且，磺达肝癸钠治疗组（2.5mg，每日 1 次，连续使用 8d）30d（主要结果）内遭遇死亡或心肌再梗死的患者为 12.2%，而对照组为 15.1%（危险比 0.8，95% 置信区间 0.65 ~ 0.98）。

不管是否有溶栓治疗或者早晚期有再灌注治疗的患者，临床上早期使用 β 受体阻滞药被证实是获益的。在 ISIS-1 研究中，相比对照组，给予静脉注射阿替洛尔（5 ~ 10mg 直接静脉注射，随后口服 100mg/d，连续

7d）的 STEMI 患者 7d 死亡率相对风险减少 14%，并且心肌再梗死、心律失常和心搏骤停发生率也减少。尽管有这些证据，STEMI 接受 β 受体阻滞药治疗符合条件的患者仅有 20%～50%。在心肌梗死长期评估存活（Survival of Myocardial Infarction Long-term Evaluation，SMILE）研究中有 1556 例未接受再灌注治疗的早期 STEMI 患者被随机分成 24h 内接受安慰剂组或佐芬普利治疗，这项研究显示调节的肾素 - 血管紧张素 - 醛固酮系统的血管紧张素转化酶抑制药（angiotensin-converting enzyme inhibitors，ACEI）在缺乏再灌注治疗方案中能减少 STEMI 患者早期和晚期死亡率；早期使用 ACEI 与前 6 周死亡率减少趋势有关 [相对风险减少（relative risk reduction，RRR）25%，P=0.19]。此外，在 GISSI-3 试验中，患者被随机分成接受 6 周的口服赖若普利（首剂 5mg，随后每日 10mg）或对照组，ACEI 的使用与短期内和 1 年内死亡率减少有关，未接受纤溶治疗患者（30%）也一样。最后，STEMI 后长期使用他汀类能明显减少未接受再灌注治疗患者的随后的心血管事件。甚至，在北欧一项纳入 STEMI 后为接受再灌注治疗患者的辛伐他汀生存研究（scandinavian simvastatin survival study，4S）中，相比安慰剂组，接受辛伐他汀治疗的患者中 5 年冠心病死亡率减少 42%，总死亡率减少 30%。

五、结论

基于以上证据，我们提出了一个对于就诊延误的 STEMI 患者的处置流程（图 17-2）。根据 ESC 及 ACC/AHA 关于就诊延误的 STEMI 患者再灌注治疗的指南意见，对于临床存在持续心肌缺血的表现和（或）心电图有持续心肌缺血证据的患者，我们均应考虑行 pPCI 治疗。然而，对于症状出现超过 12h，目前无持续心肌缺血的临床和（或）心电图表现的患者来说，尽管有一些研究证实再灌注治疗能使这类患者，尤其是梗死相关动脉几乎完全闭塞的患者获益，但是目前没有任何指南明确建议其是否需要行 pPCI 治疗。而且，在 BRAVE 和 STOPAMI3 试验中我们可以看到，症状出现 12～48h 的患者，尤其是证实存在存活的心肌，可能从再灌注治疗中获益。而症状出现超过关键的 48h，OAT 试验显示常规进行梗死相关动脉的开通与药物治疗相比无明显获益，而 SWISS Ⅱ 试验则认为临床稳定的就诊延误的患者，我们通过行功能性试验可以区分出可能从开通血管治疗中获益的患者。最后还需要说明的是，所有患者都必须接受以二联抗血小板聚集、抗血栓形成的药物（低分子肝素及华法林）、β 受体阻滞药、ACEI 他汀类药物为基础的规范的药物治疗。

陈　凡　彭庆翎　译
李传昶　夏　珂　胡秋宁　校

第18章 药物涂层球囊在急性冠状动脉综合征患者治疗中是否应有一席之地

Anouar Belkacemi, *Pierfrancesco Agostoni*, *Michiel Voskuil*,
Kevin Onsea, *Pieter Doevendans*, *Pieter Stella*
University Medical Center Utrecht, Utrecht, The Netherlands

一、引言

在过去的几十年中，经皮冠状动脉介入治疗急性冠状动脉综合征已取得重大进展。最初，将球囊成形术作为冠状动脉再血管化的替代治疗选择，但血管弹性回缩、内膜增生及晚期血管重塑导致的血管再闭塞或再狭窄是球囊成形术的主要缺点。药物涂层支架(drug-eluting stent, DES)的使用极大地降低了因血管壁回缩及晚期负性重构所致支架内再狭窄的风险，DES还能显著抑制新形成的内膜增生。然而，对于支架内血栓的担忧依然存在，尤其是急性冠状动脉综合征（acute coronary syndrome, ACS）的患者。由此一来，虽然金属裸支架（bare metal stent, BMS）可能导致反复血供重建而增加患者的成本，但许多患者仍选择BMS治疗。

目前使用药物涂层支架有可能导致支架内血栓形成风险，而使用金属裸支架又可能导致重复的血供重建而增加费用，因此需要开发既可以降低重复血供重建，又可以减少可能的支架内血栓形成这一致命后果的替代治疗设备。紫杉醇药物涂层球囊（drug-eluting balloon, DEB）或许可满足这一需要。药物涂层球囊是一种新兴的装置，它通过局部快速释放高浓度的抗再狭窄药物（紫杉醇）进入冠状动脉血管中，而无须使用支架，可在不同类型的病变中表现出可靠的结果。

众所周知，由于DES支架聚合物的存在，会发生药物诱导的内皮愈合延迟和血管壁毒性引起的局部炎性反应。特别是ST段抬高型心肌梗死（ST-segment elevation myocardial infarction, STEMI），其病变的特点通常为大的坏死核心和大量血栓形成，这些特点使得置入DES后可引起更严重的局部毒性、炎症和血管愈合延迟。此外，尸检和光学相干断层成像研究表明，经过DES治疗的患者，通常表现出支架覆盖不完全及贴壁不良，这些形态特征与支架内血栓形成的风险增加相关。而DEB由于避免了血管壁与持续的药物/聚合物间的相互作用，以及炎性反应减少和支架贴壁不良及覆盖不足减少，从而可以抑制内膜增殖过程，为ACS患者提供了一个有效的替代治疗。此外，DEB还可能减少由DES诱导的形态学改变和继发于DES的支架内血栓风险，从而减少再血管化的必要。

二、装置

药物涂层球囊血管成形术常规使用半顺应性球囊，球囊上覆盖有抗再狭窄的药物，通常使用一个最合适的压力并持续最少的充气时间（大多是30～60s）使球囊充气时贴靠到血管壁。一旦球囊放气，DEB上的活性物质具有足够的亲脂性以便药物通过血管壁更好地吸收并持续发挥药物的作用，还可弥补充气时球囊与血管壁之间接触时间过短的不足。虽然佐他莫司DEB在猪的动物模型实验中一直很成功，但目前的首选药物仍是紫杉醇。紫杉醇是一种广谱抗肿瘤剂，可以抑制G_2/M期的细胞分裂，它通过减少新生内膜增生来维持微管的聚合并抑制平滑肌细胞的复制。由于其亲脂性高并可以在血管壁内维持 1 周左右的药理特点，紫杉醇被认为是 DEB 的首选药物。由支架介导的持续药物释放可能并不适用于所有的情况。

因基本原则相同，DEB 制造商具有高度的相似性，但 Sequent Please（及其前身 PAC-COCATH）和 Dior 被研究得最多，能使我们深入了解其某些重要属性（如紫杉醇在血管壁中的给药剂量和药物释放特性）。

上述导管表面都覆有紫杉醇（大部分为 $3\mu g/mm^2$）。一般来说，它们表面都涂有由紫杉醇和亲水性间隔（辅料）所组成的基质。该涂层方法提高了紫杉醇的溶解度和转移至血管壁的能力。辅料的亲水性和紫杉醇的脂溶性特点可防止紫杉醇形成微晶，并使药物可以从球囊表面进入到血管壁中。

三、急诊手术步骤

使用 DEB 治疗患者连续处理步骤一般与急诊手术患者程序性处理步骤相似，均需遵守标准治疗方案。只有一个 DEB 治疗涉及其他步骤（即 DEB 扩张）。患者常规服用负荷剂量的阿司匹林（325～500mg）和氯吡格雷（600mg）或新一代的二磷酸腺苷（adenosine diphosphate，ADP）抑制药如替卡格雷（180mg）或普拉格雷（60mg）。术前、术中患者需注射肝素钠以维持活化凝血时间（ACT）> 250s。根据医师建议决定是否加服糖蛋白 Ⅱb/ Ⅲa 抑制药。部分医院应用比伐卢定代替肝素和糖蛋白 Ⅱb/ Ⅲa 抑制药。

对于罪犯血管首先进行标准的血栓抽吸。若血栓抽吸术成功，选用一个较小的标准球囊（球囊 / 动脉直径比为 0.8∶1）行预扩张，再继续使用 DEB[球囊 / 动脉直径比为（1～1.2）∶1] 进行最少 30s 的扩张，最后置入 BMS。DEB 至少应比正常的球囊和预计使用的支架长 5mm，以避免未完全覆盖病变。应至少以球囊的公称压进行预扩张和 DEB 扩张（图 18-1）。

是否行额外的后扩张治疗应该由医师个人考虑。标准药物治疗包括终身服用阿司匹林 80～100mg/d，并服用氯吡格雷 75mg/d 持续 12 个月，或者医师可能考虑使用普拉格雷或替卡格雷替代氯吡格雷。

总结：

1. 术者应在 DEB 扩张之前使用标准球囊行预扩张。

2. DEB 应至少比预计使用的 BMS 长 5mm，超过支架的近端和远端边缘。

3. DEB 应比冠状动脉原直径略大，并至少在公称压下扩张。

四、当前和未来展望

据我们所知，到目前为止只进行了两项有关 STEMI 患者的研究，其中一项为单中心注册研究，另一项则为随机研究。前者是"在阿姆斯特丹使用紫杉醇涂层球囊行初次经皮冠状动脉介入治疗"（PAPPA）研究，在 2011 年的经导管心血管治疗（TCT）大会上出现。这个初次研究评估了 elutax DEB（Aachen Resonance GmbH, Aachen, Germany）对 100 例患者在 1 个月的随访中的临床价值。与大多数 DEB 不同（见上述 DEB），该 elutax DEB 的紫杉醇剂量较低（$2\mu g/mm^2$）且未应用辅料。而现已证明，亲水性辅料可增加释放到血管壁中的紫杉醇剂量。

在该初次研究中，采用 DEB 是唯一策略，只有在出现 C 型或 F 型冠状动脉夹层或残余狭窄 > 50% 的情况下才允许补救性使用 BMS 支架。最终进行了 41 例支架补救性治疗，在 1 个月的随访中共发生 3 例主要心脏事件。其中 2 例为靶病变血供重建，1 例为心脏性死亡。3 例均为仅使用了 DEB 的患者，没有血管造影的结果。

第二项研究是"有关急性心肌梗死中的药物涂层球囊（DEB-AMI）"研究，它是在 2011 年的 TCT 大会上提出的最新试验。该研究是一项国际化的随机、双中心、单盲、三臂研究，它旨在比较：①BMS 置入；②在 DEB 扩张后继续置入 BMS；③紫杉醇 DES 置入，这三者间的区别。本研究的终点是 6 个月时血管造影有晚期管腔丢失，根据光学相干断层成像（optical coherence tomography，OCT）的血管腔、支架和新生内膜体积，以及 OCT 的支架覆盖（未覆盖）情况作为预测支架内血栓的替代指标。此外，6 个月时向冠状动脉内选择性注射乙酰胆碱来检测支架远端的内皮血管舒缩功能。共有 150 例患者被随机分到 3 个治疗组中。有一亚组的 30 例患者被随机分至 OCT 检测组和选择性注射乙酰胆碱检测内皮功能组。该研究的目的是通过比较 DEB 联合 BMS 治疗与单独使用 BMS，是否可以在不增加裸支架的情况下减少血管造影时的晚期管腔丢失（图 18-1）。

该研究的血管造影结果未能体现出 DEB 优于 BMS，晚期管腔丢失在两个治疗组类似：分别为（0.64±0.56）mm 和（0.74±0.57）mm（P=0.39）。DES 组的晚期管腔丢失优于 DEB 和 BMS 组，为（0.21±0.32）mm（$P < 0.01$）。

有趣的是，在行 OCT 检查的亚组患者中发现 DEB 组患者发生支架贴壁不良与未完全覆盖的情况较 BMS 组更多。此外，DEB 组患者的新生内膜体积比 BMS 组更小。OCT 检查发现在 DES 组中支架贴壁不良和未完全覆盖的情况更明显，新生内膜增殖被明显抑制。这些结果与对 STEMI 患者行 OCT 研究的最新结果一致。

DEB-AMI 的研究结果可能表明，DEB 确实对新生内皮增殖产生了如 OCT 图示的一些影响，但与 BMS 组比较，DEB 的这一效果并不足以抑制上述新生内皮增殖过程，以减少晚期管腔（面积）的丢失。最近有关 DES 的报道显示，DES 可有效降低晚期管腔丢失并伴有特殊的形态改变，可见支架贴壁不良或支架被错误放置。这些延迟愈合过程可能会增加支架内血栓形成的风险。在这个方面，DEB 可轻微减少内膜增殖，但会付出更多支架贴壁不良和支架被错误放置的代价（图 18-2），这可能会消弱 DEB 在当前的初衷（即减少内膜增生并且不出现支架贴壁不良和支架错位）。

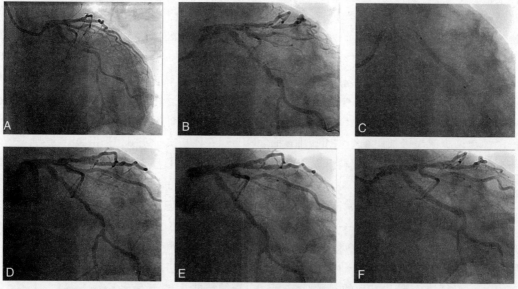

图 18-1 血管造影图像显示使用 DEB 治疗急性 ST 段抬高型心肌梗死（STEMI）患者的各个步骤
A. 左回旋支次全闭塞；B. 使用标准血管成形球囊对病变以公称压进行预扩张；C. 在病变部位使用 DEB 进行扩张；D. 使用 DEB 扩张后的病变；E. 置入金属裸支架后的病变；F. 使用标准血管成形球囊对病变进行后扩张的病变

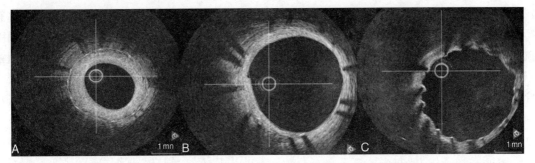

图 18-2　对急性 ST 段抬高型心肌梗死（STEMI）患者术后 6 个月时使用 OCT 影像进行随访

A. 使用金属裸支架治疗后的患者，在支架内有明显新生内膜增生；B. 先使用 DEB 随后置入金属裸支架的患者，支架内没有明显的新生内膜且内膜对支架覆盖良好；C.使用紫杉醇药物涂层支架治疗的患者，尽管付出了大部分支架未被内膜覆盖和内膜异位覆盖的代价，但新生内膜明显减少。上述影像结果阐明了使用 DEB 的好处（如可减少新生内膜增生，而不会增加支架未被覆盖和异位覆盖的程度）

同时，在 DEB-AMI 研究中的乙酰胆碱试验结果也表明了使用 DEB 治疗患者的药物效果。在 DEB 和 DES 治疗后的患者中进行增量乙酰胆碱注射会导致血管反常收缩，该差异没有统计学意义，但 DEB 组的血管收缩效果比 DES 组更明显。相反，BMS 组的内皮功能在增大乙酰胆碱浓度后保持稳定。

对于 DEB-AMI 研究中造影结果为阴性的可能解释取决于如下事实：所用的 DEB（DIOR GmbH，Bonn，Germany）在病变部位可能没有提供足够的紫杉醇生物利用度。这可能是因为所用的辅料内含虫胶。最近，在不同 DEB 猪模型的并排比较研究中发现，决定某个 DEB 与其他 DEB 的管腔丢失差异取决于辅料的不同。在同一研究中，最有效的 DEB 在纤维蛋白沉积和炎症反应方面比普通血管成形球囊和较有效的 DEB 更明显。虽然 DIOR DEB 没有被专门用于上述研究，研究本身显示了 DEB 技术的辅料或药物载体的重要性。

对 DEB-AMI 的进一步研究表明，在使用 DEB 前应充分考虑好一定的手术步骤。

首先，DEB-AMI 的研究者阐明了应用预扩张的潜在重要性，若在 DEB 扩张前没有预扩，可能导致可以穿过血管壁的药物不足。他们推测必要的预扩张可以推开病变部位的血栓和斑块，以便更好地使 DEB 与动脉血管壁接触并更有效地释放药物。此外，他们还认为必要的预扩张可以在血管壁上形成微小的夹层，以便药物更高效的转移。

其次，为了覆盖整个病变节段，术者应确保 DEB 至少比靶病变长度多出 5mm。此外，DEB 还应比支架的近端和远端多出至少 2.5mm 以避免支架边缘再狭窄。但在某些情况下可能很难确定 DEB 的正确长度和定位。最近的一项研究表明，DEB 扩张后再行 BMS 置入或 BMS 置入后再行 DEB 扩张在晚期管腔丢失方面没有显著差异。因此，首先放置 BMS 再用较长的 DEB 扩张可能不会影响临床结局，且可以将其作为上述治疗策略的一种替代方案。

最后，如果放置了额外的支架，则应在支架处行额外的 DEB 扩张。

总之，在 DEB 发展的这个时间点，仍然很难说这项新技术是将继续作为镜中花水中月还是会成为 ACS 患者的实用技术。DEB-AMI 研究并没有显示 DEB 比 BMS 有更多的获益。然而如上所述，需要对几个变量进行整理。最能引起人们兴趣的几个方面是：①是否仅行 DEB 就足以防止破裂斑块的再狭窄；②是否会因没有使用支架就完全消除了支架内血栓形成的风险；③上述情况是否也适用于使用其他药物的 DEB，可能可以使用的其他药物，如有亲脂性的佐他莫司和比奥里莫司。

基于上述研究结果表明，在目前将处于发展阶段的 DEB 作为 DES 治疗 ACS 患者的有效替代方案仍为时过早。然而有文献清晰地表明,各种 DEB 之间不存在等级效应,这说明有很多不同的 DEB 可用。因此,其他 DEB 可能对 ACS 患者有效。但就其首要目标——安全减少 BMS 导致的管腔再狭窄尚无法被满足。

五、总结

1. 数个研究表明市场上现有的 DEB 之间并没有明显的等级效应。因此,可能一些市面上现有的 DEB 比其他 DEB 更有效。

2. DEB 是一个很有前途的设备,在不同的病变亚组中被证明有效。

3. 目前 DEB 尚不能作为 ACS 患者的替代治疗选择。

4. 随着即将到来的技术发展和即将面世的使用其他药物的 DEB,这款新设备可能成为心血管介入医师在治疗急性冠状动脉综合征中的一个有力工具。

5. 未来的研究应解决下列问题:DEB 是可以作为一个独立手术继续存在呢?还是继续依赖金属裸支架作为支撑?

李振宇 井 然 译

李传昶 夏 珂 胡秋宁 校

第19章 心源性休克：预后、治疗及血流动力学支持的作用

Eugenia Nikolsky, *Amit Soni*, *Rafael Beyar*

Rambam Health Care Campus Technion-Israel Institute of Technology, Haifa, Israel

一、定义、发生率和预后

心源性休克（cardiogenic shock，CS）是急性心肌梗死（acute myocardial infarction，AMI）住院患者的首要死因。25%以上的患者是以CS为主要症状入院的，而绝大多数患者的CS症状是在数小时和数天内逐渐趋于严重。AMI患者的CS最常见机制是冠状动脉急性闭塞导致的缺血和心排血量的大幅度减少所引起的泵衰竭。CS是一种持续性低血压的状态（收缩压＜90mmHg至少30min），需要儿茶酚胺类药物的调节，并伴有终末器官灌注受损的表现：神志改变、厥冷、皮肤湿冷、少尿（尿量＜30ml/h或血清乳酸盐＜2.0mmol/L）。另外，应排除AMI患者中不常见的致休克的其他原因。

在不考虑心室功能的情况下，机械性并发症（包括室间隔、乳头肌或心室游离壁的破裂）所导致的休克约占CS病例的1/5。在所有休克的患者中，我们紧急替换了导致心源性休克阻塞的冠状动脉血管。在随机化休克研究中，主要的左心室功能衰竭造成的CS占所有患者的78.5%，其次为严重的二尖瓣回流占6.9%、室间隔破裂占3.9%、独立的右心室休克占2.8%、心脏压塞占1.4%。出血性并发症导致的失血性休克应被考虑是导致正在接受药物或机械再灌注治疗患者休克的主要原因。当患者有休克症状时，需要及时鉴别右心室梗死，这对独立的右心室梗死有重要的治疗意义。最后，要排除药物因素导致的AMI患者休克。在心肌梗死的大规模随机对照双盲研究中，比较氯吡格雷和美托洛尔（COMMIT）研

的疗效，从而对β受体阻滞药早期治疗的安全性和有效性进行了评估。在中国的1250所医院中的45 852例未筛选的AMI患者在入院24h内接受美托洛尔治疗（静脉注射最大剂量15mg，之后200mg/d口服），对照组使用安慰剂。前者的CS发生率比后者要明显高出30%（美托洛尔组5%，对照组3.9%，$P < 0.000\ 1$），相当于两组之间每1000人相差11例患者。该结果与美托洛尔组发生导致死亡的心源性休克比对照组高出29%的结果一致（2.2% *vs* 1.7%，$P=0.000\ 2$）。其他能导致AMI患者发展成CS的药物还包括血管紧张素转化酶抑制药、血管紧张素受体拮抗类药物、硝酸盐类药物和利尿药。

（一）心源性休克（CS）的发生率

在冠状动脉再血管化得到广泛应用之前，CS的死亡率非常高并且在相当长的一段时间内保持稳定。根据首次马萨诸塞州伍斯特市区最早的时间趋势分析的结果显示，4762例AMI患者在1975—1988年这13年间并发CS的发生率平均稳定在7.5%的水平，1988年与1975年比较死亡率并没有一个明显的提高（前者82%，后者74%）。

对AMI患者更进一步地了解和处理使得AMI患者的院内死亡率从20世纪70年代的15%显著地下降到了如今的7%。同时AMI患者的CS并发症发生率下降，世界范围内在院CS患者的存活率也有明显提升。其次，在伍斯特市区进行的更大范围、更大样本的研究进行了30年（从1975—2005年），包括13 663例因AMI住院的市民，他们的CS发生

率从 1975 年到 20 世纪 90 年代末期有了明显的下降，并且在 2003 年达到了一个低值 4%（图 19-1）。在同一份报道中，CS 相关的死亡率从 1975—1978 年的平均 76% 下降到 2003—2005 年的平均 45%。同时，在代表国际性数据库的 SHOCK 试验注册和预研究注册数据表中，包含了从 1992 年 1 月至 1997 年 8 月在美国和比利时数个中心内住院的 1380 例 AMI 并发 CS 的患者，总体院内死亡率为 63%，且死亡率在数据上看从 1992 年的 71% 显著地下降至 1997 年的 60%（$P < 0.004$）。在同一个分析中，进行冠状动脉造影患者的死亡率要显著地低于非手术治疗的患者（前者死亡率 48%，后者是 87%，$P < 0.000\ 1$），并且再灌注患者的死亡率在逐渐降低（图 19-2）。

其他的一些大规模前瞻性注册研究证实 CS 发生率的降低和生存率的提升与 CS 患者早期再灌注治疗应用之间有着明确的关系。通过一个由在 NRMI（National Registry of Myocardial Infarction）注册的，对 1995—2004 年的 775 家具有再灌注手术能力的美国医院的 25 311 例 ST 段抬高型心肌梗死引起的 CS 患者的前瞻性观察，PCI 的比例由 27% 上升至 54%，与此同时，CS 的死亡率由 60% 下降至 48%。同样，在 GRACE（Global Registry of Acute Coronary Events）对多国患者进行研究，在 1999—2005 年，对来自 14 个国家 113 家医院的 44 372 例急性冠状动脉

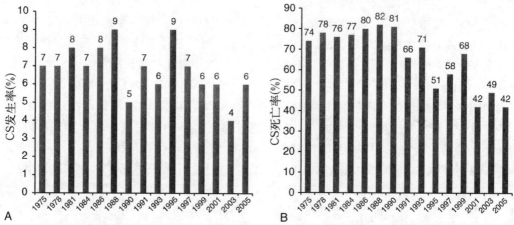

图 19-1 伍斯特市区 1975—2005 年不同的 15 个时间点的心源性休克患者的发生率（A）和死亡率（B）

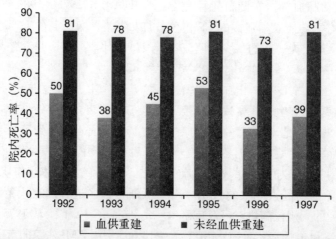

图 19-2 SHOCK 试验注册和预研究注册数据表中的心源性休克患者血供重建院内死亡率的趋势变化图

综合征患者进行了研究，基础的 PCI 治疗率由 17% 上升至 53%，于此同时在 STEMI 患者中的 CS 的发生率由 7.1% 下降至 4.7%。在同一分析中，非 ST 段抬高的患者的 PCI 治疗率由 16.9% 上升至 34.6%，而其 CS 发生率由 2.1% 下降至 1.8%。

（二）右心室梗死引起的心源性休克患者的预后

右心室心肌梗死引起的 CS 患者和左心室心肌梗死引起的 CS 患者的预后同样不佳。在 SHOCK 注册中，年龄小、陈旧性心肌梗死的低发生率、少的前壁心肌梗死发生率及少的多血管疾病忽略不计，总的来说 49 例右心室心肌梗死的 CS 患者和 884 例左心室心肌梗死的 CS 患者的住院死亡率并无显著差异（前者 53%，后者 61%，$P > 0.05$）。同样的，右心室心肌梗死 CS 的患者与左心室心肌梗死 CS 的患者的死亡率在以下几种治疗当中并没有显著的差异：PCI 治疗（42% vs 46%），冠状动脉旁路移植术（coronary artery bypass graft, CABG）（40% vs 28%），血供重建术（42% vs 40%）和未血供重建（65% vs 80%）。然而，在一个小样本中关于对 189 例 AMI 患者并发 CS 的研究当中发现，给予 PCI 治疗后，右心室心肌梗死引起 CS 和左心室心肌梗死引起的 CS 相比有一个显著降低的院内死亡率（23% 和 50%，$P=0.01$）。

（三）非 ST 段抬高型心肌梗死患者的心源性休克

非 ST 段抬高型心肌梗死的急性冠状动脉综合征患者的心源性休克的死亡率与 ST 段抬高型心肌梗死患者引起的急性冠状动脉综合征的心源性休克的死亡率相近。在 SHOCK 注册中，STEMI 患者的 30d 死亡率是 60.4%，NSTEMI 患者的 30d 死亡率是 62.5%。在 Global Use of Strategies To Open Coronary Arteries（GUSTO）- Ⅱb 的试验中也有相似的发现，STEMI 患者与 NSTEMI 患者的 30d 死亡率分别是 63% 和 73%。在上面两个试验中，无心电图示 ST 段抬高的患者通常有着更差的临床表现（高龄、糖尿病比例更高、周围血管疾病、肾功能损害、前壁心肌梗死或冠状动脉旁路移植术）和更高的三支病变率。在 GUST-Ⅱb 的试验中，NSTEMI 患者的休克比 STEMI 的休克发生要明显晚一些（平均分别 76.2h 和 9.6h，$P < 0.001$）。

（四）影响 CS 患者生存率的相关指标

高龄人群不管在整个 AMI 人群中还是在 CS 患者中都有提示预后不良的一个重要预测指标。一些研究还发现 CS 患者的死亡率随着年龄的增长而上升。在伍斯特市区报道中，2003—2005 年，65 ~ 74 岁患者的死亡率是 35.7%，75 ~ 84 岁患者的死亡率是 57.1%，而 84 岁以上患者则上升至 64.7%。在 NRMI 关于对 CS 人群的研究中发现，尽管血供重建术在各个年龄段的开展均得到了提升，但是年龄越大的人群早期死亡率的下降程度越低：75 岁以下的经基础 PCI 治疗的人群院内死亡率从 56% 降至 40%（$P \leqslant 0.001$），但是在 75 岁及 75 岁以上的患者中，死亡率并没有明显的下降（图 19-3）。

根据 SHOCK 试验（$n=294$）和 SHOCK 注册表（$n=923$）的荟萃分析，30d 院内死亡率能够被 8 个风险因子预测：老龄、入院休克、终末器官的灌注不足临床证据、脑缺氧损害、低心脏收缩压、CABG 手术史、非前壁心肌梗死、血清肌酸酐 ≥ 1.9mg/dl。根据预兆风险因子的数量，患者死亡率波动在 22% ~ 88%。

二、心源性休克患者的治疗

当代循证医学关于 AMI 患者并发 CS 的研究被美国心血管基金学院（ACCF）/ 美国心脏协会（American Heart Association, AHA）和欧洲心血管团体所推荐的指南总结见表 19-1 和表 19-2。

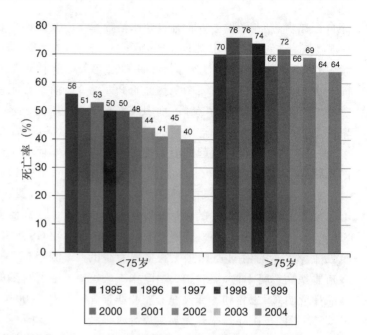

图 19-3 NRMI 注册表中老龄人
（＞75 岁）和较年轻的心源性休克患
者在基础 PCI 治疗后的死亡率

表 19-1 2013 ACCF/AHA 关于 STEMI 并发 CS 患者的治疗指南

推 荐	推荐等级	证据等级
推荐对合适的 STEMI 后泵衰竭引起心源性休克的患者急诊再灌注手术，不论患者在 MI 后耽误了多少时间	I	B
在没有禁忌证的情况下，不适合行 PCI 手术和 CABG 手术的患者应该及时行溶栓治疗	I	B
溶栓失败的患者，如果是 STEMI 发展为心源性休克或者急性严重心力衰竭，直接转移到有 PCI 能力的医院行冠状动脉造影，不论 MI 发生后延误了多少时间	I	B
对于药物治疗后病情没有得到很好缓解的 STEMI 后心源性休克患者应行主动脉内球囊反搏术	IIa	B
难治性心源性休克的患者，可选择左心室辅助装置支持循环系统的手段	IIb	C

（来源：American College of Emergency Physicians.2013. Reproduced with permission from Elsevier）

表 19-2 2013 ESC 关于 STEMI 并发 CS 患者的治疗指南

推 荐	推荐等级	证据等级
根据血气分析结果，有氧机械辅助呼吸支持治疗是被推荐的	I	C
应该行急诊超声心动图检查来检测机械性的并发症，评估心脏收缩功能和负荷情况	I	C
高风险患者应该被转移到三级医疗中心	I	C
合适的患者要考虑行急诊再灌注治疗：PCI 或 CABG	I	B
如果患者不能接受再灌注治疗，应该考虑溶栓	IIa	C
考虑大动脉球囊反搏术	IIb	B
左心室辅助装置可以用于支持难治性休克患者的循环功能	IIb	C
漂浮导管应被用于血流动力学评估	IIb	B
影响心肌收缩力的药物 / 血管收缩药物应被考虑：	IIa	C
·多巴胺	IIa	C
·多巴酚丁胺	IIb	B
·去甲肾上腺素		

（来源：Task Force on the management of ST-segment elevation acute myocardial. 2012. Reproduced with permission from Oxford University Press. ）

（一）早期再灌注

减轻冠脉阻塞或经旁路绕过阻塞冠脉来恢复冠脉血流再通是救治急性心梗（AMI）患者心脏泵衰竭及并发心源性休克(CS)的基础。经皮冠脉成形术或经外科手术血供重建术作为决定性的治疗和挽救生命的手段应尽早进行。该结论首次被发表在包括随机溶栓试验的大型观察注册研究与事后分析研究中（图19-4）。在 GUSTO-I 试验中的 2200 例 AMI 并发 CS 的患者中，406 例早期接受了冠状动脉造影术和冠状动脉成形术（*n*=175），外科手术冠状动脉旁路移植术（*n*=36），接受了两种手术的患者（*n*=22）及两者都没接受的患者（更晚或无再灌注治疗，*n*=173）30d 死亡率与 1794 例没有接受冠状动脉造影术患者相比明显降低（前者 38%，后者 62%，*P*=0.000 1）。在同一系列的调查中，早期造影术和血供重建与 30d 院内死亡率的减少呈独立相关，它们的优势比 (odds ratio, *OR*) 是 0.43（95% 置信区间 0.34 ～ 0.54，*P*=0.000 1）。同时，在美国国家医院出院调查 (National Hospital Discharge Survey，NHDS) 中，经多因素分析，包括临床特点、合并症

和病程年限、PCI 或 CABG 的紧急再灌注方式，这些因素与更低的院内死亡率有显著的相关性（比值比为 0.46 和 0.34）。最终，在胸科中心 24 年间登记的 300 例 AMI 并发 CS 的患者报告中显示，早期血供重建（*HR* 为 0.5，95%*CI* 为 0.3 ～ 0.9）或冠脉搭桥（*HR* 为 0.4，95%*CI* 为 0.2 ～ 0.8)均可预测患者长期生存率。

早期再灌注治疗对于提升 CS 预后有明显的作用，这一作用更是被美国国家心脏、肺与血液研究所的远期随机化调查所验证。这个调查由 302 例左心室 AMI 并发 CS 的患者组成。此研究表明有 9% 绝对的 30d 死亡率的下降（基础终点）是早期再灌注策略比内科治疗所具有的优势（前者 30d 死亡率 47%，后者死亡率 56%，*P*=0.11）（图 19-5）。虽然 30d 死亡率的差异并没有统计学意义，但是就 6 个月的生存率（再灌注组 50%，非手术治疗组 63%，*P*=0.027）和 12 个月的随访来说（53% *vs* 66%，*P* < 0.03），早期再灌注治疗策略确实要更优一些。在 6 个月的随访当中，大约有 8 例患者需要进行急诊再灌注手术来挽救生命。更重要的是 CS 生存者中早期再灌注组有 85% 在 1 年之

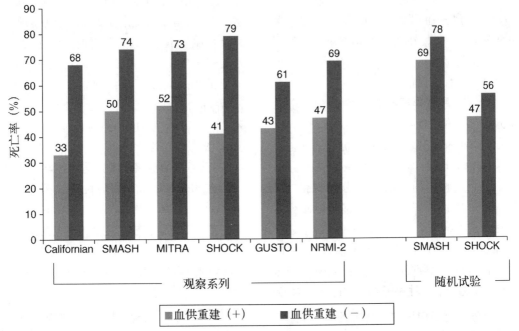

图 19-4　心源性休克患者药物治疗和血供重建的院内死亡率：数据来源于观察系列和两个随机试验

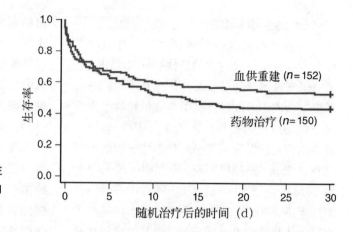

图 19-5 随机 SHOCK 试验中心源性休克患者在早期血供重建术后或者早期内科非手术治疗后的 30d 生存率

内处于 NYHA 心功能 I 级和 II 级。在接下来的 6 年随访表明，早期再灌注治疗有明显的优势（再灌注生存率 62.4%，非手术治疗 44.4%，P=0.03）。

来自 SHOCK 调查的数据并没有在心源性休克血管成形术的瑞士多中心研究试验中再现，这是另外一个随机化多中心研究，用以评估早期再灌注治疗对 CS 患者的作用。这个试验因为招募人数不足而在早期就被终止了（4 年间只有 55 例患者），研究在再灌注组和非手术治疗组之间并没有发现有意义的差异（69% 和 78%）。在一个小型对比研究 SMASH 中（n=51），再灌注组患者的 30d 死亡率明显降低（50% vs 74%）。然而，小样本量和高度可能的选择偏倚都是这个研究存在的问题，从而使研究结果不那么可信。

（二）CS 患者早期再灌注治疗的时间点、手术方式和手术完成度

来自 SHOCK 的重要的亚组分析表明，在 AMI 发生后 54h 到 CS 发生后 18h 内的这个时间段之内，急诊再灌注治疗对患者的益处是很显著的。急诊再灌注治疗能够同时减少入院休克患者（60% vs 82%，P=0.001）和迟发型休克患者（46% vs 62%，P < 0.001）的院内死亡率。然而，再灌注治疗进行得越早，患者的死亡率就越低：在对发病 4h 以内、4 ～ 6h 和 6 ～ 8h 接受再灌注治疗的患者中发现，死亡率分别为 36%、55% 和 82%。同样的，心脏科主治医师（ALKK）调查发现，1333 例 CS 患者中，

那些在 6h 以内接受治疗的患者比起那些发病 6 ～ 12h 和 12 ～ 24h 接受再灌注治疗的来说死亡率更低（分别是 45%、54% 和 58%）。

在 SHOCK 试验中，将 PCI 手术和 CABG 手术的 CS 患者之间的存活率进行对比，结果表明 30d 存活率（55.6% vs 57.4%，P=0.86）和 1 年存活率（51.9% vs 46.8%，P=0.71）的比较都没有显著差异。

泵衰竭导致的心源性休克是唯一一个被证明使用血供重建再灌注术来疏通或替代所有的严重的狭窄（包括非冠状动脉）正当合理的适应证。虽然没有随机化试验的证据能够证明这一点，但是一些观察性研究的结果能够表明，完全性血管再通与 CS 患者的院内存活率的提升是密切相关的。来自 SHOCK 调查中的马尼托巴的报道显示，连续观察了 210 例在两个三级中心住院的患者，完全的血管再通是院内死亡率的一个独立的预测因子，它的比值比是 0.26（95% 置信区间 0.09 ～ 0.76，P=0.013）。

（三）老龄患者的早期再灌注与药物治疗

在 SHOCK 调查的随机化试验中，对于 75 岁以下的患者来说，早期再灌注是一个更好的选择，对于 75 岁以上的老龄患者来说则不一样。在 56 例 75 岁以上的患者中，早期再灌注组的死亡率甚至高于药物治疗组（75% vs 53%）。也许是更低的射血分数和更高概率的前壁心肌梗死造成了这一结果。然而，在 SHOCK 调查中的 277 例 75 岁以上的老龄患者中（除外病情极重的，在来 SHOCK 注册医

院 3h 之内就死亡，原因是医疗保健系统的耽搁而没有接受再灌注治疗），接受了早期再灌注治疗的患者有着更低的 30d 死亡率，比值比为 0.46（95% 置信区间为 0.28 ～ 0.75）。同时，SMASH 和 SHOCK 随机化试验的荟萃分析表明，死亡率、治疗手段和 1 年以内的年龄差距之间没有有意义的相互作用（75 岁以下：早期再灌注与药物治疗的相对危险度为 0.79，95% 置信区间 0.63 ～ 0.99；75 岁以上：相差 1 岁的相对危险度为 0.93，95% 置信区间为 0.56 ～ 1.53；相关性 P 值为 0.10）。

源于可靠的依据，2013 年的 ACCF/AHA 指南推荐 < 75 岁的心源性休克患者进行早期血供重建（等级 Ⅰ，A 类证据）。同样的指南也表述对于 ≥ 75 岁心源性休克患者也应早期进行血供重建（等级 Ⅱa，B 类证据）。毋庸置疑的是，尽管缺乏随机试验数据的支持，在任何情形下，对于老年患者来说，仔细权衡临床判断都是值得提倡的。

三、心源性休克患者的治疗：溶栓治疗

对于 STEMI 伴心源性休克的患者，有效的溶栓从未被认为是有前景的特异性的治疗。现存的来源于大规模血栓实验的数据可用 Post hoc 分析，但缺乏一致性。在 GISSI-1 试验中，心源性休克患者使用链激酶治疗的院内死亡率与使用安慰剂治疗的几乎一样高（两个都有 70%）。两个不同时期的大规模随机血栓事件试验——GUSTO- Ⅰ（1990—1993 年）和 GUSTO- Ⅲ（1995—1997 年），将两者的心源性休克患者的预后做比较发现，对于心源性休克患者的预后，后者并没有任何改善。相反，后来的 GUSTO- Ⅲ 的心源性休克患者的死亡率要比前面的 GUSTO- Ⅰ 明显高一些（62% vs 54%，P < 0.001），于是引起了人们对于心源性休克患者溶栓治疗有效性的怀疑。

然而，来自 SHOCK 研究（涉及 36 个研究中心）的一篇报道显示，对 856 例患有严重的左心衰竭导致的心源性休克患者进行研究发现，接受溶栓治疗患者的院内死亡率较那些没有接受溶栓治疗的死亡率要低（54% vs 64%，P < 0.005）。同样，在 9 个随机试验的汇总分析中，58 600 例急性心肌梗死患者，收缩压＜100mmHg，心率＞ 100 次 / 分，发现其中溶栓治疗 35d 患者死亡率只有轻微的降低（54% vs 61%）。基于这些不太充分的证据，ACC/AHA 及欧洲的大部分 STEMI 患者管理指南指出，对于那些不适合 PCI 或主动脉内球囊反搏，或者不适用于血供重建（冠状动脉旁路移植术）的心源性休克患者推荐溶栓治疗。

关于溶栓药物类型的选择，在 GISSI-2 及国际研究群试验中，STEMI 伴心源性休克患者使用链激酶治疗与使用阿替普酶治疗相比较，前者的早期死亡率稍低（64.9% vs 78.1%，P < 0.05），且在 GUSTO- Ⅰ 研究中有同样的发现（链激酶为 55.6% vs 阿替普酶为 62%，P=0.06）。

当某个机构无法进行冠状动脉造影及血管成形术时可行溶栓治疗，应立即将患者转送至有能力进行上述治疗的中心。在 SHOCK 研究中发现，在没有进行血供重建能力的机构进行溶栓治疗失败后再转移至有能力的机构进行血管再通，其时间几乎是那些直接转移至有能力进行血供重建机构治疗的时间的 2 倍（7.3h vs 3.9h，P < 0.000 2），然而两者的院内死亡率几乎一样（55% vs 56%）。

四、其他医疗管理

在其他医疗策略可行之前，血管升压药是治疗心源性休克的第一线治疗方式，以恢复及维持血压。在 280 例脓毒血症所致 CS 的多中心随机临床研究亚组分析患者中，注射多巴胺 [20μg/（kg·min）] 治疗患者的 28d 内死亡率显著高于注射去甲肾上腺素 [0.19μg/(kg·min)] 的患者（P=0.03）。因此，对于心源性休克首选去甲肾上腺素而不是多巴胺。

研究公认，多器官衰竭及全身炎症反应对心源性休克患者的预后有严重的损害。NO

合成酶的激活导致 NO 的富集被认为是持久心源性休克患者的不良血管扩张的罪因。针对发生心源性休克的不稳定型心肌梗死患者的随机双盲安慰剂对照试验（TRIUMPH），按计划筛选出来自 130 个国际中心的 658 例患者，评估一氧化氮合酶（tilarginie）是否可以提高心源性休克患者的预后。然而让人失望的是，接受一氧化氮合酶和接受安慰剂治疗患者的 30d 全因死亡率并没有显著差异（48% vs 42%，P=0.24）。其他的截止点包括心源性休克分辨率和耐受时间、30d 心力衰竭发生率及 6 个月死亡率，两组都很接近。

对于许多注册中心，包括美国心脏病协会国家心血管数据注册表中，接受 PCI 治疗的心源性休克患者，糖蛋白 IIb/IIIa 抑制药与其预后改善独立相关。在一项观察性试验中，113 例急性心肌梗死伴有心源性休克并接受了冠状动脉支架置入术的患者，使用阿昔单抗治疗，可以显著改善其最终 TIMI 血流、减少无复流、降低死亡率及再梗死发生率，以及改善目标血管的血供重建（31% vs 63%，P=0.002）。随机试验 ADMIRAL 临床研究中的 CS 亚组分析结果显示，阿昔单抗治疗组 30d 死亡、再梗或靶血管的紧急血供重建等复合终点与安慰组相比较，均显示获益（9% vs 29%，RR 0.32，95%CI 0.03～3.27）。然而，在 PRAGUE-7 试验中，80 例急性心肌梗死伴心源性休克患者，在初始 PCI 治疗中，按照惯例使用预程序化阿昔单抗相对于使用选择性阿昔单抗并没有表现出任何差异。

五、心源性休克管理中的血流动力学支持

心源性休克患者的机械循环支持的主要目标是改善血流动力学及新陈代谢。

（一）主动脉内球囊反搏在心源性休克中的作用

很多年来，主动脉内球囊反搏术（intra-aortic balloon pump，IABP）一直是维持心源性休克患者血流动力学稳定的主要方法。舒张期球囊膨胀增加冠状动脉及外周循环的血供；收缩期球囊缩小，减少后负荷及心肌氧耗，使得心排血量增加。适时的球囊舒张收缩对于获得最佳的血流动力学支持至关重要。球囊尺寸的大小也很重要，根据患者身高、＜ 160cm、160～182cm、＞ 182cm 分别推荐 34mm³、40mm³、50mm³ 大小的球囊。

许多观察性研究都表明急性心肌梗死伴心源性休克患者，尤其是对于那些接受过溶栓治疗的患者，使用 IABP 治疗有生存获益。1991—1998 年美国 750 家医院的 23 180 例心源性休克患者，在进行溶栓治疗后又使用 IABP 治疗，相对于那些未使用 IABP 治疗的患者院内死亡率降低 18%（67% vs 49%）。在同样的注册表记录中，许多中心更加频繁地使用 IABP，表明 IABP 对于降低死亡率独立相关。在 SHOCK 试验注册表记录的 856 例患者的报道中：同时接受溶栓和 IABP 的心源性休克患者的死亡率最低（47%），相比较，仅接受 IABP 死亡率是 52%，而接受溶栓死亡率是 63%，两者均未治疗的死亡率为 77%。类似的结果也在 GUSTO-I 试验和 Benchmark 注册表中可见。

与溶栓相反，PCI 治疗后使用 IABP 并没有表现出获益。在大规模前瞻性研究 NRMI-2 中，后接受或者未接受 IABP 生命支持的进行 PCI 治疗患者，两者的死亡率几乎没有差异（45% vs 47%）。在一项对 292 例 STEMI 伴有心源性休克患者研究中发现，接受 IABP 治疗后其死亡率甚至比那些未接受机械动力学支持患者的死亡率还要高（47% vs 28%）。

在包含 9 个队列研究的 Meta 分析中，分别对 3 个背景下（无再灌注、药物溶栓再灌注、直接 PCI 的机械再灌注）10 529 例 STEM 伴心源性休克患者研究发现，使用 IABP 治疗可以分别降低无灌注组和药物溶栓再灌注组死亡率为 29% 和 18%，但是 PCI 治疗组死亡率却升高 6%（图 19-6）。在这一系列研究中选择偏倚及混杂偏倚非常明显，使得这种治疗的

有效性很难得出精确的结论。

两个小样本非随机研究（*n*=22 及 *n*=40）Meta 分析发现，心源性休克患者在进行 PCI 治疗后的背景下，使用 IABP Ⅰ治疗相对于没有此机械支持治疗者，两者的死亡率接近（图 19-7）。

在 IABP-SHOCK Ⅰ试验中，将 45 例患者随机分为 IABP 治疗组和未行 IABP 治疗组，两者的 APACHE Ⅱ评分、血流动力学及炎症标志物水平并没有显著差异，但是 IABP 治疗组的脑钠肽水平明显降低。然而，IABP 组的死亡率反而非显著性高于对照组（37% *vs* 29%）。

急性心肌梗死伴心源性休克进行 IABP 治疗影响的充足证据来自于随机、前瞻、非盲、多中心的 IABP-SHOCK Ⅱ试验，试验对象为德国 37 个中心的 600 例患者。所有的患者均接受了早期的血供重建，行 PCI 和（或）冠状动脉旁路移植，同时给予最佳的药物治疗方案。使用及未使用 IABP 治疗两者的主要终点 30d

全因死亡率并没有显著差异（39.7% *vs* 41.3%，RR 0.96，95%*CI* 0.79 ～ 1.17）。次要终点，包括血流动力学稳定时间、重症监护室停留时间长短、儿茶酚胺的治疗剂量及耐受性、肾功能，均未见显著差异。值得注意的是，在血供重建前置入 IABP 或血供重建后置入 IABP，两者的死亡率也无显著差异，该结果有很重要的实践启示，如血供重建相对于机械动力支持优先选择，应作为心源性休克治疗的一线选择方案。同样有趣的是，在年龄＜ 50 岁的亚组患者中，进行 IABP 治疗却显出获益，RR 0.44（95%*CI* 0.21 ～ 0.95）。

早期的版本球囊大小为 15F，IABP 的置入与移除都需要外科干预，而且并发症发生率常常达到难以接受的 20% ～ 30%，其中主要是四肢缺血。高级的科技包括使用更细的导管作为经皮装置，可显著降低并发症发生率。更大尺寸的导管往往导致更高的并发症发生率。在一项对 381 例患者的研究中，12F、10.5F 及 9.5F

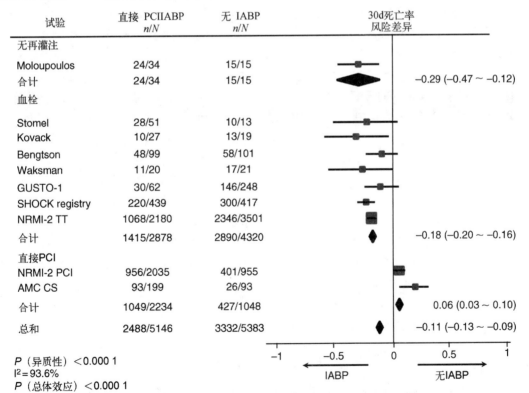

图 19-6　包含 9 个队列研究，3 个背景下（无再灌注、药物溶栓再灌注、直接 PCI 的机械再灌注）的 10 529 例 STEM 伴心源性休克患者的 Meta 分析

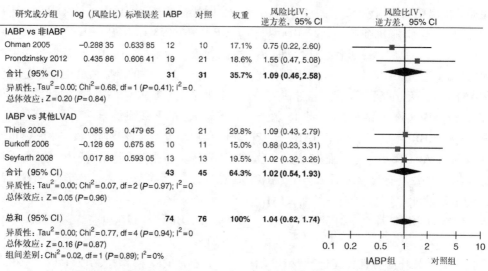

研究或分组	log（风险比）	标准误差	IABP	对照	权重	风险比IV， 逆方差，95% CI	风险比IV， 逆方差，95% CI
IABP vs 非IABP							
Ohman 2005	−0.288 35	0.633 85	12	10	17.1%	0.75 (0.22, 2.60)	
Prondzinsky 2012	0.435 86	0.606 41	19	21	18.6%	1.55 (0.47, 5.08)	
合计 (95% CI)			31	31	35.7%	1.09 (0.46, 2.58)	
异质性：Tau²=0.00; Chi²=0.68, df=1 (P=0.41); I²=0							
总体效应：Z=0.20 (P=0.84)							
IABP vs 其他LVAD							
Thiele 2005	0.085 95	0.479 65	20	21	29.8%	1.09 (0.43, 2.79)	
Burkoff 2006	−0.128 69	0.675 85	10	11	15.0%	0.88 (0.23, 3.31)	
Seyfarth 2008	0.017 88	0.593 05	13	13	19.5%	1.02 (0.32, 3.26)	
合计 (95% CI)			43	45	64.3%	1.02 (0.54, 1.93)	
异质性：Tau²=0.00; Chi²=0.07, df=2 (P=0.97); I²=0							
总体效应：Z=0.05 (P=0.96)							
总和 (95% CI)			74	76	100%	1.04 (0.62, 1.74)	
异质性：Tau²=0.00; Chi²=0.77, df=4 (P=0.94); I²=0							
总体效应：Z=0.16 (P=0.87)							
组间差别：Chi²=0.02, df=1 (P=0.89); I²=0%							

图 19-7 森林图的比较：IABP 组与对照组预后，30d 全因死亡率

IABP 的并发症发生率分别为 21%、10%、8%。在同期的大量研究中，使用 8F 大小的 IABP，其并发症发生率甚至更低，为 3% ~ 7%。

影响并发症进展的许多危险因素已经被证实，包括女性性别、体型小、外周血管疾病、IABP 大小及患者的耐受性。在最近的一系列研究中，IABP 相关的并发症主要有出血、假瘤的形成、四肢缺血及感染。Sjauw 等的 9 项观察性研究的综合分析显示，IABP 治疗往往伴随脑卒中和出血发生率的显著升高。然而，在随机 IABP-SHOCK Ⅱ 试验中，在 IABP 和对照组之间，IABP 置入相关性并发症却没有显著差异，包括大出血的发生率（3.3% vs 4.4%，P=0.51）、外周缺血（4.3% vs 3.4%，P=0.53）、败血症（15.7% vs 20.5%，P=0.15）及脑卒中（0.7% vs 1.7%，P=0.28）。

在写本文的时候，最新的 AHA/ACCF 及 ESC 指南分别把 IABP 作为 STEMI 伴心源性休克患者的 Ⅱa 和 Ⅱb 类推荐（两个指南都是 B 级证据）。来自另一个随机 IABP 心源性休克试验的最新数据，提供的额外证据更加证实了在急性心肌梗死伴心源性休克背景下 IABP 缺乏有效性。这个研究更是专门评估了 40 例心源性休克患者伴血流动力学紊乱 PCI 治疗后的 12h 内，行 IABP 治疗的附属血流动力学效果。接下来的连续 4d 监测血流动力学参数证

实，使用 IABP 治疗可显著暂时性改善心排血量、收缩性血管抵抗及心功能指数。心功能指数是平均动脉压及心排血量的衍生物，而且被认为是心源性休克患者院内死亡率相关的血流动力学最强有力的独立相关指标。然而，令人惊讶的是，使用 IABP 治疗其血流动力学改善等级与使用药物治疗并没有显著差异。

（二）左心室支持装置在心源性休克治疗中的作用

IABP 改善血流动力学是继发于降低前后负荷，而左心室辅助装置（left ventricular assist device，LVAD）则是在严重左心室功能衰竭的患者中通过抽吸及输出来自左心房和左心室的氧合血液主动性增加心排血量。被研究的最多的两个装置是 TandemHeart 和 Impella。TandemHeart 是一种经皮装置，可以通过导管经股静脉穿过房间隔将血液从左心房移出，同时通过体外离心泵将血液从股动脉回输到血液循环中（图 19-8）。这种装置可提供 3.5 ~ 4L/min 的前进血流。

Impella 装置则是使用一种轴向泵，其经股动脉穿过主动脉瓣直接放置在左心室内（图 19-9）。它有两种规格，最大流速为 2.5L/min 和 5.0L/min。小的 Impella 装置可直接经皮放置，大的 Impella 则需要手术切开股动脉或者腋动脉。由于 Impella 可以直接降低左心室负荷，从

而可降低心肌氧耗，同时通过增加平均动脉压和降低左心室舒张末压而增加冠状动脉血流。小的 Impella 可增加 0.5 ～ 1.0L/min 的心排血量，而大的 Impella 则可增加 4.0 ～ 4.5L/min 的心排血量。因此，2.5 规格的 Impella 主要是减轻左心室负荷，而 5.0 规格的 Impella 则主要是提供显著的血流动力学支持及维持器官血供。如果需要还可以升级此装置。Amsterdam 大学进行了一项观察性研究，对 34 例 STEMI 伴心源性休克患者分别使用 2.5 规格 Impella(n =25）及 5.0 规格 Impella （n =9）治疗，发现对于这些患者来说，升级此装置是可行的而且是有效的。使用 2.5 规格 Impella 治疗的患者相对于那些接受常规治疗的患者，其接下来 3 年的左心室功能改善更加明显。

　　尽管现今还没有研究表明 Impella 对患者存活率有积极作用，但是在对 120 例急性心肌梗死伴心源性休克患者的 EUROSHOCK 研究表明，使用 2.5 规格的 Impella 是可行的，而且可以降低乳酸水平。然而，这些患者的 30d

死亡率仍旧很高（64%）。左心室支持装置相关的高并发症发生率应当被重视，包括大出血、溶血及心脏压塞。

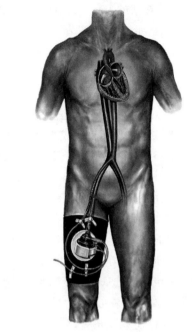

图 19-8　TandemHeart 左心室辅助装置

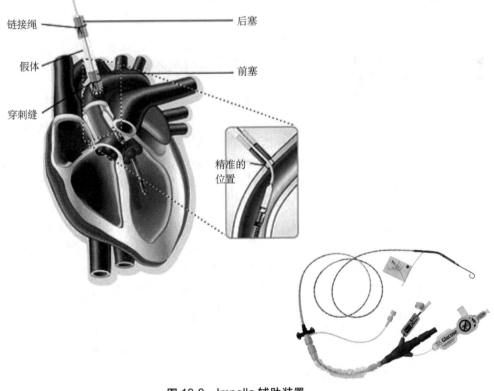

图 19-9　Impella 辅助装置

3 个小样本随机研究比较了心源性休克患者使用 IABP 和 LVAD 机械支持治疗。其中两个研究比较 IABP 与 TandemHeart，另一个比较 IABP 与 2.5 规格的 Impella。Burkhoff 等多中心随机研究显示，42 例患者平均使用 2.5d 的左心室支持装置治疗，使用 TandemHeart 治疗组相对于 IABP 组可以达到更好的血流动力学改善，包括更大的增加心脏指数和增加平均动脉压同时降低肺毛细血管楔压。然而，血流动力学参数的改善并不能转换成更高的 30d 存活率（40% vs 36%）。在另一个 Thiele 等的单中心随机试验中，41 例 AMI 伴心源性休克患者，相比于使用 IABP，使用 TandemHeart 治疗其初始心排血量、心功能指数均有提升。然而，使用 TandemHeart 治疗往往伴有更高的严重出血和四肢缺血等并发症的发生率，而且 30d 死亡率也很接近（43% vs 45%）。最后，在随机试验"左心室支持装置对于治疗心源性休克的有效性研究试验（ISAR-SHOCK 试验）"，26 例心源性休克患者分别使用 2.5 规格的 Impella 和 IABP 治疗，尽管 Impella 可以更好地增加心指数，两者的 30d 死亡率都为 46%。值得注意的是，使用 Impella 治疗常伴有更高的溶血事件发生率及更高的输血率。而且，有一例 Impella 组的患者甚至还由于四肢缺血而不得不采用手术治疗。

将这 3 个研究统计分析发现，对院内死亡率来说，IABP 组和 LVAD 组两者没有什么差异，但是 LVAD 组反而有更高的并发症发生率，尤其是中、重度的出血。

（三）其他支持装置

动静脉体外氧合膜肺（extracorporeal membrane oxygenation，ECMO）则是指在针对心源性休克患者替代其心肺功能，而非对其他治疗起反应。去氧血液从体内移出，泵入机械氧合装置，然后再回流入循环。血流则是由离心泵产生，再次通过旋转推动器使血液旋转射出，产生加速。外周 ECMO 的安装很简单，血液从股静脉流出，再从股动脉流入。由于有左心

室竞争性顺行性血流导致心排血量下降，同时由于股动脉套管的逆行性血流导致了左心室室壁负荷的增加。而中心 ECMO 则是直接在右心房和主动脉插管，因此，没有顺行性和逆行性血流的混杂，但是这种装置更难置入，需要手术干预，而且并发症发生率更高。尽管这种装置的置入及功能的确有效，但报道的存活率仍非常低（25% ～ 39%）。

对于难治性心源性休克，手术性心室支持装置仍旧可以考虑使用。在 John 等的研究中发现，12 例急性心肌梗死伴心源性休克患者中的 8 例患者，使用 Centrimag 形成暂时性的左右心室支持，而且成功地桥接了可置入的心室支持装置，额外的 2 例患者其装置的移出状态则得到显著改善。

尽管成功地使用过 VAD 及 ECMO，但是仍要警惕此种装置相关并发症的高发生率，包括脑卒中（4% ～ 12%）、感染（20% ～ 30%）、出血事件（30% ～ 40%）及装置故障（超过 10%）。最新的 AHA/ACCF 及 ESC 指南均将心源性休克患者使用机械性循环支持作为 Ⅱ b 级推荐（C 类证据）。

六、结论

心源性休克是急性心肌梗死极其可怕的并发症。及时使用上述技术及装置可减少心源性休克事件的发生，同时可改善预后。然而，心源性休克仍伴有极高的死亡率。及时的血管造影及血供重建是心源性休克唯一被证实的有效治疗方法。血供重建相对于药物治疗患者的生存率更高，而且以后高功能幸存者的比例更高。在最新研究的启示中，IABP 对于心源性休克患者的存活率并没有积极作用。对于其他循环支持装置安全性及有效性的数据仍旧不足，以至于难以得出准确结论。

石瑞正　游柏洋　译
李传昶　夏　珂　胡秋宁　校

第 20 章　急性冠状动脉综合征后的患者管理

Davide Capodanno[1], *George Dangas[2]*

[1] Ferrarotto Hospital, University of Catania, Catania, Italy

[2] Cardiovascular Innovation, Mount Sinai Medical Center, New York, NY, USA

一、引言

不稳定型心绞痛、非 ST 段抬高型心肌梗死、ST 段抬高型心肌梗死的急性期可持续 1～3 个月，在这段时间内，患者出现新发血栓进展为心肌梗死，再发心肌梗死或死亡的风险较高。既然出院后早期可继续发生缺血事件，二级预防就显得至关重要，并且会对远期预后产生显著影响。这些急性事件应成为重新评估包括改善生活方式和积极控制危险因素等在内的重要治疗目标的契机。

急性冠状动脉综合征（acute coronary syndrome，ACS）后长期管理的具体建议已经成为最近更新的美国心脏协会 / 美国心脏病学会基金会（American Heart Association/American College of Cardiology Foundation，AHA/ACCF）二级预防和降低风险治疗指南的主题。在此章节中，我们回顾了关于康复后的 ACS 患者长期管理的最新建议，这些建议大部分依据美国国立卫生研究院主要实践指南和 AHA/ACCF/ 欧洲心脏病学会（European Society of Cardiology，ESC）最近更新的实践指南，以及最近的临床试验结果。支持这些建议的详细证据本章不作赘述。

二、危险因素的管理和矫正

危险因素的管理和矫正的治疗目标列于表 20-1。

（一）吸烟

每次访视时都应询问患者吸烟现状并建议吸烟者戒烟。建议其咨询戒烟方式并制订戒

表 20-1　危险因素与治疗目标

危险因素	目标
吸烟	完全戒烟、避免暴露于吸烟的环境中
血压控制	＜ 140/90mmHg
血脂管理	他汀类药物治疗；他汀治疗后使 LDL-C ＜ 100mg/dl；极高危患者（包括 ACS 患者），LDL-C ＜ 70mg/dl；如果三酰甘油≥ 200mg/dl，非 HDL-C 应＜ 130mg/dl，极高危患者，非 HDL-C ＜ 100mg/dl
体力活动	每天至少 30min，每周 7d（最少每周 5d）
体重管理	体重指数：18.5～24.9kg/m^2 腰围：女性＜ 35in（＜ 89cm），男性＜ 40in（＜ 102cm）
2 型糖尿病管理	HbA1c ＜ 7%

HDL-C. 高密度脂蛋白胆固醇；LDL-C. 低密度脂蛋白胆固醇

烟计划，包括尼古丁替代、使用安非他酮或伐尼克兰和（或）转至特殊的戒烟计划。戒烟的药物干预需在 ACS 患者住院治疗后 1 个月开始，并且遵循其初级保健医师的建议。戒烟后应继续对吸烟现状进行随访。并且建议所有患者避免在工作、家庭和公共场所中吸烟。

（二）血压控制

改变生活方式是为了创造最佳的血压管理条件。这包括控制体重和增加体力活动（见下文）、适量饮酒、减少钠盐摄入和增加新鲜水果，蔬菜和低脂乳制品的摄入。如果血压超过 140/90mmHg 的目标值（糖尿病或慢性肾疾

病患者< 130/80mmHg），就应开始受体阻滞药和（或）血管紧张素转化酶（angiotensin-converting enzyme，ACE）抑制药或血管紧张素受体阻滞药（angiotensin receptor blockers，ARB）的药物治疗，并根据需要加入其他药物如钙通道阻滞药或噻嗪类利尿药以达到治疗目的。

（三）血脂管理

所有患者在出院之前，无论其空腹血脂水平高低，在没有禁忌证的情况下，均应遵医嘱给予他汀类药物。事实上，ACS 患者入院时就应开始大剂量他汀治疗。降低胆固醇治疗的最终目标：低密度脂蛋白胆固醇（low-density lipoprotein cholesterol，LDL-C）< 100mg/dl（LDL-C 至少降低 30%），理想情况下应< 70mg/dl。强烈建议患者进行日常体力活动，控制体重和饮食，包括减少饱和脂肪、胆固醇和反式脂肪的摄入。从鱼或鱼油胶囊中获取的 Omega-3 脂肪酸可以进一步降低心血管疾病的风险，这可能也是个合理的建议。对于不耐受他汀类药物的患者，可以考虑使用胆汁酸螯合剂、烟酸或依折麦布降低 LDL-C。注意监测可能发生的不良反应，如肌肉毒性、肝毒性及药物间的相互作用。

（四）体力活动

ACS 患者住院治疗后 1 个月开始，应鼓励患者每天进行 30 ～ 60min 中等强度的有氧运动，每周 5d，7d 为最佳，辅以生活方式的改变，以提高心肺功能。每周至少进行 2d 互补性训练。

（五）体重管理

临床医师应鼓励患者保持或达到体重指数在 $18.5 \sim 24.9 kg/m^2$。减肥的最初目标应定为降低基础体重的 5% ～ 10%，并结合饮食和运动来达到目标。

（六）糖尿病管理

通过强化控制危险因素和药物治疗使糖化血红蛋白（HbA1c）< 7%。然而在治疗过程中，要权衡降血糖的力度与低血糖的风险。二甲双胍是一种有效的一线药物。尽管胰岛素增敏疗法一直是一线治疗方法，但在 2 型糖尿病随机旁路血管成形术血供重建调查试验（BARI-2D）中并没有证据显示其疗效优于胰岛素。

三、药物治疗

（一）抗血栓治疗

除非有禁忌证，否则建议长期服用低剂量阿司匹林（75 ～ 162mg/d）。对阿司匹林不耐受或过敏的患者可以使用氯吡格雷替代。冠状动脉旁路移植术后，阿司匹林应在手术后 6h 内恢复使用以减少大隐静脉移植桥闭合的风险。应规定所有的 ACS 患者使用 P2Y12 受体阻滞剂（氯吡格雷 75mg/d，普拉格雷 10mg/d 或替格瑞洛 90mg，每日 2 次）至少 12 个月。评估血小板抑制药普拉格雷治疗效果的 TRITON 研究显示，普拉格雷比氯吡格雷更能显著降低缺血事件，包括早期和晚期支架内血栓的风险。虽然普拉格雷有增加大出血的风险，但其临床获益仍然被提倡在整体人群使用，特别是在特殊的亚组如糖尿病和 STEMI 患者中应用普拉格雷。析因分析显示普拉格雷对某些患者有损伤，如那些现有短暂性脑缺血发作或卒中的患者，以及老年人（年龄 ≥ 75 岁）和低体重（≤ 60kg）患者，在这些患者中，其带来的缺血获益被其出血风险所抵消。根据美国食品药品监督管理局（FDA）的建议，除非出现高风险特征，如糖尿病或既往的心肌梗死再发，否则仍然可以考虑在 75 岁以上没有禁忌证（先有短暂性缺血发作 / 脑卒中或活动性出血）的患者中使用普拉格雷 10mg 的维持剂量，因为它的益处似乎大于出血风险。较低的维持剂量（5mg）对老年患者的有效性目前正在调查中。抑制血小板与患者转归研究（PLATO）显示，相对于氯吡格雷，替格瑞洛更有利于显著改善临床终点事件包括死亡率，但与此一致的临床实际应用数据还尚未出现。

出血的发生率胜过支架置入后由噻吩并吡啶类药物治疗得到的预期获益，较早停药是合理的，但接受药物涂层支架的患者比接受裸支架的患者停药的风险更大。特别是复发性缺血事件的高危患者，长期双重抗血小板治疗的益处，可能与延缓动脉粥样硬化的进展、预防血管血栓性事件有关，而与支架放置的部位无关，因为晚期和极晚期支架内血栓形成与是否停用氯吡格雷无关。然而，两个韩国试验的荟萃分析显示：接受药物涂层支架的患者延长阿司匹林和氯吡格雷双重抗血小板治疗超过 12 个月，并没有比阿司匹林单一治疗更显著降低心肌梗死或心源性猝死的死亡率。同样，支架引起内膜增生后延长双重抗血小板治疗时间（PRODI-GY）的研究未能证明延长双重抗血小板治疗 24 个月优于接受第一代或第二代药物涂层支架后治疗 6 个月或者裸金属支架后治疗至少 1 个月。

在阿司匹林和（或）氯吡格雷的基础上使用华法林会增加出血的风险，尤其是胃肠道出血。对于不需要或不耐受氯吡格雷且出血风险较低的患者，抗凝治疗有强适应证，包括心房颤动、人工心脏瓣膜、左心室血栓或伴随有静脉血栓栓塞性疾病，单独使用华法林（INR 2.5 ～ 3.5）或联合低剂量阿司匹林（75 ～ 81mg/d，INR 2.0 ～ 2.5）使用是合理的。低 / 中等出血危险（即 HAS-BLED 评分 0 ～ 2 分）的 ACS 患者需要支架置入和三重抗栓治疗，欧洲的指南中建议采用以下方案：前 6 个月使用华法林（INR 2.0 ～ 2.5），阿司匹林≤ 100mg/d 和氯吡格雷 75mg /d 的三联疗法；6 ～ 12 个月使用华法林（INR 2.0 ～ 2.5）和氯吡格雷 75mg/d（或阿司匹林 100mg/d）联合治疗；12 个月后，终身使用华法林（INR 2.0 ～ 3.0）。对高出血风险（即 HAS-BLED 评分≥ 3）的 ACS 患者应使用金属裸支架，前 4 周使用三联疗法，接着使用华法林（INR 2.0 ～ 2.5）和氯吡格雷 75mg/d（或阿司匹林 100mg/d）联合治疗直至 12 个月，最后终身使用华法林。另一个很少采用的长期三联疗法的经验方法是：氯吡格雷隔日 1 次或替格瑞洛每日 1 次，联合华法林（INR 2 ～ 2.5）和阿司匹林 81mg/d。显然，这个临床领域需要更多的研究来证实。

新型口服抗凝药作为 ACS 患者辅助双重抗血小板治疗正在进行临床试验。急性冠状动脉综合征患者联合使用利伐沙班和阿司匹林或联合使用利伐沙班与阿司匹林和噻吩并吡啶类药物的研究（ACS ATLAS2）显示：利伐沙班可减少心源性猝死、心肌梗死或卒中的复合终点风险。另有研究显示，一种新的血小板受体抑制药治疗会导致更大的出血风险却没有太多的临床获益。新型口服抗栓药物需要进一步的研究。

（二）肾素 - 血管紧张素 - 醛固酮系统阻滞药

除非有禁忌，ACE 抑制药适用于所有左心室射血分数＜ 40%，且伴有高血压、糖尿病或慢性肾疾病的患者。血管紧张素受体阻滞药是不能耐受 ACE 抑制药患者的有效替代方案。ACE 抑制药和血管紧张素受体阻滞药的联合使用价值没有得到完全公认。心肌梗死后无显著肾损害（肌酐清除率＞ 30ml/min）或高钾血症（＜ 5.0mmol/L）的患者伴有左心室射血分数＜ 40%，并具有糖尿病或心脏衰竭任何一项的情况下，在 ACE 抑制药和 β 受体阻滞药的基础上加用醛固酮阻滞药（即螺内酯、依普利酮）可以增强疗效。

（三）β 受体阻滞药

一般卡维地洛、美托洛尔或比索洛尔可应用于所有左心室射血分数＜ 40% 的患者，有特殊禁忌证者除外。左心室射血分数正常的 ACS 患者也应使用 β 受体阻滞药至少 3 年。

（四）其他的抗缺血药物疗法

硝酸甘油建议用于治疗缺血性症状。在 β 受体阻滞药无效、禁忌或引起不可耐受的不良反应时，可以使用钙通道阻滞药。雷诺嗪也在慢性心绞痛的管理中脱颖而出。

（五）非类固醇抗炎药

选择性 COX-2 抑制药和其他非选择性非甾体抗炎药可增加心血管疾病风险。应采用阶梯式护理方法治疗慢性肌肉骨骼不适，如缓解疼痛应首选对乙酰氨基酚、小剂量麻醉药或非乙酰水杨酸类药物。在这些药物都失败的情况下，增加非选择性非甾体抗炎药，如萘普生或 COX-2 选择性的非类固醇消炎药，可以在尽可能短的时间内使用最低有效剂量。

（六）激素治疗

绝经后的妇女应避免在 ACS 期间使用激素替代疗法，如雌激素加孕激素或单独的雌激素，因为在激素联合疗法的情况下会增加心血管事件和乳腺癌的风险，仅接受雌激素治疗的患者有脑卒中的风险。如果激素治疗带来的益处可以抵消增加的心血管疾病风险时（即预防绝经症状或预防骨质疏松时），有可能允许使用激素治疗。

（七）饮食和补充维生素

理想的饮食应该是低盐和低饱和脂肪酸摄入，经常摄入水果、蔬菜和鱼。所谓的"地中海饮食"已被作为一种获得最佳的精神和身体健康的模式（图 20-1）。应鼓励适量饮酒。常规使用具有抗氧化作用的维生素（如维生素 E、维生素 C 或 β- 胡萝卜素）或叶酸，联用或不联用维生素 B_6 和维生素 B_{12}，这些并不推荐用于 ACS 后的二级预防。

（八）疫苗接种

建议每年定期接种流感和肺炎球菌疫苗。

四、风险评估

发生 ACS 后，最重要的是进一步识别患者心血管事件的高风险因素。随着冠状动脉造影广泛开展和经皮冠状动脉介入治疗（percutaneous coronary intervention，PCI）的开展，降低了 ACS 患者住院期间风险评估的相关性，因为它可以假设梗死相关的冠状动脉病变已被处理，而其他冠状动脉是否存在显著病变则成为评估对象。如果不是在急性期，梗死面积和静息超声心动图对左心室功能的评估对危险分层和药物处方而言至关重要。同样，所有的患者都应测量其代谢危险的生物标志物，包括总胆固醇、LDL-C 和高密度脂蛋白（high-density lipoprotein，HDL）胆固醇、空腹三酰甘油、血浆葡萄糖及肾功能。

若尽管行血管造影检查，但仍担心有诱发梗死或非梗死相关区域的缺血，可以在 4～6 周时进行门诊运动试验（自行车或跑步机）或压力成像（即闪烁显像、超声心动图或心脏磁共振）检查。左心功能不全的原因可能与建立再灌注后 2 周内恢复的存活心肌有关。几种诊断技术（即传统的心肌灌注显像与 ^{201}Tl 或 ^{99m}Tc 标记物、超声心动图和心脏磁共振）可以检测心肌活力。住院前后的影像学检查的作用见表 20-2。

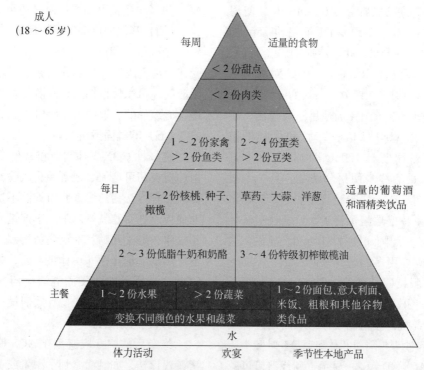

图 20-1 地中海饮食

表 20-2　ACS 患者住院前后的影像学检查的作用

检查	作用
静息时 Echo	左心室功能，心力衰竭，休克或新杂音
运动负荷心电图	缺血
压力灌注成像 SPECT	心肌存活率和缺血，梗死面积
超声负荷试验	心肌存活率和缺血
PET（静息）	心肌存活率
CMR（静息、负荷、对比增强）	左心室功能，心肌梗死面积，心肌存活率和缺血

CMR. 心脏磁共振成像；Echo. 超声心动图，或必要时经食管超声心动图；PET. 正电子发射断层扫描；SPECT. 单光子发射计算机断层扫描（来源：Adapted from van de Werf, et al. 2008）

如果主要关注的是心律失常，有必要在住院前行额外的电生理检查。如果患者没有心律失常症状且左心室射血分数 ≥ 40%，那么其心源性猝死的风险较低，进一步检查或预防性治疗是没有必要的。左心室射血分数 < 30% ～ 40% 且纽约心脏学会（New York Heart Association, NYHA）分级 Ⅱ 级或 Ⅲ 级的 STEMI 患者发病超过 40d 可考虑置入式心脏设备。如果排除心肌顿抑后，射血分数 < 35% 且 QRS 时限 > 120ms，尽管使用最佳药物治疗 NYHA 分级仍然在 Ⅲ ～ Ⅳ 级的患者可以进行心脏再同步治疗。

五、出院后随访

与患者和他们的家庭保持有效的沟通和治疗可以加强患者改变生活方式和接受处方药治疗的长期依从性。出院时，所有患者应接受有关药物、饮食、运动、彻底戒烟咨询的详细指导，转而接受心脏康复 / 二级预防治疗并定期随访。低风险和血供重建患者应在出院后 2 ～ 6 周回院复查，高风险的患者在出院后 14d 内回院复查。非手术治疗的 ACS 患者，尽管有最佳的医疗管理，但症状复发时应及时行冠状动脉造影检查。

六、心脏康复

心脏康复旨在通过医疗评估、运动处方、生活方式和心脏危险因素的改变，提供一个综合性的长期计划，以教育和辅导等方式减少心脏疾病的生理和心理影响。综合门诊心脏康复计划适合所有符合条件的 ACS 患者。运动可能涉及自行车、跑步机、健美操、散步或慢跑。低危患者采用以家庭为基础的方案，包括居家运动、互联网和电话传输监测 / 监控，可以有效地替代中心监督的方案。

七、恢复工作

恢复工作的时机经常由用人单位决定，而不是由患者的医疗条件决定。因此，内科医师常被敦促提供数据以证明患者的工作不因对心脏事件产生高风险而被禁止。总体而言，鼓励患者出院后 2 周重返工作似乎是合理的。心脏康复计划有助于提高患者身心健康。

八、其他活动

有些患者急于想知道如何快速恢复体力活动。关于何时使体力活动恢复到之前的水平的明确建议是性生活和就业应放在首位。为了解决这些问题，医师可以考虑分级运动试验，以代谢当量（METs）表示能量强度，这是进行各种合理安全的普通日常活动的能量水平。鼓励患者可立即开始每天步行。无并发症的病情稳定的患者，1 周至 10d 内可以恢复与伴侣的性生活。出院后 1 周可以开始驾车。对于经历了复杂心肌梗死的患者，驾车应推迟到症状消失后 2 ～ 3 周。有心绞痛的患者通过血供重建或其他治疗病情稳定后可以提早恢复正常活动。如果住院时有心律失常或出院后有心悸，特别是有左心室收缩功能减退或临床心力衰竭的患者需要对其进行相关检查。

九、结论

框 20-1 中总结了监测和改善 ACS 患者护理标准最有用的方法。应尽快实施二级预防中确切有效的措施和治疗。这些措施包括改变生活方式、控制危险因素，以及确切有效的药物。

框 20-1　非 ST 段抬高型心肌梗死患者住院时的治疗措施

- 使用阿司匹林
- 使用氯吡格雷 / 普拉格雷 / 替卡格雷
- 左心室功能障碍患者住院时使用 β 受体阻滞药
- 使用他汀类药物
- 使用 ACE 或 ARB
- 戒烟咨询 / 辅导
- 登记进行二级预防 / 心脏康复计划

ACE. 血管紧张素转化酶；ARB. 血管紧张素受体拮抗药（来源：Adapted from Hamm, et al.2011）

十、总结

1. ACS 后识别患者的高风险和进一步的心血管事件至关重要。

2. 干预冠心病危险因素、管理生活方式及行为的变化，可以得到发病率和死亡率进一步下降的结果。

3. 与患者和他们的家庭保持有效的沟通和治疗可以加强患者改变生活方式和接受处方药治疗的长期依从性。

4. 出院时，所有患者应接受有关药物、饮食、运动、彻底戒烟咨询的详细指导，转而接受心脏康复 / 二级预防治疗并定期随访。

方　晗　译
李传昶　夏　珂　徐维芳　校

第21章 左主干病变：急诊行经皮血管腔内成形术还是冠状动脉旁路移植术

Gill Louise Buchanan, *Alaide Chieffo*, *Antonio Colombo*

San Raffaele Scientific Institute, Milan, Italy

一、引言

无保护左主干冠状动脉（unprotected left main coronary artery, ULMCA）所负责的心肌血供区域很大，因此当它出现急性冠状动脉事件时会对患者造成极大的危害。急性 ULMCA 闭塞常导致血流动力学障碍、致命性心律失常、心源性猝死，能存活到达医院的患者通常也是极度危重，需要急诊治疗来降低其死亡率。尽管冠状动脉旁路移植术（coronary artery bypass grafting, CABG）是目前治疗 ULMCA 病变的标准手段，但是 CABG 不能达到立即恢复冠状动脉血流的要求，因此急诊条件下可能没有行 CABG 的手术机会。

急性冠状动脉综合征中，ULMCA 病变患者的发生率目前没有准确数据，根据全球急性冠状动脉综合征注册研究（Global Registry of Acute Coronary Events, GRACE）显示，其发生率约为 4%，但是该数据可能被低估，因为很多患者可能没有存活到能够纳入注册研究。

此外，对于急性 ULMCA 病变患者最佳的血供重建时机仍不确定，目前的相关指南对于该类患者的处理意见较为模糊。在本章中我们将回顾和分析继发于 ULMCA 病变的 ST 段抬高型心肌梗死（ST-segment elevation myocardial infarction, STEMI）和非 ST 段抬高型心肌梗死（non-ST-segment elevation myocardial infarction, NSTEMI）的相关证据和指南意见。

二、目前的指南及局限性

目前的指南推荐 CABG 适用于稳定的 ULMCA 病变患者。美国心脏病学基金会（American College of Cardiology Foundation, ACCF）/ 美国心脏协会（American Heart Association, AHA）特别小组临床实践指南中关于急诊 CABG 的适应证为：仅适用于经皮冠状动脉介入治疗（percutaneous coronary intervention, PCI）失败后有持续性缺血的 ULMCA 病变患者、不适合行 PCI 的解剖结构、STEMI 有机械性并发症及心源性休克的患者（表 21-1）。

对照现行的 ACCF/AHA 心血管介入 PCI

表 21-1　ACS 患者进行 ULMCA 血供重建指南意见

治疗方法	临床表现	推荐类别	证据等级
CABG	STEMI 患者：① PCI 手术失败或不能开展；② 冠状动脉解剖适合于 CABG；③ 重要区域的持续缺血或非手术治疗无效，但血流动力学稳定	I	B
CABG	不考虑心肌梗死与休克、心肌梗死与 CABG 手术时间间隔，有心源性休克且适合 CABG 的患者	I	B
CABG	致命性的室性心律失常（缺血性），且 ULMCA 狭窄 ≥ 50%	I	C
PCI	UA/NSTEMI 且不适合 CABG	II a	B
PCI	STEMI 患者冠状动脉远端血流 TIMI < 3 级，且 PCI 能比 CABG 更快实施	II a	C

CABG. 冠状动脉旁路移植术；PCI. 经皮冠状动脉介入治疗；ULMCA. 无保护左主干冠状动脉；UA. 不稳定型心绞痛；NSTEMI. 非 ST 段抬高型心肌梗死；STEMI. ST 段抬高型心肌梗死（来源：Levine et al. 2011 and Hillis et al. 2011）

手术指南，在 STEMI 患者中，ULMCA 病变是行 PCI 手术的适应证（Ⅱa 类推荐 C 级证据）。在 NSTEMI 患者中，如罪犯病变发生在 ULMCA，当患者不适合行 CABG 时可考虑行 PCI 手术（Ⅱa 类推荐 B 级证据）。然而该指南也指出，尽管该类患者可能病情严重且容不得长时间的考虑治疗选择，但仍推荐为该类患者准备一支心脏治疗团队（Ⅰa 类推荐 C 级证据）。

　　此外欧洲心脏病学会 / 欧洲心胸外科协会心肌血供重建小组指出，STEMI 患者的冠状动脉解剖结构若不适合行 PCI 或 PCI 手术失败，受损心肌范围较大时可考虑急诊 CABG 手术，但 CABG 术应该在心肌坏死前进行，一般要求在起病的 3 ～ 4h 且需排除血流动力学不稳定和有致命性心律失常的患者。

三、继发于 ULMCA 病变的急性冠状动脉综合征（acute coronary syndrome，ACS）

（一）继发于 ULMCA 病变的 STEMI

　　根据既往统计资料，急性 ULMCA 闭塞（STEMI）患者到达医疗机构后尽管已经进行了血供重建，但是院内死亡率仍然很高（表 21-2）。过去的研究发现，心源性休克是最常见的并发症，发生率在 62.0% ～ 83.0%，院内死亡率在 33.0% ～ 82.0%。只有少数研究评估了 CABG 对于有 ULMCA 闭塞患者的影响，但这部分手术患者的死亡率仍然很高：一项仅有 13 例患者的研究显示，患者的院内死亡率为 46%，这反映了该类患者的高风险本质。图 21-1 为继发于急性支架内血栓形成所致的 ULMCA 梗阻。这例患者出现了心源性休克，前壁 ST 段上抬，进行了主动脉内球囊反搏术（intra-aortic balloon pump，IABP），迅速的 PCI 治疗恢复了冠状动脉血流，并立刻改善了患者的血流动力学状态。

　　已有许多注册研究报道了对 ULMCA 的 ACS 患者行 PCI 手术治疗的效果。瑞士的一项研究包含了 2005—2010 年的 348 例 STEMI 患者，这些患者均有 ULMCA 病变并进行了 PCI 手术，研究结果提示 ULMCA 病变为院内死亡率的独立预测因子 [优势比（odds ratio，OR）2.36；95% 置信区间（confidence interval，CI）1.34 ～ 4.17，P=0.003]。然而这些患者的院内总体生存率明显提高到 89%，这可能与该研究内患者的心源性休克发生率与以前研究相比较低仅为 12% 有关。

（二）继发于左主干病变的 NSTEMI

　　GISE-SICI（Gruppo Italiano Studi Emo-dinamici）多中心回顾性观察研究报道了对 ACS 患者（剔除了 STEMI 患者）与稳定型心绞痛（stable angina）的 ULMCA 患者行 PCI 手术置入药物涂层支架（drug-eluting stent，

表 21-2　ULMCA 闭塞所致 STEMI 相关临床研究

研究者	年份	患者数量	心源性休克发生率（%）	造影成功率（%）	院内死亡率（%）
Marso 等	1999	40	NA	88	55
Yip 等	2001	18	78	72	33
De Luca 等	2003	24	63	66	58
Lee 等	2004	18	78	94	44
Sakai 等	2004	38	66	NA	55
Valeur 等	2005	12	83	NA	58
Tang 等	2007	11	82	NA	82
Tan 等	2008	16	69	NA	46
Ramos 等	2008	9	78	NA	55
Prasad 等	2009	28	62	83	35
Chia 等	2009	20	80	65	65

NA. 无相关数据

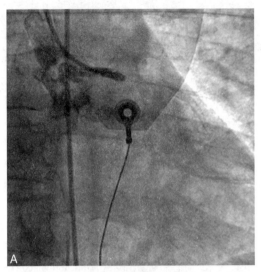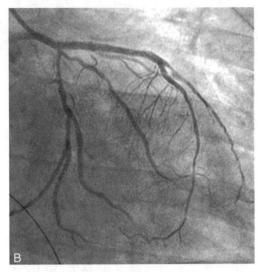

图 21-1　A. ULMCA 发生急性支架内血栓。患者 8h 前出现胸痛和心源性休克，在病变的左主干和慢性闭塞的左前降支分别置入了 2 个依维莫司涂层支架（3.5mm×33mm 和 2.75mm×33mm）。B. 在球囊成形术后血流恢复良好

DES）的结果。该研究将 611 例不稳定型心绞痛 /NSTEMI 的患者与 490 例稳定型心绞痛患者进行比较。ACS 组与稳定型心绞痛组患者相比，在 2 年时的心源性死亡与心肌梗死的校正风险比（hazard ratio，*HR*）为 2.42（95%*CI* 1.37～4.28 *P*=0.002），突显了对该类高危患者改进治疗方法的必要性。图 21-2 为一例 NSTEMI 患者经冠状动脉造影证实为 ULMCA

病变，经过 PCI 手术后效果良好。

四、CABG 与 PCI 在 ACS 患者中的对比

在排除了所有的高危患者后，随机对照研究评估了对稳定的 ULMCA 患者行 CABG 或 PCI 的效果，结果证实两种治疗方法在死亡或心肌梗死等事实终点上无显著差异。还有非

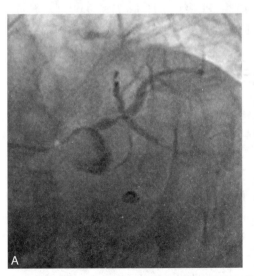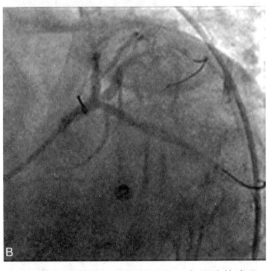

图 21-2　A. ACS 患者冠状动脉造影的图像，在左主干远端的三分叉处可见一个明确的病变。决定采用单支架技术行 PCI。B. 在左主干到左前降支的开口部位置入 DES（3.5mm×24mm）后效果良好

随机对照研究比较了在 ULMCA 患者急性起病时两种血供重建方法的效果。考虑该病的不稳定情况和在治疗中明显存在选择性 PCI 胜过 CABG 的治疗偏好，无法直接比较两者的差异。而且没能存活到可接受 CABG 手术的患者也不能代表 CABG 的相关结果。

GRACE 注册研究是目前最大的比较 ACS 患者行 CABG 与 PCI 手术的对照研究，它包含了 1799 例 ULMCA 病变患者，其中 612 例患者进行 CABG 手术，514 例患者进行 PCI 手术，余下的 673 例患者未进行血供重建。该研究发现行 PCI 手术的患者更不稳定，新发 STEMI/ 左束支传导阻滞发生率在 PCI 组为 57.0%，在 CABG 组为 23%，在非血供重建组为 29.%（$P < 0.001$）；心搏骤停 / 心源性休克发生率在 PCI 组为 5.1%，在 CABG 组为 1.7%，在非血供重建组为 3.7%（$P=0.003$）。院内的总体死亡率为 7.7%，在 PCI 组死亡率为 11%，在 CABG 组为 5.4%，在非血供重建组为 7.6%（$P=0.001$），其中 34% 的患者发生心源性休克或心搏骤停。然而由于该试验为非随机对照研究，PCI 组患者危险分层较高，且进行手术的时间更早（PCI 组有 48.0% 的患者于入院当天手术，CABG 组只有 5.1% 的患者于入院当天手术），这可能意味着本应行 CABG 手术的患者因术前死亡而未纳入分析中。此外也应注意到研究中的 DES 使用有限，而目前已知 DES 可改善 ULMCA 患者的 PCI 结局。此外，CABG 患者较 PCI 患者的卒中风险增加了 5 倍，这也是 PCI 可能给患者带来的额外获益。

另一项关于左主干病变血供重建的非随机对照研究（Appraise a Customized Strategy for Left Main Revascularization, CUSTOMIZE），纳入了 583 例 ULMCA 的 ACS 患者，其中 222 例行 PCI 手术，361 例行 CABG 手术。大部分患者有不稳定型心绞痛或 NSTEMI 的临床表现（PCI 组 91.4%，CABG 组 99.2%；$P < 0.001$）。与以往研究结果相似，PCI 组患者（医师评估适合 PCI 或 CABG 风险高）的合并症较多，包括慢性肾疾病、心脏射血分

数低和欧洲评分相对较高。有趣的是，CABG 组患者的 SYNTAX 评分相对较高。将主要心血管不良事件（major adverse cardiovascular events, MACE）作为主要终点，在 1 年时 PCI 组的 MACE 发生率明显较高（PCI 组 14.4%，CABG 组 5.3%，$P < 0.001$），这个差异主要是由于 PCI 组的靶血管血供重建比例较高（PCI 组 8.1%，CABG 组 1.7%，$P=0.001$）造成的，也可能与 PCI 组患者的随访造影人数更多有关（PCI 组 64.4%，CABG 组 8.6%，$P < 0.001$），两组在 30d 时的 MACE 没有差异。尤其是两组在死亡率（校正风险比 1.1 95%CI 0.4～3.0）与心肌梗死（校正 HR 4.8，95% CI 0.3～68.6，$P=0.25$）方面没有差异（图 21-3）。考虑到 PCI 组患者病情严重且需紧急恢复再灌注，因此急性起病患者的靶血管血供重建风险较高也就合情合理了。

来自"我们是否应对心源性休克的闭塞血管行急诊血供重建的手术"（Should we Emergently Revascularize Occluded Arteries for Cardigenic Shock, SHOCK）的研究报道分析了 ULMCA 亚组患者，其中包括了 79 例行 CABG 的患者与 85 例行 PCI 的患者。CABG 组的 30d 生存率明显高于 PCI 组（CABG 组为 40%，PCI 组为 16%，$P < 0.001$），这与以前的注册研究结果一致。

五、血流动力学辅助治疗

已证明选择性地使用 IABP 可以降低高危 ULMCA 患者的 PCI 术中不良事件发生。目前 ACCF/AHA 关于心血管介入的指南指出，对于 STEMI 出现心源性休克且对药物治疗反应不佳时可考虑给予血流动力学辅助装置（Ⅰ类推荐，B 级证据）。此外，指南指出对于高危患者，包括 ULMCA 患者，在 PCI 手术中选择性置入合适的血流动力学辅助装置是合理的（ⅡB 类推荐，C 级证据）。

除了 IABP 外，新的经皮置入的左心室辅助装置对于心源性休克也有明显的效果，包括

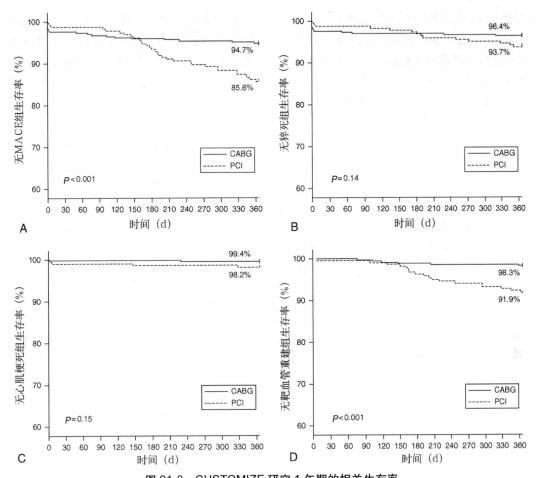

图 21-3　CUSTOMIZE 研究 1 年期的相关生存率
A. 无 MACE；B. 无猝死；C. 无心肌梗死；D. 无靶血管重建（TLR）

Impella Recover LP 2.5 系统（Abiomed Danvers MA，USA），它能提供最大 2.5L/min 的血流量，已经在高危患者中证实了它的有效性与安全性；Tandem Heart（Cardiac Assist inc.Pittsburgh PA，USA）是可将血液由左心房输送到主动脉内的导管系统，它能提供最大为 4.0L/min 的血流量。在未来，这些新的辅助装置对 ULMCA 闭塞所致的 STMEI 和 ULMCA 的 ACS 患者的心脏功能恢复将会发挥更积极的作用。

六、支架选择（药物涂层支架与金属裸支架对比）

ULMCA 负责很大一部分心肌的血液供

应，ULMCA 病变进行介入治疗一旦发生并发症其后果是灾难性的，必须仔细考虑介入治疗的安全性与有效性。已经证实首次行 PCI 的患者发生支架内血栓的风险增加。因为继发于 PCI 术后的血小板激活和 ACS 患者本身持续数月的血小板过度活化、凝血酶活性增强，ACS 患者 PCI 术后出现缺血事件的远期风险增加。

既往研究已经证实对于有 ULMCA 病变的 ACS 患者，DES 比金属裸支架（bare metal stent，BMS）的临床获益更多。一项临床研究把 611 例使用 DES 的患者与 238 例使用 BMS 的患者进行对比，通过 3 年的随访观察，发现 DES 组患者比 BMS 组患者在死亡率（校正 *HR* 0.90，95%*CI* 0.59 ～ 1.38，*P*=0.617）、心肌梗死（*HR* 0.37，95%*CI* 0.17 ～ 0.81，*P*=0.001）、靶病变再血管化（*HR* 0.37，95%*CI* 0.17～0.81，*P*=0.001）方面明显降低。然而，我们必须牢记双重抗血小板是治疗的基础，在急诊情况下血供重建最重要，评估患者接受治疗后的相似度是很困难的。如果考虑到患者的依从性较差，则应使用 BMS。

七、结论

对于 ULMCA 病变 ACS 患者，迅速的血供重建是最基本的治疗。当发生急性 ULMCA 闭塞时患者死亡率很高。如果患者可存活到入院并出现 TIMI 血流减慢、心源性休克或致命性心律失常，应首选 PCI 治疗。与 CABG 相比，PCI 能更加迅速地实施，疏通堵塞的动脉。事实上当患者可以排除相关的并发症如严重的二尖瓣反流、室间隔穿孔时，则没必要行 CABG。当患者的 TIMI 血流为 3 级且血流动力学稳定时，则时间不是那么紧迫，我们可以根据患者的解剖学及其他病情特点来决定治疗方案。最后，对于这类 TIMI 血流 3 级且血流动力学稳定的患者，还需要进行随机对照试验来指导我们选择最有效的治疗策略。

龙添翼 译

李传昶 夏 珂 徐维芳 校

第二篇　急诊电生理

第22章　再灌注心律失常的处理

Zviad Matoshvili[1], *Nicholas Kipshidze[1, 2]*

[1] N. Kipshidze Central University Hospital, Tbilisi, Georgia

[2] New York Cardiovascular Research, New York, NY, USA

一、引言

再灌注心律失常可能是再灌注损伤的表现之一，在接受经皮冠状动脉介入治疗、溶栓和冠状动脉旁路移植术的患者中很常见。包括加速性室性自主节律（accelerated idioventricular rhythm，AIVR）（图 22-1）、室性心动过速（ventricular tachycardia，VT）（室速）和心室颤动（ventricular fibrillation，VF）（室颤）等心律失常。出现再灌注心律失常是心肌成功再灌注的标志，但要警惕室速和室颤导致的急性血流动力学障碍。再灌注心律失常提示阻塞血管再通的特异性很高，但敏感性较低。尽管通常将出现 AIVR 作为成功再灌注的标志，但在再灌注时可出现任何一种心律失常，也可不发生心律失常。而没有成功再灌注时也可出现 AIVR。

细胞内钙超载可导致再灌注心律失常。细胞内钙聚集可损伤呼吸链和减少 ATP 的产生及减少线粒体能量生成。因氧介导线粒体对钙的摄入，故氧反常与钙超载或钙反常密切相关。再灌注时，氧还可以通过增加氧自由基的生成损伤细胞功能。但氧自由基在致再灌注心律失常中的作用并不确切。自由基介导的细胞损伤发生在再灌注 10min 内。有研究显示，急性心肌梗死患者血管成形术后 3h 内自由基清道夫水平降低。

再灌注心律失常是再灌注损伤的表现之一，再灌注损伤包括以下一种或多种表现。

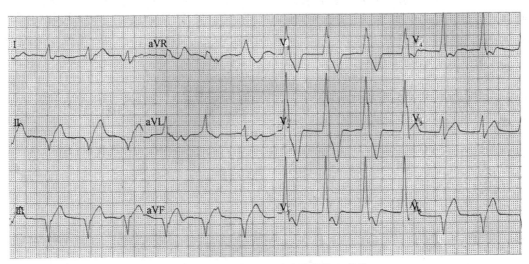

图 22-1　再灌注后加速性室性自主节律

1. 再灌注心律失常。
2. 微血管损伤、无复流。
3. 细胞凋亡增加。
4. 心肌顿抑。
5. 泵后综合征。

缺血持续时间与再灌注心律失常的严重程度相关,缺血 5～20min 后出现再灌注高峰。可能的推测是,严重心肌缺血导致细胞大量坏死,再灌注时三磷酸腺苷(adenosine triphosphate, ATP)不足,从而导致能量依赖性钙振荡减少。同样,再灌注发生时间和速度影响再灌注心律失常的发生和严重程度。同缓慢再灌注相比,突然再灌注导致心律失常的发生率显著增加。然而,该现象是否适用于人体尚不清楚。有研究发现,急性心肌梗死患者采用溶栓(缓慢再灌注)或经皮腔内冠状动脉成形术(迅速再灌注)再灌注治疗,结果显示,两者心律失常的发生率无差异。再灌注心律失常与梗死面积、缺血时间的长短和严重程度、再灌注速度、心率、细胞外钾浓度、是否存在心力衰竭和(或)左心室肥厚等有关。

一般临床最常见的再灌注心律失常包括 AIVR、室速和室颤。缺血再灌注急性阶段不同时期致心律失常机制不同(表 22-1)。

再灌注同样可出现缓慢型心律失常。球囊扩张和血流恢复 10min 内的缓慢型心律失常发生率高达 16%。冠状动脉血流突然增加导致低血压和心动过缓可诱发 B-J 反射。短暂性完全房室传导阻滞的发生率为 9%。24h 心电监护显示,患者的房室传导阻滞均完全恢复。右冠状动脉 PCI 与再灌注所致房室传导阻滞显著相关。

二、治疗

一些方法对预防和治疗再灌注心律失常可能有益,但作用有限。目前仍处于动物实验阶段的抗氧化治疗结果并不一致。补充镁剂也是一种方法,但疗效并不肯定。大量研究验证了血管扩张药在缺血性再灌注损伤时的保护作用。冠状动脉内给予腺苷和罂粟碱可能对心脏具有保护作用。用罂粟碱进行的人体研究表明,在改善心外膜动脉造影闭塞的 TIMI 血流分级方面取得了成功。钙通道阻滞药可阻断细胞内钙超载,有助于维持冠状动脉血流。已有研究显示,冠状动脉内给予尼群地平和维拉帕米具有上述作用。Yoshida 等发现给予双嘧达莫可预防和终止再灌注心律失常如 AIVR 或室颤。因此,cAMP 介导的触发机制是再灌注心律失常的发生机制之一。

通常健康心脏局部产生的血管紧张素Ⅱ可调节冠状动脉血流、心肌收缩力和心率变异性。然而,在病理状态下,肾素-血管紧张素-醛固酮系统(renin–angiotensin–aldosterone system, RAS)可影响心室重构、心肌代谢,在缺血再灌注损伤中诱导室性心律失常的发生和心肌梗死后心室的重构。缓激肽聚集是 RAS 抑制药保护心肌缺血再灌注损伤的机制之一。有研究显示,在同等梗死面积时,同野生型小鼠相比,血管紧张素Ⅱ-Ⅰa 型受体基因敲除小鼠再灌注心律失常明显减少。

表 22-1　不同时期心律失常机制

	Ⅰa 期	Ⅰb 期	再灌注期	亚急性期	慢性期
时间	2～10min	10～30min	6～12h	6～72h	长期
表现	VT=VF	VT > VF	VF > VT, AIVR	VT > VF, AIVR	VT > VF
机制	折返 触发活动	自律性增高	自律性增高 触发活动 折返	自律性增高 触发活动 折返	折返
基质	局部缺氧、酸中毒;K$^+$↑、交感神经张力↑、胞外电阻↑、细胞失偶联		内皮损伤、儿茶酚胺聚集	细胞坏死	瘢痕形成+室壁瘤、急性+慢性缺血

诱导缺血前先给予选择性 AT Ⅱ 受体 -1 拮抗药可抑制再灌注心律失常的发生。氯沙坦可减少高血压大鼠心肌缺血和急性心肌梗死所致的室性心律失常和再灌注损伤。提示 RAS 在再灌注心律失常中起重要作用。血管成形术中给梗死相关的冠状动脉血管内注射依拉普利简单可行，具有良好的安全性和耐受性。冠状动脉内注射小剂量依拉普利可增加缓激肽聚集，能有效阻断心脏 RAS。

正如前所述，大多数再灌注心律失常通常会自行消失，但少数可导致严重血流动力学障碍。一项回顾性研究探讨了冠状动脉内注射维拉帕米治疗急性心肌梗死患者再灌注性心律失常的效果，纳入的 390 例急性心肌梗死患者均在症状发生 6h 内接受再血管化治疗，其中 109 例患者发生再灌注性心律失常，部分发生再灌注心律失常的患者采用冠状动脉内注射维拉帕米（0.25 ～ 1.0mg）治疗。观察指标包括终止快速心动过速、血流动力学改变、心律失常复发和严重并发症。31 例(28%)患者心动过速立即终止。这些心动过速包括室性期前收缩（6 例）、AIVR（19 例）、室速（3 例）、室颤（2 例）和尖端扭转型室性心动过速（torsades de pointes，TdP）（1 例）。除了室颤，冠状动脉内注射维拉帕米可迅速终止其他再灌注性心律失常。没有发生严重并发症和心律失常复发。

并发症包括暂时性低血压（2 例）和心动过缓（1 例）（表 22-2）。2 例出现 AIVR 的患者冠状动脉内注射维拉帕米后收缩压约降低了 65mmHg，1 例为右冠状动脉近端闭塞，另 1 例为左前降支近端闭塞。但收缩压均在 1min 内恢复至 > 100mmHg。右冠状动脉近端闭塞的这例患者同时心率降至 35 次 / 分，同样在 30s 内恢复至 > 50 次 / 分。未出现其他严重并发症。因此，冠状动脉内注射维拉帕米可安全的用于治疗再灌注性心动过速。而且，治疗后患者没有复发心律失常。再灌注性心律失常特别是室速和室颤，可能导致血流动力学迅速恶化，因而迅速终止心律失常

非常重要。心功能受损的患者 AIVR 同样可导致低血压。该研究首次在人体显示，冠状动脉内注射维拉帕米可安全、有效地终止再灌注性心律失常。

表 22-2　冠状动脉注射维拉帕米的疗效及并发症

项目	数值
成功终止心律失常	
室性期前收缩 ≥ 1 次 / 分	6/6（100）
加速性室性自主节律	19/19（100）
室速	3/3（100）
间断扭转性室速	1/1（100）
室颤	0/2（0）
冠状动脉内注射维拉帕米的剂量	
0.25mg	2（6.5）
0.5mg	27（87.1）
1.0mg	2（6.5）
心律失常复发	0/29（0）
并发症	
低血压	2（6.5）
心动过缓	1（3.2）
其他心律失常	0（0）

维拉帕米终止再灌注性心动过速的确切机制尚不清楚，一种解释可能是通过 L 型钙通道减少 Ca^{2+} 流，阻止延迟后除极所致的触发活动。一项研究显示，4- 氨基吡啶可预防再灌注时出现 TdP 和室颤，但不能减少室速的发生。而维拉帕米则不仅可预防 TdP 和室颤，也可减少室速的发生。上述结果提示，在缺血再灌注心脏，室颤和 TdP 的发病机制与室速不同。延迟后除极所致触发活动在发生室速、TdP 和室颤中非常关键，而对 4- 氨基吡啶敏感的短暂外向电流则仅在 TdP 和室颤的发生中起作用。另一项研究显示，双嘧达莫可预防和终止再灌注性心律失常如 AIVR 和室速，作者认为，CAMP 介导的触发活动至少在一定程度上可能与再灌注诱导 AIVR 和 VT 有关。

利尿药的相关研究结果则非常有趣。一部分利尿药具有直接的心脏保护作用并被证明具有临床意义。例如，在缺血情况下，阿米洛利可显著提高心功能。特别是冠状动脉内注射阿

米洛利可防治收缩功能不全，此时常合并心肌顿抑。该药同样可防治再灌注性心律失常。作用机制可能与药物防止缺血时细胞内钠和钙浓度增加有关。此外，多项高血压动物模型显示，螺内酯可减少心肌纤维化，该作用具有重要临床意义。

　　再灌注时出现心动过速一般不需要治疗，除非它因心率极度缓慢或心功能不全导致血流动力学障碍，此时可给予阿托品 1～2mg，在出现完全性房室传导阻滞时可能需要临时起搏治疗。临时起搏可用于治疗心动过缓、室速（超速抑制）和心室停搏。充分补液、镇痛和安慰治疗有助于预防围术期血管迷走反射。

三、结论

　　不论是室性或房性心律失常，抑或是传导障碍均可发生在再灌注治疗（PCI、CABG、溶栓）时。部分与手术并发症有关，但多数系再灌注损伤。影响因素包括患者的基本情况、手术类型、靶血管的情况、病变类型等。多数心律失常可自行恢复，但少数情况下，可能需要立即给予一些特殊治疗如抗心律失常药物、电复律、电除颤等。

谢启应　译

李传昶　夏　珂　徐维芳　校

第23章 急诊心律失常的消融治疗

Francesco Santoni-Rugiu

Mount Sinai Medical Center and Arrhythmia Institute, St Luke's Roosevelt Hospitals, New York, NY, USA

一、引言

如果首先表现为在正常心脏节律中出现偶然或间歇性的心律失常，且其病理生理变化进展较缓慢，通常可择期进行心律失常消融术。与急性冠状动脉综合征不一样，在大多数情况下，室上性心律失常是由传导系统功能异常所致的折返性心律失常；另一方面，室性心律失常多由与心室组织瘢痕相关的折返环形成或心室肌细胞电活动的不稳定性所导致，如右心室流出道室性期前收缩。

房颤是最常见的持续性心律失常，其形成与心房组织解剖结构和电生理方面的长期、缓慢改变有关。

即使房颤所致的心律失常突然出现并严重危及血流动力学，但由于其对直流电复律（DCCV）或除颤，以及房室结阻滞药物和抗心律失常药物具有良好的反应性，通常可被迅速终止，哪怕是暂时性的房颤。

然而，临床心脏电生理学家偶尔也会遇到需要手术干预的心律失常。这类心律失常有可能需要通过急诊消融治疗达到治疗目的，而不仅是暂时终止或部分控制。通常因为终止后的心律失常可能会立即反复发生，或反复出现的心律失常导致心功能损伤，或出现血流动力学障碍，从而导致需要进行急诊消融治疗。传统治疗手段并不能很好的控制这一类心律失常，因而需要急诊电生理学治疗处理。

这类急诊和"紧急救治"的治疗方法同时适用于儿童和成年患者，但需要在临床具体操作中区别对待。

二、心律失常急诊消融手段

当前最常采用的心脏消融的模式包括通过经皮导管介入的射频消融（radio frequency ablation，RFA）术，即导管尖端与身体表面的电极相连形成一个闭合环路，使射频能量聚集在导管尖端的心肌和传导系统组织周围。

另一种方式是通过使用冷冻消融导管，采用 – 70°F 温度来造成局部传导障碍。这个方法的优点是在形成永久性不可逆损伤之前可有效精确定位需要消融部位的心肌。另外，在温度下降至如此之低时，冷冻消融导管与心内膜表面粘连在一起，稳定性更好。也可使用其他能源如激光、高频超声和微波能量进行消融术。

激光能量引起水分子振动，从而使组织升温。应用激光可造成更深的损伤，并表现出较低的促凝性。激光消融虽然具有呈线性损伤的优势，但也有损伤周围组织结构的风险。

超声和微波是其他消融能源，它们仅在心脏的心内膜面对选定区域的心肌或传导系统组织造成可控制的损伤。

最近，双极射频消融用于室性心动过速消融的成功率明显增加。它可以使射频能量从导管尖端传送到导管第二端形成双极回路，而不是从导管尖端到体表电极之间形成回路。目前为了实现对室性心动过速（ventricular tachycardia，VT）的控制，一项更实用的基质导向消融术已成为 VT 消融的紧急治疗方法，它取代了经典的电解剖标测来确认参与折返环路的心肌区域。

三、儿科患者急诊心律失常消融方法

在美国，每年进行 RFA 术 80 000 ～ 100 000 例，其中只有约 1% 是儿科患者。

儿童患者比成人发生结构性先天性心脏病、计划手术干预和持续性心律失常的比例更高。一方面，这些因素导致心律失常耐受性较差，使消融面临更大挑战性；另一方面，出现手术适应证时更多的是在急诊或紧急情况下。

儿童的解剖结构小，出现手术相关并发症的风险较高，这对术者来说是一种特殊的挑战。

之前的研究报道表明，对于儿童患者的 RFA 术是安全、有效的。然而，患儿体重不足 15kg 时发生并发症的风险更大。需特别关注在成年患者中罕见发生的并发症，如冠状动脉损伤、RFA 术对不断生长的心肌结构所造成的潜在和未知的长期影响。

对新生儿和年幼的儿童需特别关注反复发作伴有血流动力学显著改变的心律失常和抗心律失常药物难治的心律失常。这类心律失常具有较高风险，因为它们危害患儿的血流动力学状态，影响她（他）的正常生长发育，甚至危及生命。必须清楚：在药物难治性心律失常或危及生命的心律失常进行的心脏消融术中婴儿所占的比例比年龄较大的儿童或成人高得多。

出于对新生儿体型和生长发育方面的考虑，新生儿 RFA 术通常只应用于威胁生命和药物难治性的心律失常病例。最常见的儿科急诊心律失常是房室折返性心动过速（atrioventricular reciprocating tachycardia，AVRT），这是一类由旁路介导、房性期前收缩诱发的心动过速，包括持续性交界性心动过速。阵发性交界性折返性心动过速（permanent junctional reciprocating tachycardia，PJRT）是 AVRT 的一个子类型，有时可以演变成威胁生命的心律失常，尤其在儿童患者中。PJRT 临床表现也可以是心动过速导致的心肌病（"心动过速性心肌病"），预计会在发生心源性休克时急诊行消融术（框 23-1）。

框 23-1　儿科患者快速型心律失常急诊消融适应证
- 危及生命的心律失常，药物难治性心律失常
- 反复发作的心律失常，可能成为将来患儿行急诊外科冠心病手术的禁忌证
- 导致左心室功能恶化出现充血性心力衰竭或其他危及生命的急诊心律失常

新生儿和婴儿常规治疗无效的心律失常需体外膜氧合支持的情况较为罕见。该方法可用于控制血流动力学不稳定的原发性心律失常，但会带来潜在的并发症，所以需要进行急诊消融术来挽救生命。

四、成年患者急诊心律失常消融方法

（一）室上性心律失常

起源于心房组织的快速型心律失常患者需要急诊消融手术。可分为两类：一类为室上性心动过速（supraventricular tachycardia，SVT）或心房颤动（atrial fibrillation，Afib）和（或）心房扑动患者，出现极其快速心室率，从而导致晕厥、循环衰竭或因缺血引起的心脏事件。临床中比较常见的是反复发作的心房扑动伴 1 : 1 传导，以及反复出现的循环衰竭。另一类为合并预激综合征（Wolff–Parkinson–White，WPW）的心房颤动或心房扑动患者，由于旁路不应期较短，从而导致非常快的预激心室率，以及可能随之而来的室速和（或）室颤（框 23-2）。

框 23-2　成年患者反复或持续发作的药物难治性快速型心律失常急诊消融适应证
- 置入 ICD 后反复发作休克的 VT/Vfib
- 未置入 ICD 患者出现 VT/Vfib 风暴
- 反复或持续发作的药物难治性室上性心律失常，包括原因如下。
  - 具猝死风险的 Afib 或 Aflutter
  - 不稳定的血流动力学
  - 冠状动脉储备不足的缺血患者
  - 合并有逆向预激且心室率较快的 Afib 会导致室性心律失常或猝死风险

Afib. 心房颤动；Aflutter. 心房扑动；ICD. 置入式心脏电除颤器；Vfib. 心室颤动；VT. 室性心动过速

对药物和除颤无效的房颤进行肺静脉隔离的急诊消融临床上已有报道，对非频繁发作的房颤进行消融是为了避免一般情况恶化。

对病情较重、年龄较大不适合置入有创仪器的患者，或无法进行安全抗凝的患者可对房室结进行射频消融治疗后置入一个永久性心室起搏器。患者出现室性心律失常征兆和有突发心源性猝死风险的快心室率房颤仍需急诊消融治疗。

（二）室性心动过速

持续性或反复发作的室性心动过速（VT）是最常见的急诊消融指征。当出现有意义的持续影响血流动力学的室性心律失常，抗心律失常药物无效和（或）电复律或除颤后迅速反复发作的 VT 即为急诊消融指征。在临床中需要急诊消融的 VT 是指发作时会导致血流动力学急剧变化并可能导致心搏骤停，或反复发作需置入心脏除颤器（implantable cardioverter defi-brillator，ICD）的休克，或计划置入 ICD 时反复发生休克等情况。

VT 与心肌大面积瘢痕组织导致出现严重损害左心室功能的室性心律失常。患者通常是已经使用了抗心律失常药物，并且已出现或易出现心源性休克。由于抗心律失常药物是负性肌力药，增加剂量则往往安全性不高。在上述恶性循环过程中快速性心律失常会导致心功能、神经体液环境与心脏解剖结构进一步恶化。

通常情况下，患者会出现反复发作需置入置入性心脏除颤器（implantable cardioverter defibrillator，ICD）的休克，因心律失常引起的血流动力学不稳定则可能需要呼吸支持和（或）静脉注射升压药或主动脉内球囊反搏支持。在这种情况下，难治性的 VT/ 室颤会引起非心律失常性的并发症出现，如急性心力衰竭恶化、急性冠状动脉事件或心肌炎。

这种心律失常还出现在携带左心室或双心室辅助装置的患者中，相比于其他患者，这些患者更难以耐受持续性 VT，经常出现节律紊乱，这是引起临床恶化的常见原因。

一个特别重要的临床表现是 VT/ 室颤风暴。在过去的几十年中，心脏除颤、置入式除颤器的抗心律失常起搏和可靠的心内电击治疗将会导致临床中出现心室电风暴。它的自然发展进程几乎无一例外地演变成猝死或迅速恶化成最终致命的心脏衰竭。心室电风暴是一个可怕的心血管事件，导致患者短期预后和长期预后较差，2 年内死亡率高达 50%。

对伴有和不伴有心脏疾病的患者，导管消融术已被证明对终止心室电风暴可能有效，其机制是消除了 VT/ 室颤的触发因素——室性期前收缩；或改良了 VT/ 室颤的发生基础。

此外，VT 经过消融治疗后如不再被诱发，患者的总体死亡率可以显著下降。有研究显示，在有反复发作心室电风暴的患者心源性死亡和心源性猝死发生率显著高于无反复发作心室电风暴的患者（50% vs 0），提示成功的 VT 消融治疗与无反复发作心室电风暴患者的总死亡率减少相关。

人们进行了系列研究以探索提高急诊消融成功率的理想方法。有证据表明，至少对伴有心室电风暴的缺血性心肌病患者，心内膜和心外膜的联合消融治疗可能效果最好。

临床上可能遇到缺血性或非缺血性心肌病患者，在药物治疗前出现间歇性的快速性室性心律失常，后进展为持续不断的单形性 VT。与有心室电风暴发作和药物难治性 VT 比较，这类患者的 VT 频率往往相对较慢。

（三）血流动力学不稳定 VT 的辅助设备使用

不像室上性心律失常，在电生理学实验室中即使利用药物来维持血流动力学稳定，室性心动过速通常不能持续足够长的时间来进行彻底标测和成功的消融治疗。

在过去的 10 年中，已开始在室性心律失常导致的血流动力学损伤重症患者中应用闭式心脏不停搏体外氧合技术或经皮心脏辅助装置。最近，经皮心脏辅助装置已发展到通过电生理（electrophysiology，EP）和（或）导管室团队进行非开放式手术的放置。这样的技术和设备允许 EP 成功进行标测研究和消融心律失常，否则在 EP 实验室难以进行此类技术操作。

目前已开发出两种经皮心脏辅助装置：TandemHeart 和 Impella 系统。

TandemHeart 是由两根套管和一个外部泵组成，外部泵通过穿间隔置于左心房内的套管抽吸氧合血液，再通过置于股动脉的套管将血液回输。

Impella 系统设计更简单，装有微旋转泵的导管逆行通过主动脉瓣进入左心室 (left ventricle，LV)，泵的出口与电动机本身固定在主动脉，通过此装置可将血液由左心室有效泵入主动脉。基于这种设计，Impella 被称为心室辅助装置。

然而因为一些技术问题，有心脏内插管的 VT 患者，其急诊导管消融也变得更具挑战性。首先，因为心脏负荷减小会使左心室容积显著减少，可能会妨碍左心室腔内消融导管移动。此外，必须非常小心地避免消融导管损坏心室内的插管或与之缠绕在一起。

有趣的是，作为持续性心律失常急诊消融的辅助手段，已多次发现循环支持本身即可以成功打断心律失常性心室电风暴。

如前所述，携带左心室辅助装置 (left ventricular assist devices，LVADs) 的患者有时也需要进行急诊消融。尤其当患者合并有右心衰竭时，即使有 LVADs 提供的血流动力学支持，患者仍然不能耐受长时间发作室性心动过速。

尽管有这些技术困难，但仍可安全和有效地对携带 LVADs 的患者进行 VT 的导管消融。只要患者是在能提供必要技术和专业知识的医疗中心，就能安全且成功地接受这种复杂的消融术。

这种急诊消融术的近期和远期失败率，以及其并发症发生率随着基础心脏疾病和临床情况的严重性增加而增加。

五、急诊治疗替代方法

外科的心脏神经阻断法，如左心交感神经阻断 (left cardiac sympathetic denervation，LCSD)，也被称为双侧颈交感神经阻断，已被提出并偶尔作为干预性治疗，适用于危及生命且药物和其他治疗方式无效的室性心律失常患者。已有报道，经皮星状神经节阻滞可急诊终止 VT。

一项小样本量的研究表明，如果其他治疗方式都不成功，LCSD 可能是一种对结构性心脏病伴有难治性室性心律失常患者的有效方法，可以作为最终治疗的过渡手段。有系列文献报道，尽管 VT 在急诊手术下能得到有效控制，但其远期效果有限。正在进行的一项多中心研究 (PREVENT-VT)，拟评估外科心脏神经阻断对危及生命的 VT 或心室颤动的作用。

对药物难治性和消融术无效的心律失常，置入心脏辅助装置或心脏移植是最终的治疗手段。如果心律失常最终没有得到控制，置入心脏辅助装置也只是一种缓解症状的方式。心脏移植由于供体获得困难，对大多数存在危及生命的心律失常且现有医疗设备治疗无效的患者而言，其可行性并不高。

裴志芳　译

李传昶　夏　珂　徐维芳　校

第三篇 其他急性心脏疾病

第24章 急性结构性心脏病的介入治疗原则

Jennifer Franke[1], *Stefan C. Bertog*[1, 2], *Ilona Hofmann*[1], *Horst Sievert*[1]

[1] Cardiovascular Center Frankfurt, Frankfurt, Germany

[2] Veterans Affairs Medical Center, Minneapolis, MN, USA

引言

介入治疗技术发展迅速,并逐渐成为全球结构性心脏病治疗的常规方法。在过去的10年中,结构性心脏病是指非冠状动脉性的一大类心血管疾病,主要包括心肌病、大血管病变和瓣膜疾病。介入技术可以治疗多种疾病,每种疾病的治疗方法各不相同,因此,结构性心脏病的介入治疗原则受多种因素的影响,包括如下内容。

1. 当前介入治疗技术的发展。

2. 现有的相关治疗设备。

3. 个体心脏结构的复杂性和个体差异性。

4. 目标患者人群的发病率。

5. 手术的创伤和持续时间。

在房间隔缺损(atrial septal defect,ASD)和卵圆孔未闭(patent foramen ovale,PFO)的介入治疗中,专用封堵器和导管的使用降低了严重手术并发症的发生率,同时在术后的长期随访中取得了令人满意的效果。熟悉冠状动脉介入手术的医师可以很快地掌握ASD和PFO的介入治疗技术。因此,ASD和PFO的介入手术治疗受到了医师和患者的广泛认可,很快取代了外科手术治疗方法,成为治疗心脏结构缺陷性疾病的标准治疗措施。这个例子说明设备和技术的发展不仅避免了患者行开胸手术,还改变了疾病原有的治疗策略。

同样的,减少左心室流出道阻力的经皮室间隔酒精消融术,已成为梗阻性肥厚型心肌病的首选治疗方法。与常规外科手术相比,此微创手术方法不仅可以缓解术后疼痛、缩短住院时间,而且还可以改善患者的长期预后。因此,经皮室间隔酒精消融术已成为药物治疗和双腔起搏器治疗无效的心肌病患者首选治疗方法。

因为患者很少出现急性血流动力学不稳定,因此不管是ASD/PFO封堵术还是室间隔酒精消融术,虽然在技术上易于操作,但是很少需要在紧急情况或急诊中实施。

相比之下,在严重的心脏瓣膜疾病引起的急性失代偿性心力衰竭患者中,经导管的瓣膜性心脏病介入手术治疗可以作为紧急治疗措施;如经皮主动脉瓣置换术(严重的主动脉瓣狭窄)和二尖瓣钳夹术(严重的二尖瓣反流),瓣膜性心脏病介入治疗技术有两个特殊的技术上的挑战:复杂的三维结构需要复杂的设备、需要对手术者实行高强度的测试和特殊的术者培训以理解目标部位的三维结构并确保精确安全地使用器械;还需要术者具有处理急性血管不良事件的丰富经验。此外,瓣膜性心脏病的常规手术治疗已经发展了50年,具有较高的水平,与之相比的介入手术治疗并不具有显著优势。因此,外科手术作为目前治疗瓣膜性心脏病的"金标准",仍是大部分患者的首选治疗方法。而新的经皮疗法仅作为替代措施,主要适用于有严重合并症,不能耐受常规外科手术的患者。尽管各种设备技术发展迅速、术者经验逐渐增加、介入治疗的前景更加广阔，但经导管治疗瓣膜心脏病仍需要发展到一个比常规手术更低的手术风险及更高的水平上时，才能被患者广泛接受。

最近的研究发现，主动脉瓣严重狭窄患者的经皮主动脉瓣置换术和二尖瓣重度反流患者的二尖瓣钳夹术具有同等风险。随着社会人口老龄化的发展，越来越多的老年患者同时罹患慢性心力衰竭或其他外科手术高风险因素，经导管治疗已经成为介入性心脏病学中增长最快的领域，不久的将来可能取代外科手术。目前，瓣膜性心脏病的介入手术治疗主要用于外科手术高风险患者当中。因此，术前需对手术进行合理规划。对于介入手术在失代偿性心力衰竭患者紧急情况下的治疗价值，将由 Snow 和 Condado 等分别在第 26 章和第 27 章进行讨论。目前，除了患者心脏瓣膜解剖结构不适合或者经济因素制约，经皮主动脉瓣置换术在大多数的医学中心逐渐替代了主动脉球囊瓣膜成形术。在看到球囊瓣膜成形术局限性（如可引起重要的并发症、对患者生存率无明显获益、只能暂时缓解患者的临床症状）的同时也应当注意到其对患者临床症状改善的作用。球囊成形术在严重主动脉狭窄所致失代偿性心力衰竭患者中的紧急治疗将由 Aleti 等在第 28 章中进行讨论。

在世界范围内，心脏瓣膜性疾病介入治疗在急重症中应用最多的是二尖瓣球囊成形术。但是，即使在风湿性心脏病高发的国家，因二尖瓣狭窄所致心力衰竭的患者需要急诊行二尖瓣球囊成形术的情况也不常见。但手术的效果常常是非常明显的，对于患者和医师而言其获益相当大。二尖瓣瓣膜成形术已被证实是安全有效的，在患者瓣膜结构适于该手术的情况下，它被广泛接受作为治疗二尖瓣狭窄的一种

选择。更详细的内容将由 Aleti 等在第 28 章中进行阐述。

目前，虽然心肌梗死后通过积极地介入治疗或溶栓治疗可使梗死血管再通，且心肌梗死后发生室间隔缺损较为少见，但一旦发生室间隔穿孔，在不允许做传统手术的高危情况下，需要紧急或急诊下行经皮介入手术治疗。传统急诊外科手术的主要目的是为了防止进一步血流动力学恶化和猝死。尽管外科手术行室间隔封堵术已有较丰富的经验，但手术死亡率仍高达 50% 以上，存在心源性休克患者的死亡率更高。然而到目前为止，经皮导管介入治疗急性心肌梗死后发生室间隔穿孔的经验又非常有限。心肌梗死后发生的室间隔穿孔常常位于非典型部位，往往存在缺损、坏死、形态不规则，并同时存在多种损伤。由于损伤形态复杂多变，经皮介入手术治疗比治疗先天性室间隔缺损更加复杂。对于瓣膜性心脏病而言，虽然传统外科手术治疗缺少前瞻性随机对照研究并且死亡率较高，但目前仍是主要的治疗手段之一。对于具有高风险且需行传统手术的患者而言，经皮介入手术是治疗此类心肌梗死后的严重并发症的唯一治疗手段。通常在紧急情况下实施经皮介入手术治疗心肌梗死后的室间隔穿孔，Thiele 医师等将在第 29 章中对此进行详细讨论。

经导管治疗技术的迅速发展，改变了我们治疗结构性心脏病的方式。我们可以根据不同结构性心脏病介入手术的发展水平，结合患者自身情况、手术风险和相关手术原则，制订出最优治疗方案。目前的设备和技术很少被用于急重症的治疗。但随着经皮介入治疗经验不断丰富，我们将进一步探索经皮介入治疗在急诊和紧急情况中的适用条件。

陈璐瑶 译
李传昶 夏珂 彭庆翱 校

第25章 肺栓塞的急诊介入治疗

Ian del Conde, *Barry T. Katzen*

Baptist Cardiac and Vascular Institute, Miami, FL, USA

一、引言

肺栓塞的严重程度各不相同,它包括偶然发现的肺亚段栓塞及可导致心源性休克或死亡的大面积肺栓塞。急性肺栓塞患者的死因常常是右心室衰竭、左心室前负荷减少所致的心源性休克或难治性低氧血症。因此,治疗不稳定患者的目标是尽快疏通栓塞的肺动脉。针对高危肺栓塞患者而言系统性溶栓治疗是主要的治疗对策,但是该方案仍有不足之处。目前,FDA 仅批准瑞替普酶用于肺栓塞溶栓,而对于血流动力学不稳定的患者而言长达 2h 的治疗过程显得过于漫长。而且纤溶药物对于血栓栓塞的酶解需要数小时,才可能使血栓负荷产生有意义的下降。最近溶栓的禁忌证也变得更为常见(表 25-1)。一项纳入超过 1000 例急性肺栓塞患者的真实实践注册研究显示,超过 50% 的患者至少有 1 个以上的溶栓禁忌证。

表 25-1 系统性溶栓的禁忌证

绝对禁忌证	相对禁忌证
• 任何颅内出血	• 6 个月内的短暂性脑缺血
• 已知颅内易出血病灶(如恶性肿瘤、动脉瘤及动静脉畸形)	• 口服抗凝药治疗
• 3 个月内的缺血性脑卒中	• 妊娠或产后第 1 周
	• 不可压迫的穿刺点
• 3 周内的严重创伤或手术	• 创伤性复苏后
	• 未控制的高血压(收缩压 > 180mmHg)
• 活动性出血	• 晚期肝疾病
	• 年龄 > 75 岁
	• 感染性心内膜炎
	• 活动性消化道溃疡

从 1960 年开始,就已引入基于导管的介入治疗急性肺栓塞方法,而且对于特定的急性肺栓塞患者而言也是非常有吸引力的治疗方案。介入治疗需符合以下特征。

1. 既可作为确诊手段,也可作为介入干预的方法,特别是对于怀疑大面积肺栓塞患者。

2. 微创手段,与手术取栓相比,其并发症和死亡率更低。

3. 可快速改善血流动力学,而仅通过系统性溶栓或抗凝治疗不能达到上述目的。

二、患者选择

急性肺栓塞患者的危险分层非常重要,因为针对急性肺栓塞患者的危险分层可指导药物及介入治疗方案的选择。大面积肺栓塞是指导致持续性低血压(收缩压 < 90mmHg,且超过 15min),或需要血管活性药物维持血压或严重窦性心动过缓(心率 < 40 次 / 分)的肺栓塞。大面积肺栓塞患者的短期死亡率高达 50% ~ 65%。目前虽然尚缺乏大面积肺栓塞患者的治疗策略随机对照研究,但根据 5 项临床研究荟萃分析的结果来看,与单纯肝素治疗相比,溶栓治疗可使该类患者的死亡率及再次肺栓塞风险降低 55%[9.4% *vs* 19%,优势比(odds ratio,*OR*)0.45]。这些研究的结果与之前认为大面积急性肺栓塞患者的血管再通是治疗关键的观点相一致。

次大面积肺栓塞是指血压正常但是有右心室功能障碍的患者,常根据以下标准之一判断右心室功能障碍。

1. 心脏彩超提示右心室扩张和运动减弱。

2. CT 扫描提示右心室与左心室直径之比 > 0.9。

血清心肌损害标志物（cTnI 及 cTnT）、BNP 或者 NT-pro-BNP 升高的肺栓塞患者也常常被认为罹患次大面积肺栓塞（框 25-1）。与大面积肺栓塞不同，次大面积肺栓塞患者的死亡率要低得多（住院死亡率为 2%～3%）。然而，相对于低风险的肺栓塞患者，次大面积肺栓塞患者的临床预后不良风险显著增加。与单纯肝素治疗相比，次大面积肺栓塞的患者接受系统性溶栓可以减少由于临床恶化导致的治疗方案升级，改善肺动脉高压，并使包括循环衰竭在内的全因死亡率下降 56%。但是系统性溶栓治疗的代价就是增加致死性的出血风险，尤其是对于年龄 > 75 岁的患者。

框 25-1　右心室功能障碍诊断标准

右心室扩张（心间四腔心下右心室直径 / 左心室直径 > 0.9）或心脏彩超示右心室收缩功能障碍

CT 下右心室扩张（四腔心下右心室直径 / 左心室直径 > 0.9）

BNP 升高（> 90pg/ml）

NT-proBNP 升高（> 500pg/ml）

心电图改变（新发完全性或不完全性右束支传导阻滞、前间壁 ST 段抬高或压低、前间壁 T 波倒置）

心肌坏死（符合下列标准之一：cTnI > 0.4ng/ml 或 cTnT > 0.1ng/ml）

三、基于导管的介入治疗

在目前由于缺少栓塞介入治疗的有效性及安全性的随机临床对照研究，限制了基于导管的肺栓塞介入治疗的应用。在过去的数十年中，曾出现过许多用于治疗急性肺栓塞的血管内装置，但是迄今为止仍然没有任何一个装置或者导管可以通过美国 FDA 的认证而用于治疗肺栓塞。目前关于肺栓塞介入治疗的研究数据往往来自于小样本研究，由于数据质量不高，ACCP 及 AHA 的相关指南对急性肺栓塞的介入治疗推荐力度不大（框 25-2）。总的来说，上述指南均支持对大面积肺栓塞或者高危次大面积肺栓塞患者有系统性溶栓治疗禁忌或溶栓失败时进行介入治疗。此外，对于处于临床失代偿期的高危次大面积肺栓塞患者也可考虑介入治疗。

有某些合并症（如慢性阻塞性肺疾病或左心室功能不全的心力衰竭）患者往往心肺功能储备较差而不能耐受急性肺栓塞，其他的患者则被认为是低风险肺栓塞。上述在临床实践中常常会遇到的情况，在已发表的系统性溶栓或基于导管介入治疗的相关文献中却往往未被纳入。这些患者出现临床恶化的风险明显增高，但是若在基于合理的临床判断的情况下谨慎选择，仍可能从包括介入治疗在内的更积极的治疗策略中获益。

框 25-2　ACCP 和 AHA 对于基于导管介入治疗的推荐

ACCP	AHA
以下急性大面积肺栓塞患者推荐基于导管的介入治疗：	大面积肺栓塞患者合并以下情况推荐基于导管的介入治疗：
1. 系统性溶栓禁忌	1. 系统性溶栓禁忌
2. 溶栓失败	2. 溶栓失败
3. 在系统性溶栓起效前就可能死亡的休克	3. 在系统性溶栓起效前就可能死亡的休克
推荐级别 2C	推荐级别 Ⅱa，证据水平 C
	4. 次大面积肺栓塞患者有不良临床预后的证据时（如恶化的呼吸状态、血流动力学不稳定、严重右心室功能不全、大块心肌坏死）
	推荐级别 Ⅱb，证据水平 C

在 ACCP 的推荐级别中，级别 2 的推荐级别较弱，C 级证据水平提示证据水平较弱

在 AHA 推荐级别中：推荐级别 Ⅱa 提示干预获益显著大于风险，Ⅱb 提示干预获益等于或稍大于风险。C 级证据水平较弱（如专家意见，而不是来自随机对照研究）

基于导管的现代急性肺栓塞介入治疗具有多功能性，因此非常适合针对不同患者开展个体化治疗。可以采取机械去除或碎裂血栓的技术，也可以采取一种混合技术治疗（称为药物-机械联合治疗）。该治疗方式融合了机械碎栓及局部溶栓，其一方面可以使栓塞的肺动脉快速再通并使血栓更好地暴露于纤溶药物，另一方面则可以通过导管建立一个长期的给药通路逐渐降低血栓负荷，通过该方式给予的纤溶药物剂量显著低于系统性溶栓时的药物剂量。急性肺栓塞的介入治疗与其他部位血管（如冠状动脉、下肢动脉及人工血管）的导管取栓术不同之处在于，急性肺栓塞的介入治疗更致力于改善血流动力学状态，而不是获得更好的血管影像学改善。

（一）导管溶栓术

当发生肺栓塞时，血流优先通过未发生栓塞的肺血管。因此系统性溶栓时肺动脉血栓接触到的溶栓药物非常有限。与系统性溶栓相比，导管溶栓术可以通过多孔导管使溶栓药物以相对较高的浓度直接进入到局部栓塞的血管内。此外，至少在理论上，导管溶栓的另一个优势在于其溶栓药物总剂量较系统性溶栓明显偏低。与系统性溶栓时标准剂量或者在 2h 内输注 100mg 的瑞替普酶相比，导管溶栓术时，先给予瑞替普酶 10 ～ 25mg 作为负荷剂量，随后继之以 20mg/h 持续 2h 或者 1 ～ 2mg/h 持续 12 ～ 18h。同时也应注意到，导管溶栓术目前尚缺乏被广泛接受的标准溶栓方案。在溶栓开始时以及溶栓过程中每 4 ～ 6h 需测定纤维蛋白原水平。如果纤维蛋白原水平降至基线水平的 30% ～ 40%（或 < 100 ～ 150mg/dl）时，由于出血风险的增加需降低瑞替普酶的输注剂量。在溶栓过程中，是否需要继续给予抗栓药物、剂量是否需要减少甚至停用有时是非常矛盾的，主要决定于患者的出血风险及肺栓塞的严重程度。如果需要持续抗凝，那么应选择半衰期较短的药物，如低分子肝素，这样在出血风险升高时可以随时停止抗凝。即使导管溶栓术存在上述理论上的优点，目前尚无数据支持导管溶栓术较系统性溶栓更有效或者更安全。

（二）射流取栓装置（AngioJet）

Angiojet 取栓装置由双腔导管组成，该导管尖端可喷射高压生理盐水，另一管腔则能形成真空负压进行血栓抽吸。有大量文献报道显示，启动该系统数秒后即出现严重的缓慢性心律失常（包括高度房室传导阻滞及心搏骤停）和死亡事件。这些问题促使 FDA 发布关于 AngioJet 系统肺内介入治疗的黑框警告。

（三）可旋转的猪尾导管

在该技术中，一个 5F 的高扭矩的猪尾导管通过导丝呈楔形推入至血栓中。该导管具有不透射线的前端、10 个侧孔及与外环切面垂直的卵圆形侧孔，导丝可直接穿过该侧孔（图 25-1）。一旦定位到血栓，环路即可围绕导管及导丝形成的轴线迅速旋转，从而割裂肺动脉内血栓。该技术的有效性在联合药物溶栓时可显著提高。在一项包含 18 例受试者的研究中（其中 11 例受试者行血栓抽吸），该技术临床成功率达到近 90%，而且没有出现需直接手术的并发症。另一项包含 25 例大面积肺栓塞患者的研究证明，猪尾导管碎栓技术可显著降低肺动脉平均压（从术前 34mmHg 降至 30mmHg），导管内直接溶栓及人工抽吸血栓可使肺动脉平均压进一步降至 24mmHg。这些发现与 Schmitz-Rode 及其研究团队的报道结果一致，该研究团队的一项包含 20 例大面积肺栓塞的临床研究证明，猪尾导管旋转溶栓（17±8）min 是安全的，并可改善血流动力学。

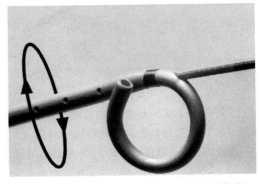

图 25-1　可旋转的猪尾导管（详见正文描述）

（四）Aspirex 装置

Aspirex 装置（Straub Medical, Wangs, Switzerland）包含 3 个组件：导管（通常为 6F、8F、10F）、一个控制单元及一个电动机（驱动器）（图 25-2）。在导管尖端管腔内有一个的螺旋形驱动轴，并可通过远端抽吸口进行血栓负压抽吸。虽然该装置已在动物模型上试用，并有大量小样本研究证实其有效性及安全性，但目前尚未获得 FDA 批准，而且在美国尚不能应用。

（五）超声辅助溶栓技术

EkoSonic 血管内装置（EKOS）（图 25-3）包含两个血管内装置：智能药物输送导管（intelligent drug delivery catheter, IDDC）是一个 5.2F 的多腔输液导管，以及一个微型超声装置（microsonic device, MSD），由包含若干均匀分布于治疗区域的超声换能器组成。EKOS 装置能在输注溶栓药物的同时在肺动脉内发射低功率高频率（2.2MHz）的超声波，超声波能使血栓松动，并促进溶栓药物渗透进入血栓从而加速溶栓过程。目前关于该装置的小样本研究结果提示其是有效且安全的。在一项包含 10 例大面积肺栓塞的受试者（共包含 17 个栓塞区域）的小样本临床研究中，EKOS 装置联合瑞替普酶溶栓 [平均输注时间 25h，分布于 14 ～ 39h，平均瑞替普酶剂量为（0.9±0.19）mg/h] 可使 76% 的栓塞区域内血栓完全溶解，并使 18% 的栓塞区域内血栓近乎完全溶解。

图 25-2　Aspirex：在导管的尖端有一个电动叶轮，可以通过远端 L 形吸口抽吸血栓（来源：Straub Medical AG, Switzerland. Reproduced with permission）

还有两项观察 EKOS 装置在急性次大面积 / 大面积肺栓塞患者中疗效的临床研究正在进行。在 ULTIMA 研究中，50 例次大面积肺栓塞患者随机分入标准抗凝组或 EKOS 输注瑞替普酶介入治疗组。该研究的主要终点是 24h 内右心室大小的减少程度。SEATTLE Ⅱ 是一项纳入 120 例大面积或次大面积急性肺栓塞受试者的无对照前瞻性研究。该研究中受试者通过接受 EKOS 装置输注瑞替普酶的溶栓治疗。主要研究终点是治疗后 48h 内右心室大小的减小程度及与装置相关的并发症。EKOS 装置已被美国 FDA 批准用于肺动脉内滴注药物（包括瑞替普酶）。

（六）AngioVac

AngioVac 系统（Vortex Medical, Marlborough, MA, USA）是一种可以在维持体外循环的同时移除血管内物质（如血栓、黏液瘤、赘生物等）的抽吸装置。该系统包含两个组件：AngioVac 套管导管及 AngioVac 回路（图 25-4）。25F 的导管尖端有一个可扩张球囊的漏斗部分，其作用是作为一个套管。该导管可经皮或外科手术切开置入。位于导管处的可调节的抽吸装置（最大负压可至 80mmHg）可抽吸异物，血液经过滤后通过对侧较大的外周静脉套管回输至体内。该回路系统具有体外循环的特征，因此需要受过训练的体外循环医师进行操作。该系统已被成功用于经皮抽吸右心房内血栓及心内赘生物，但尚无文献报道其用于治疗急性肺栓塞。

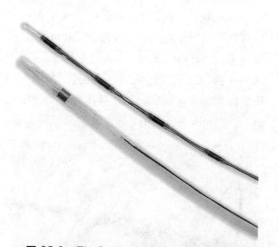

图 25-3　EkoSonic 血管内系统：微型超声装置（右）插入到多腔智能药物输送导管（左）中。通过该系统，超声可以在 rt-PA 输注区域释放（来源：EKOS Corporation, Bothell, WA, USA. Reproduced with permission）

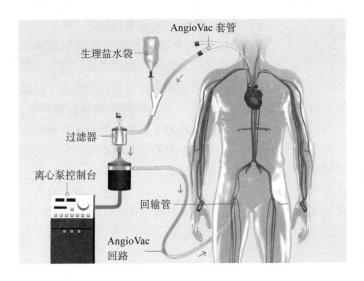

（七）右心室辅助装置

虽然右心室辅助装置（right ventricular assist device，RVAD）用于治疗大面积肺栓塞的经验非常有限，但是仍有病例报道提示其可作为某些情况下挽救生命的治疗措施。与体外氧合膜肺（extracorporeal membrane oxygenation，ECMO）绕过整个肺循环不同，右心室辅助装置仅仅绕过右心室。右心室辅助装置可通过经皮或外科手术置入。至少在最近的一例病例报道中，经皮右心室辅助装置通过绕过急性衰竭的右心室而不是肺循环使 1 例 48 岁的持续心源性休克急性大面积肺栓塞患者的病情逐渐稳定，并最终痊愈。

四、下腔静脉滤器

下腔静脉滤器（IVC）用于有抗凝禁忌的急性肺栓塞患者（Ⅰ类推荐，证据水平 B），以及心肺功能储备极差并再次肺栓塞时死亡风险极大的急性肺栓塞患者（ⅡB 类推荐，证据水平 C）。大多数高风险次大面积及大面积肺栓塞患者属于后一类。无论是否存在下腔静脉血栓，这些患者均应考虑置入可拆卸的下腔静脉滤器。国际协作肺栓塞注册研究（International Co-operative Pulmonary Embolism Registry，ICOPER）提示下腔静脉滤器可减少

90d 死亡率 [危险比 0.12，95% 置信区间（*CI*）0.02 ～ 0.85]。此外，一项涉及 1000 家医院中 70 000 例不稳定性肺栓塞患者的回顾性分析提示，无论这些患者采用单用抗凝，或抗凝联用取栓术，或抗凝联用溶栓治疗，置入下腔静脉滤器均可显著减少住院死亡风险。一旦患者病情稳定，应对置入可拆卸下腔静脉滤器的患者定期评估滤器取回的可能性。虽然下腔静脉滤器减少了肺栓塞的风险，但同时却增加了深静脉血栓的风险。

五、基于导管治疗的并发症

基于导管的急性肺栓塞介入治疗存在一些潜在并发症。其中一些并发症与右心结构及肺动脉损伤相关，而与装置本身无特殊联系，如心脏压塞、肺动脉穿孔导致的急性血胸和肺出血，以及一般穿刺并发症（尤其是在输注溶栓及抗凝药物时易出现）。其他一些并发症则可能与治疗装置直接相关，如前述 AngioJet 装置就可出现致命性的高度房室传导阻滞及心搏停止。碎栓装置（如可旋转的猪尾导管）可导致远端肺动脉栓塞，从而导致血流 / 通气比例失调加剧、低氧血症及肺动脉高压。由于急性大面积 / 次大面积肺栓塞患者往往病情危重，因此行基于导管的介入治疗医师需擅长处理心源性休克、缓慢性心律失常、应用升压药物及

心包穿刺。

六、结论

急性肺栓塞患者需尽快进行危险分层。次大面积肺栓塞合并右心衰竭或心肌坏死、大面积肺栓塞患者需考虑行系统性溶栓治疗。有溶栓禁忌或病情不够稳定但可从肺动脉快速再通获益的患者则应考虑行介入治疗。目前，基于导管的肺栓塞介入治疗尚无标准方案，而且支持这些治疗的证据力度也不充分。

介入治疗所采用的导管或装置常取决于治疗中心的经验及资源。总体来说，优先推荐机械性碎栓或血栓抽吸联合药物溶栓治疗。通过评估可接受介入治疗的高风险肺栓塞患者，一般应置入可拆卸的下腔静脉滤器来预防再发急性肺栓塞，并且需对这些患者进行定期评估以确定何时移除滤器。

黄　晓　译
李传昶　夏　珂　彭庆翎　校

第26章　经导管主动脉瓣置入术

***Thomas M. Snow*, *Neil Moat*, *Simon Davies*, *Sarah Barker*,
Alison Duncan, *Carlo di Mario***
Cardiovascular Biomedical Research Unit, Royal Brompton Hospital, London, UK

一、引言

主动脉瓣疾病，特别是主动脉瓣狭窄，是一种随着年龄增长发病率显著增加的常见疾病。10 年前，传统的主动脉瓣置换术是药物治疗无效及症状进展时的唯一治疗方法。但超过一半的符合手术指征的患者可能同时存在着不适宜手术或高危风险的情况。球囊主动脉瓣成形术因其术后快速再狭窄使其不能成为该手术的长期可行替代疗法，但很显然，它可以作为那些存在严重但潜在可逆的左心室功能衰竭或并发症的患者进行主动脉瓣置换的桥梁或用于评估其适宜性。

自 2002 年法国 Alain Cribier 进行首例置入术后，经导管主动脉瓣置入术（transcatheter aortic valve implantation，TAVI）已经得到了大规模的发展。现在，已经有两种瓣膜技术投入了使用：球囊扩张式 Edwards-SAPIEN 瓣膜和美敦力公司的自膨式 CoreValve 瓣膜。至今，世界各地已经实施了超过 40 000 例主动脉瓣置入，并且可以预期 FDA 正式批准第一个基于 PARTNER 研究结果的瓣膜系统上市后，该系列手术数量将快速增加。美国的这一研究在 2009 年结束，该研究评价了那些被认为有外科手术禁忌（经 2 名外科医师判断）的患者接受两种不同治疗后的疗效，经过 1 年的随访后发现，接受 TAVI 组的生存率显著高于传统药物治疗组（50.7% *vs* 30.7%）。尽管该研究中行 TAVI 时使用的是很大的 24F 指引鞘管，药物治疗组中通常也包括了姑息性主动脉瓣球囊扩张术，然而在 6 ～ 12 个月后，药物治疗组疗

效仍明显劣于 TAVI。同样的设计被用于在难以进行传统手术的高危手术候选人中比较经股动脉或经心尖途径 TAVI，结果显示两组的死亡率与外科手术组相比均无差异（PARTNER Cohort A）。目前的进一步研究（PARTNER 2，SURTAVI）正在那些危险程度更低的患者人群中进行，即那些可以进行外科手术但有中度风险的患者。

考虑植入瓣膜的耐久性和主动脉瓣关闭不全、起搏器置入、血管并发症的发生率和可能发生的卒中，不鼓励将这一技术应用于外科手术低危的患者。但如果正在进行的 5 年长期研究能得出有利结果或技术进一步发展（如血栓过滤器的使用、导管小型化、瓣周漏减少）可降低并发症发生率，这一限制可能会被打破。

TAVI 改变了终末期主动脉瓣膜疾病的手术路径并增加了生物制品的使用需要，它为那些经鞘管置换退化的瓣膜提供了一种理想的衔接方式。同时，TAVI 由最初用于治疗严重的主动脉瓣狭窄，其适应证已扩展至治疗合并有主动脉瓣狭窄或有生物瓣膜衰败的患者。

二、患者选择与筛选

患者选择可能是应用该技术的最重要方面。理想的选择标准是：确定患者伴有进行外科手术具有高危风险且治愈可能性低的合并症，从而选择这一替代治疗。同时，也应充分考虑排除那些患有神经退行性疾病或其他会使预期寿命和未来生活质量低下的合并症患者，这些情况将使 TAVI 疗效不佳。由于决定可能

影响患者的预期寿命，一个多学科的评估团队应该包括老年病学专家、神经科专科医师、肿瘤科医师及其他全面、直接了解其病史和检查结果的专家。

后续筛选主要包括选择需要进行的检查以决定 TAVI 的最佳方式和入路。然而很重要的一点是一旦明确患者症状来自瓣膜疾病，合并症并非治疗禁忌，技术上的决策应摆在第二位考虑。

三、术前检查

（一）经胸超声心动图（transthoracic echocardiography，TTE）

可明确主动脉瓣狭窄的存在及严重程度，TTE 还能评估左心室收缩功能（是外科主动脉瓣置换术和 TAVI 共同的预后预测指标），是否存在二尖瓣反流和肺动脉高压。小剂量多巴酚丁胺负荷超声心动图适用于低流量低跨瓣压差主动脉瓣狭窄。它能区别真正由于瓣膜狭窄导致的继发性心力衰竭和那些由于心排血量减少引起的瓣膜开放减小，这部分的患者心排血量增加时其跨瓣压差不增加 [左心室流出道（left ventricular outflow tract，LVOT）血流速度增加而跨瓣血流速度不增加必然伴随开放的主动脉瓣面积增加]。另一项需要评估的重要信息是局部室壁运动是否正常，该测试通常需要更大剂量的多巴酚丁胺进一步增加跨瓣压差和心排血量，从而明确是否存在严重的冠状动脉疾病并定位病变位置。

（二）心电图（electrocardiogram，ECG）

在高跨瓣压差主动脉瓣狭窄的患者中，心电图常常提示左心室面高电压。然而，尤其是在那些老年患者中，很少出现明显的心电图改变。PR 间期延长、心室激动延长伴左束支传导阻滞或左前分支阻滞及右束支传导阻滞（right bundle branch block，RBBB）提示患者瓣膜置入后有出现高度房室传导阻滞和 QRS 延长的风险。

永久起搏器置入率在使用自膨式瓣膜中为 25% ~ 40%，高于球囊扩张式瓣膜（< 10%）的发生率，而外科手术后需置入永久起搏器比例 < 5%。这可能是因为自膨式瓣膜相对较低的置入部位挤压了 LVOT 的传导系统导致房室传导异常。目前已有资料证实术前 RBBB、室间隔变薄、LVOT 的 CoreValve 瓣膜置入深度均增加永久起搏器置入率。

（三）肺功能检查

有效肺活量、弥散系数和动脉血气分析可帮助测定呼吸功能储备，它能影响麻醉和手术风险，同时也能评估是否需要延长呼吸机脱机时间和术后康复时间。经心尖和经主动脉置入瓣膜导致肺部并发症的风险，取决于主动脉的解剖位置及插管部位的通过性难易程度。合并有实质性肺部疾病是选择经导管主动脉瓣介入治疗而非外科手术的决定性因素。

（四）常规血液检查

海德综合征在 20 世纪 50 年代首次被描述报道，它是一种少见的主动脉瓣狭窄与胃肠道出血同时存在并有一定相关性的现象。部分患者在内镜下可观察到血管发育异常，同时，获得性血管性假性血友病因子缺乏和黏膜脆性增加已被认为是失血的根本原因。因此，当主动脉瓣狭窄患者存在小细胞低色素性贫血时，需要仔细分析。仅治疗贫血也许可以充分缓解呼吸困难和心绞痛带来的症状，从而需要再次评估是否需要进行介入手术。

心力衰竭治疗使用利尿药导致的慢性肾功能受损或急性恶化可能并发于诊断性血管造影和多层螺旋 CT（multidetector computed tomography，MDCT）使用静脉造影剂。造影剂肾病和栓塞均有引起置入后急性肾损伤的危险，并增加进行肾替代治疗（renal replacement therapy，RRT）的可能。这些都应该被多学科评估团队考虑到，一般来说，TAVI 的术后风险无论如何较外科手术低。

脑钠肽（brain natriuretic peptide，BNP/NT pro-BNP）随着心肌壁压力而增加，为临床和心脏彩超诊断心室功能不全提供支持。升高的 BNP，或者更恰当地说，多次测量均升高的

BNP 提示同时存在肺和心脏功能不全患者的呼吸困难是由心脏原因引起的。

（五）多层螺旋 CT

多层螺旋 CT 可提供血管通路、主动脉瓣环大小、主动脉根及主动脉瓣钙化与成角的信息。既往血管成形术后明显的左内乳动脉（LIMA）桥是再次手术需要考虑的重要元素，因为如果血管居中或与胸骨粘连，再次开胸手术可能使其受到损伤。

在某些病例中，伴随疾病（如肺实质性疾病、恶性肿瘤）同时被检查。这些疾病可能会影响多学科团队的评估。

（六）血管通路

退行性主动脉瓣狭窄的患者，往往同时存在外周动脉粥样硬化，通常是钙化，从而外周血管通路常常合并有明显的管腔狭窄、动脉瘤样扩张和血管纡曲。增强 MDCT 用于绘制血管分支图，已全面替代了不能发现高度偏心性斑块和评估钙化及纡曲程度的常规血管造影。血管内超声由于其腹腔内可视化不佳应用同样受到限制。MDCT 则能够进行髂股血管和主动脉的三维和多维重建（图 26-1）。

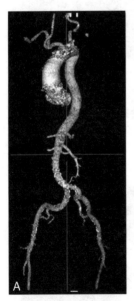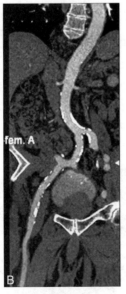

图 26-1 增强 MDCT 评估外周血管
A. 主动脉全长三维重建，双侧髂股动脉轻度纡曲、轻度钙化；B. 右股动脉曲面重建，最小 9mm 的轻微钙化，适宜经股动脉途径

经股动脉途径是 TAVI 最常选择的途径，它使用 18F 导管鞘（Edwards-SAPIEN XT 可使用 16F 扩展鞘管）经髂股动脉进入。

在外周血管不适宜进入时使用其他替代入路也已获得了成功。可以手术切开左（或不那么常用的右侧）锁骨下动脉入路（图 26-2），其好处是避开了降主动脉和髂动脉的纡曲从而可以进行更加精准的瓣膜操作，尤其是在那些主动脉瓣平面更加垂直的患者中。然而，这也伴随着一些风险，包括那些手术切开带来的风险。明显的 LIMA 桥、左锁骨下动脉直径 < 6mm 或严重钙化是左锁骨下入路的禁忌证（图 26-3 和图 26-4）。通过胸骨旁切口或胸骨正中小切口经主动脉路径使术者可以直接观察升主动脉，从而帮助选择与瓣膜垂直平面更加平行的入路。在部分患者中也可使用左腋动脉甚至左颈动脉入路。那些无法使用外周血管入路、同时存在"瓷样主动脉"的患者，可使用 Edwards-SAPIEN 瓣膜经心尖途径治疗。该入路有其特殊的并发症，如心尖部心肌梗死、动脉瘤样扩张。

（七）主动脉环测量

所有的置入技术均存在尺寸限制，患者的主动脉瓣过小或过大则不适用经导管介入治疗。2012 年，一种 23mm 的 CoreValve 瓣膜进入了二期临床试验，为那些数量很少但却是重要的潜在 TAVI 候选人群（那些小瓣膜患者）带来了希望。但精确的测量部位（如 LVOT 末端 / 瓣环）及这些部位的最佳描述方法目前仍不清楚。MDCT 及术前经食管超声（TEE）测量瓣膜周长 / 圆周、最大直径（前后径和横径）可指导置入尺寸的选择（图 26-5）。

虽然由二维 TEE 取得的图像只能在单一水平测量 LVOT/ 瓣环直径（前后径），但它可用于术前确认瓣膜的选择。由于某些患者的主动脉瓣环存在偏心性，仅使用这一方法测量会导致选用的瓣膜偏小，因为这一水平的瓣环直径测量在这种测量方法中偏小。

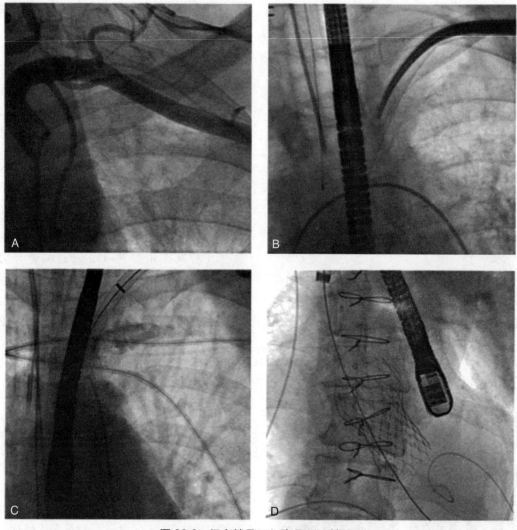

图 26-2 经左锁骨下入路 TAVI 透视图

A. 术前经右股动脉插入 5F JR4 鞘管至左锁骨下动脉行血管造影；B. 透视引导下插入 18F 导管鞘；C. 从右股动脉插入猪尾导管引导 TAVI 人工瓣膜定位；D. 经左锁骨下动脉鞘管插入 CoreValve 瓣膜，由固定于左心室心尖部的硬导丝定位，并完全释放

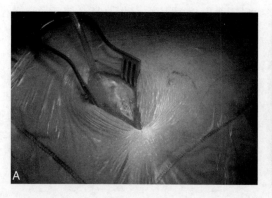

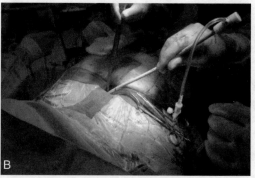

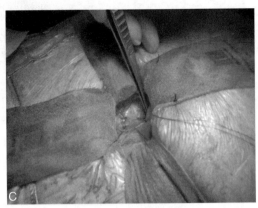
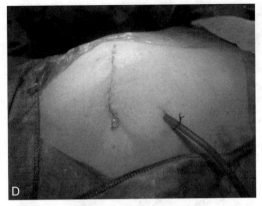

图 26-3　直接主动脉入路 TAVI 步骤

A. 右上胸骨旁小切口（第 2 肋间），切除第 2 肋软骨；B. 直视下升主动脉直接插入 18F Cook 鞘；C. 荷包缝合鞘管进入处并彻底止血；D. 逐层缝合并在左侧留置引流管

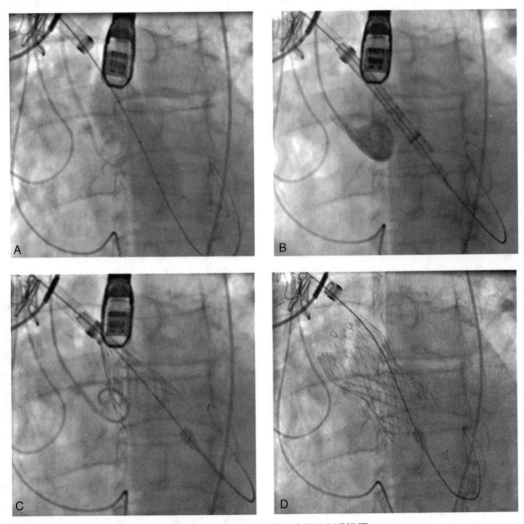

图 26-4　直接主动脉入路 TAVI 透视图

A. 经主动脉途径，在右心室快速起搏下进行球囊主动脉预扩张；B. 自膨式 CoreValve 瓣膜送至预先设定的位置跨主动脉瓣环至左心室流出道，向主动脉内注射造影剂确保到达好的位置；C. CoreValve 2/3 释放；D. 缓慢撤回 18F 导管鞘促使 CoreValve 完全释放

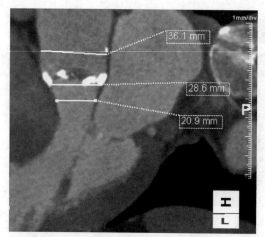

图 26-5　主动脉瓣环的 LVOT 层面。瓣环可见钙化小结节，瓣环直径 28.6mm（另一处未展示的直径为 29mm）。患者最终选用 31mm CoreValve 置入

MDCT 用于确定主动脉瓣环的轴向尺寸。按正确的瓣膜层面排列这些照片对准确测量瓣环大小和指导瓣膜选择极其重要。凭团队经验决定是在 LVOT 远端还是在瓣环置入的平面进行测量。设计方式决定了新瓣膜的水平位置（使用 Medtronic CoreValve 瓣膜位于瓣环上方，而球囊扩张式 Edwards-SAPIEN 瓣膜则位于瓣环内），这也可能影响对最佳解剖位置的测量。

置入瓣膜的大小会影响 LVOT 的血流动力学改变和随后出现主动脉瓣周漏的风险。

患者瓣膜大小与人工瓣膜规格不匹配已被证明是 TAVI 研究中最重要的问题，表现为置入后瓣膜跨瓣压差增加、症状的治疗反应差和左心室持续肥厚。因此，正确选择瓣膜尺寸至关重要。

（八）主动脉瓣的角度

瓣膜置入的角度会给手术操作带来挑战。水平主动脉瓣和垂直主动脉瓣使经股动脉入路和经锁骨下入路变得复杂，导致难以将鞘管输送至最终位置。经主动脉途经和经心尖入路可以提供更加同轴的路径而不受到这些限制。

（九）主动脉瓣 / 主动脉根部和升主动脉钙化

钙化是非常多变的。真正意义上的"瓷化主动脉"提示传统主动脉瓣置换时需进行主动脉阻断，以及 TAVI 时应当避免使用经主动脉入路。然而，直接主动脉入路的目标，在无名动脉起始处以下的升主动脉上段，往往不受钙化影响。钙化的数量、密度和分布常常影响瓣膜置入，在某些病例中决定了是否需要进行置入前球囊主动脉瓣成形术及置入后球囊扩张的必要性。同时瓣膜小叶中的一些钙化也有助于人工瓣膜的定位和固定（图 26-6），但致密的沉积物也会阻碍瓣膜的扩张。

严重的主动脉瓣环和瓣叶钙化并不增加术后永久性起搏器置入率，但它是置入后主动脉瓣发生瓣周漏的预测因子。相反，较低的主动脉根部钙化被认为是围术期发生瓣膜移位的独立预测因子。

瓣膜扩张不充分不仅可引起瓣叶接合处功能不全和跨瓣膜反流，还能引起明显的瓣周反流。研究显示术后主动脉瓣反流将导致患者预后不佳，同时由于两种技术的瓣膜释放方式不同，所有的患者均应在围术期行影像学检查以明确有无瓣膜关闭不全。Medtronic CoreValve 瓣膜的自膨式镍钛合金支架设计可在置入后持续扩张 48h，因此，轻微的瓣周功能不全在手术后初期可能得到纠正。然而，球囊扩张式瓣膜不能以同样的方式施加径向力，严重的主动脉瓣反流（常常是中到重度）需要在置入后立即或尽快进行再介入治疗。

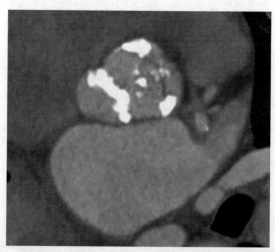

图 26-6　MDCT 可见主动脉瓣瓣叶、瓣环和根部钙化

（十）心脏磁共振成像

常用于确认瓣环大小、瓣膜疾病的严重程度和收缩功能。心脏磁共振成像（CMR）还能明确是否存在左心室或左心耳血栓、陈旧性心肌梗死，并明确心肌活性（钆增强 CMR）。

（十一）冠状动脉造影

由于患者的年龄和合并各种心血管危险因素，患者往往同时合并有冠心病。目前用来指导该人群冠心病管理治疗的证据还很少，而主动脉瓣置换外科手术常常同时进行冠状动脉旁路移植处理，但混合进行经皮冠状动脉介入治疗（percutaneous coronary intervention，PCI）和 TAVI 的手术治疗还很少见。术者或多学科团队常常基于疾病的复杂性和狭窄部位在生理学上的重要性来指导进行 PCI。药物涂层支架和裸金属支架的选择由于再狭窄的危险和双联抗血小板疗程及术中出血风险的平衡再次引起争论。尽管目前仅有经验性证据支持，对于这些经主动脉入路和经心尖入路进行 TAVI 的患者，双联抗血小板治疗可能增加出血的风险。可以进行冠状动脉介入再次手术或进行 TAVI-PCI 杂交手术。后者已被证实在技术上是可行的，但并未发现更好的长期疗效。连续进行冠状动脉狭窄和瓣膜介入手术也已被证明可行，但几乎没有证据支持其具有更好的短、中期疗效。

如果选择锁骨下动脉和髂股血管作为进入路径，可同时进行外周血管成像和冠状动脉造影，当选择股动脉作为瓣膜置换路径，经桡动脉冠状动脉造影则能避免发生股动脉血管并发症的风险。

MDCT 和冠状动脉造影能提供冠状动脉开口与主动脉瓣环距离之间的信息。由于瓣膜"裙边"或被人工瓣膜挤压的自身瓣叶有引起冠状动脉阻塞的危险，冠状动脉开口部位较低（≤ 14mm）是主动脉瓣置入术的禁忌证。在生物瓣衰退患者中进行瓣中瓣置入时同样需要考虑这一问题。随着技术进步，血管内主动脉瓣叶切除装置正在发展中，这一装置将减少瓣膜释放时发生冠状动脉阻塞的危险。目前该装置还在早期发展阶段，仅进行了尸体试验。

四、手术细节

在杂交心导管室或医疗中心内，一支多学科综合团队相当重要，它应该包括心脏外科医师、心脏介入医师、麻醉师和影像学专家。

图 26-7 描绘了经右股动脉入路的自膨式瓣膜和球囊扩张式瓣膜系统的 TAVI 手术步骤。两种瓣膜系统的手术入路很多地方都是相似的，而瓣膜的定位和释放技术不同。

由于进入途经、术者习惯和麻醉方式不同，上述步骤可能会进行调整。无论何种路径，瓣膜释放方式都是相同的。

围术期影像学检查一般采用透视和 TEE。后者可以在术前即刻明确 LVOT 和瓣环直径（尽管是单一直径）、左心室收缩功能和置入位置并避免术中出现心脏穿孔和心脏压塞。它还是术后立即评估主动脉瓣反流及引导置入深度的宝贵工具，尤其是在 LVOT 中置入 Core-Valve 瓣膜时。置入位置过低可能妨碍二尖瓣前瓣的移动，造成瓣叶对合不良和二尖瓣反流或极罕见的二尖瓣狭窄。

没有证据支持主动脉瓣置入术后需要进行特殊的抗凝 / 抗栓治疗。选择单抗或双抗在不同中心的做法不同，而如果没有其他指征不倾向使用香豆素类。单用阿司匹林（75mg/d）是最常用的抗血小板方式，在 TAVI 术后 3 ～ 6 个月常临时加用氯吡格雷（75mg/d）。无论单抗或双抗，由于目前没有临床证据，使用时间都非常灵活。显然，那些同时进行了 PCI 的患者其抗凝抗栓选择取决于其放入的是金属裸支架还是药物涂层支架。

自本技术出现以来，已经可以看到学习过程在加快。随着置入经验的增加，围术期并发症在逐渐降低而临床疗效逐渐改善。目前，该技术还缺乏长期疗效数据，而将其应用到手术低危患者中仍处于试验阶段。患者处于外科手术置换和以 TAVI 为前沿代表的经导管置入瓣膜的临床平衡中。PARTNER-2 和 SURTAVI 研究结果将为经导管技术的发展和适合应用于哪些患者人群中提供重要依据。

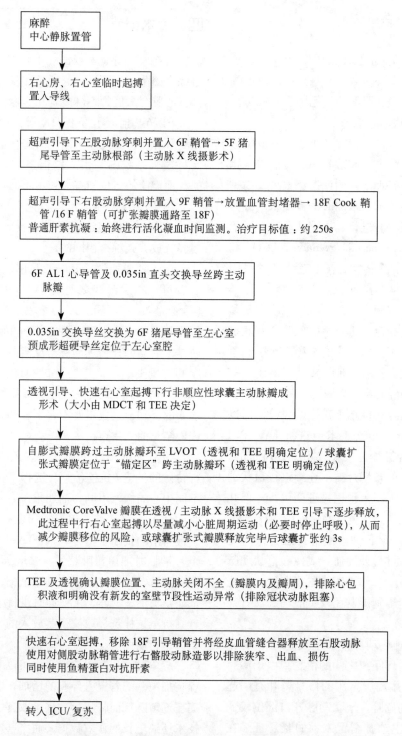

图 26-7　经右股动脉入路自膨式及球囊扩张式瓣膜系统 TAVI 手术步骤

五、急性期的主动脉瓣介入治疗

在严重主动脉瓣狭窄引起心脏失代偿时,其首要目标是在任何形式的介入治疗之前改善血流动力学。一旦患者达到一定程度的稳定后,尽管对于那些扩张后可能出现一定程度的主动脉瓣关闭不全和以改善预后为目标的患者来说作用有限,球囊主动脉瓣成形术可以作为进一步进行 TAVI 的"桥梁"手术来实施。主动脉瓣置入术已经应用于抢救或紧急情况,并取得了良好的结果。瓣膜成形术和精确瓣膜释放需要进行的快速心室起搏,这在未经治疗的冠心病和左心室功能不全的患者中就显得至关重要。置入术最好由大医疗中心有经验的医师进行。严重的主动脉关闭不全可行紧急 TAVI 置入术治疗,可作为最终治疗,也可以是作为姑息性治疗改善血流动力学后进行外科手术。它还被用于小部分左心室辅助装置(LVAD)置入后出现主动脉瓣反流的患者。由于 LVAD 导致的不同寻常的血流动力学改变,部分患者出现了置入瓣膜移位,因此该技术在这部分人群中的疗效尚不确定。

六、药物管理和姑息治疗

对于那些存在手术禁忌证等高危因素及由于技术或解剖学原因不适合进行 TAVI 的患者,药物管理和姑息治疗是最佳治疗选择。

主动脉瓣狭窄与动脉粥样硬化相似,是一种炎性过程,包括细胞外基质蛋白、脂质和炎性介质参与。主动脉瓣狭窄受到多种心血管危险因素影响,如血脂异常、高血压和糖尿病。根据回顾性研究、非随机试验的初步结果,他汀类药物治疗主动脉瓣狭窄看上去是有希望的治疗选择,但该结果尚未被进一步的随机对照试验证实。使用血管紧张素受体阻滞药及治疗骨质疏松不能减缓主动脉瓣狭窄的进程和改善钙沉积。

血管扩张药包括钙通道阻滞药、硝酸酯类、血管紧张素转化酶(angiotensin-converting enzyme,ACE)抑制药、血管紧张素 II 受体阻滞药(ARB)均会增加心源性猝死的危险。然而,它们中的很多都是冠心病、左心室功能受损和心绞痛及呼吸困难(作为心绞痛的一种症状)的主要用药。抗心绞痛治疗使用的扩血管药物常常扰乱了血流动力学,对于严重主动脉瓣狭窄的个体不宜使用。代谢调节剂雷诺嗪已经被用于缓解这部分患者的胸痛(没有明显的冠状动脉疾病),这种药物不影响血流动力学。

目前,主动脉狭窄的药物治疗及预防疾病进展的措施有限。改善危险因素和更好的理解其病理生理学也许在未来将为那些没有其他治疗选择的患者带来希望。

主动脉瓣狭窄的患者无论经传统治疗还是进行了球囊主动脉瓣成形术(PARTNER B 研究)均预后不佳。药物干预并未改善长期预后,2 年死亡率即达到 50%。而晚期患者往往症状加重和再住院率不断增加,因此,早期介入姑息治疗团队和社区支持是必不可少的。

赵伊遐 译

李传昶 夏 珂 彭庆翎 校

第27章　急性二尖瓣疾病介入治疗

José A. Condado¹, Carlos Calderas², José F. Condado³

¹ Hospital Centro Médico de Caracas, Caracas, Venezuela
² Instituto de Clínicas y Urología Tamanaco, Caracas, Venezuela
³ Internal Medicine, Albert Einstein Hospital, Philadelphia, PA, USA

一、引言

急性经皮二尖瓣介入治疗是通过修复损坏的瓣膜以恢复正常血流动力学的治疗，这种情况可发生于心脏结构正常或慢性心脏疾病的患者。

急性二尖瓣疾病常常需要紧急药物或手术治疗。尽管该病与并发症发生率和死亡率显著相关，由于缺乏随机临床试验，所以临床证据不多，现有的大部分文献和临床实践都是基于观察性研究和临床经验。

在过去30年里，对二尖瓣疾病的诊疗技术、影像学及诊疗操作规程取得了不断的进步。主动脉内球囊反搏术（intra-aortic balloon pump，IABP）、诊断性心导管、经皮介入治疗等已从仅作为辅助治疗转变为高风险手术治疗的替代治疗，并在未来可能成为治疗的"金标准"，但是目前还有很多问题需要克服。

不同于主动脉瓣的是，二尖瓣有复杂的解剖结构，建立通路更难（穿房间隔逆行通路，它需要操作导管通过心瓣膜和心室），可以进行操作的空间有限，与腱索和乳头肌相连的瓣叶形态和大小不同，房室间压力阶差较高、支撑区域较柔软且瓣环较大（直径3～6cm）。这些特性都决定了操作经皮装置较为困难。二尖瓣疾病包括各种病因和病理生理过程，且不同情况的治疗方法也有所不同。

急诊情况下的手术时间较长。可能需要进行更复杂的手术。进行随机临床试验证实这些治疗方法的疗效是否为最好，目前还存在着伦理上的争论。

在这一章中我们将评估急性二尖瓣疾病经皮介入治疗策略是如何作为手术治疗的替代和补充方法的，并介绍该新方法的前景。

二、二尖瓣狭窄

目前经皮介入治疗风湿性二尖瓣狭窄是最早发展起来的成熟治疗方法。当前二尖瓣球囊扩张术（MBV）是严重风湿性二尖瓣狭窄（瓣口面积≤1cm²），Wilkins评分<8分（总分16分），且无左心房血栓患者的首选治疗方法。

中至重度二尖瓣狭窄的患者在如妊娠的高动力状态下，其发生急性失代偿性肺水肿和肺高压的风险显著增加。在这种情况下，二尖瓣球囊扩张术是标准术式，它被证明与二尖瓣闭式扩张术同样有效且对孕妇和胎儿更安全。

对孕妇行二尖瓣球囊扩张时要特别注意尽量减少X线对母亲和胎儿的照射。在术前和术中，必须合理使用如经食管和经胸超声等成像方法和铅围裙保护患者。特别是在行房间隔穿刺和球囊扩张时，要尽量限制X线照射的时间。快速的单次Inove球囊扩张术也许是最好的治疗策略，因其可减少扩张前后左心室造影的射线照射时间和造影剂导致的容量负荷增加，并减少因阻塞二尖瓣口而降低心排血量的时间。

三、二尖瓣关闭不全

急性二尖瓣关闭不全可作为独立的病因发生于既往心脏结构正常的患者，也可发生于急性冠状动脉综合征患者，且可加重因心律失常、传导紊乱、急性缺血事件或血流动力学改变所致的慢性心脏病患者的病情。

急性二尖瓣关闭不全的结果常常是剧烈且迅速的。重度二尖瓣反流会引起左心房、左心室容量负荷增加，没有代偿时间来保持血流动力学稳定（不像慢性二尖瓣关闭不全），导致有肺水肿和肺动脉高压、心源性休克。急性二尖瓣关闭不全血流动学力恶化程度取决于疾病的病因和严重程度（图 27-1）。

四、病因学

原发性二尖瓣疾病患者的病因有 3 种不同的机制。

1. 急性心肌梗死、严重缺血或创伤导致乳头肌断裂或错位。

2. 创伤、黏液样变性及感染性心内膜炎会导致瓣叶连枷样改变。

3. 可能是自发或因创伤所致，或感染性心内膜炎，或急性风湿热造成的腱索断裂。

对于人工瓣膜患者应考虑如下情况：如生物瓣的瓣叶破裂是由于退化、钙化或感染引起；机械瓣的关闭不全应考虑血栓形成、感染或血管翳形成；瓣周漏是由于感染或缝线脱落所致。

五、临床表现

急性二尖瓣关闭不全通常表现为呼吸困难并迅速发展为肺水肿、低血压及心源性休克。它常常被误诊，因为最初的表现易与急性呼吸道疾病混淆。对于 ACS 患者，急性二尖瓣关闭不全很像是其导致的血流动力学改变的并发症。

在慢性二尖瓣关闭不全急性加重患者中，上述症状也可能是亚急性表现。慢性心脏病患者发生急性二尖瓣关闭不全是预后不良的因素。

体格检查可发现肺淤血和心排血量低伴末梢血管收缩，同时能观察到右心淤血的体征。值得注意的是，超过 50% 的急性二尖瓣关闭不全杂音并不明显，主要是由于收缩期左心房

与左心室压力梯度减小。

六、无创检查

（一）心电图

急性二尖瓣关闭不全无特异性表现，心电图可表现为房性心律失常，如心房颤动。它能帮助医师判断原发病，如 ACS。

（二）X 线胸片

X 线胸片常常显示为正常心影伴肺水肿征象，如果有左心室增大的表现，可提示存在慢性二尖瓣关闭不全。

（三）超声心动图

超声心动图是诊断急性二尖瓣疾病最重要的手段。它可对原发病的发生机制、病因、严重程度（通过多普勒）提供诊断依据。它可帮助判断血流动力学和其他瓣膜的畸形，发现其他病变，测量心脏大小和心功能，以作为以后比较的参考值。

在正常心脏发生的二尖瓣关闭不全，超声声像表现为房室大小正常，左心室收缩功能正常或增高，主动脉瓣射血时间缩短。

经食管超声心动图（transesophageal echocardiography，TEE）能提供更清晰的二尖瓣影像，当经胸超声心动图（transthoracic echocardiography，TTE）不能诊断、低估疾病严重程度或需要更多信息时，食管超声是更好的选择。

（四）心导管检查

存在严重血流动力学不稳定的瓣膜病变患者不宜行冠状动脉造影术，对于确诊或疑诊冠心病合并缺血性二尖瓣关闭不全的患者推荐行冠状动脉造影。

七、治疗

急性严重的二尖瓣关闭不全是急症，药物治疗作用有限，主要是使患者血流动力学稳定，以及为矫治手术创造条件。药物治疗的目的是使二尖瓣反流减少，从而增加心排血量，减少肺淤血。

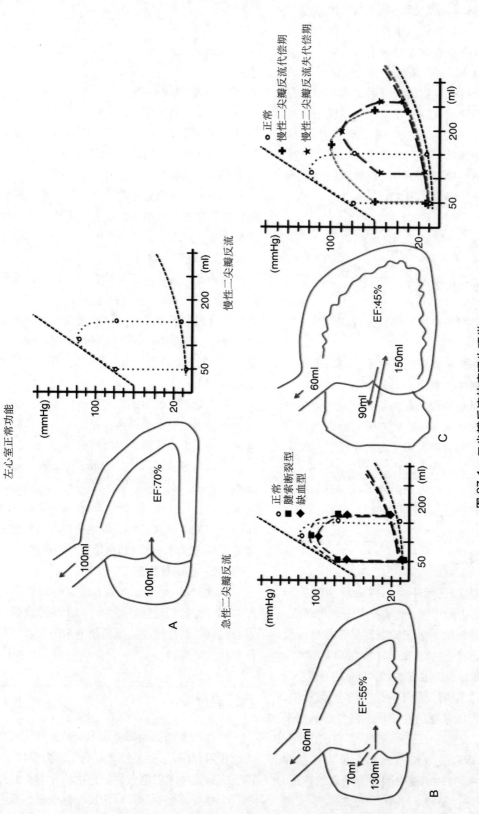

图 27-1 二尖瓣反流的病理生理学

A. 左心室正常功能；B. 急性二尖瓣反流；C. 慢性二尖瓣反流

八、血流动力学支持的介入治疗

　　结合药物治疗，插入如 IABP 等机械辅助设备，将有助于患者的血流动力学稳定，可为矫治手术或最终的介入治疗做准备。已证实患者术后早期使用 IABP 直到病情稳定期可获益。目前有新的装置可选择用于血流动力学支持，Impelle 心脏辅助装置是微型泵，通过单侧股动脉置入，先插入 1 根 0.014in 导丝，沿导丝置入 12F 鞘管可获得 2.5L/min 的流量，21F 鞘管可获得 5L/min 的流量（图 27-2）。

　　这种新颖的机械装置可单独使用或与 IABP 同时使用，可提供有益的血流动力学支持。

九、缺血性二尖瓣关闭不全

　　急性二尖瓣关闭不全是 ACS 常见的并发症，发生率在 1.6% ～ 19%。

　　缺血性二尖瓣关闭不全是由于心室壁和（或）乳头肌功能不全导致瓣叶牵拉无力所致的二尖瓣关闭不全。尽量减少室壁坏死的范围，可改善或逆转二尖瓣关闭不全的程度，这强调

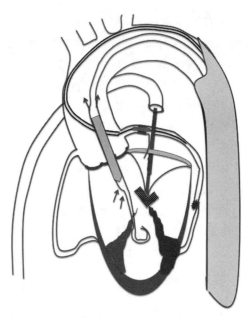

图 27-2　经皮辅助设备用于血流动力学支持

了及时干预的重要性。

　　术前超声心动图将帮助评估二尖瓣疾病和室壁运动异常（局部缺血区域）的机制和严重程度。它还能区分乳头肌功能不全和乳头肌断裂。所有这些信息对于选择血供重建策略和介入后的随访而言是必要的（图 27-3）。

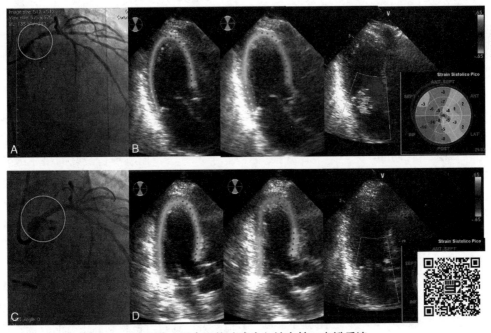

图 27-3　经皮冠状动脉介入缺血性二尖瓣反流

A. 开口病变左主干闭塞 90%；B. 二维超声：心尖三腔心，舒张期、收缩期和二尖瓣反流；C. 左冠状动脉开口病变行经皮冠状动脉介入（PCI）放置 3.5mm×12mm 支架后；D. PCI 后即刻行二维超声

早期行经皮冠状动脉介入治疗（percutaneous coronary intervention，PCI）或冠状动脉旁路移植术是二尖瓣关闭不全的主要治疗手段，当乳头肌断裂时必须行外科手术。预计行 PCI 时须积极的抗血小板治疗，但需要外科手术时不能使用，以避免出现出血并发症。

如果血供重建后存在二尖瓣关闭不全，那么可以考虑行外科二尖瓣置换术，但其死亡率高达 50%，所以在这种情况下使用二尖瓣钳夹术可能是一个合适的选择。

十、腱索断裂

自发的腱索断裂也是引起急性二尖瓣关闭不全的病因，它可采取二尖瓣修补和置换治疗。前者可以改善左心室功能的保存和长期存活率，但在某些手术风险高且达到了一定的解剖结构标准的患者中（基于 EVEREST 试验），也可以考虑行二尖瓣"边对边"钳夹术。

1. 被推荐的解剖结构标准如下。
(1) 二尖瓣反流起源于 $A_2 \sim P_2$ 区。
(2) 结合长度 > 2mm。
(3) 结合深度 < 11mm。
(4) 连枷间隙 < 10mm。
(5) 连枷宽度 < 15mm。
(6) 二尖瓣口面积 > $4cm^2$。
2. 需注意的附加标准如下。
(1) 后瓣短（< 8mm）。
(2) 受限的后瓣脱垂 / 连枷宽度 > 15mm。
(3) 在钳夹处有钙化。
(4) 反流处瓣膜结合部有瓣裂。

二尖瓣钳夹输送系统包括一个三轴导管系统，由一个可操纵的 24F 腹股沟引导导管和 22F 房间隔穿刺导管和一个钳夹组成，导管输送系统可支撑置入的夹子。这种置入手术需全身麻醉并在经食管超声和 X 线透视引导下进行。房间隔穿刺部位在卵圆窝中上部朝后，穿刺进入左心房。为了实现同轴，系统是垂直地定位在二尖瓣开口的环形平面上方，将夹臂打开 180° 并调整到与瓣膜关闭线垂直的方向，然后送入左心室。夹子部分关闭呈 V 形，然后将夹子朝向左心房侧轻柔地回撤以抓住瓣叶。然后夹子关闭约 60°，使瓣叶固定在其中，之后评估瓣叶是否充分夹住。如果瓣叶没有充分固定，打开夹子重复上述操作。当夹子完全夹住瓣叶，在评估了二尖瓣反流减少的效果后完全释放夹子。有时如有必要可放置第 2 个夹子（图 27-4）。

十一、慢性心脏病急性功能性二尖瓣反流

功能性二尖瓣反流是住院患者常见的并发症，见于晚期缺血性心肌病和非缺血性扩张型心肌病。左心室扩大引起二尖瓣瓣环扩张、二尖瓣瓣叶脱垂。不断加重的严重功能性二尖瓣反流将使已经扩大的左心房压力进一步增加，引起肺淤血和房性心律失常。存在肺动脉高压表明疾病已进展且预后不良。

在这种情况下，药物治疗心力衰竭是主要的治疗方法，但这是不够的。虽然有 20% ～ 25% 的心脏再同步治疗（cardiac resynchronization therapy，CRT）术后患者二尖瓣反流仍然存在，甚至恶化，但心脏再同步治疗在符合条件的患者中已被证明能改善二尖瓣反流。

二尖瓣环成形术是外科治疗功能性二尖瓣关闭不全的常规方法。尽管也发明了其他的手术方法，但哪种是最好的手术方法目前还存在争议。"边对边"对吻技术是治疗相同情况的一种外科手术方式，在反流点上缝合瓣叶游离缘，从而使二尖瓣形成两个口。二尖瓣成形效果缺乏保障可能与患者耐受性较差有关。

有些操作在局部麻醉下即可完成，因此对于这些高风险的患者，经皮介入手术的方法可能更好。通过静脉或动脉逆行的方法，在透视和超声心动图引导下置入导管，并可在术后即刻进行血流动力学评估（图 27-4）。

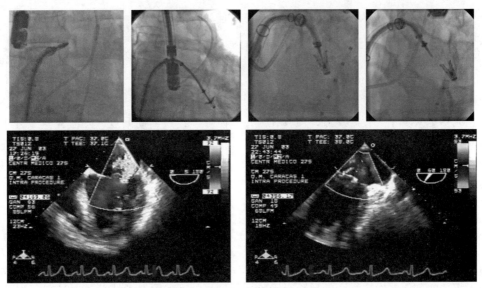

图 27-4　经皮置入 eValve 夹

功能性二尖瓣关闭不全的经皮介入治疗分类如下（图 27-5）。

（1）边对边（eValve 夹，Edwards Mobius 缝合器）。

（2）冠状静脉窦瓣环成形术（Cardiac Dimensions，Edwards Monarc，Viacor）。

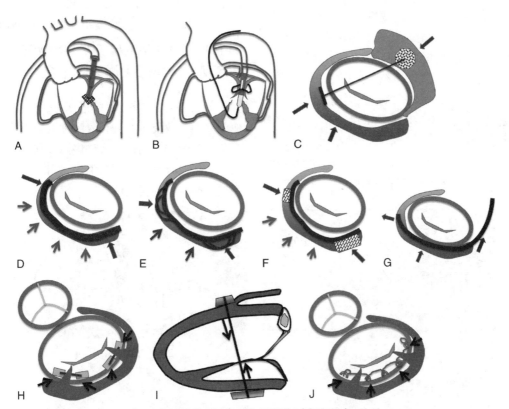

图 27-5　经皮二尖瓣操作过程和设备

A. 二尖瓣夹，Evalve 公司；B. 莫比乌斯缝合，Edwards 公司；C. 经皮冠状窦环缩系统，Ample 公司；D. Mitralife；E. Carillon，Cardiac Dimensions；F. Monarc，Edwards 公司；G. PTMA，Viacor，H. Mitralign；I. iCoapsys；J. AccuCinch，GDS

（3）间接瓣环成形术（Ample PS3, st Jude, iCoapsys）。

（4）直接瓣环成形术（Mitralign, Guided, Delivery Systems, Quantumcor, Micardia）。

以上这些技术还处于发展阶段，尽管有些在临床上成功地减少了二尖瓣反流，但其在应用上有潜在的局限性，如理论上就有压迫冠状动脉分支的风险（有 64% 的人左回旋支在冠状静脉窦下交叉，约 16% 的人对角支和分支有交叉），以及二尖瓣环钙化可导致手术效果有限。

由于这些手术技术才刚崭露头角，因此，其在耐用性、长期疗效、感染性心内膜炎及与经皮介入相关的其他并发症方面的风险尚无临床证据。

十二、人工二尖瓣功能不全

二尖瓣生物瓣和机械瓣置换术可发生瓣周漏，由于钙化、感染、手术操作等原因使缝线裂开，大多数发生于后瓣（注：外科医师为避免损伤左回旋支，缝合较浅）。瓣周漏能引起急性溶血和（或）急性二尖瓣关闭不全，这些患者再次手术可增加手术风险并发生更糟的结果。

TTE、TEE 和三维超声将提供瓣周漏的数量、位置、形状和裂开部分等信息，以决定最佳治疗方案。

大多数患者可在食管超声的指导下进行经皮介入治疗。首先使用 7～8F 的 Mullis 导管行高位房间隔穿刺，朝向穿刺点，向穿刺处送入 5～6F 的指引导丝和导管，轻柔的操作使导丝通过瓣周漏进入左心室直至升主动脉，将 Mullis 导管沿导丝通过瓣周漏送入左心室，然后放置 Amplatzer 装置将漏封堵。如果有多个漏，可多次重复这个操作（图 27-6）。

生物瓣的其他并发症是瓣膜退化，它可以引起有意义的二尖瓣关闭不全。对于有瓣周漏的患者，重复外科手术治疗与死亡率高和并发症高有关。一个新的替代手术是瓣中瓣技术，最早的经验是从心尖进入的方法。从那时起，越来越多的病例报道已证实经股动脉行球囊扩张瓣膜（Edwards-SAPIEN）手术的可行性和可重复性较好。

十三、梗阻性肥厚型心肌病（hypertrophic obstructive cardiomyopathy，HOCM）伴有二尖瓣关闭不全

梗阻性肥厚型心肌病患者由于流出道的血流动力学效应，心脏在收缩期时会发生左心室前间隔前向运动，导致许多患者伴有二尖瓣反流。经皮行室间隔酒精消融术可缓解流出道梗阻，减少二尖瓣反流。

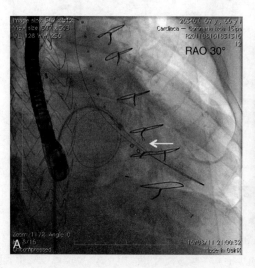
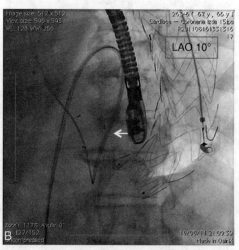

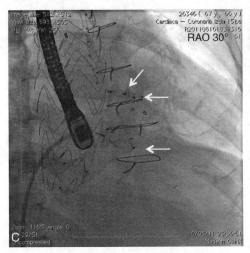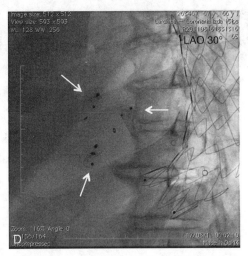

图 27-6　经皮 Amplatzer 瓣周漏封堵装置。A. 右前斜（RAO）30°　Mullis 7F 导管经 Inoue 和 Glidewire 导丝入左心房；B. 左前斜（LAO）10°　在左心室通过 Mullis 导管沿 0.035in Guidewire 导丝过 6F 指引导管；C. 右前斜（RAO）30°　递送 Amplatzer 5mm×10mm Ⅲ代血管塞；D. 左前斜（LAO）10°　在瓣周漏的位置分别置入 3 个 Amplatzer 血管塞

十四、结论

二尖瓣疾病涵盖了广泛的内科和外科急诊范畴。随着对复杂的心脏解剖和病理生理过程的理解不断加深，已经不断出现新型的和创新的二尖瓣经皮介入手术来改善二尖瓣的功能。在未来有必要进一步寻找相关证据以证明哪种方式才是最佳治疗方案。

谢　伟　译
李传昶　夏　珂　彭庆翔　校

第28章 二尖瓣和主动脉瓣球囊瓣膜切开术

Sumith Aleti[1], *Jawahar L. Mehta[1]*, *Rajesh Sachdeva[2]*

[1] Central Arkansas Veterans Healthcare System and University of Arkansas for Medical Sciences,
Little Rock, AR, USA

[2] North Fulton Hospital, Roswell, GA, USA

一、二尖瓣球囊成形术

（一）背景

自从 1984 年井上和他的助手报道了第 1 例经皮二尖瓣球囊成形术（mitral balloon val-votomy，MBV），很多医学中心对二尖瓣狭窄（mitral stenosis，MS）患者相继开展了这种手术，避免了开胸手术。随机临床试验显示做 MBV 患者和闭式主动脉瓣瓣膜联合部切开手术患者术后当时的血流动力学结果和并发症发生率相同。长期随访结果显示做 MBV 患者的预后优于闭式主动脉瓣瓣膜联合部切开手术患者。MBV 目前是治疗瓣膜弹性好的二尖瓣狭窄患者的常规选择。

（二）病因

风湿性心脏病（rheumatic heart disease，RHD）是 MS 最常见的病因，99% 的 MS 都是由 RHD 引起，由于发展中国家风湿热的发生率增加，MS 经常在患者年轻时而且瓣膜弹性好的情况下就被诊断出来了。而发达国家风湿热的发病率是下降的，有 RHD 的患者在年龄更大的时候才被诊断出 MS。RHD 累及心内膜产生炎症并好发于瓣膜，导致瓣叶增厚、瓣膜连接部融合和（或）增厚，以及瓣膜下结构缩短。单独发生的 MS 仅占所有 MS 患者的 25%，而合并二尖瓣反流（mitral regurgitation，MR）的患者占所有 MS 患者的 40%，多瓣膜病变占 MS 患者的 38%。除了 RHD 外，其他引起 MS 的原因有先天性 MS、二尖瓣环钙化、良性肿瘤、黏多糖病、法布瑞症、系统性红斑狼疮和风湿性关节炎。

（三）病理生理

正常二尖瓣面积是 4 ～ 6cm²。当瓣膜瓣口面积 < 2cm² 时舒张期压力显著增加导致左心房压力增加。左心房压力的上升引起肺静脉压力上升导致肺血管阻塞，代偿性血管收缩和内膜的肥厚，进一步引起肺动脉高压。患 MS 的患者常见呼吸困难，尤其是在运动后、妊娠、房颤、甲状腺功能亢进和贫血等情况下。随着病情的进展，患者变得在少量活动时即出现症状，甚至休息时都会出现症状。美国心脏病学学会（American College of Cardiology，ACC）/美国心脏协会（American Heart Association，AHA）指南以平均跨二尖瓣压力阶差，面积和肺动脉收缩压（pulmonary artery systolic pressure，PASP）为基础将二尖瓣狭窄分类。图 28-1 和图 28-2 分别显示经食管超声连续多普勒和导管显示的二尖瓣瓣膜压力梯度。

（四）治疗

无症状 MS 患者的 10 年生存率高于 80%；而有症状的 MS 患者 10 年生存率少于 15%。由于疾病在不知不觉中进展，无症状和轻微症状的患者在治疗上应该使用负性变时药物、限盐摄入、使用利尿药和旨在预防和治疗房颤的药物。对于筛选后的患者应使用抗凝预防系统性血栓的治疗。对无症状组的患者当出现对生命有威胁的房颤时也可使用这种药物。无症状患者二尖瓣面积 < 1.5cm² 并且瓣膜形态良好，如果患者运动耐量下降或在休息时的跨瓣压差显示 50mmHg 或 60mmHg 或在活动时跨瓣压差值更高时应考虑 MBV。

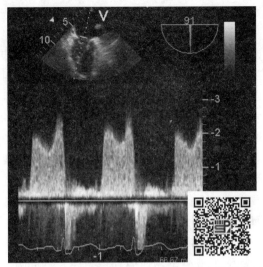

图 28-1　经食管超声心动图的连续多普勒显示二尖瓣瓣膜压力梯度

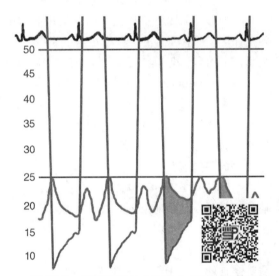

图 28-2　同时显示的血流动力学肺动脉楔压追踪用蓝色表示，左心室压力用红色表示，跨二尖瓣瓣膜梯度用橘红色表示

由于有症状的 MS 患者预后相对不佳，应该考虑减轻这些患者的机械阻塞，他们的治疗选择是 MBV，而有些患者瓣膜形态不好，或有意义的 MR（3+ 或 4+），或尽管使用了抗凝治疗但仍有持续性左心房血栓的患者，则需要做外科瓣膜联合部切开术或瓣膜置换。此外，有中度狭窄并出现症状的患者应该首先做运动试验，出现 PASP ＞ 50mmHg 的患者或肺动脉楔压＞ 25mmHg 或运动后二尖瓣梯度＞

15mmHg 应做 MBV。

（五）常规评估

所有有 MS 的患者应该通过病史、体格检查、心电图、X 线胸片和多普勒经胸超声心动图来评价二尖瓣形态并判断狭窄的严重程度。威尔金斯 - 阿巴斯卡尔评分系统地考虑了瓣叶增厚、僵硬和瓣膜钙化及瓣膜下疾病。评分≤ 8 分常常与 MBV 术后即刻结果和长期预后结果较好有关，而评分＞ 8 分与其预后不良有关。在常规评估中同样重要的是用超声心动图检查 MR 的严重程度，患者还应该做经食管超声心动图来评价是否有左心房（left atrial，LA）血栓或 LA 附加物；血栓的出现对于 MBV 来说是一个相对禁忌证。无症状瓣口面积≤ 1.5cm^2 或有症状且有中度狭窄的患者应考虑做运动负荷试验来评估是否符合上述标准。仅在超声心动图结果有争议时需要行介入血流动力学检测。

（六）技术

二尖瓣球囊瓣膜成形术能用经静脉 / 穿隔（顺行）或逆行的方式进行。逆行的方式避开了房间隔缺损的风险，但有动脉破裂、术后频繁发生轻微的 MR 和透视时间较长的风险。一些技术应使用顺行方法进行，它包括单球囊、双球囊、Inoue 球囊、金属联合部切开。方法的选择有赖于手术团队的经验和可使用的手术系统。考虑到费用问题，手术实际操作在发达国家和发展中国家有所不同。图 28-3 显示了 Inoue 球囊扩张时的情况，这是最广泛应用的技术，由于它技术简单，透视时间少，效果和双球囊技术相当。

Inoue 球囊技术　Inoue 球囊由两层乳胶夹着聚酯小网眼尼龙的"三明治结构"组成。根据患者的身高、体重和体表面积来选择球囊的大小。当建立好穿隔通道和测量基础血流动力学后，一个 0.025in 不锈钢弹簧圈指引导丝穿入，同时移除马林斯鞘扩张器。在扩张完房间隔后，通过一个不锈钢导丝引导下的指引导管把事先准备好呈细条状的 Inoue 球囊推进到左心房。球囊远端的尖端部轻微地扩张用于帮助穿过二

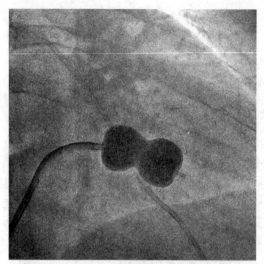

图 28-3　Inoue 球囊在穿过二尖瓣时膨胀。在心包间隙插入多孔导管来减轻心脏压塞

尖瓣孔。球囊的远端部分进一步扩张的同时回拉导管来确定穿过瓣膜的位置。球囊进一步扩张到需要的大小然后回撤。重新测量血流动力学和 MR 的程度。压力梯度下降至 < 5mmHg，心排血量没有任何改变且瓣口面积 > 2cm² 时认为手术成功。图 28-4 显示瓣膜切开术后经胸超声心动图跨二尖瓣压力梯度减小。

（七）紧急状态下的技术注意事项

MS 患者有心源性休克或难治性肺水肿时需要紧急减轻机械梗阻。这种临床表现多见于

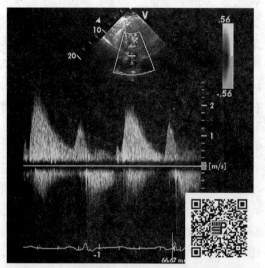

图 28-4　二尖瓣球囊瓣膜切开术后随访，在同一个患者上测量经胸超声心动图连续多普勒，显示跨二尖瓣压力梯度下降

发展中国家治疗延误的病例。相对稳定的病例出现急性失代偿常常是由于贫血、房颤、感染或妊娠等因素所诱发。这些患者手术死亡率非常高，因此，甚至当瓣膜的形态不是很理想时许多患者仍然考虑做 MBV，但这些患者很难耐受急性 MR。因此，应避免做 MR > 2+ 的患者。而有左心房附壁血栓的患者可能可以考虑做 MBV，但不宜做有游离左心房血栓和房间隔血栓的患者。逐步地扩张球囊这种保守的方法可被用于减少急性 MR 的发展，当发生任何急性 MR 时须终止操作。

（八）结果

除了减少平均压力梯度直至 < 5mmHg，成功的 MBV 常常可以令瓣口面积增加几乎 100% 或每平方米增大 1cm²。在 MBV 术后随着时间推移肺动脉压和肺血管阻力会下降。精确统计这些患者 4 年的生存率达到了 84%。预测死亡率的多元变量包括：纽约心脏协会（New York Heart Association，NYHA）功能 Ⅳ 级，心脏超声二尖瓣评分 > 12 分，术后收缩期肺动脉压力 > 40mmHg 和左心室舒张末压力 > 15mmHg。

（九）并发症

手术中死亡率 < 2%，3% 的手术发生心脏压塞需要心包穿刺，急性二尖瓣关闭不全发生于 2% ～ 5% 的病例。其他并发症包括需要治疗的心律失常（10%），左向右分流（10%），需要输血（8% ～ 10%），球囊破裂（4% ～ 5%），需要置入永久起搏器（< 1%），2% 的病例发生栓塞事件。在紧急状态下手术的成功率在 62% ～ 82%。在已发表的最大样本量病例研究中，死亡率是 35%，尽管手术成功，这些患者中有 50% 死于多器官功能衰竭，还有 50% 死于手术失败或急性 MR。

二、主动脉球囊瓣膜切开术

（一）背景

钙化性主动脉狭窄（aortic stenosis，AS）是老年性疾病。这些患者经常有一些其他的并

发症，可能被认为不能做开胸手术。因此，可考虑非外科手术治疗。由于早期发生再狭窄和症状再发，使人们最开始希望推广经皮主动脉瓣球囊成形术（balloon aortic valvuloplasty，BAV）的热情有所下降。经皮主动脉瓣膜置入的到来现在已经开启了治疗主动脉瓣钙化狭窄的大门。

（二）病因

三叶瓣式主动脉瓣钙化狭窄或先天性主动脉瓣二叶式畸形是发达国家钙化性主动脉狭窄最常见的病因。风湿性钙化性主动脉狭窄仍然是全世界有意义的钙化性主动脉狭窄病因，并且更常见于儿时患先天性钙化性主动脉狭窄的年轻人，对于钙化性主动脉狭窄的选择是进行外科手术行主动脉瓣置换术（aortic valve replacement，AVR）。

（三）适应证

急诊钙化性主动脉狭窄做单独的 BAV 最明确的适应证仅限于成人。根据 ACC/AHA 2006 指南，对于做 AVR 风险高、血流动力学不稳定患者为做 AVR 手术过渡而做 BAV 的情况仅被认为是Ⅱb 级的适应证。这是为减轻不能做 AVR 手术合并有严重合并症患者症状的合理选择。这些年，经导管主动脉瓣置入术（transcatheter aortic valve implantation，TAVI）已成为有症状但无法接受其他的手术方式如 AVR 手术患者的标准治疗。在纠正血流动力学不稳定后，患者若是做传统 AVR 手术的合理候选人，应当先选择 BAV 然后选择 AVR，TAVI 应当是为那些不适合做 BAV 术或用 BAV 术改善血流动力学状况失败后所保留的应急措施。目前 BAV 术被越来越多地用于无创测量瓣环大小合适的主动脉瓣狭窄成形术，以及作为 TAVI 术前的准备手术。

（四）病理生理

球囊主动脉瓣膜成形术通过各种机制扩大了狭窄的主动脉瓣，这些机制部分取决于钙化性主动脉狭窄的病因学：先天性和退行性原因引起的瓣环连接处的拉伸，风湿性主动脉瓣的瓣环连接处断裂。

（五）技术

球囊主动脉瓣膜成形术可通过跨主动脉的逆行方法或经静脉 / 穿房间隔的顺行方法完成。逆行方法是最普遍应用的方法，而顺行方法主要用于有外周血管疾病的患者。术前需用基本的超声心动图测量主动脉瓣环面积（aortic valve area，AVA）、瓣环大小、相应的二尖瓣反流的严重程度和左心室射血分数。在建立起动脉和静脉通路后（图 28-5）应测量基础血流动力学。在 BAV 时需要有右心室临时起搏。图 28-6 显示 BAV 用 Z-med Ⅱ（Braun Medical Inc.Bethlehem，PA）球囊同时在主动脉注射对比剂，主动脉在左心室面没有关闭不全并且球囊大小合适，在球囊通过主动脉瓣后，在球囊扩张时应用快速心室起搏诱导低血压。

保持球囊扩张时的位置是最重要的步骤，以免发生球囊弹出的"嗑瓜子效应"对心室或主动脉的损伤。应与助手很好地协调这个步骤来控制右心室起搏、低血压、低灌注和维持球囊稳定的时间。对不能耐受右心室起搏的患者，另外的一个选择是使用腺苷暂时抑制。主动脉瓣膜可用单球囊、多球囊和复合球囊进行安全地扩张。在完成 BAV 后，需重新测量血流动力学。

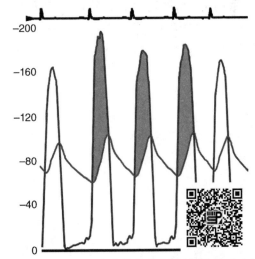

图 28-5　同时发生的主动脉压力的血流动力学轨迹用蓝色表示，而左心室压用红色表示，跨主动脉瓣压力梯度用橘红色表示，上述指标均由双腔猪尾导管测量

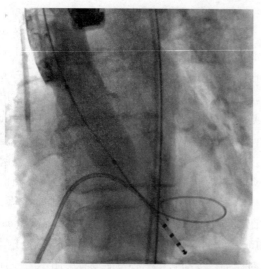

图 28-6　用 Z-med Ⅱ球囊行主动脉瓣膜切开术的同时在左心室面没有反流的主动脉内注射对比剂来显示适合患者的球囊大小

（六）结果

在 BAV 后，AVA 翻 倍（ 从 0.64cm^2 到 1.14cm^2）的同时瓣膜面积增加 0.5cm^2，跨瓣压梯度中等程度地减少，可改善早期症状，也使一些患者的左心室功能得以改善。然而由于再狭窄的发生，BAV 后的长期疗效不容乐观。这些手术的早期受益是因为球囊弹性拉伸引起瓣环扩张，但瓣环又会迅速地回缩。晚期的再狭窄是由于持续的和加速的退行性变。再狭窄和临床恶化通常在 6 ~ 12 个月发生。有心源性休克的患者最重要的生存预测指标是发生休克

症状和瓣膜成形术之间的时间间隔。间隔时间大于 48h 与有意义的死亡预后有关。

（七）并发症

在这项技术的早期，主动脉瓣膜成形术与过高的并发症发生率有关。在马斯菲尔德科学主动脉瓣成形术注册研究中的总体并发症发生率是 20.5%，包括 24h 内的死亡率为 4.9% 及 7d 内死亡率为 2.6%。其他的并发症为瓣膜损伤占 11%，左心室穿孔导致的心脏压塞率为 1.8%，严重的主动脉功能不全占 1%，以及血栓导致的卒中率为 2.2%。使用新一代的小轮廓球囊导管，更好的改良技术和更好的围术期治疗降低了这些事件的发生率，也降低了血栓、血管损伤和围术期死亡的发生率。在早期的系列报道中，行 BAV 术发生心源性休克的死亡率为 20% ~ 50%。

三、结论

在过去几十年中，通过对有弹性的瓣膜行 MBV 术获得有效和持久的效果使介入心脏病学取得了非同寻常的发展，尽管 BAV 的效果被 BAV 后再狭窄所抵消，但增加了 BAV 另一项富有吸引力的应用前景：那就是作为 TAVI 术前的瓣膜大小测量和预扩张技术。

邓　彬　译
李传昶　夏　珂　刘凤姣　校

第29章 心肌梗死后室间隔穿孔

Holger Thiele, *Steffen Desch*, *Gerhard Schuler*, *Suzanne de Waha*
University of Leipzig-Heart Center, Leipzig, Germany

一、引言

急性心肌梗死的并发症室间隔穿孔十分少见，但死亡率极高。心肌梗死后室间隔穿孔的发生率在没有溶栓治疗前为 1% ～ 2%，在溶栓再灌注时期发生率降低至 0.2%，然而目前没有关于心肌梗死后室间隔穿孔发生率的大规模报道。来自全球急性冠状动脉事件登记（GRACE）的数据显示经皮冠状动脉介入治疗后游离壁破裂及室间隔穿孔的发生率为 0.7%，未溶栓治疗时为 1.2%，溶栓治疗后为 1.1%。穿孔事件概率与患者出现症状至溶栓治疗之间的时间长短密切相关；出现症状后溶栓治疗大于 12h 心脏破裂的发生率接近 2.2%，而 2h 内溶栓心脏破裂的发生率仅为 0.7%。此外，心脏穿孔在 ST 段抬高型心肌梗死（STEMI）的发生率为 0.9%，在非 ST 段抬高型心肌梗死和不稳定型心绞痛的发生率分别为 0.17% 和 0.25%。从心肌梗死到心脏破裂的中位时间通常为 24h，但也有可能在初始事件 2 周内发生。与心肌梗死后发生室间隔穿孔密切相关的预测因子包括：高龄、前壁心肌梗死、近期吸烟史、女性、陈旧性心肌梗死及发病时心率较快。

二、诊断

在临床上诊断室间隔穿孔通常是胸骨左缘较低处出现新发的粗糙响亮全收缩期杂音，常伴有震颤，甚至合并血流动力学的改变。超声心动图是最主要的诊断方法，可直接观察到室间隔穿孔。由于心脏血流左向右分流，常出现右心室容量负荷过重，右心房、右心室和（或）肺动脉的氧饱和度"升高"。通过肺动脉导管行 Fick 法可以比较容易地定量分析心脏血流左向右分流、分流量、分流量比值和有效心排血量。

三、治疗

心肌梗死后室间隔穿孔的患者如果不通过外科修补穿孔，超过 90% 的患者会在 2 个月内死亡。因此，封闭室间隔穿孔被认为对患者的预后至关重要。

（一）外科手术治疗室间隔穿孔

在 1957 年，Cooley 和他的同事第一次报道外科成功治疗此病。目前，外科手术治疗室间隔穿孔的死亡率高达 50%，而且高龄、合并症多、冠状动脉病变严重、血流动力学不稳定及外科手术难度大的患者不推荐手术。在两个前瞻性注册研究中，患者心肌梗死后发生室间隔穿孔并出现心源性休克时死亡率高达 81% ～ 100%，这刚好反映了穿孔所致心源性休克患者目前的死亡率。新的外科技术比如不停跳手术或生物补片已经出现，但它们是否能改善结果需要进一步的研究。

目前的指南建议不论患者的血流动力学状态如何，应立即封闭室间隔缺损，以避免血流动力学进一步紊乱。室间隔缺损使室间隔容易受到剪切应力和穿孔后早期的坏死组织清除过程影响，这可能会导致随后突然出现缺损扩张和血流动力学的障碍。高龄患者和右心室功能差的室间隔穿孔患者不应考虑手术，因为该亚组中手术死亡率接近 100%。众所周知在室间隔缺损的患者中，右心室功能比左心室功能更能决定预后的重要因素。

非心源性休克患者死亡率也极高，且外科医师在面对坏死区域内的心肌组织缝合时困难重重，所以许多外科医师建议室间隔穿孔封闭术应推迟至发病后 3～4 周，让坏死的组织周围出现瘢痕，这可以让修补和缝合材料固定的更好。在诊断室间隔穿孔后等待几周，由于某些外科研究中的选择偏倚可能呈现出意料之外的好结果。

一般情况下推荐在外科手术前应用主动脉内球囊反搏（intra-aortic balloon pump，IABP）。使用 IABP 可能可以稳定患者的血流动力学。从迄今为止的大规模研究报道中来看，IABP 与血流动力学明显改善有相关性（表 29-1）。但是，目前没有随机化的临床试验来评价在室间隔穿孔中机械辅助装置带来的临床获益。

（二）经皮介入封堵室间隔穿孔

鉴于室间隔穿孔死亡率极高，外科手术治疗后高达 20% 的患者发现残余分流，1988 年 Lock 和他的同事发明了经皮室间隔穿孔封堵器。这种基于导管创伤较小的独立介入治疗可能会提高患者的生存率，或者作为手术之前的过渡以期提供稳定的血流动力学状态。此外它还可以作为术后残余分流的辅助治疗。

这种心肌梗死后室间隔穿孔封堵的技术在前面描述过。简而言之，穿刺股动脉后，插入 6～8 号鞘管。然后将右冠状动脉 Judkins 造影导管或指引导管或多用途导管经软的长导丝引导，从左心室穿过室间隔穿孔处，将导丝送至肺动脉或上腔静脉。圈套器钩住长软导丝后，从颈内静脉拉出导丝建立起一个动 - 静脉轨道（图 29-1）。装有封堵器伞的输送鞘管通过颈内静脉进入左心室，到达鞘的顶端位置。退出输送鞘管内的扩张器和导丝，柔软的双盘伞装置可以通过输送鞘从缺损的室间隔进入左心室。慢慢推动鞘内的伞装置，直至第一个伞释放。然后将输送鞘退回到右心室直至左心室面封堵伞紧贴左侧室间隔。最后，释放右心室面封堵伞封堵右侧。

封堵过程可以在超声心动图引导下进行，以观察和评估室间隔穿孔。有些研究人员更喜欢使用尺寸测量球囊。但对破裂室间隔的复杂解剖结构而言比较困难，且球囊容易进一步损伤室间隔。破裂室间隔的复杂结构将在图 29-2 中描述。

目前，对于心肌梗死后室间隔穿孔的封堵介入的数据有限。一篇关于目前经皮介入封堵经验的综述详见表 29-2。最大单中心试验报道有 29 例患者的 30d 生存率为 35%，心源性休

表 29-1　23 例心肌梗死后室间隔穿孔后患者置入主动脉球囊反搏前后血流动力学及代谢参数对比

	置入前	置入后	P
有效心排血量（L/min）	3.5 ± 1.2	3.9 ± 1.3	< 0.001
有效心指数 [L/（min · m²）]	1.8 ± 0.6	2.1 ± 0.7	< 0.001
分流量比值	3.1 ± 0.9	2.4 ± 0.8	< 0.001
分流量（L/min）	6.9 ± 3.5	5.2 ± 3.3	< 0.001
平均动脉压（mmHg）	67 ± 16	76 ± 15	< 0.001
心率（次 / 分）	106 ± 19	100 ± 18	< 0.001
肺毛细血管楔压（mmHg）	21 ± 7	16 ± 6	< 0.001
中心静脉压（mmHg）	16 ± 5	13 ± 4	< 0.001
平均肺动脉压（mmHg）	32 ± 6	27 ± 5	< 0.001
乳酸（mmol/L）	2.2 ± 1.2	1.8 ± 1.1	< 0.001
标准碱剩余（mmol/L）	-2.6 ± 5.0	-2.0 ± 4.1	0.023
pH	7.40 ± 0.1	7.42 ± 0.1	0.009

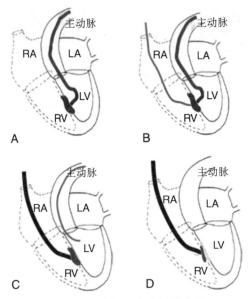

图 29-1　室间隔穿孔封堵步骤

A. 第一步（左上角）利用导管将导丝从左室送入室间隔穿孔处；B. 第二步（右上角）穿过室间隔穿孔处，将软导丝送入上腔静脉或肺动脉；C. 第三步（左下角）建立动 - 静脉轨道后，从右颈内静脉送入输送鞘管，拔出导丝；D. 第四步（右下角）在穿孔处释放封堵伞。LA. 左心房；LV. 左心室；RA. 右心房；RV. 右心室

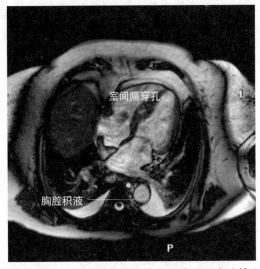

图 29-2　磁共振功能显像显示室间隔穿孔的心尖四腔心切面。此图显示了室间隔穿孔处复杂的解剖结构及充血性心力衰竭所引起的胸腔积液

克患者的死亡率远远高于非休克患者（88% *vs* 38%，$P < 0.001$）。术后相关的并发症有残余分流、左心室破裂，41% 的患者出现器械栓塞，这都说明需要进一步行技术改进。图 29-3 详细地展示了介入干预出现的并发症及需要进行外科手术的情况。

表 29-2　经皮介入封堵心肌梗死后室间隔穿孔的结果

	患者数量	急性期（患者数量）	亚急性 / 慢性期（患者数量）	心肌梗死至封堵穿孔的平均天数（范围）	首次 / 第二次封堵（患者数量）	技术成功率（%）	死亡率（%）
Holzer 等	18	6	12	25（2 ～ 95）	8/10	89	39
Goldstein 等	4	0	4	58（15 ～ 108）	0/4	75	25
Szkutnik 等	7	0	7	54（14 ～ 70）	6/1	71	20
Chessa 等	12	3	9	–	7/5	83	40
Martinez 等	5	3	2	6（1 ～ 16）	3/2	100	20
Bialkowski 等	19	1	18	62（14 ～ 336）	17/2	95	31
Ahmed 等	5	1	4	35（1 ～ 64）	3/2	80	40
Thiele 等	29	26	3	6（1 ～ 25）	29/0	86	65
总数	99	40	59	33（1 ～ 336）	73/26	84	35

急性期：封堵穿孔至急性心肌梗死的时间 < 14d
首次室间隔穿孔封堵：封堵前未进行外科手术
第二次室间隔穿孔封堵：封堵前进行过外科手术

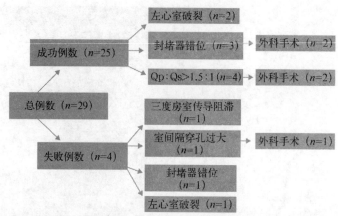

图 29-3   经皮室间隔介入封堵的情况、并发症及需外科手术的病例。在 25 例经皮介入封堵患者中，2 例出现左心室破裂，3 例出现封堵器错位，4 例患者 Qp：Qs＞1.5：1，需要进一步外科手术

目前可用的室间隔穿孔封堵伞的主要局限如下。

1. 对于破裂的室间隔的复杂结构来说，封堵伞过小。

2. 需要拔出输送鞘管内的导丝。

3. 僵硬的输送鞘管可能进一步损伤室间隔。

4. 在某些病例中输送鞘管可能会有弯曲，也许给输送封堵伞带来困难，甚至无法输送。

5. 出现大量残余分流后没有可以立即封堵的封堵伞。

尽管有这些局限性，但是现有的证据显示与瑞典的大规模外科手术研究相比，在最大规模的介入封堵研究中患者的长期生存率与外科手术相似。此外，介入封堵或许可以作为在推迟手术治疗时一个较好的用于稳定病情的治疗。

所有针对心肌梗死后室间隔穿孔患者试验的主要局限在于患者数量相对较少，且缺乏随机化。且另外一个重要的因素是只有少数中心在外科手术和介入封堵方面有足够的专家可施行此类有挑战性的手术且死亡率较低。急性心肌梗死引起室间隔穿孔比较少见，所以即使在大的医疗中心每年治疗的患者也不多，除非启动前瞻性多中心试验，否则难以进行大规模的临床研究。

四、结论

总而言之，心肌梗死后室间隔穿孔虽罕见但却是致命的并发症，尤其是对于心源性休克的患者。手术治疗是封闭室间隔穿孔的标准治疗。虽然外科技术在进步，但还是有较高的并发症发生率及死亡率。因此，随着技术发展的微创介入治疗被应用于室间隔穿孔，但仍需改进技术以便临床评价验证治疗效果。

马　静　译
李传昶　夏　珂　刘凤姣　校

Damien Kenny, **Qi-Ling Cao**, **Ziyad M. Hijazi**

Rush Center for Congenital and Structural Heart Disease, Rush University Medical Center, Chicago, IL, USA

一、引言

自从 1987 年首次报道经导管室间隔缺损封堵术以来，在多种装置的帮助下，这项手术发展成了替代外科手术的可靠方法。早期的报道仅限于室间隔肌部缺损（室缺）的封堵，但 75% 以上的缺损发生在室间隔的膜周部。膜部室间隔毗邻主动脉瓣和（从房室结附近发出的）传导系统，这使得经导管封堵受到一定限制。该部位的较大缺损会导致在婴儿早期就发生心力衰竭，但到目前为止，由于患儿身材过小，在这种情况下还不能应用经导管封堵术。新出现的封堵设备考虑了封堵部位附近解剖结构的问题，但对完全性房室传导阻滞的担忧仍然限制了这项应用的发展。目前也有一些成人经导管封堵室缺的报道。适应证包括术后残余漏和医源性的室间隔缺损导致左心室进行性扩大并出现症状、曾患心内膜炎及急性心肌梗死导致的心肌破裂。有些国家的适应证还考虑到了社会经济学因素，尤其是室缺（无论大小）可能限制职业选择。

在婴儿早期，当患儿身材所限不能使用经皮输送装置时，大的肌部室缺也可以通过胸骨小切口经右心室游离面直接封堵，其效果也不错。总之，报道的并发症发生率从一项大型的欧洲注册研究的 6.5% 到美国注册研究的 10.7% 不等，主要包括封堵器移位、心脏穿孔、卒中，还有 2 例患者死亡。

二、适应证

室缺封堵的适应证见框 30-1。最主要的适应证是有血流动力学意义的左向右分流，以及由缺损大小和肺血管床阻力等因素导致的临床症状。在小婴儿中即使室缺较大，症状最初也可能不明显，因为新生儿早期的肺血管阻力仍然较高。随着肺血管阻力逐步正常，分流量开始增加导致肺血流量增多，从而引发心排血量增大的充血性心力衰竭，表现为气促和生长受限。在大多数情况下，缺损位于室间隔膜部，在肺血流量过多导致肺血管阻力发生变化之前，手术通常是首选治疗方法。但对于较大的肌部室缺，也可以考虑经心室封堵，这一点会在下文介绍。在稍大一点的婴儿但室缺稍小时，分流程度可能不会影响其生长，但可能会导致左心容量负荷增加。

框 30-1　经导管室缺封堵的适应证

- 临床症状（包括从充血性心力衰竭、婴儿生长受限到进行性乏力和老年人的运动受限）
- 左心扩大（绝对值并未报道，但进行性增加通常被视为适应证）伴或不伴左心室功能障碍
- 肺动脉高压（本书讨论的严重肺动脉高压可能是禁忌证）
- 心内膜炎（感染活动期是禁忌证）
- 主动脉瓣反流
- 职业选择（任何大小的室缺都将导致不能参军），社会问题（某些国家的女性问题）

在这种情况下，肺循环血流量与体循环血流量之比常被作为封堵的指标，但普遍接受的 Qp : Qs 标准不同。最近发布了儿童介入手术指南，将"体重大于 5kg 的婴儿、儿童和青少年具有血流动力学意义（左心室或左心房容量负荷过重或 Qp : Qs 大于 2 : 1）的肌部室缺

可接受经皮封堵器封堵"作为Ⅱa级推荐。指南同时列出了排除标准，包括室缺与房室瓣或主动脉瓣之间的距离过短（通常要4mm）的患者不足以置入封堵器，有脓毒血症和肺血管阻力大于7 Wood单位的患者也不适合置入封堵器。

在大的儿童和成人中较少出现较大的分流，因为这些缺损通常在年龄较小时就会得到治疗，但封堵的适应证仍然包括进行性左心室扩大并有临床症状，以及虽然分流较小但随着年龄增长而症状逐渐明显的患者。事实上，在最近的两项关于成人室缺经导管封堵和外科手术治疗的临床观察中，适应证为具有临床症状和（或）心室肥大（40%～60%），绝大多数该类患者术后症状都有明显改善。其他常见的适应证有肺动脉高压和心内膜炎。

在主动脉瓣下室缺中可以见到主动脉瓣脱垂导致的主动脉瓣反流，最常见的是继发于文丘里效应的右冠状动脉瓣向下突入室缺，即室缺分流的抽吸作用。由于反流可能会进展，所以通常需要干预，虽然也有经导管封堵此类室缺的报道，但由于室缺与主动脉瓣接近，为了避免封堵装置对主动脉瓣的损害，通常首选外科手术治疗。实际上，经导管室缺封堵也可能造成主动脉瓣反流，尤其是在膜周部室缺中，因此，在封堵术中及术后都应仔细检查主动脉瓣的情况。

三、操作技术

（一）经皮封堵

该操作最好在具有术中超声（心内超声、经食管超声或经胸超声）的双平面心脏导管室内进行，常常需要全身麻醉。将导管和导丝从动脉端通过室缺，从肺动脉或上腔静脉套入1根软而长的导丝形成动-静脉环路。静脉穿刺部位由室缺位置决定，颈静脉途径适用于靠下和靠后的缺损。在封堵装置通过室间隔缺损前，应通过诊断性导管评估分流量和肺血管阻力，以及恰当角度的左心室造影。建议应用全身肝素化，维持活化凝血时间（activated clotting

time，ACT）值至少为200s。

通过心脏彩超和造影确定尺寸合适的封堵器。这可能也取决于室缺的位置和类型。目前最常用的封堵器是Amplatzer系列。包括膜部、肌部和心肌梗死后封堵器，由镍钛合金丝编成，中间有腰，左右两侧各有1个盘。腰和盘的型号及形状决定了封堵器的类型。肌部封堵器两个盘对称，标准肌部封堵器腰部最大尺寸为18mm，梗死后封堵器腰部最大为24mm。第一代膜部封堵器已经被第二代取代（图30-1），第二代封堵器通过改良减小了对传导系统的潜在影响。通常，要选择比术中彩色超声多普勒测量值大1～2mm的室缺封堵器，仔细测量缺损与周围瓣膜结构的距离很重要，这样可以避免封堵器盘影响瓣膜功能。心肌梗死后的室缺可能需要较大封堵器，因为梗死的室缺周围组织可能有坏死，无法给封堵器提供足够的固定。滑动的导丝通过心肌梗死后的室缺时也会带来问题，因为导丝可能会刺穿坏死的心肌而不是真正的室缺，因此尝试用尖端带球囊的导管通过可能更好。

将合适尺寸的输送鞘通过静脉送入左心室，然后在左心室展开左心室盘，腰部通过室缺，在右心室侧展开右心室盘。封堵器此时固定于钢缆上，此时再次行造影和推拉试验，在释放前保证封堵器的位置恰当，且不会对周围结构造成影响。释放前造影还有助于评估残余分流的程度，尤其是心肌梗死后的室缺，但如果测试时钢缆的张力使得封堵器向右心室壁移位，那么封堵器在释放后可能会减小残余分流。此时如果存在明显的问题，那么封堵器可能要被回收并重置，或是更换其他型号的封堵器。一旦封堵器被释放，只能对其进行最后的评估。也有其他封堵器被用于室缺封堵，但FDA均未批准其他封堵器用于上述适应证。

（二）经心室封堵

最早是Amin及其同事介绍了在动物模型上使用经心室封堵室缺的方法。这种方法适用于对小婴儿大的肌部室缺直接封堵，它通过右心室游离面直接置入封堵器。这种方法是目前

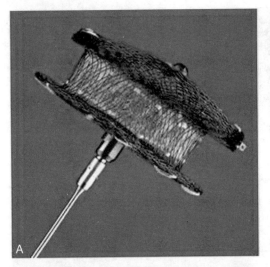
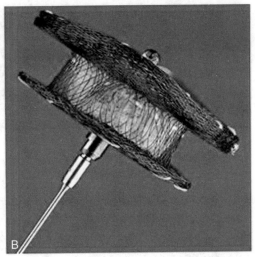
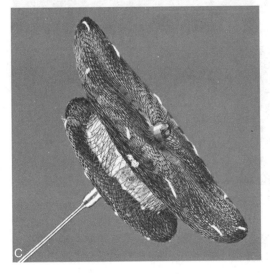

图 30-1　一系列新型封堵器图像概述

A、B. 分别为 1 个 1mm 和 1 个 3mm 封堵器的侧面图像，主动脉瓣下的短边用于那些主动脉瓣组织周围有限缺损的患者。该设备具有双腰设计：柔和的外腰与坚定的内腰，以限制施加在室间隔和周边传导组织的径向力。C. 双边弧形设计的左半磁盘，旨在为任何对传导组织的附加力减压

正在发展的杂交系列手术的一种，这种方法在杂交手术室内完成，需要外科医师的合作。小切口切开胸骨，暴露右心室游离面，经食管超声或心表超声确定恰当的穿刺部位（图 30-2 和图 30-3）。直接穿刺后，将导丝穿过缺损，然后置入较短的输送鞘来通过室缺，注意不要损伤左心室游离壁。心脏彩超可用于测量缺损大小及在封堵器释放前再次评估周围结构。对于较低位置的室缺，留给右心室盘的空间可能较小，但选择恰当的穿刺部位和鞘的位置也许可以克服这一技术难题。

封堵器一旦被释放，就要仔细评估三尖瓣情况，确保不会对三尖瓣的腱索结构造成影响，否则可能会导致严重的三尖瓣反流。

四、结果

经导管室缺封堵的数据结果见表 30-1，表中列出了评估不同室缺形态和封堵的研究。除了报道中列出的心肌梗死后室缺组外，总体手术成功率和封堵比例在各个年龄阶段的结果都不错。在这项包含了 29 例发生心肌梗死后室缺立即行封堵的队列研究中，虽然成功率达到了 86%，但 41% 的患者发生了操作相关的并发症，包括残余分流明显，总体的 30d 生存率为 35%。在之前的一项只观察心肌梗死后室缺封堵的研究中，30d 死亡率为 28%，但很大一部分患者的封堵术是在心肌梗死的亚急性期和慢性期施行的。手术的死亡率也非常高，超

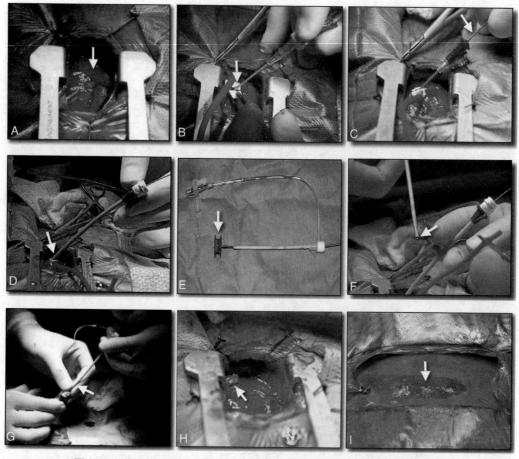

图 30-2 为 4.5kg 婴幼儿行经心室肌部关闭室间隔缺损手术视野系列图

A. 白色箭头所示确定的穿刺部位为右心室前壁表面；B. 随之 18G 针直接穿刺心室；C. 软线先行进入左心室；D. 适当型号与长短的短鞘先于软线进入左心室；E、F. 肌肉设备准备并加载到另一短鞘；G. 进入心脏；H. 缝合穿刺部位；I. 缝合胸骨

表 30-1 室间隔缺损封堵数据

作者	封堵类型	例数	重量（kg）	置入率（%）	室缺大小（mm）	封堵率（%）
Holzer	肌部室缺	75	N/A	86.7	7	92（12 个月）
Masura	膜周部室缺	186	43.5	100	5.1	98
Qin	膜周部室缺	412	N/A	96.6	5.1	96（即刻）
Carminati	混合室缺	430	28	95	7	83
Thiele	心肌梗死后室缺	29	N/A	86	N/A	N/A
Dua	术后残余室缺	22	63	100	7	96
Chessa	成人室缺	40	67	100	7.9	98（1 个月）
Crossland	术后残余室缺	8	4	100	8	N/A

过了 50%，因此如何治疗这些患者仍是一个挑战。通过 CT 或 MRI 等更为高级的影像学手段识别哪些室缺更适合进行经导管封堵的研究仍在进行中。

在其他以血流动力学异常为主要适应证的室缺封堵中，小的残余分流可能没有明显

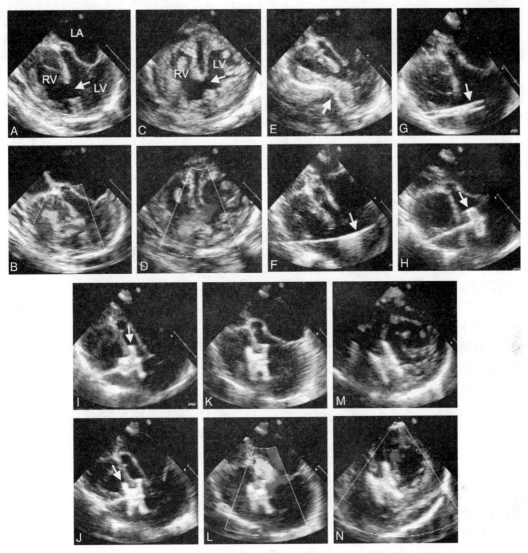

图 30-3　为 4.5kg 婴幼儿行经心室肌部关闭大室缺心脏彩超系列图

两个不同平面的 TEE 成像（A ~ D），显示了经心室穿刺由右心室壁数字压力指示的大型膜部室间隔缺损（E）。当导线跨过室缺（F），小心将鞘先行进入左心室，以避免对左心室壁造成损伤，设备通过白色箭头所示的鞘进入（G）。最初部署左心室装置（H），随后为设备的腰部（I）及右心室磁盘（J）。K ~ N. 经彩色多普勒超声引导的两个视野中，该装置在一个较好的位置跨过室缺并释放，彩色多普勒未见残余分流

的临床意义，但发生心内膜炎的风险还不确定。以从前发生过心内膜炎为适应证的室缺封堵中，任何不能达到完全封堵的治疗都被视为失败。

其他相关并发症主要包括封堵器移位和传导阻滞（在膜周部室缺封堵中很重要）。封堵器移位的发生可能与操作者的经验有关，但在先天性室缺封堵中的发生率很低（欧洲的大型注册研究中发生率为 1.2%）。这可能也与术者倾向于选择稍大号的封堵器有关，因为它可以减少封堵器移位的可能性。

术中心脏超声对于手术至关重要。封堵器可能栓塞在静脉系统，也可能栓塞在动脉系统，栓塞的部位决定了是通过导管还是通过外科手术取出封堵器。一般来说，如果封堵器缠绕在房室瓣的腱索中，则首选外科手术。如果尝试经导管取出，重要的是在尝试之前要确保导管

室内有合适的大直径鞘和抓捕器。

在应用 Amplatzer 膜式封堵器行经导管膜周部室缺封堵的患者中，完全性房室传导阻滞发生率在各家的报道中并不一致。尽管大多数报道其发生率为 5%，但仍有些中心报道发生率高达 22%，并且认为封堵器高度与室缺大小的比值是完全性房室传导阻滞的一个特定危险因素。由于室缺形态各异，所以准确测量室缺大小就成为一个突出问题。而且由于经食管超声心动图（transesophageal echocardiography，TEE）的多普勒和二维超声成像模式下测量的值并不一致，超声科医师往往选择最大值作为室缺的大小，这样就会导致超声测量值大于室缺的实际大小。据报道，早期应用类固醇（激素）或尽早外科手术取出膜式封堵器可治疗完全性房室传导阻滞。然而当人们了解到外科修补手术发生完全性房室传导阻滞的机会还不到 1% 时，许多人并不愿意承担长期室性起搏的风险。

与行外科修补术的患者不同，经导管封堵室缺的患者出现完全性房室传导阻滞的时间难以确定，其出现时间的不确定性可能会导致意外的晕厥或猝死，这一点需要引起医师和患者的重视。已经有报道可应用替代方法以减少或避免这一并发症。有学者利用 Amplatzer 肌部封堵器封堵边缘距主动脉瓣 4mm 以上或缺损边缘有膜部瘤组织的膜周型室缺。从理论上讲，这种方法能减少非对称性镍钛合金的封堵器机械运动对传导系统的压迫，或者当封堵器被放置在远离传导束和主动脉瓣的膜部瘤组织中时，根本就不会压迫传导束。虽然为避免这些问题而设计的新装置在不久的将来会进行临床试验，但目前由于在 I 期临床可行性研究中出现完全性房室传导阻滞比例较高，在美国还没有利用 Amplatzer 膜部室缺封堵器进行封堵的临床试验。

据报道，在以往置入膜周型室缺封堵装置的患者中，完全性房室传导阻滞发生率约为 5%，为解决这一难题而设计的新装置将在美国进行临床试验。

五、总结

1. 在特定的患者中，经导管室缺封堵术已经发展成为一种切实可行的替代外科手术修补室缺的方法。

2. 这种方法可被用于各种缺损封堵成功率高的介入手术适应证。

3. 利用建立动 - 静脉环路和经右侧颈内或股静脉进行缺损封堵的经皮封堵术已相当成熟。

4. 对于那些有巨大肌部室缺的婴幼儿或血管通路难以建立及房室隔平面异常（右心室双出口或大动脉转位）的患儿而言，经心室封堵技术是一种切实可行的外科备选方法。

5. 心肌梗死后室间隔破裂封堵会伴发严重并发症。

6. 已经设计出来一些新的封堵装置，用于解决封堵膜周型室缺过程中会发生完全性房室传导阻滞的风险。

致谢：我们对 Reda 医师为本章提供的一些图片表示衷心感谢。

邹隽麟　译
李传昶　夏　珂　刘凤姣　校

第31章 房间隔造口术

Carlos A.C. Pedra

Instituto Dante Pazzanese de Cardiologia and Hospital do Coração da Associação Sanatório Sírio，
São Paulo，SP，Brazil

一、引言

对于某些复杂先天性心脏病（先心病）的患者来说，一个非限制性的房间隔缺损对于维持心房水平足够的血液混合和降低左心房及右心房的压力是必要的，因其可以改善心排血量和（或）全身的血氧饱和度。可以通过多种技术经导管制造或者扩大房间隔缺损，如器械造口或射频行房间隔穿刺（如果房间隔是完整的）、球囊和（或）刀片行房间隔造口术、以标准球囊或切割球囊对房间隔行球囊静态扩张及置入房间隔造口支架。在这一章中，我们将主要讨论不同的房间隔造口技术及其适应证、预期结果及可能存在的并发症。

二、房间隔造口的适应证

（1）合并限制性房间隔缺损/不合并房间隔缺损的大动脉转位（transposition of the great arteries，TGA），且混合血氧饱和度及体循环血氧饱和度明显偏低者。

（2）完全性肺动脉异位引流合并限制性房间隔缺损及心排血量低，且手术矫治后未能立即改善者。

（3）合并限制性房间隔缺损的三尖瓣闭锁或肺动脉瓣闭锁，室间隔完整且合并静脉充血及心排血量低者。

（4）合并限制性房间隔缺损/不合并房间隔缺损的左心发育不良综合征（hypoplastic left heart syndrome，HLHS），且严重低氧血症者。如为新生儿且非常虚弱需送至导管室急诊

手术。在患者已行姑息性肺动脉环缩术杂交导管支架术后，或者已行双向分流术后数天或数周后，将房间隔造口术作为备选方案施行。

（5）复杂性先心病合并二尖瓣狭窄或二尖瓣闭锁，且合并限制性房间隔缺损/房间隔完整，且肺静脉充血或压力升高者。

（6）特发性肺动脉高压终末期。作为肺移植的过渡治疗，房间隔造口可降低右心压力且增加心排血量，但可导致全身血氧饱和度下降。控制好房间隔造口的大小对于避免灾难性的低氧血症至关重要。

（7）失败的 Fontan 分流术后。这类患者的房间隔造口与肺动脉高压患者类似。大小合适的房间隔造口可降低体循环静脉淤血、改善心排血量、有助于尽量减少蛋白丢失性肠病。

（8）小肺动脉的患者有右心室收缩压高于全身血压时在肺动脉成形术中行右心房减压。有助于术中暂时维持心排血量。

（9）严重肺水肿进行体外氧合膜肺支持（extracor-poreal membrane oxygenation，ECMO）合并左心房压减小的患者，或 ECMO 循环中的回流血量较少且静脉血氧饱和度低的患者。

三、房间隔造口常用技术

（一）器械或射频行房间隔穿刺

对房间隔完整的患者行房间隔造口术时，为了进入左心房，往往需要行房间隔穿刺。通常情况下使用 Brockenborough 针穿刺房间隔。有关该技术的详细描述已经超出本章范围，然而该技术的某些方面仍然值得讨论，

尤其是将该技术应用于儿童患者或在紧急情况下使用时。

为保证操作的安全性，双重面透视非常重要，尤其对于一些体型较小的患者，该技术是行房间隔穿刺或造口的可靠方法。即使在利用 C 形旋转臂的情况下，也仅在某些特殊情况下才考虑单平面透视下手术。术者需对房间隔结构及其变异的情况非常熟悉，且术者的房间隔穿刺技术需非常熟练。特制的 6F 穿刺套件可用于儿童。虽然对于不同的术者，该操作有所不同，但房间隔标记均靠穿刺进入左心房前注射的对比剂显影。当不能直接到达房间隔或者穿刺针不能刺穿房间隔时，往往不可用 Brockenborough 针穿刺房间隔且该法并不安全。这些情况包括：经颈静脉入路、左心房无增大及房间隔无凸向右心房的凸出部。此外，一项基于观察 HLHS 新生儿的研究发现，当患儿合并有房间隔过厚和左心房较小时，穿刺时采用较长的经房间隔穿刺针可能增加心脏意外穿孔的风险。

为了克服上述局限，射频辅助的房间隔穿孔对于上述患者在最近已成为一种替代方案（图 31-1）。射频系统用于房间隔穿刺的主要优点：使用了更柔软的导引导管，消除了因用力穿刺过厚的房间隔时造成的潜在风险，从而能从下腔静脉或上腔静脉孔穿过位置异常的房间隔。由于射频线仅在一个非常小的点提供能量，只产生一个微孔，因此只要同轴导丝没有在射频线送入，即使在非目标位置产生了意外穿孔患者也可耐受。

射频辅助的经房间隔入路应用于婴儿时，尤其是对有房间隔解剖异常的婴儿，可产生一个更易控制、更平顺的孔洞，从而可以帮助减少房间隔穿刺针产生的器械相关并发症。

技术 静脉通路采用传统方式。通常将 5F 的右冠状动脉 Judkins 指引导管（或者其他的预制导管，取决于解剖结构及进入的角度）推向房间隔中部（图 31-1A）。注射少量对比剂来标记房间隔。在接触到标记的房间隔之前，Nykanen 射频管（Baylis Medical

Company Inc., Montreal, Canada）通过一个称之为 Tuohy-Borst 的接头送入指引导管（图 31-1B）。与电生理射频消融所用的发生器不同，房间隔造孔采用特殊的射频发生器。造孔所需的能量为低功率（5W）高强度（150～180V）的电流，该电流通过一个非常小的电极（1.3F）产生，持续时间非常短（0.5～1.0s）。前述电极一旦与房间隔接触便立即产生能量将房间隔击穿。射频线在击穿房间隔的过程中基本上不需要术者"用力"；但射频与穿刺针穿刺房间隔相比可能会产生导管尖端侧向滑动失控，从而导致房间隔夹层。

一旦射频线穿透了房间隔，使用 1 根细小的同轴导管通过射频管进入左心房（图 31-1C），再将射频管更换为 1 根较硬、支撑力更好的导丝。然后采用冠状动脉球囊逐步扩张穿透的房间隔（图 31-1D），使得该孔洞可以通过多个导管、交换导丝及鞘管（31-2A）。接下来通过球囊静态扩张、高压球囊及房间隔支架等技术完成房间隔造口（图 31-2B）。一个改进的射频造孔系统已被用于成人房间隔造口的多个手术中，但该系统通常不用于急诊的情况。

无论是机械性或射频房间隔穿刺均可由心脏彩超引导，建议在非常虚弱的患者中使用该法。当 Brockenborough 针的尖端进入左心房后，经胸心脏彩超的剑突下切面可帮助明确在较小的患者中是否已成功行房间隔穿刺，从而减少左心房顶部穿孔的风险。对于少数合并限制性原发房间隔缺损且多种技术均不能使房间隔孔洞扩大的婴儿，经胸心脏彩超可以帮助确认射频行房间隔造口的位置，从而再制造一个房间隔孔洞。

心脏彩超也可以帮助对房间隔缺损的大小及合适度进行快速评估，从而避免进一步的导管操作及血管造影，这对于一些危重患儿来说非常重要。普通的经食管心脏彩超探头可用于年长儿及成年患者。原本设计用于心腔内超声心动图的 10F AcuNav 探头（Siemens/Acuson）偶尔也可在小婴儿行房间隔造口时作为经胸超声探头使用，从而避免气道及左心房

受压 [图 31-1 和图 31-3]。使用更大的多切面儿科食管超声探头可能会扭曲原有的房间隔解剖结构,并造成本就空间有限的左心房进一步被挤压。虽然 AcuNav 探头并没有附加热敏电阻,但它在食管中的热损伤似乎问题不大。

(二)球囊房间隔造口术(Rashkind 法)

球囊房间隔造口术首先于 1966 年由 Rashkind 和 Miller 用于对完全性大动脉转位(TGA)患者的姑息性治疗。房间隔造口术是通过在房间隔卵圆窝原孔瓣处造成"撕裂",从而使血液能在心房水平混合,并降低右心房 / 左心房压力比。

完全性大动脉转位新生儿的房间隔非常薄,房间隔造口这一挽救生命的措施可以明显改善体动脉血氧饱和度(图 31-4)。这与 HLHS 新生儿的情况有所不同,HLHS 新生儿的房间隔往往更厚,且有时与左心房顶部的异常结构无法对齐。

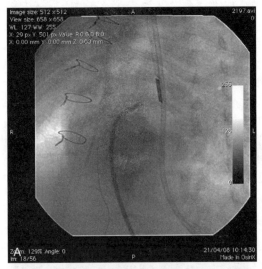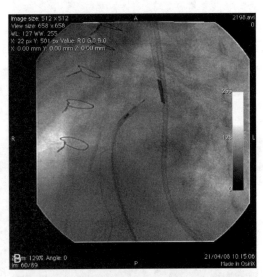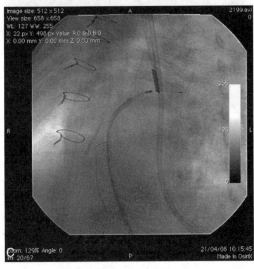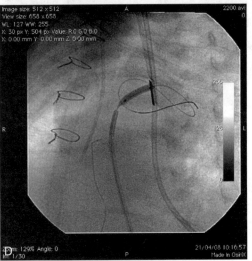

图 31-1 射频辅助的房间隔穿孔技术在左心发育不全综合征行双侧肺动脉环缩术和双分流姑息治疗术后患者中的应用

A. 可见 5F 的右冠状动脉 Judkins 指引导管倚靠在房间隔上,同时,1 根 AcuNav 导管用来作为经食管探头监控操作过程;B. 射频消融导管穿过指引导管接触到房间隔;C. 同轴导管通过射频管进入左心房;D. 冠状动脉球囊逐步扩张穿透的房间隔,从而使得该孔洞可以通过多个导管、交换导丝及鞘管

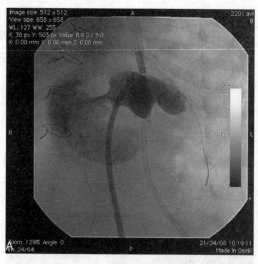
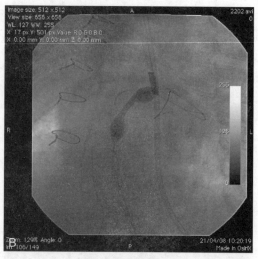

图 31-2   支架置入房间隔造口（与图 31-1 为同一患者）

A. 经过多次导丝和导管交换后，一个长 23cm 的 5F 鞘管置入左心房。经鞘管侧臂的造影显示一个扩大的左心房和肺静脉、二尖瓣闭锁及一个位于房间隔高位的限制性房间隔缺损。鞘管在以其中点通过房间隔。B. 一个 6mm×19mm 的预装支架（Genesis Amia，J & JCordis）骑跨在房间隔上。经鞘管侧臂造影显示支架位置良好，且过隔血流不受限制

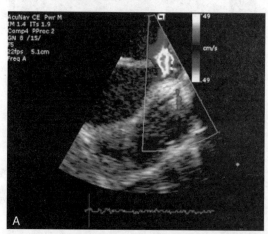
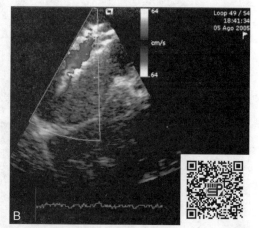

图 31-3   AcuNav 导管在房间隔支架置入前后所获得的经食管心脏彩超

A. 支架置入前，可见一个高位的限制性房间隔缺损；B. 支架置入后，可见不受限制的血流经过横跨房间隔的支架

该技术自从首次报道后已有少许改进，主要用于已有房间隔缺损的患者。该技术既可在导管室透视下完成（HLHS 患者必须在导管室完成，TGA 患者则可选择），也可在重症监护室的床旁通过经胸心脏彩超引导完成（用于解剖结构更简单的患者）（图 31-4）。导管室操作的优势在于经胸心脏彩超显示不清楚时可以更好地显示 TGA 患者的冠状动脉解剖结构，而且可以在采用脐静脉入路时更好地显示导管的静脉走行路线。ICU 操作的优势在于更为便捷，且不需要搬运患者。术者应该根据患者可能的解剖结构、临床情况及个人偏好选择合适的操作场所。

1. 技术   静脉入路（脐静脉／股静脉）需采用大小合适的鞘管并注入肝素。当右心房或左心房已放置脐静脉管路或者需为其他操作保留股静脉时，使用脐静脉入路有其优势。然而，当合并有血管纡曲、送导管困难或者临床情况

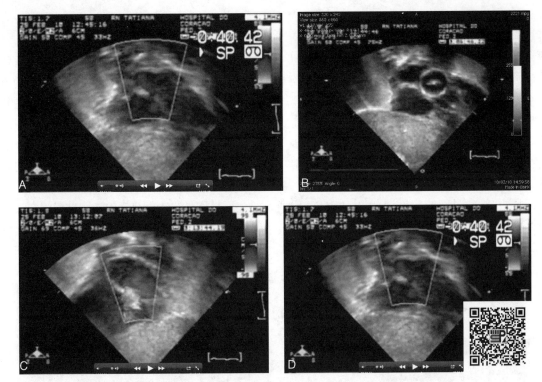

图 31-4　经食管心脏超声监测的床旁球囊房间隔造口术应用于完全大动脉转位新生儿的剑突下切面

A. 在房间隔造口术前，可见房间隔中部一个小房缺，可见右向左分流（蓝色）。B. 一个 USCI 球囊（Bard）在左心房内充气。球囊没有受左心耳、二尖瓣或肺静脉压迫而可以自由移动。C. 在造口术后，形成了一个大的房间隔缺损，可见不受限制的左向右分流（红色）。D. 右向左分流（蓝色）同样也被探测到。全身血氧饱和度从操作前的 60% 增加至 80%

不稳定时，则建议采用股静脉入路。超声引导下手术时也建议采用股静脉入路，因为此时有更多超声成像切面可供选择，如剑突下切面（图 31-4）。插入鞘管前应先行经胸心脏彩超以明确导丝在下腔静脉的位置，尤其是血氧饱和度偏低的新生儿（desaturated neonate）。有时，由于解剖结构或入路受限需在导管室做经肝穿刺入路。

球囊房间隔造口导管通过鞘管进入右心房并最终穿过房间隔缺损进入左心房。可供选择的球囊房间隔造口导管包括：Miller 导管（Edwards-Baxter Healthcare Corporation, Santa Ana, CA, USA）、Rashkind 球囊导管（USCICR Bard, Inc., Billerica, MA, USA）、Fogarty（Paul）球囊导管（Edwards-Baxter Healthcare），以及 Z-5 造口导管（NuMED, Inc., Hopkinton, NY, USA）。虽然 Miller

房间隔造口导管直径是 5F，但是非凹陷性球囊需要 7F 的导引鞘。膨胀球囊有一个锁定机构。球囊可扩张至 4cc，相当于直径为 19mm（2cc=16mm，1cc=13mm）。导管有一个呈"曲棍球棒"样倾斜的 35° 尖端，可以帮助引导导管穿过预先存在的房间隔缺损。该导管没有端孔。USCI 导管也有一个弯曲的远端，使用 6F 的鞘管（早产儿采用 5F 鞘管）。更柔顺、顺应性更好的乳胶球囊在完全扩充时最大，直径可达 14mm，相当于球囊内存 2ml 液体。由于球囊充气后没有锁定机构，需要另外使用三通阀。

Z-5 球囊有一些优点，如型号更小（5F 或 6F）、存在可以让术者将导丝穿过球囊导管的端孔（0.018in 6F 和 0.014in 5F），并且可以通过端孔测压及注射对比剂来确定导管位置，以及用更小的球囊制造较大的缺损，这对于左心房较小的患者（如 HLHS 新生儿及早产儿）来说至关重要。球囊在膨胀 2cc 时达到最大直径 16mm。由于导管鞘身较柔软，所以控制导管时可能会比较困难，一旦球囊放气后导管体积将增大，这可能会影响后续试图进入左心房的操作。房间隔造口术通常情况下在导丝支撑下完成（图 31-5）。由于 Z-5 球囊非常硬（它们就像弹珠一样），因此在拉回球囊时需特别小心以防损伤下腔静脉与右心房连接处。由于其可以撕裂较厚的房间隔并产生明确的房间隔缺损（图 31-5）的原因，Z-5 球囊导管也是唯一可用于 HLHS 新生儿的导管。

最后，仅在没有其他选择时使用 Forgarty 导管，它需要 7F 鞘管，也非常容易变形。

需要非常确定球囊处于左心房的合适位置上，从而避免任何潜在的并发症。异常的位置包括右心室（前）、冠状动脉窦（下）、左心耳、右心耳（有并列右心耳的患者）、左肺静脉及通过左心房室瓣进入左心室。床旁操作时，对导管（刻度）进行标记有助于确定超声何时会在心脏内"发现"导管。

可将稀释的造影剂打入膨胀球囊，在左心房内作对照（床旁操作时不需要造影剂）。球囊充气时，需将球囊来回晃动，以确保其在左

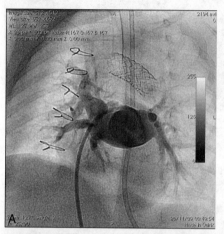
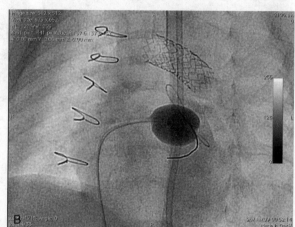
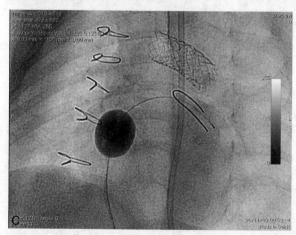
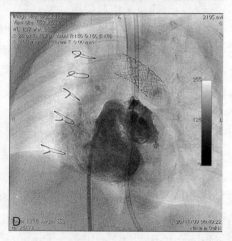

图 31-5 利用 Z-5 球囊在导管室为左心发育不全综合征行双侧肺动脉环缩术和双分流姑息治疗术后患者中行球囊房间隔造口（也称 Hybrid 手术）

A. 造口术前左心房造影显示明显扩大的左心房和肺静脉。可见二尖瓣闭锁。几乎未见造影剂经房间隔进入右下方。B. Z-5 球囊在左心房内跨一个 0.014in 的冠状动脉导丝充气。球囊呈球形，而且也没有陷入左心耳或肺静脉。C. 球囊被迅速而有力的冲击带入右心房。操作时必须谨防损伤下腔静脉与右心房连接处。D. 术后右心房造影示左心房显著地减小，而肺静脉未受影响。一个大而非限制性房间隔缺损被经房间隔上部的对比剂射流显现出来。左心耳及较厚的房间隔也可显现

心房内是松弛的而没有被卡顿。充气过程中，球囊需始终保持规则的球形。如果采用脐静脉入路，则需送入鞘管至下腔静脉或脐静脉以避免损伤球囊。

通过快速有力的拉扯将球囊拉回右心房。需在右心房与下腔静脉连接处停止拉扯，立即将导管推回右心房中部后球囊放气。瘪了的球囊导管重新进入左心房，逐渐膨胀球囊并重复该步骤 1 ～ 3 次，直到根据压力和（或）图像参数获得一个足够大小的房间隔缺损。平均压力梯度应小于 2 ～ 4mmHg。

2. 结果与并发症 对于房间隔较薄的新生儿来说，合适大小的球囊和熟练的技术几乎 100% 可以制造出大小足够的房间隔造口。更年长的患者和（或）房间隔较厚的患者可能需要其他的替代技术（详见后文）。在当今，由该技术所导致的重大并发症非常罕见。偶尔可见球囊破裂及导管撕裂，这可能会导致球囊 / 导管碎片栓子。在极少数情况下可能发生球囊充气失败，这可能是由于导管管腔堵塞。如果清除梗阻后仍不能使球囊充气，需过量充气使球囊破裂或者在体外刺破球囊。对于导管尖端位置的误判可能导致心脏裂伤、肺静脉撕脱或房室瓣损伤等并发症。在拉扯球囊时也可能导致肝和下腔静脉的撕裂伤。短暂的无意义心律失常常见。另一方面，新生儿及婴儿的房间隔造口术风险可能更高。应当避免空气栓塞，尤其是在将鞘管穿过纡曲的脐静脉时。使用较大鞘管（至少 6 ～ 8F）时也可能出现血管损伤。对于大动脉异位的婴儿，球囊房间隔造口术已被确认为术前脑血管意外的危险因素，但仍不清楚脑血管意外是与操作相关还是与患者生理相关。

（三）使用普通球囊或者切割球囊行房间隔球囊静态扩张

房间隔球囊静态扩张首先报道于 20 世纪 80 年代，主要用于房间隔较厚（年龄＞6 周）的患者或作为房间隔切割造口术的备选方案。而用于同样治疗目的的切割球囊报道见于 20 世纪 90 年代。然而与标准静态球囊扩张过程一样，应该控制切割球囊的显微刀片来切割房间隔而不是撕扯较厚的房间隔。

这项技术特别适用于左心房很小的小婴儿，因为其左心房不能容纳切割导管。该技术也可能更适合房间隔较厚且在房间隔中央有一个非常小的房间隔缺损患者，以及经器械或射频消融行房间隔穿刺后房间隔仍保持完整的患者。

1. 技术 通过股静脉建立静脉入路，并将导丝置于左上肺静脉（图 31-6）。应选择可通过鞘管的最大球囊。目前可用的球囊中直径最大的为 8mm，它通过 0.018in 的导丝进入 7F 鞘管。推送球囊直至其跨越房间隔。在不超过额定的爆破压力下，将使用稀释的造影剂充分扩张球囊。应当缓慢放气，以便显微刀片折叠。反复使球囊膨胀并旋转球囊，从而在不同部位切割房间隔，这样可使静态高压球囊成形术更易成功，从而进一步扩大房间隔缺损。在术前和术后均须测定压力，或通过心脏彩超监测压力变化。

2. 结果及并发症 大部分情况下球囊静态扩张即可制造大小足够的房间隔缺损，但是有时也有患者需要行房间隔支架置入。并发症与前述相似。尤其是当球囊位置不正确时可能出现左心房游离壁撕裂。

（四）房间隔支架置入术

对于一小部分患者来说，尤其是 HLHS、二尖瓣闭锁及二尖瓣狭窄且房间隔完整或房间隔缺损非常小的患者，只能靠置入房间隔支架才能获得一个更可靠、耐用的房间隔缺损。同时，该技术也是采用前述技术行房间隔造口失败时的最后选择。

1. 技术 建立股静脉入路后，完善左、右心导管检查。通过已存在的房间隔缺损，或经机械穿孔或用射频穿刺技术在房间隔其他部位获得左心房入路（更推荐后者）（图 31-1 和图 31-2）。

导丝放置于左上肺静脉。经导丝将长鞘（5 ～ 6F，取决于球囊 / 支架的直径）推进至左心房中部。经长鞘侧臂行血管造影以确定位置是否合适。必须小心将鞘内空气排出以防形

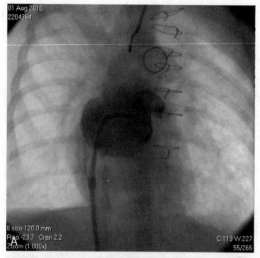

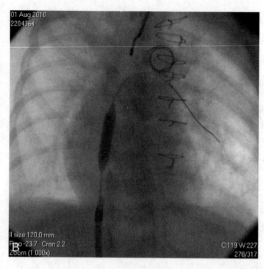

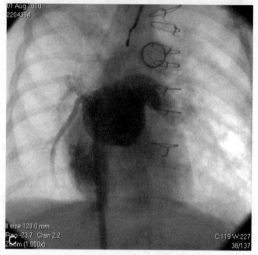

图 31-6　采用切割球囊在一个行肺动脉导管支架置入术后的二尖瓣发育不良及狭窄的婴儿行静态球囊扩张

A. 左心房造影示明显扩大的左心房及肺静脉。肺静脉阻塞明显。左心房可经一个先天性的限制性房间隔缺损探测。房间隔两侧压差为 15mmHg。B. 切割球囊跨房间隔充气。经不同的导管角度、旋转及来回运动中多次充气，从而使显微刀片的作用达到理论上的最大值。然后继以高压球囊对房间隔行静态球囊扩张。C. 术后左心房造影中等左向右分流穿过房间隔。需形成一个轻微限制性的房间隔缺损，以刺激二尖瓣装置生长，从而避免造成左心房施压及过二尖瓣血流减少。房间隔两侧的压力差为 5mmHg

成空气栓塞。该技术中常使用预装或小型号的支架，尤其是对于小婴儿及新生儿。在这些患儿中，常选择较短（15～20mm）且直径范围为 5～7mm 的支架。然后推进预装支架至跨越房间隔。将护套撤回一半，经血管鞘侧臂注射造影剂以确定球囊/支架放置在正确位置。在左心房内缓慢地将球囊充气以释放支架，支架被释放后在支架中部会形成一个细小的腰部。将球囊放气，小心撤出球囊后再次造影。通常情况下，不可试图再次跨过房间隔支架来记录心房压力及可能的压力梯度。但可经心脏彩超测得上述指标（图 31-4）。

对于诸如 Fontans 术后及特发性肺动脉高压患者，需行限制性的房间隔造口术，以防全身血氧饱和度严重降低。在体外将 5.0 号聚丙烯缝线缠绕于支架中央部位。然后将该支架蜷缩在一个大的球囊（8～14mm）上，但结扎的直径应不超过 4～6mm。经鞘管将球囊/支架组件推进至所需位置。拉回护套以暴露一半支架，在造影确定合适的位置后，在左心房内扩张球囊远端部分以扩张支架远端。将支架、球囊和血管鞘轻轻往回拉，将支架顶在房间隔上并固定支架位置，然后在右心房内回撤血管鞘使支架右半部分释放。这样可以确保支架在房缺中心固定并在支架中央形成腰部，以防支架移位。支架最后的外形在透视下像一个领结。

2. 结果及并发症　房间隔支架置入术往往可以制造可靠的非限制性房间隔缺损，通常比其他标准技术制造的房间隔缺损维持的时间更久。然而，已有支架内发生内膜增生的报道，尤其是在支架置入后的 2 ~ 4 个月。由于只有房间隔固定支架，支架也可能发生移位。移位的支架可能进入下腔静脉或者需要手术。极少数情况下，可以通过套圈技术将其取回。可能在支架置入后或者后期随访中形成支架内血栓，这也强调了适当抗凝和长期抗血小板和（或）抗凝的重要性。推荐行长期心脏彩超随访以明确是否存有血栓形成及明确支架的通畅性。最后，较长的支架（> 20 ~ 25mm，婴儿）也可能损伤右心室游离侧壁或三尖瓣。

（五）房间隔切割造口术

房间隔切割造口术首先由 Park 于 20 世纪 70 年代早期报道。现在已经不常用。该技术可用于较大的婴儿（> 6 ~ 8 周），且主要用于成人，其适用对象往往房间隔较厚且已存在房间隔缺损。对于房间隔完整的患者，在房间隔切割造口术前需先行机械或射频房间隔穿刺术。当房间隔完整时，使用长鞘穿过房间隔的技术提示可以将切割导管推送至左心房。

1. 技术 建立股静脉入路后，行选择性左心房造影或肺动脉造影以评估左心房大小、房间隔缺损位置及房间隔位置。

共有 3 种刀片（Cook，Inc.，Bloomington，IN，USA）可选：9.4mm、13.4mm、20mm。透视下将导管系统通过 7F 鞘推送至左心房，维持侧臂在后方、向左的方向以便通过房间隔。从控制线松开锁紧装置并向后拉，直到垫圈和锁定装置之间出现一个间隙，拧紧维持装置。在透视下向导管尖端轻轻推进刀片控制线来展开刀片。整个过程中不应有任何阻力。

一旦刀片展开后，将垫圈和锁定装置固定在一起。轻轻以逆时针方向旋转导管，直至刀片稍面向前方。维持导管的朝向不变，将整个导管系统作为一个整体缓慢撤至右心房。通常在心脏轮廓的中部或靠下部分会遇到房间隔的阻力。轻柔缓慢地将导管从左心房撤回到右心房，直至有落空感。在左心房很大或者房间隔非常厚而且僵硬时偶尔会感觉到持续阻力。

一旦导管进入右心房，通过退出锁定装置和刀片控制线支架将刀片折叠收回导管。整个

操作过程可以在刀片角度轻微不同的情况下重复数次，以确保房间隔切口大小合适。当房间隔异常增厚和（或）房间隔完整或房间隔缺损非常小时，首次撤回导管时只能部分伸展刀片且需分步进行。然后由高压球囊静态扩张完成手术。

2. 结果和并发症 房间隔切割造口术可有效扩大年长患者的房间隔缺损。然而，从技术角度来说，其操作并不简单，并已经被诸如带切割刀片的球囊静态扩张等技术取代，尤其是在紧急情况下。并发症包括右心房壁裂伤，主要发生于 HLHS 及心房较小的新生儿。也有报道导管尖端所致右心室流出道或主动脉穿孔。在极少的情况下，刀片不能撤回导管内，这需要在不同的角度多次尝试。

四、总结

1. 对于一些复杂的先天性心脏缺陷，为获得足够的心排血量和（或）血氧饱和度，非限制性的房间隔缺损非常关键。

2. 可以通过多种技术手段经导管制造或扩大房间隔缺损，如机械或射频房间隔穿刺（如果房间隔完整）、传统的球囊和（或）房间隔切割造口术、标准球囊或切割球囊行球囊静态扩张房间隔及房间隔支架置入术。

3. 射频房间隔穿刺适用于新生儿及有完整房间隔的小婴儿。

4. 球囊房间隔造口术可挽救大动脉转位的新生儿，但对于 HLHS 新生儿及房间隔较厚的年长患者来说可能存在一些局限。

5. 对于上述患儿，可选的技术包括切割球囊及高压球囊行房间隔球囊扩张术和（或）房间隔支架置入术。

6. 目前很少使用房间隔切割造口术。

7. 对于现代介入医师而言，必须拥有一个装备完善的导管室和高超的手术技术才能施行这类手术。

黄　晓　译

余再新　井　然　潘　玮　校

第32章 经导管肺动脉瓣置换

Noa Holoshitz, *Qi-Ling Cao*, *Ziyad M. Hijazi*

Rush Center for Congenital and Structural Heart Disease, Rush University Medical Center, Chicago, IL, USA

一、引言

对于在有右心室流出道（right ventricular outflow tract，RVOT）梗阻的先天性心脏病患者中，置入一个从右心室到肺动脉的管道是一个非常重要的进步。这些管道可用于治疗或缓解那些以前不能治疗的复杂先心病，以及用于帮助那些生存率超过85%的先天性心脏病患儿顺利进入成年。那些患有肺动脉闭锁、法洛四联症、大血管转位、大动脉骑跨的患儿在新生儿早期即需要进行外科手术矫治建立一个通道以改善肺部的血流供应。这种人工管道既可以是在管道内缝制了一个瓣膜的复合材料管道，又可以是异种移植物或同种移植物。这种管道也可以用于先天性主动脉瓣畸形，将患者的肺动脉瓣移植到主动脉瓣，而将这种带肺动脉瓣管道置入主动脉的位置（即Ross手术）。随时间推移这类管道会不可避免地出现肺动脉反流、狭窄、血栓形成及钙化，导致管道生命周期有限。在外科置入管道平均10～15年后需再次进行这种管道置换。这意味着如果患者在婴儿期进行了第一次导管置入，其一生中需要经历5次或更多次的这种外科手术。因此，发生右心室衰竭的患者由于需要反复手术而带来围术期的并发症和死亡率明显升高，迫使医学专家们要研发出一种侵入损伤性较小的手术方式。

一种经皮球囊扩张和支架置入的介入手术方式治疗管道梗阻可以延长患者再次外科手术的间隔时间。然而，这种介入技术会导致肺动脉瓣关闭不全（pulmonic regurgitation，PR）。而大量的肺动脉瓣反流将最终会导致右心室不断扩大、右心室功能不全、房性和室性心律失常，并可能发生心源性猝死。

置入右心室到肺动脉瓣膜管道的患者将最终由于管道的失效而出现右心室功能不全、心律失常并可导致死亡。

二、研究历史

在2000年，Bonhoeffer等发表了第1例在绵羊模型上进行的经导管肺动脉瓣置换（transcatheter pulmonic valve replacement，tPVR）的报道。在这例最早的报道中，用一段新鲜的带有自体生物瓣的牛颈静脉缝合在铂铱支架上。在将带瓣支架手工贴附于球囊导管上以后，尝试将这种装置通过颈内静脉途径送入到11只羊羔体内。这种装置被成功地送入7只动物模型体内，并在其中5只羊羔中成功将瓣膜装置置入到预定的目标部位（自身的肺动脉瓣部位）。在置入2个月后，瓣膜支架被取出检查。5例中有4例瓣膜活动良好、功能正常，1例瓣膜显示轻度狭窄及显微镜下可见钙化。

在最初的动物实验后仅仅2个月，同一组研究者即发表了第1例将带瓣支架置入人体的报道。这是一例患有肺动脉闭锁、室间隔缺损的12岁男孩，在男孩4岁时从右心室到肺动脉内置入了一个18mm的Carpentier-Edwards瓣膜管道。本例患儿心功能分级为纽约心脏协会（New York Heart Association，NYHA）Ⅱ级，超声心动图显示该带瓣管道存在严重的肺动脉瓣狭窄和关闭不全，并因此导致右心室中度扩张。前面提到的将牛颈静脉瓣安装在铂支架上，并通过右股静脉成功地将瓣膜支架置入到原导管内已经退化的瓣膜处。术后没有手术并发症、血流动力学检查显示右心室压力降低，超声心动图检查证实肺动脉瓣启闭良好、无残余关闭不全。

2000 年报道了第 1 例经导管肺动脉瓣置换（transcatheter pulmonic valve replacement，tPVR）。这种瓣膜是由牛颈静脉瓣缝制在铂铱支架上制成的。

三、现有文献

在这 2 例最初的报道后，国际上多个研究开始评估 tPVR 的有效性和安全性。Bonhoeffer 瓣膜设计后来被美敦力公司获得并被重新命名为 Melody 瓣膜（美国明尼苏达州明尼阿波利斯市的美敦力公司出品）。2005 年一篇文献详细报道了在欧洲 59 例患者中置入了 Melody 瓣膜，证实了该手术过程是安全的，能够显著降低肺动脉瓣反流量及右心室容量，同时 10 个月随访显示患者 NYHA 心功能分级有改善。没有死亡病例报道，在 12 个月时 83.3% 的患者没有因为瓣膜功能异常而进行外科移植手术。2008 年来自这个研究组的进一步报道显示出更加显著的效果：随着术者经验不断增加，95% 的患者可以避免再次手术。

与此同时，2009 年在美国正在进行的

Melody 瓣膜多中心试验报道了 6 个月时的随访结果：最初的 34 例患者治疗效果有保证。在 2010 年发表的短期和中期结果显示出手术成功率不断提高（在试验患者中瓣膜置入成功率达 100%），患者 NYHA 心功能分级得到改善，1 年内 95.4% 的患者存活并不需要对右心室流出道进行再次介入手术。

Edwards-SAPIEN 经导管心脏瓣膜（transcatheter heart valve，THV）（美国加利福尼亚州尔湾镇爱德华兹生命科学有限责任公司出品）是 Melody 瓣膜的一个替代品，它最初的研制目的是给主动脉瓣狭窄患者采用经皮瓣膜置换来取代外科手术瓣膜置换。尽管其最初设计是用于主动脉瓣部位的，这种瓣膜从 2010 年起还成功应用于经导管肺动脉瓣置换。

2011 年，应用 SAPIEN 经导管心脏瓣膜介入术治疗先天性肺动脉瓣反流多中心研究（COMPASSION 试验）6 个月的随访结果显示：SAPIEN 经导管行心脏瓣膜置入后能有效地降低右心室流出道压力阶差、减轻患者的临床症状、肺动脉瓣功能维持正常。

四、可应用的瓣膜

目前有两种商业瓣膜可用于经皮肺动脉瓣置换。Melody 瓣膜（图 32-1）是首个被美国食品药品监督管理局（FDA）批准的经皮心脏瓣膜。该瓣膜在 2010 年 1 月通过人道主义器械豁

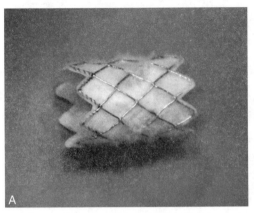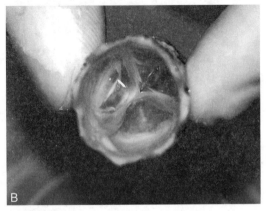

图 32-1　美敦力 Melody 肺动脉瓣长轴观（A）和短轴观（B）。这种瓣膜是由牛颈静脉手工缝制在铂铱支架内制成的

免（Humanitarian Device Exemption，HDE）政策批准，这个政策是美国为了支持医疗器械的发展，每年在不超过 4000 例患者中应用新医疗器械。这些产品仅仅能用于一些拥有监督机构审查委员会的医学研究机构。Melody 瓣膜继续使用牛颈内静脉瓣，瓣膜缝制于一个铂铱支架内。该瓣膜直径为 18mm，但是能扩张至 22mm，而且需要 1 根 22F 的输送鞘管。瓣膜的输送是通过整体导管输送系统（美国明尼苏达州明尼阿波利斯市的美敦力公司出品）进行的，该系统包括一个在远端含球囊内球囊的球囊导管（balloon in balloon，BiB），瓣膜被预先蜷曲安装在球囊上。1 根可回撤的外鞘在输送过程中盖住瓣膜，通过回撤可伸缩外鞘来释放瓣膜。

Edwards-SAPIEN 瓣膜于 2011 年 11 月被 HDE 项目批准用于有严重症状的但不适合外科手术换瓣的主动脉瓣狭窄患者。由于 SAPIEN 经导管心脏瓣膜目前没有被 FDA 批准用于肺动脉瓣置换，该瓣膜在参加临床试验的医学中心内仅可移植到肺动脉瓣部位。

相比于 Melody 瓣膜，SAPIEN 经导管心脏瓣膜是由 3 片相同大小的牛心包片手工缝制在不锈钢支架上制成的，有一个织物袖口覆盖在支架的低垂部位以便密封钙化的管道及防止瓣周漏（图 32-2）。瓣叶片被设计成可降低瓣叶压力及最大化程度的贴合。这种心包组织采

用 Carpentier-Edwards PERIMOUNT Magna 外科用瓣膜中的热固定抗钙化处理方式。该类瓣膜有直径 23mm 和 26mm 两种型号可供选择，其高度分别为 14.5mm 和 16mm。因此经导管瓣膜置换时这种瓣膜可用于肺动脉瓣环直径最大 24mm 的患者。其输送系统是 Retroflex Ⅲ，由一个有锥形突出的球囊导管和一个可转向的指引导管组成，分别需要 1 根 22F 或 24F 的亲水涂层外鞘来输送 23mm 和 26mm 的瓣膜。指引导管的中心有一个控制旋钮，这个旋钮能够控制导管转向以通过右心室流出道。

目前，在 PARTNER 试验中，正评估下一代的 SAPIEN 经导管心脏瓣膜 SAPIEN XT 用于主动脉瓣置换中。在这种新型带瓣支架中，其支架材料由不锈钢改成了钴铬合金，这样就可以制成剖面更小的输送系统并使用更小的输送鞘管。此外，现在有直径 29mm 的瓣膜可供选择。目前还没有报道这种新一代瓣膜用于肺动脉瓣置换的研究数据。

这两种瓣膜系统都有潜在的优点和缺点（表 32-1）。SAPIEN 经导管心脏瓣膜可提供比现在 Melody 瓣膜更大尺寸的瓣膜，这种瓣膜可能适合瓣膜管道部位直径更大的患者，比如某些老年人。SAPIEN 经导管心脏瓣膜同时因其高度较短，对于某些解剖情况将更为有利。然而，Melody 瓣膜输送系统相对不那么笨重，其可回撤的外鞘在瓣膜到达预定位置并释放

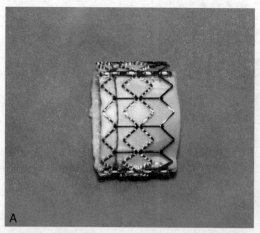 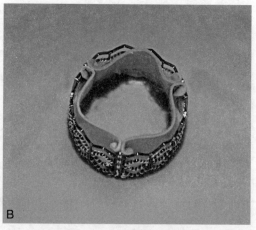

图 32-2　爱德华兹生命科学 SAPIEN 瓣膜长轴观（A）和短轴观（B）。这种瓣膜是由 3 块牛心包片手工缝制在不锈钢支架内并有一个织物袖口

之前可以一直保护着瓣膜。SAPIEN 经导管
心脏瓣膜比较笨重的输送系统使得瓣膜置入
操作起来可能比较困难，特别是当患者的右
心室流出道扭曲时操作更困难。在准备瓣膜
置入前必须仔细考虑手术操作成功的可能性，
因为 SAPIEN 经导管心脏瓣膜系统没有使用
外鞘覆盖瓣膜，这样的话一旦瓣膜被送出输
送鞘管后将再难以收回到鞘管中。

表 32-1 Melody 瓣膜和 SAPIEN 瓣膜比较

特 征	Melody 瓣膜	SAPIEN 瓣膜
支架材料	铱 10%	不锈钢
	铂 90%	
瓣膜材料	牛颈静脉	经过热固定的牛心包
规格大小（直径）	18 ~ 22mm	23mm，26mm
支架高度	34mm	14.5mm，16mm
输送鞘大小	22F	22F，24F

五、适应证

在过去的 10 年里，经导管肺动脉瓣置换
领域取得较大进步，该手术得以被更广泛的
应用。2010 年美国心脏协会（American Heart
Association，AHA）声明中将经导管肺动脉瓣
置换治疗儿童心脏病的适应证级别推荐为 Ⅱ a
类。在 AHA 的推荐中，对右心室至肺动脉通
道存在中至重度肺动脉瓣反流或狭窄的患者，
若患者达到了现在使用的瓣膜的纳入或排除标
准，行经皮肺动脉瓣置换术是合理的考虑（证
据等级 B）。

针对 Melody 瓣膜和 SAPIEN 瓣膜的纳
入或排除评判标准总结在表 32-2 中。这些标
准是根据右心室流出道的外科手术适应证修
订的。然而值得一提的是，在进行手术以防
止右心室出现不可逆损伤的最佳时机的这一
点上仍然存在一定程度的意见分歧。一个发

表 32-2 Melody 瓣膜和 SAPIEN 瓣膜试验的纳入和排除标准

Moledy 瓣膜	SAPIEN 瓣膜
纳入标准	**纳入标准**
年龄≥ 5 岁	体重> 35kg
初始流出道直径≥ 16mm	流出道原位直径≥ 16mm 和≤ 24mm
超声心动图显示右心室流出道管道功能障碍：	右心室流出道管道功能障碍：
• 患者 NYHA 心功能分级为 Ⅱ、Ⅲ、Ⅳ级	• 经胸超声心动图显示肺动脉瓣反流≥ 3+
多普勒平均压力阶差≥ 5mmHg，或中度肺动脉瓣反流	• 肺动脉反流分数≥ 40%
• 患者 NYHA 心功能分级为 Ⅰ级：	• 合并或者不合并有肺动脉狭窄
多普勒平均压力阶差≥ 40mmHg 或严重肺动脉瓣反流合并三尖瓣环 Z 分数≥ 2 或右心室射血分数< 40%	
排除标准	**排除标准 ***
活动性心内膜炎	需要抗生素治疗的感染活动期
主要进展性非心脏疾病	有心内膜炎病史或有活动性心内膜炎
中心静脉闭锁或严重堵塞	静脉药瘾患者
妊娠	任何部位及有假体心脏瓣膜者
静脉药瘾患者	妊娠
有磁共振的禁忌证	严重的胸壁畸形
	超声心动图显示有心内肿块、血栓或赘生物
	已经证实不能耐受阿司匹林或肝素

* 多重排除标准

表于 2008 年的研究建议引入右心室舒张末期容积 < 150ml/m^2 作为手术时机，可以改善右心室功能同时使右心室容积正常化。然而，目前美国心脏病学会（American College of Cardiology，ACC）/AHA 对右心室到肺动脉通道再次手术方面的指南主要是基于症状和主观评估，是很模糊的标准。

六、操作程序技术

（一）血管路径和步骤设置

经导管肺动脉瓣置术换是在气管插管的全麻状态下进行的。股静脉是首选输送路径，但是该手术也可以通过颈内静脉进行。首先选用一根 7F 鞘管置入静脉，通过该静脉鞘管进行右心导管检查和血管造影。然后根据所选的瓣膜型号大小，用更大的鞘管替换这根 7F 鞘管。另外，建立动脉路径（5F 或 6F 鞘管）用于主动脉根部或选择性冠状动脉造影。一旦血管通路建立，经静脉途径给患者注射肝素直至使活化凝血时间（activated clotting time，ACT）> 200s。研究方案同时包括在手术前一天晚上开始给予患者 81mg 阿司匹林的起始剂量（成年患者）。所有的手术患者应给予抗生素预防感染。

行标准的右心导管检查以评估术前血流动力学及右心室至肺动脉通道功能失调部位之间的压力阶差。用两个平面的血管造影评估右心室至肺动脉通道，并估测肺动脉瓣反流的程度（图 32-3A 和图 32-4A），通过对跨肺动脉瓣的测量球囊加压扩张，测量出右心室至肺动脉通道上的最小直径（图 32-3B）。在右心室流出道测量球囊扩张的同时进行主动脉根部造影或选择性冠状动脉造影以观察可能存在的对冠状动脉压迫（图 32-3C 和图 32-4B）。这一步至关重要，因为有一些先天性心脏病患者存在冠状动脉起源异常。术者必须确定最终植入的瓣膜管道不会影响冠状动脉血流。所以，一些术者甚至建议用与瓣膜管道最终直径大小一致的测量球囊来确定瓣膜管道至冠状动脉起始

部的安全距离。一些专家对用测量球囊估测冠状动脉起始部安全距离这一方法感到满意，提出必须确保从测量球囊边缘到冠状动脉起始部至少有 10mm 的安全距离。

（二）先期支架置入

在右心室流出道先期置入 1 枚金属裸支架最开始并不是使用 Melody 瓣膜进行经皮肺动脉瓣植入手术初始方案的一部分，然而，由于直接瓣膜置入发生瓣膜和（或）支架断裂的概率很高，目前这一手术步骤已经包含在 Melody 瓣膜置入术的手术方案中了。由于 Edwards-SAPIEN 经导管心脏瓣膜的高度较矮，先期置入支架作为瓣膜支架的附着区域从一开始就包含在手术方案中。金属裸支架装载在球囊导管（由位于美国纽约州 Hopkinton 的 NuMED 公司生产）上、球囊导管沿着加硬指引导丝送到目标部位后进行扩张；加硬导丝可放置在任意一侧肺动脉内，但最好放置在左肺动脉内（图 32-3D ～ F，图 32-4C ～ E）。通常推荐扩张该球囊至比原来的右心室至肺动脉管道收缩期内径小 2mm 或比原来管道内径稍大，直至流出道内没有狭窄。

（三）送入瓣膜

最终的瓣膜规格大小是由先期置入的金属裸支架大小决定的。在二维下（利用两个平面的 X 线透视结果）测量支架充分扩张后的直径对确保对称地放置支架非常重要。总的来说，置入 23mm 的瓣膜先期置入的支架扩张后的直径不少于 21mm，置入 26mm 的瓣膜先期置入的支架扩张后的直径不少于 23mm。瓣膜就是在这样的直径下测试其耐用性和功能的。在支架送入患者体内前，用一个特殊的蜷曲装置将瓣膜支架匀称的蜷曲预装在长 30mm、事先确定好了尺寸大小的球囊导管上。沿着 1 根非常硬的指引导丝（Meier 导丝或 Lundquist 导丝）推送瓣膜跨过流出道先期置入的支架，在球囊扩张前进行多次心血管造影以确保瓣膜支架处于合适的位置（图 32-3G ～ I 和图 32-4F ～ H）。

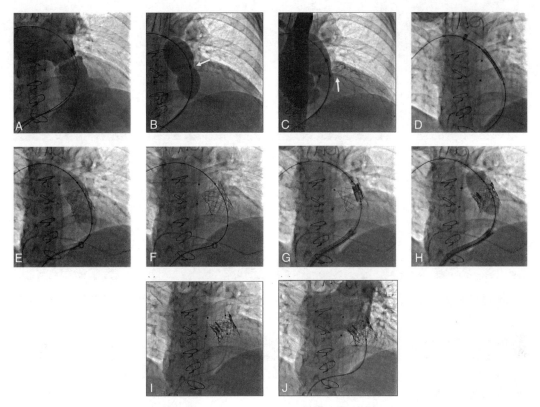

图 32-3 一名 29 岁患有法洛四联症、用一个 29mm 的同种移植物修补术后出现大量肺动脉瓣反流的女性患者，置入了 SAPIEN 瓣膜

A. 血管造影显示肺动脉瓣反流。B. 球囊测量右心室流出道。C. 同时进行主动脉根部造影和扩张右心室流出道测量球囊，以评估是否有冠状动脉受压。D ~ F. 右心室流出道放置金属裸支架。G ~ I. SAPIEN 瓣膜在金属裸支架内定位和扩张放置。J. 最后血管造影显示置入的瓣膜功能良好无瓣膜反流

（四）支架置入后造影

用心血管造影和（或）心腔内超声心动图（intracardiac echocardiography，ICE）来评估瓣膜的性能（图 32-3J 和图 32-4I）。应用连续多普勒频谱和彩色多普勒检查来测量跨瓣压力梯度及评估瓣周漏和瓣膜反流情况（图 32-5）。

（五）止血

一般推荐使用血管缝合装置进行静脉止血，如手术操作前在相应的静脉内预先放置 2 根 Perclose 缝合线（由位于美国伊利诺伊州雅培科技园的雅培公司生产）用于术后静脉止血。然而，也可以应用"8"字缝合有效止血。

（六）出院和随访

患者术后通常需要观察一晚，第 2 天即可出院，术后每天服用阿司匹林 81mg，连续服

用 1 年。术后 1 个月、6 个月、12 个月、以后每年一次行随访及超声心动图检查。术后 6 个月时进行胸部 X 线检查以查看瓣膜 / 支架的位置及可能存在的支架断裂。

常规的经导管肺动脉瓣置换（transcatheter pulmonic valve replacement，tPVR）手术过程包括：标准的右心导管检查、球囊测量右心室流出道最窄处直径、右心室流出道球囊扩张的同时进行主动脉根部或选择性冠状动脉造影以评估是否存在冠状动脉受压、先期在右心室流出道置入金属裸支架、瓣膜支架送入患者体内并进行球囊扩张释放瓣膜支架。

七、潜在的并发症

经皮肺动脉瓣置换术相关的严重并发症

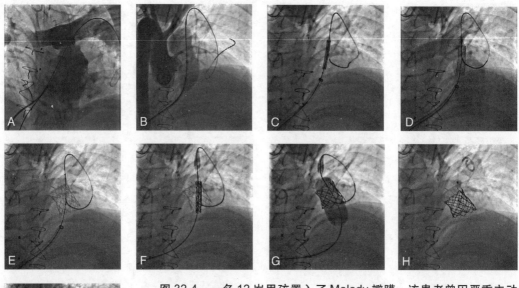

图 32-4　一名 12 岁男孩置入了 Melody 瓣膜，该患者曾因严重主动脉瓣反流接受过 Ross 手术、右心室至肺动脉置入一个 18mm 同种移植物瓣膜后出现严重肺动脉瓣反流

A. 血管造影显示肺动脉瓣反流；B. 右心室流出道放置金属裸支架；C ~ E. 同时进行主动脉根部造影和扩张右心室流出道测量球囊，以评估是否有冠状动脉受压；F ~ H. Moledy 瓣膜在金属裸支架内定位和扩张放置；I. 最后血管造影显示置入的瓣膜功能良好无瓣膜反流

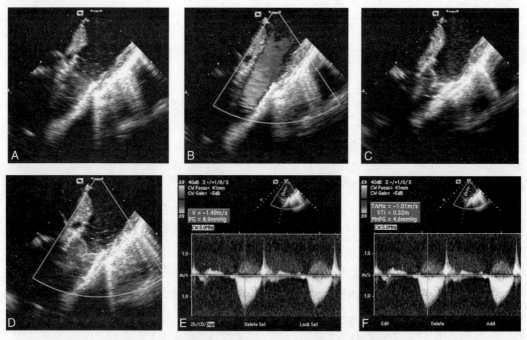

图 32-5　心脏内超声心动图（ICE）显示的肺动脉瓣图像

A、B. 在右心室流出道置入金属裸支架后出现肺动脉瓣自由反流；C、D. 在置入 SAPIEN 瓣膜后极少量反流；E、F. 连续多普勒频谱测量分别显示跨瓣膜的峰值及平均压力阶差

分为手术操作相关的并发症和器材相关性并发症。手术操作相关的并发症包括器械栓塞或移位、冠状动脉压迫或冠状动脉夹层、支架或器械阻塞一侧肺动脉、三尖瓣损伤、导丝损伤肺动脉、流出道破裂、股静脉血栓形成或血肿、心律失常及血流动力学不稳定。早期的小规模经皮肺动脉瓣置换研究报道这类手术操作相关的并发症发生率高达 12%，最近报道的试验结果显示这类并发症已经降至 5% ~ 6%。2008 年，Bonhoeffer 研究组发表了一个研究报道旨在探寻从 2001 年开始的经皮肺动脉瓣置换术的学习曲线。他们报道在完成最初的 50 例患者手术后，与手术操作相关的并发症降至 2.9%。

通过采取一些预防措施，一些潜在的并发症是可以避免的。用一个血管缝合装置如 Perclosse（在手术操作开始时静脉路径内即预先放置 2 根缝线）能够减少穿刺部位的并发症。一些研究组提倡在手术操作最后进行静脉缩减及血管修复。可能出现的冠状动脉压迫不是一个罕见的问题，最近的研究显示高达 4.4% 的美国人存在不适合进行经皮肺动脉瓣置换术的冠状动脉解剖结构而没有行相关瓣膜移植。可以通过术前行计算机断层扫描（computed tomography，CT）或磁共振血管成像（magnetic resonance angiography，MRA）检查来评估右心室流出道到冠状动脉的距离来避免发生冠状动脉压迫并发症。此外，在右心室流出道测量球囊扩张的同时进行非选择性主动脉根部造影或选择性冠状动脉造影已经成为经皮肺动脉瓣置换手术常规操作步骤的一部分，这样应该能够预防这种灾难性的并发症。右心室流出道破裂是一种危及生命的严重并发症，一旦发生可能需要转外科进行开胸手术修补。然而，在这种情况下使用覆膜支架覆盖破裂部位也是一种可避免外科手术的有效方法。我们认为行经皮肺动脉瓣置换术的导管室应该备有规格大小合适的覆膜支架。支架移位和栓塞通常可以通过经皮器材成功回收和重新置入，或者转外科手术。也有报道称可在支架移位尝试经皮取出失败后进行补救性的经心室肺动脉瓣置入手术。

器械相关的并发症通常在术后得以诊断。据报道，在应用 Melody 瓣膜的病例中，随访期内有 7% ~ 14% 的患者需要用第 2 个瓣膜或用球囊扩张已经置入的瓣膜，对右心室流出道进行再次介入治疗。需要再次介入治疗的其中一个原因就是由于瓣膜贴合支架不良，出现因"吊床效应"导致的支架内狭窄。自从认识到这种现象以后，科研人员对相关器材进行了重新设计，现在整个支撑瓣膜的人工生物组织全都被缝合在支架上了。需要再次介入治疗的另一种情况是支架断裂，这是 Melody 瓣膜使用的主要限制，据报道其支架断裂发生率在 12% ~ 18%。右心室流出道先期置入金属裸支架就是为了减少瓣膜支架断裂的发生率。有研究报道在平均 5 个月的随访期内，有 5 例（占 3.2%）患者被诊断为心内膜炎。更新的 AHA 指南推荐置入瓣膜支架的患者需要终身预防感染性心内膜炎。

潜在的手术操作相关的并发症包括穿刺部位出血、器材栓塞、冠状动脉压迫、右心室流出道破裂及心律失常。随着右心室流出道常规地预先置入支架，瓣膜支架发生断裂的概率将会降低。

八、总结和未来的方向

从报道第 1 例经皮肺动脉瓣置换到现在已经过去 10 年了，在那时迈出了这一新兴领域在介入心脏病学中的一大步。在过去这种患者需要多次开胸进行体外循环下的心脏手术，而现在可以只需要在医院住院一晚，一个微创手术即可延长管道的使用寿命。经皮肺动脉瓣置换术后长期随访结果显示其前景广阔，随着术者对操作步骤越来越熟练，将来手术并发症的发生率将会进一步降低。

为了扩大适合做经皮肺动脉瓣置换术的患者人群，已经有报道在流出道先期置入支架后成功地将 Melody 瓣膜置入到肺动脉闭锁、行右心室流出道修复后出现肺动脉瓣反流的法洛四联症患者体内。然而，由于可提供的瓣膜规格大小的限制（Melody 瓣膜最大直径 22mm，SAPIEN 瓣膜最大直径 26mm），目前无法对患者原有的右心室流出道行经皮肺动脉瓣置换术。在一个已经发表的有系列病例数据的报道中，在以前置入的人工生物瓣内可进行经皮肺动脉瓣置换术，且之前的瓣中瓣手术操作没有任何并发症。这意味着在未来几年内，当生物瓣失效后可能可以置入另一个瓣膜，将来甚至有可能在外科手术前置入另一个瓣膜来延长管道的使用寿命。

紧急情况下的经导管肺动脉瓣置换

肺动脉瓣疾病一般进展地非常缓慢。肺动脉瓣功能障碍的患者通常可以临床随访直到患者出现症状，或其他心脏衰竭的体征出现，如右心室衰竭或扩大，或超声心动图异常。患有严重肺动脉瓣或右心室流出道狭窄，并由此引起右心室衰竭的成年患者可以从急诊经皮肺动脉瓣置换术中获益。

然而，这要求术者具备处理术中紧急情况的能力。在处理术中有关流出道解离或破裂的并发症时更应该如此。所以在心导管室预备各种急救器材很重要，如准备各种覆膜支架以防流出道破裂，预备冠状动脉介入治疗器材以防瓣膜支架压迫冠状动脉。有报道应用 Melody 瓣膜作为覆膜支架救治术中流出道破裂，也有报道利用 Gore 封堵器来覆盖流出道解离或破裂的。

九、总结

经导管肺动脉瓣置换是从 2000 年开始成功开展的。

目前美国可供应两种瓣膜——Melody 瓣膜已经被美国 FDA 批准用于右心室至肺动脉通道功能障碍的患者，SAPIEN 瓣膜目前仍处于临床试验中。

两种瓣膜的长期疗效令人鼓舞，手术并发症及需要外科手术的概率很低。

瓣膜置入手术通常是通过股静脉途径、使用 22F 或 24F 的鞘管、沿着放置在肺动脉内的加硬指引导丝进行的。

经导管肺动脉瓣置换彻底改变了先心病介入治疗领域。许多以前需要进行复杂外科手术的患者现在可以通过这种低风险的微创手术解除疾病。

陈晓彬 译

余再新 井然 潘玮 校

第二部分

外周介入

第四篇　脑血管疾病

第33章　如何建立急性卒中服务

Iris Q. Grunwald[1, 2], *Peter Marlow[3]*, *Stefan C. Bertog[2, 4]*, *Anna Luisa Kühn[5]*

[1] Postgraduate Medical Institute, Anglia Ruskin University, Chelmsford and Southend University Hospital, Southend-on-Sea, UK

[2] Cardiovascular Center Frankfurt, Frankfurt, Germany

[3] PML Clinical Service Development, Brentwood, Essex, UK

[4] Veterans Affairs Medical Center, Minneapolis, MN, USA

[5] Department of Radiology, University of Massachusetts Medical School, Worcester, MA, USA

一、引言

"建立新的东西往往是具有挑战性的，尤其是当它涉及改变现有的、人们已经习惯的程序。在现代医疗保健系统中建立一个新的临床服务，这个任务会非常艰巨。建立起急性卒中服务的任务更是艰巨。"

（Peter M. Rothwell 在《如何建立急性卒中服务》中的序言中讲到）

下面的章节是根据 Grunwald，Fassbender 和 Wakhloo 写的《如何建立急性卒中服务》的内容进行编写的。设立急性卒中服务是一个复杂的计划，必须了解的信息有：医疗条件，当前的治疗选择，报销及各个医院的状况，如规模、人员、团队、预算和管理。下面的章节将给出一个关于患者看病的每个阶段及如何改善现有的服务或建立一种新服务的大体的、综合的观点。

卒中是全球范围内发病率和死亡率的最高的疾病之一。然而，有机会接受卒中治疗的患者当中，仅仅有一小部分得到了实际处理。其主要原因是缺乏有组织的路径，时间限制，缺乏治疗方案信息，沟通低效或缺乏可用的设备和工作人员。

缺血性卒中和外科急诊的状况代表了医疗水平。以前的卒中治疗包括预防和康复，现在也有其他成功方案可供选择。实施静脉溶栓及卒中的血管内治疗已被证明对于节约净成本有益且有效。电子计算机断层扫描（computed tomography，CT）及磁共振成像（magnetic resonance imaging，MRI）的发展和治疗卒中的医疗设备的进一步发展，是改善诊断、治疗及患者预后的前提。

在卒中的多方面管理中，时间是最重要的因素。为了减少在临床交接过程中的时间损失，一个主要的挑战就是把平时没有紧密合作的临床医疗服务机构协调并建立良好的工作关系。在有效的卒中管理中需要卒中服务机构的所有成员遵循特定的路径，以完成患者办理入院、治疗和康复的任务。然而要设置急性卒中治疗服务，仅仅组织临床管理是不够的。除了临床方面，也有业务方面。每家医院将受到人员、设备、专业知识和预算等方面的不同限制。另外，改变医疗服务的原因是多层次的。总体目标和策略保持一致是非常重要的。

近年来，急性卒中中心的建立成为急性缺

血性卒中管理的宝贵财富。卒中的整体治疗已经得到改善,现在的卒中医疗中心可提供溶栓治疗、机械再通治疗、并发症的治疗与康复及卒中的二级预防。

二、业务状况

业务状况是早期考虑的诸多因素之一。其目的是为了确保该项目保持合理,确保正在发掘的获益可以实现。业务状况应该包括预期成本、时间表、基金和投入带来的收益、需要实现的成果及风险/效益分析(图 33-1)。

任何业务状况的大纲通常都遵循以下列出的结构。

1. 执行摘要。
2. 业务的原因。
3. 业务选择。
4. 预期优点/缺点。
5. 时间进度表。
6. 成本。
7. 投资评估。
8. 主要风险和处理措施。

需要在卒中团队的不同部门间进行划分财务状况(如放射科、神经内科、神经外科等)。

成本效益的实现有赖于尽可能缩短"从疾病发作到接受治疗时间"以提高良性治疗结果。

因此,急性卒中的诊断和治疗需要建立起对于医师、放射技师和护理人员的培训方案。这必然涉及员工培训或额外的就业再培训。

服务成本由直接成本和间接成本组成(图 33-2)。直接成本是资源成本,包括工资、材料、设备和分包合同。

无论在任何商业中,员工成本都是最大的持续成本。若运行中的卒中医疗服务可以确保员工的资金,这将是成功的关键。然而需要重新设计医院系统,以尽可能快地治疗患者。只有这样才对治疗有益。将无论是通过静脉内还是动脉内的治疗方式都最优化,才能最大限度地提高成本效益。这可能也会涉及一些可以减少从卒中发作至到达医院的时间的安排。理想的情况是有重要的专业人员参与并监督卒中医疗服务,虽然该情况更加昂贵且并不常见。

另一个关于人事的关键问题是谁雇用并支付员工费用,并且由谁来分配员工的时间。由于一个卒中小组就代表着一个跨学科的工作单位,将会涉及很多临床科室,且会有不同的优先级和预算。

其他主要费用包括实际的设备及使用时

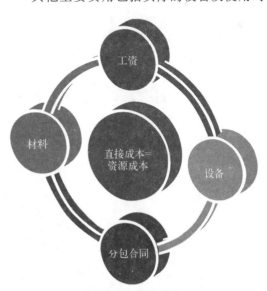

图 33-2　直接成本

(来源:Grunwald,et al. 2012. Reproduced with permission from Springer Science + Business Media)

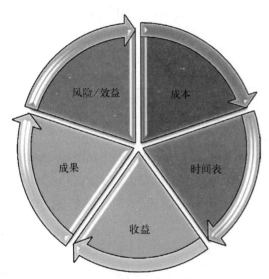

图 33-1　业务状况应考虑的因素

间，但也有很多其他的费用。

许多医院将会有业务分析人员，他们可以测试方案，如延长小组工作时间所造成的影响，增加退休金对工资的影响。通过展示业务/服务增长的近期计划、5年计划和10年计划，将帮助制订业务计划。这种成本分析应该是每年对所有资源消耗的分时段、详细地分析。

当项目启动并运行，预算可以根据变化来修改和调整，如服务时间延长。

三、了解关键步骤

对卒中患者良好的治疗效果起到关键作用的方面包括卫生专业人员及普通人群了解卒中过程的情况、认识卒中的早期症状和体征。

由医院装备并集成起一个专门的卒中中心，以治疗卒中和短暂性脑缺血发作（transient ischemic attack，TIA）的患者。它提供了一种多学科协作的方式来治疗和护理这些患者。

卒中单元应该具有足够的规模，为患者的整个住院期间提供多学科的专家治疗。在规模较小的医院中它可能是一个单独的综合单元；而大型医院则需要患者管理路径，包括独立的急性单元和康复单元。

在卒中单元中，不同学科的人员都将会服务患者。包括医疗服务、护理、物理治疗、职业治疗、言语和语言治疗及社会支持。应充分培训所有成员了解有关病理、诊断、治疗和管理等各个方面，且应定期开会来讨论对患者的

治疗。

卫生专业人员可以通过教育项目来获得指导方针，而大众应该可以在媒体上获得有关卒中的信息。

应视卒中患者的治疗为紧急情况，避免耽误"从症状出现到治疗之间的时间"，急性卒中应在院前阶段予以优先处理。

病情开始的院前阶段是开始治疗的起点，之后则是急性期和治疗后阶段。

通过明确卒中管理中的6个重要步骤（图33-3），你就可以组织起你独特的卒中治疗路径，定制你独特的机构治疗方案及限制条款。一旦这些步骤确定，你就可以解决所有的后续详细步骤并确定谁是每个步骤中需要参与的重要人物。

建立起并显示任务分解结构将帮助你处理每一个步骤所涉及的具体情况。

四、院前阶段

2008年欧洲卒中组织（European Stroke Organization，ESO）关于缺血性卒中的指导方针，2009年更新后，推荐以下情况转诊和患者转移。建议接诊医院急诊室立即分诊，并进行临床、实验室和影像学检查，保证诊断准确，迅速制订治疗方案，给予恰当治疗。

1. 建议立即联系急救医疗服务（emergency medical service，EMS），EMS优先派遣。

2. 建议优先转运，提前通知接收医院。

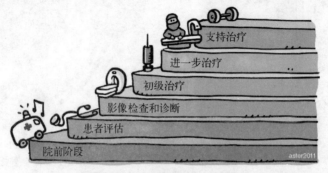

图33-3 卒中管理的6个步骤

（来源：Grunwald et al. 2012. Reproduced with permission from Springer Science + Business Media.）

3. 建议将疑似卒中患者立即转运到有卒中单元的最近医学中心，该医学中心应该能够提供超早期治疗。

4. 建议对调度员和急救人员进行培训，使他们能够利用简单的工具如面孔 - 手臂 - 语言测试，识别卒中。

5. 建议接诊医院急诊室立即分诊，并进行临床、实验室和影像学检查，保证诊断准确，迅速制订治疗方案，给予恰当治疗。

6. 为提高治疗的可能性，建议在偏远或农村地区考虑用直升机转运患者。

7. 建议将疑似 TIA 患者立即分诊到 TIA 诊所或有卒中单元、能提供专业评估和即刻治疗的医学中心。

目前，院前阶段被认为是导致卒中患者治疗延迟的主要原因，原因是没有识别卒中症状，转运延迟，接收医院缺乏组织等。应尽可能快地实施溶栓治疗，以增加更好预后的机会，并增加符合溶栓条件的患者数量。

在患者出现急性卒中时即予以治疗，而不是等到达医院才治疗。这样能避免身体功能不可逆的损害，并减少患者的痛苦和卒中治疗费用。一种新的移动卒中单元（mobile stroke unit，MSU）设备，可以对卒中进行立即治疗，且可以显著减少从"入院到治疗决策"的时间。

MSU 包括多模式成像（CT 血管造影、增强 CT），一个即时检验实验室和由 1 名神经科医师、1 名神经放射科医师及可以接触到其他医院专家的远程医疗组成，具有强大的卒中治疗能力。从本质上讲，它结合了缺血性脑卒中患者急诊现场一切所需的治疗和合理急救的必要成分。

与现有做法不同，现在可以计划并调整卒中治疗计划以适合特定患者（缺血性或出血性卒中）院前阶段的特定需要。迅速诊断脑缺血和排除溶栓禁忌证使得院前及时溶栓治疗成为可能。

ESO 指南为急性卒中患者推荐了院前组织、院内治疗路径和院内治疗体系。在院内，从卒中发作至 CT 检查以排除脑出血之间耽误的时间会相当久，因为出血是溶栓治疗的禁忌证。除其他原因外，院内延迟的原因包括没有将卒中视为急症，在医院内的低效运输，医疗评估错误或延迟。

好的卒中治疗路径将涵盖从最初急救链的医疗服务到最后的康复服务。

五、急性期

脑成像设施应靠近患者的到达点。卒中患者应予以优先检查。

影像学检查将需要 1 名影像技术人员和 1 名神经放射医师。在理想状况下，神经放射医师也可决定患者是否可行卒中介入治疗。利用神经科、神经放射科医生的专业知识，结合患者的情况，在可用的资源和治疗方案中选择出最佳的一种。

除了重组卒中病房外，还应出具针对急性卒中患者的书面治疗协议。协议包括开始的辅助检查、识别卒中的器械、经过认可的卒中量表。这可能会增加溶栓治疗的比例，减少院内延误。协议中还要包括对进入医院到影像检查时间和进入医院到治疗时间的监管。

ESO 指南还建议如下。

1. 建议所有卒中患者都在卒中单元内接受治疗。

2. 建议医疗卫生技术系统要确保急性卒中患者能够获得高技术的内外科医疗。

3. 建议建立包括远程医疗在内的临床网络，提高高技术专科医师在卒中医疗中的作用。

共识文件规定了初级卒中中心和高级卒中中心的职责如下。

初级卒中中心的定义是具有必要的成员、基本设施、专门技术和流程，能为大多数卒中患者提供正确诊断和治疗的中心。有些患者患少见疾病、复杂性卒中或多脏器疾病，可能需要初级卒中中心所不具备的更为专业的治疗和设备。

高级卒中中心的定义是既能为大多数卒中患者提供正确的诊断和治疗，同时也能提供高技术医疗和外科治疗的中心（新的诊断和康复方法、专业检查、多项生理参数的自动监测、介入放射、血管手术、神经外科）。

理想情况下，急性卒中在医院的临床路径应包括多学科人员的工作。其中包括EMS和急诊科工作人员，他们能与神经科医师、神经放射医师、麻醉师、实验室、心内科医师立即进行沟通。每个工作人员将有其明确指定的任务，使得患者的病情可以得到评估，避免延迟治疗。

完成神经系统的检查后，大脑和侧支血管诊断成像对入院卒中患者的评估至关重要。急诊头颅CT可以排除出血，是指导溶栓最基本的必要措施。颅内影像学检查可鉴别缺血性卒中及颅内出血性卒中。血管成像检查可显示血管阻塞的部位和原因，并能确定高危患者。

先进的多模式成像也可以显示卒中的类型和可能的原因。这种颅内多模式成像的主要优点在于它可将不可逆损伤的脑组织和可能恢复的脑组织区分开来。这对患者的选择及进一步的治疗选择至关重要。它也可能有助于预后，因为它能显示侧支循环情况，而侧支循环是影响最终梗死部位的最大变量。有良好侧支循环的患者，可以保持大面积脑组织存活更长的时间。

然而，侧支循环差的患者，即使进行了早期血管再通，预后也不太好。鉴于该情况，卒中医师不必对治疗的时间窗太过严苛，因为这个时间窗对侧支循环好与不好的患者并无明显差别。

数字减影血管造影（digital subtraction angiography，DSA）机的出现增加了卒中患者血管内血供重建技术的使用。当患者在血管造影台上时，DSA介入机不仅可以行CT（Dyna-CT）成像，还可以行CT增强（Dyna-perfusion）扫描。这些螺旋臂采集的图像可以被重建，并且还可以与血管的三维图像重叠。因此，软组织、骨骼和其他身体结构可以在血管内血供重建的前、中、后阶段进行评估。通过显示栓塞前后的血管结构，即可确定脑梗死的位置。

在现代卒中治疗中整合了MRI及X线造影，是卒中治疗和神经血管治疗的一场革命。当从头开始设置新的服务结构时，购买一套集CT或MRI及造影系统的混合设备是非常有用的考量。这个设备有许多优点，能提供影像和必要的信息，有利于制订个体化的治疗决策和干预措施。此外，它可获得手术前后高质量的MRI图像，以评估治疗效果并决定是否需要进一步的干预。这种集成的高端技术拥有巨大潜力，也反映了为卒中治疗带来巨大变革的血管内卒中治疗的进步。任何单独的集成成像系统将简化工作流程，并减少了不同成像方式之间和评估特定治疗方案之间的患者转运。

特别是在紧急情况下，患者的状况可能会恶化，这个设备可以在不转运患者的情况下获得软组织成像就显得尤为重要。

六、后治疗阶段

（一）放置在卒中单元

初步治疗患者后的下一个重要步骤是正确安置患者。

任何大面积缺血性卒中的患者或溶栓治疗后的患者都应收入专门的卒中单元或重症监护病房。2002年的卒中单元治疗试验的分析显示：在卒中单元进行治疗的患者与在普通病房治疗的患者相比，死亡率降低18%，减少患者死亡或依赖他人，可减少患者对机构护理的需求（Ⅰ级证据）。

因此，不论性别、年龄和卒中的严重程度，应在专门的卒中单元中进行卒中治疗。卒中单元整合了专业化的医疗、护理和治疗人员。一般卒中治疗包括预防缺氧、血压和血糖的控制、维持体温及营养支持。

如果患者是在全身麻醉下，特别是有基底动脉血栓形成的患者，应使用通风床。如果没有卒中单元，应预先分配指定的监测床到急性卒中临床路径中。目前，便携式CT扫描仪使患者不出重症监护病房就可进行CT血管造影和增强成像，也可进行病房危重患者研究。由于梗死组织会水肿，对严重脑梗死患者进行随访是必不可少的。必须进一步行血管成像检查来判断风险分层，排除潜在的疾病如颈动脉狭窄。当然，成像检查的频率和方法取决于个体情况，并根据临床的具体情况而定。成像检查可显示脑水肿占位效应的进展情况及邻近脑组织的压力情况，由此来决定是否行减压手术。没有证据显示卒中发作 96h 后该手术有改善功能的效果，应在脑疝形成之前及时进行这种手术。这需要神经外科团队或预先安排转诊路径。

（二）康复

有效的康复是任何卒中临床路径的组成部分，它可以促进患者恢复独立生活，因此应当提前安排。最快速度的受损神经康复发生在前 3 个月。康复专家们强烈建议康复治疗应在患者临床情况稳定时尽快启动。由此可以防止进一步的萎缩，减少压疮、肺炎、深静脉血栓和肺栓塞的风险。

卒中单元专家组织成立于 2002 年，康复服务应该由包括医师、物理治疗师、语言治疗师、职业治疗师、神经心理学家、社会工人和护士等组成一个多学科的团队。

使患者保持社会接触可能是影响患者今后生活质量的最佳方式。病例管理若可以较好地整合社会和医疗护理的力量，可能会减少再入院和防止患者功能衰退。

欧洲卒中组织指南推荐如下。

1. 急性卒中患者进入卒中单元以接受多学科协调的康复治疗。

2. 早期开始康复治疗。

3. 功能缺损较轻的患者在病情稳定后尽早离开卒中单元，在社区内由包括卒中专家在内的多学科小组提供康复治疗。

4. 出院后在卒中后 1 年内应继续康复训练。

5. 增加康复训练的持续时间和强度。

七、结论

优化的卒中服务和路径可对患者的预后产生深远影响。建立强大的卒中服务仍然是公共卫生部门最具挑战性的，但也是收获最丰富的任务之一。

徐维芳　译

余再新　井　然　潘　玮　校

第34章 急性脑卒中的介入治疗

Stefan C. Bertog[1, 4], *Iris Q. Grunwald*[2, 4], *Anna Luisa Kühn*[3],
Jennifer Franke[4], *Ilona Hofmann*[4], *Horst Sievert*[4]

[1] Veterans Affairs Medical Center, Minneapolis, MN, USA

[2] Postgraduate Medical Institute, Anglia Ruskin University, Chelmsford and Southend University Hospital, Southend-on-Sea, UK

[3] Department of Radiology, University of Massachusetts Medical School, Worcester, MA, USA

[4] Cardiovascular Center Frankfurt, Frankfurt, Germany

一、引言

脑卒中是一个灾难性的疾病，可造成死亡或严重的残疾。在美国和欧洲，脑卒中在所有死因中排第三位，而且是造成残疾的主要疾病之一，给社会带来了巨大的经济负担。

尽管在其他任何血管内突发的血管闭塞均立即需药物、手术或经皮介入治疗来重建血供，但发生在大脑循环的急性血管闭塞有些不同。第一，也是最重要的一点，很小的脑实质损伤便会造成严重的残疾；第二，只有在极短的治疗时间窗内予以药物或介入治疗，总体治疗的获益才会大于治疗的风险；第三，脑卒中有很多时候发生在睡眠期间，直到患者觉醒时才有所发觉，这极大地限制了药物治疗或介入治疗的实施；第四，与发病率较高的冠状动脉事件的机制相比（破裂斑块上反复的血栓形成），缺血性脑卒中事件通常是由体内的栓子碎片引起的，不一定存在反复的血栓形成，因此限制了传统抗凝治疗或溶栓治疗的疗效；第五，在大面积脑梗死时，再灌注的出血风险可能要高于药物治疗或血管内治疗的潜在获益。最后一点，脑水肿或脑出血都非常严重，往往需要外科手术干预。

脑卒中血管内治疗的局限是目前缺少静脉溶栓和血管内治疗的相关随机对照试验数据。与冠状动脉介入治疗相比，目前在脑血管介入方面缺少可行的方法及可供使用的设备，其中很多设备仅有欧盟（Conformité Européenne，CE）标志，而没有获得美国食品药品监督管理局（FDA）的批准。

下文中总结了可指导急性脑卒中介入治疗的一些重要数据，并对急性脑卒中介入治疗的相关技术做一概述。

二、重要的解剖学和病理生理学概念

和急性心肌梗死较为相似，急性缺血性脑卒中也是急性血管闭塞引起的。但是我们需要知道的是，大多数急性心肌梗死是由血管闭塞部位的斑块破裂引起的血栓形成导致的，然而缺血性脑卒中的病因大多数情况下并非如此。尽管在一些情况下，大脑动脉的狭窄会造成脑卒中发作，但是在大多数情况下急性颅内动脉闭塞是由来源于主动脉弓或颈动脉处的动脉粥样硬化斑块或心脏的栓子脱落造成的栓塞引起的（如左心房附壁血栓，左心室血栓，纤维弹性组织瘤或感染性心内膜炎等心脏瓣膜病变引起的血栓或赘生物，房间隔通路引起的反常栓塞）。

因此，引起大脑血管闭塞的原因与急性心肌梗死相比更加多样化，而且造成血管闭塞物质的组成成分并不均对溶栓药物反应良好。这也部分解释了为何静脉溶栓后的血管再通率较低。例如，急性心肌梗死时接受溶栓治疗的血管再通率达到 70%，在使用第二代溶栓药物时这一数值更高。然而在急性脑卒中时溶栓治疗的血管再通率较低。一项纳入了 93 名患者的研究显示，静脉使用重组组织型纤溶酶原激活药（rt-PA）进行溶栓治疗后的血管再通率为 34%。尽管和静脉溶栓治疗相比，动脉内溶栓治疗的血管再通率要高一些，但仍不容乐观。在 PROACT（急性脑血栓栓塞的治疗）Ⅱ期研究中，血管再通率为 60%，但是只有 19% 的患者心肌梗死溶栓（thrombolysis in myocardial infarction，TIMI）血流达到了 3 级。而在急性心肌梗死的患者中，静脉溶栓治疗 90 ～ 120min 后达到 TIMI 血流 3 级的患者比例为 30% ～ 55%，并且血管再闭塞也并非罕见。一项研究纳入了 60 名大脑中动脉 M1/M2 段闭塞的患者，结果显示接受静脉溶栓治疗的患者在最初的血管再通后罪犯血管的再闭塞率达到 34%。

与身体的其余部分相比，大脑动脉在进入颅骨后便没有了外膜，且血管中膜与身体其余部分同尺寸的血管相比其直径较小。大多数颅内大动脉位于蛛网膜下腔的表面，没有额外的组织能够容纳出血，因此在血管介入操作时出现血管损伤尤其是穿孔的风险较高。血管穿孔时会引起血液外渗到蛛网膜下腔或脑实质中。因为颅内的空间冗余极为有限，颅内血液外渗会引起颅内压升高、脑水肿甚至脑疝形成，可危及生命。

三、临床检查

由于脑卒中的治疗时间窗较窄，故需要针对病灶的部位和病变范围进行神经系统检查，并应按照美国国立卫生研究院卒中量表（National Institute of Health Stroke Scale，NIHSS）进行病情评估。注意观察基底动脉闭塞的迹象，如巴氏征阳性、构音障碍和言语困难。在非急症情况下推荐使用 NIHSS 对患者进行评估，因为行此检查既不需要丰富的临床

经验，也不需要较长的检查时间。

通常来说，脑卒中不常常伴有严重的头痛，如果一旦出现此症状则需立即高度怀疑颅内出血的可能。如果在神经功能缺损前后出现颈部疼痛，则需要评估颈动脉或椎动脉是否存在动脉夹层。另外，严重的背部疼痛可能是由主动脉夹层（包括颅内血管壁解离）引起，在这种情况下溶栓治疗是禁忌证。若出现既往未发现的心脏杂音、发热及相关症状及典型的皮肤改变，如裂片状出血、Osler 结节，临床医师应考虑感染性心内膜炎的可能，如果患者接受了抗凝治疗或溶栓治疗则将会增加颅内出血的可能性。最后，在检查脉搏时需要对 4 个肢体均进行检查，因为主动脉夹层时可出现脉搏短促。对溶栓禁忌证相关的病史进行询问非常重要（框 34-1）。

框 34-1　动脉内溶栓治疗的禁忌证

- CT 或 MRI 怀疑或确诊的颅内出血
- 最初的 CT 显示超过 1/3 的脑组织出现坏死
- 颅内出血的病史
- 动静脉瘘形成或大的血栓动脉瘤
- 未控制的高血压（BP > 185/110mmHg）
- 高血糖
- 阿尔茨海默病病史
- 脑卒中发病时间不明确(如患者睡醒时出现症状)
- 脑卒中症状发生时间 > 6h（相对禁忌证）
- 近期的脑卒中（3 个月内）
- 近期的重大手术（4 周内）
- 近期的胃肠道出血（4 周内）
- INR > 1.7
- 血小板减少症（< 100 000/ml）

BP. 血压；CT. 计算机断层扫描；INR. 国际标准化比值；MRI. 磁共振成像

四、影像学检查

对患者立即进行影像学检查，如计算机断层扫描（computed tomography，CT）或磁共振成像（magnetic resonance imaging，MRI）检查的主要原因是为了排除颅内出血及其他和脑卒中具有相似症状的疾病，如占位性病变。

对是否出现脑实质损伤及对损伤的范围进行评估可以指导临床决策——选择静脉治疗抑或动脉血管内治疗。MRI 检查或 CT 灌注成像可对缺血半暗带（有缺血风险但尚存活的脑组织，通过及时的再灌注治疗可以得到挽救）进行识别和量化，并指导下一步治疗方案的选择，尤其对于睡眠中发生的脑卒中和超过溶栓治疗时间窗的患者而言更为重要。图 34-1 为左侧大脑中动脉闭塞引起急性脑卒中的 CT 和 MRI 图像。移动式 CT 检查仪目前已在医院内多个地点（包括介入室内）投入使用。移动卒中单元（mobile stroke unit，MSU）的提出是脑卒中治疗领域中的一项新的革命，因为它使得在脑卒中急症发生的地点就地进行诊断和治疗成为可能。

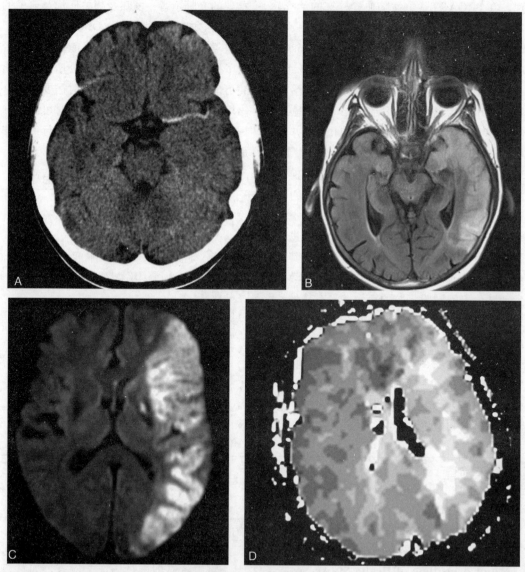

图 34-1　A. 平扫 CT 显示血管内血栓引起的高密度造影剂（MCA）征，对于大脑中动脉闭塞具有特异性。B. MRI 液体衰减反转恢复（FLAIR）序列显示在左侧 MRA 供血区的大面积梗死。血管源性脑水肿引起脑沟消失。C. 磁共振弥散加权成像（DWI）能够在数分钟内识别出脑卒中。大脑中动脉供血区显示的高密度区域为新发的缺血改变（细胞毒性水肿）。D. 灌注加权成像（PWI）在整个左侧大脑中动脉供血区显示为低灌注，和 DWI 上显示的区域相对应，没有不匹配（来源：© I.Q. Grunwald. Reprodnced with permission）

五、必要的实验室检查

一般情况下，需行全血细胞计数、部分凝血活酶时间、凝血酶原时间、血肌酐、电解质及血糖检验。由于检测机构和检测设备存在不同，行上述检查可能会拖延治疗时机。便携式床旁实验室检测系统可以在影像检查室、急诊室或在介入室内对上述指标进行检测，具有实用意义。

六、治疗

对于脑卒中急性期的治疗有以下 3 种主要治疗策略。

1. 静脉溶栓治疗。

2. 血管内溶栓治疗（伴有或不伴有静脉或动脉内溶栓治疗）。

3. 抗凝治疗（伴有或不伴有抗血小板治疗）。

在这些治疗策略中，静脉内溶栓治疗是唯一通过 FDA 批准可用于 3h 治疗窗内的治疗方法。最近治疗时间窗被延长至 4.5h，但是在使用说明中尚未增加此项内容。

（一）溶栓药物

溶栓治疗的机制是酶介导的纤维蛋白裂解反应。溶栓药物是一类蛋白酶，能够将血纤维蛋白溶酶原转化为其活性复合物形式——血纤维蛋白溶酶。血纤维蛋白溶酶能够裂解纤维蛋白和纤维蛋白原。能够溶解纤维蛋白的最佳药物，其作用部位应仅限于与血栓结合的纤维蛋白。因此，溶栓药物发展的主要关注点在于与凝块结合的纤维蛋白的特异性，以及仅在凝块表面激活血纤维蛋白溶酶原的能力。

目前溶栓药物已经历了四代的发展。其中大多数是由急性心肌梗死的治疗经验发展而来。第一代溶栓药物有链激酶和尿激酶，实际上并不具有凝块特异性。尽管链激酶是被首次证明在急性心肌梗死的治疗中具有作用的溶栓药物，但同时其出血风险较高，其中包括颅内出血。与第一代药物相比，第二代溶栓药物（如

rt-PA）的出血风险在急性心肌梗死治疗中显著下降，并且其血管再通率较高。第三代溶栓药物有替奈普酶和瑞替普酶，与第二代药物相比其具有较高的血栓特异性，并且在急性心肌梗死的治疗中与 rt-PA 相比其半衰期较长，利于临床使用。瑞替普酶与 rt-PA 相比不具有额外的临床获益，并且其血管再通率及颅内出血风险与 rt-PA 相当，但其总体出血风险要低于替奈普酶。在脑卒中静脉溶栓治疗当中，大多数的证据中使用了 rt-PA。

（二）急性脑卒中的静脉溶栓治疗

美国神经病与脑卒中研究所（NINDS）在 1995 年发表的临床试验结果是急性脑卒中患者可在症状出现后 3h 内进行溶栓治疗的基石。rt-PA 的剂量为 0.9mg/kg（最大剂量为 90mg），其中 10% 为首剂静脉注射，其余的 90% 需在 1h 以上的时间内滴注完毕。24h 内禁用抗血小板治疗和抗凝治疗。一项纳入了 2 项研究的合并分析（共纳入 626 名患者）证明与安慰剂相比，尽管 rt-PA 治疗组中症状性颅内出血发生的风险显著增高，但是随访 3 个月时 rt-PA 组的神经恢复良好率增加了 30%（rt-PA 组 6.4%，对照组 0.6%）。死亡率方面两组间无显著差异（rt-PA 组 17%，对照组 21%）。7 名患者需要进一步治疗以获得额外良好的神经恢复。

这些里程碑式的研究证明了急性脑卒中治疗当中药物治疗能够带来获益，确立了脑卒中静脉溶栓治疗的地位，并且在 1996 年得到了 FDA 的批准。一项脑卒中研究的荟萃分析 [包括 ATLANTIS、ECASS（欧洲急性卒中协作研究）、NINDS 及 ECASS Ⅲ 期研究] 提示，在发病后 4.5h 仍有治疗获益。ECASS Ⅲ 研究纳入的人群为脑卒中症状出现后 3 ～ 4.5h，研究结果提示在此时间窗进行静脉溶栓治疗是安全有效的。与对照组（45%）相比，实验组中有更多的患者（52%）没有或仅有轻微的功能缺损（改良 Rankin 评分 ≤ 2 分）。两组之间的死亡率无显著差异（治疗组 7.8%，对照组 8.4%），实验组中症状性颅内出血的发生率为 2.4%，而对照组为 0.2%。SITS-MOST（脑卒

中溶栓治疗的安全执行监测研究）研究中纳入了 6483 名在症状出现后 3h 内接受了静脉溶栓治疗的患者，结果证实了既往随机研究的安全性和有效性。

对在 4.5h 治疗时间窗以外的患者进行溶栓治疗其主要担忧在于该类患者颅内出血的发生率较高。为了延长治疗时间窗，理论上能够降低出血风险且有比 rt-PA 更好的纤维蛋白特异性的药物已经在研发当中。遗憾的是目前的结果令人失望。如去氨普酶具有比 rt-PA 更高的纤维蛋白特异性。在缺血性脑卒中症状发生后 3 ～ 9h，使用去氨普酶治疗经平扫 / 增强成像证实有缺血半暗带的患者，遗憾的是与对照组相比，无论是神经系统预后还是死亡率两组之间均无显著差异。

尽管目前对于静脉溶栓治疗的临床获益已无质疑，除了及时的溶栓治疗外，大量的患者（＞ 50%）遗留有严重的功能受损。原因包括以下几点：在大多数情况下频繁的血栓再通不成功——TIMI 血流 3 级；活性氧复合物、酶的激活或高灌注引起的脑实质出血等情况会引起血栓再通后的组织损伤。重要的一点，缺血性脑卒中患者很少（2% ～ 4%）接受静脉溶栓治疗。其主要原因是患者在准备接受溶栓治疗时症状已发生 4.5h 以上，而此时脑出血风险较高。因此目前急需其他更好的治疗方案问世，尤其是能够提高再灌注成功率的治疗方案。另外，需要普及健康教育，提高患者识别脑卒中症状的能力，减少由此造成的治疗时机延误。

七、血管内治疗

（一）动脉造影

在急性脑卒中时，对颅内血管进行快速评估非常重要。股动脉入路是目前为止最常用的血管入路。在进行血管入路操作时需非常小心，因为有些患者可能事先使用过静脉溶栓药物，或者需要动脉内溶栓治疗。微创穿刺系统、荧光或超声辅助的使用可以提高股动脉前壁穿刺

的成功率，然而在大多数情况下并不需要这些辅助方法。在进行介入操作时可选择使用 6F 鞘管，但更多时候使用的是 8F 长鞘管，因为后者可以进行球囊封堵操作，而且对老年患者及长期高血压病史者能提供更好的稳定性和支撑力。

在大多数情况下，进行颅内血管插管前并不需要进行主动脉弓血管造影，但当操作遇到困难或者患者为老年人或有高血压病史的话，以左前斜位 40°（10 ～ 15ml 的对比剂足够用于血管造影）使用 5F 或 6F 猪尾导管可以协助了解主动脉弓的解剖情况，并最大程度便于进行导管操作。最容易进行操作的主动脉弓结构为 I 型主动脉弓，其中主动脉弓的所有分支动脉（头臂干、左颈总动脉、左锁骨下动脉）均起源于主动脉外侧弓的平面。对于 II 型主动脉弓（头臂干开口部位在主动脉外侧弓和内侧弓之间）和 III 型主动脉弓（头臂干开口部位低于主动脉的内侧弓）则较难进行介入操作。在进行主动脉弓造影时，要小心开口和弯曲，以及主动脉弓附近处的血管病变。

主动脉弓血管分支排列（从右至左）的最常见的方式为单独发出的头臂干、左颈总动脉、左锁骨下动脉（约 70%），其次为头臂干和左锁骨下动脉拥有共同的起始段（约 20%），左颈总动脉从头臂干上发出，也称"牛拱型"（约 7%），左侧椎动脉从主动脉弓单独发出（0.5%），右锁骨下动脉从主动脉弓上左锁骨下动脉的远端单独发出，沿食管后向右上肢走行（罕见）。

对于较直的主动脉弓结构，可使用 5F SIMS，H1 或者椎动脉导管进入到所有血管分支中。可以使用放射显影技术来帮助指引导丝和导管的走向。亲水性导丝（0.035in，比如滑导丝线，Terumo）可以进入到目标部位，引导诊断性导管的放置部位。在大脑前循环造影时，诊断导管沿着导丝进入到颈总动脉。通常在 30° 同侧斜位和俯视位进行颈动脉分叉处造影（如果最初造影时颈内动脉远端没有显影的话可选用其他的视角，如尾侧角或者对侧斜位视角）。如果颈内动脉存在显著狭窄，可使

用诊断导管在左颈内动脉左侧进行颅内血管造影。大脑前循环造影时选用侧位和后前斜位（10°～15°）视角。通常注射 2～4ml 造影剂便可显影。大脑静脉和血管的可视化很重要，这需要延长显影时间，显影范围要包含整个颅内血管。

当主动脉弓造影有难度时，可使用 Simmons 或者 Vitek 导管行血管穿刺。将 0.035in 尖端为 J 形的导丝置于胸主动脉升段，然后撤回导丝，导管便在主动脉弓处定位，随着导丝的撤回和旋转，血管穿刺便完成。当导管摆直时，向前递送 0.035in 的亲水性导丝到相应的血管内。

大脑后动脉造影时，导丝可置于腋动脉，诊断导管通过导丝在椎动脉开口附近处进入。首先要排除开口处的狭窄，才能顺利完成椎动脉远端的非选择性造影。否则需要导丝和导管依次进入到椎动脉内，才能完成造影检查。左侧椎动脉较易进入，首先因为它是最容易越过的血管。观察椎动脉的最佳视角是对侧斜位，可以观察到椎动脉从起始处至进入 C_5 或 C_6 的第一个横孔处之间的节段（V_1 段），同侧斜位可以观察到第一个横孔和最后一个横孔之间的节段（V_2 段），以及最后横孔和枕骨大孔之间的节段（V_3 段），侧位和后前位（约 40°）可以观察椎动脉颅内段（V_4 段），以及基底动脉和大脑后动脉。尽管从 CT 造影上有明确的血管闭塞，但了解病变处对侧的血流及前循环、后循环的情况非常重要，因为当有脉络血管穿过 Willis 环时提示患者预后较好。

（二）介入治疗

在大脑前循环（颈内动脉、大脑中或大脑前动脉）进行血栓抽吸术时，通常将球囊引导的导管放置于颈内动脉中（如果颈内动脉存在狭窄的话则放置于颈总动脉远端），这是为了取出血栓时可将血栓吸出。加长的远端入路导管（Neuron，Penumbra Inc.，Alameda，CA，USA；DAC，Concentric Medical，Mountain View，CA，USA；Fargo，Balt，Mountmorency，France）的稳定性更好。对椎基底动脉和大脑

后动脉行介入治疗时，用 0.035in 亲水性导丝将 6F 鞘管放置到椎动脉处。单独行动脉内溶栓治疗时，可用 0.010in 导丝将内腔较宽的微导管递送到血栓远端。有的时候需要通过肱动脉或桡动脉建立血管入路。

在建立血管入路时，需要注意避免开小的分支血管。理想情况下，导丝远端应置于血管管径较大的节段处。目前有多种带有 CE 标志的脑卒中血管内治疗设备，但是只有 3 种获得了 FDA 批准。

有时将导丝穿过病变部位时会引起血栓破裂，TIMI 血流分级得以改善。当溶栓治疗存在禁忌证时，血管内治疗设备在越来越多的情况下便有了用武之地。这些设备可以碎解引起远端堵塞的血栓，如大脑中动脉 M_1 段。所谓的支架取出设备在尚存的两项治疗设备（Penumbra Aspiration System，Penumbra Inc.，Alameda，CA，USA；MERCI retriever，Concentric Medical，De Tweeling，Netherlands）基础上提供了一个新的且具有前景的治疗选择，尤其是最近获得了 FDA 批准的 Solitaire FR（Covidien，Plymouth，MN，USA）支架。

如果所有的上述治疗均不成功的话，则需考虑支架置入手术。

（三）血栓取出术

目前有几个设备可用于血栓取出术。MERCI 血栓取出器（脑缺血中进行机械性血栓取出）是首批血栓取出的设备之一，它具有一个可弯曲的锥形组芯，而且远端为螺旋环状结构。其他组件包括微导管输送系统和一个尖端为球囊的导管。首先将 0.014in 导丝穿过血管闭塞处，然后沿导丝向闭塞部位远端送入微导管，再将导丝更换为 MERCI 导丝。保持 MERCI 导丝的位置，将导管向后拉回，这样可使其螺旋状远端固定在血栓上。然后，将尖端带有球囊的导管沿着 MERCI 导丝递送到闭塞部位的近端，扩张球囊后撤回 MERCI 导丝，再带着负压将血栓拉入到带有球囊尖端的导管中。

两项国际多中心单组研究（MERCI 1，

Multi MERCI）对 MERCI 血栓取出器进行了评估。单独使用此设备的血管再通率为 43%，和动脉 rt-PA 联合治疗时则为 64%。在 Multi MERCI 研究中辅以动脉内溶栓治疗后，使用新一代血栓取出器其血管再通率为 69.5%。36% 的患者其神经系统结局较好（改良 Rankin 评分≤2 分）。90d 死亡率为 34%，设备的主要相关并发症及症状性颅内出血的发生率分别为 6% 和 10%。在这两项研究中，与血管无法达到再通者相比，血管再通成功的患者其神经系统结局较好，证明了血管再通可以改善神经系统结局。

半暗带抽吸系统包括放置于阻塞部位附近的微导管，并连接负压抽吸泵（压力为－700mmHg）。为了防止导管阻塞，轻轻地前后移动其尖端附近带有膨胀设计的导丝（保持导丝的尖端位于闭塞部位的远端），使血栓在导管内破碎。关键的半暗带研究为一项单组的国际化研究，其纳入了 125 名患者。患者在出现大血管阻塞（TIMI 0～1 级）相应症状后 8h 内接受了治疗，82% 的患者血管再通获得了成功，25% 的患者的神经系统结局较好（定

义为 90d 时改良 Rankin 评分≤2d）。在 30d 时，41.6% 的患者的 NIHSS 评分改善＞4 分。颅内出血发生率为 28%，症状性颅内出血发生率为 11%。与设备相关的严重不良事件发生率为 2.4%，然而这些事件并不认为是由设备引起的。图 34-2 展示了使用半暗带抽吸系统对基底动脉急性闭塞进行治疗，达到了成功的血管再通。

Solitaire FR 支架（Covidien, Plymouth, MN, USA）具有 CE 标志，并在近期得到了 FDA 批准。它可以通过加电的方式来释放，但其最初是通过取出支架的方式来移除血栓。一项纳入 20 例患者的单中心研究指出，使用 Solitaire 支架其血管再通率为 90%。90d 的死亡率为 20%，45% 的患者神经系统结局较好（改良 Rankin 评分≤2 分）。Wehrschuetz 等同样报道了类似的结果。对 11 例患者（5 例大脑中动脉闭塞，4 例基底动脉闭塞，2 例颈内动脉闭塞）置入了 Solitaire 支架，并且全部患者在血管再通后成功取出了支架。2012 年美国世界脑卒中大会报道了 SWIFT 研究（使用 Solitaire FR 进行血栓切除）的结果。该研

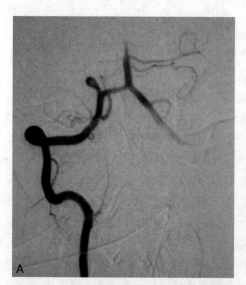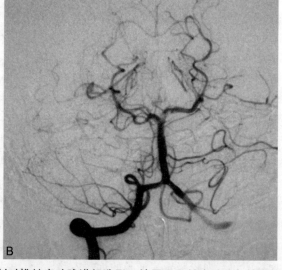

图 34-2　A. 通过右侧椎动脉的导管注射造影剂对椎基底动脉进行造影，结果显示基底动脉急性血栓栓塞；B. 急性基底动脉闭塞，使用 Penumbra Aspiration 系统成功进行血管再通的最终造影图像。注解：在基底动脉的尖端及左侧大脑后动脉处仍然存在部分血栓，但是后循环的充盈良好。一般情况下，这些小的血栓会慢慢地自行溶解。在一些情况下，需要进一步的动脉内溶栓治疗或尝试第二次血管再通（来源：© I.Q. Grunwald. 复制许可）

究过早地被数据安全监管董事会终止。在试验终止时，已有113例急性脑卒中患者被随机分配到Solitaire支架组和MERCI血栓取出组。从症状发生到血栓取出的平均间隔时间为5.1h。有40%的患者在之前的溶栓治疗中没有成功重建血流。与MERCI血栓取出器相比，Solitaire组的症状性颅内出血的发生率较低（2% *vs* 11%），血管再通率和神经系统良好结局（90d时较好的情感和机体功能，58% *vs* 33%）比例较高。Solitaire组的总体死亡率较低（17% *vs* 38%）。

以下公司的设备同样具有CE标志：Codman & Shurtleff Inc.（Raynham, MA, USA）、Phenox（Bochum, Germany）、Acandis（Pforzheim, Germany）、MindFrame（Irvine, CA, USA）、Concentric（Mountain View, CA, USA）、Penumbra（Alameda, CA, USA），其中大多数为支架取出器（图34-3）。除支架设备之外（BONNET），Phenox公司生产了带有聚酰胺微丝的设备，与清管器（pCR）较为相似。这个系统的另一版本中加入了镍钛诺笼（CRC）。Phenox设备首先在45例患者（13例为颈内动脉分叉处远端闭塞，18例为大脑中动脉闭塞，13例为椎基底动脉闭塞，4例为大脑前/后动脉闭塞）中进行了测试，血管再通率达到56%。

（四）颅内动脉支架置入术

急性血管闭塞性疾病中球囊成形术或支架置入术的相关数据非常有限。目前仅有少数

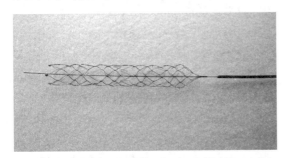

图34-3 Aperio 血栓清除系统（Acandis，Pforzheim，Germany）。Aperio系统为具有CE标志的自行扩张的血栓取出系统（支架取出）。在美国没有批准使用（来源：©I.Q. Grunwald. 复制许可）

球囊扩张支架或自膨式支架系统可用于颅内，在急性缺血性脑卒中当中只有Solitaire FR具有CE认证，并且通过了FDA认证。

目前尚无随机临床试验对比了颅内支架和静脉溶栓或动脉内溶栓，或机械性血栓取出术之间的区别。一些小型的研究报道了颅内支架置入术的结果，但其主要是在溶栓失败的情况下进行的。一项回顾性多中心研究纳入了20例传统治疗方法失败的患者，该研究评估了Enterprise支架（Codman Neurovascular, Raynham, MA, USA）在急性缺血性脑卒中的治疗作用。10例患者在接受静脉rt-PA治疗后无显著改善。剩余的患者行Enterprise支架置入术，其中有12例为接受MERCI取栓器治疗失败的患者，7例为接受血管成形术失败的患者，12例为使用GP Ⅱb/Ⅲa拮抗药效果不佳的患者，1例为动脉内使用硝酸甘油效果不佳的患者，3例为Wingspan支架置入术失败的患者，1例为Xpert支架置入失败的患者。所有患者接受Enterprise支架治疗后均达到了血供重建（TIMI 2级或3级）的标准。75%的患者情况得到改善（NIHSS评分≥4分）。

一项前瞻性非随机化单中心研究纳入了20例急性脑卒中患者（16例病变部位为大脑中动脉，3例为基底动脉），所有患者均有溶栓禁忌证或经溶栓治疗失败，然后接受了Wingspan系统支架置入术（Stryker, Raynham, MA, USA）治疗。基线的NIHSS评分平均为14分，85%的患者TIMI血流为0级，15%的患者为1级。经过支架置入术治疗后，60%的患者TIMI血流为3级，剩余患者血流为2级，在1个月后的随访时60%的患者改良Rankin评分≤3分，45%的患者≤1分，5%的患者出现了症状性颅内出血。值得注意的是，在进行手术前使用了阿司匹林（600～650mg）和氯吡格雷（600mg），在手术过程中使用了肝素来使ACT维持在250～300s。在支架置入术后，大多数患者接受了药物辅助治疗（12例为依替巴肽，2例为瑞替普酶）。在第6个月的随访时，13例患者

中有 11 例进行了血管造影术，支架内再狭窄率为 24%（3% ~ 47%）。

颅内支架置入术具有挑战性，尤其是可能发生支架内再狭窄。发生支架内再狭窄也是支架置入术的主要并发症之一，而且对支架内再狭窄的治疗难度要远大于针对原始病的治疗。在行急诊颅内支架置入术时，需要积极的使用双联抗血小板治疗，但这会增加颅内出血的发生率。因此，应尽量避免在颅内血管系统放置外来物体。这也促进了支架取出器的发展（支架置入的主要目的是捕获形成血栓或栓子的物质，并和支架一起取出）。

（五）动脉内溶栓治疗

动脉内溶栓治疗和肝素或静脉溶栓的随机对照试验目前仅有 3 项：PROACT Ⅰ，PROACT Ⅱ和 MELT。这 3 项研究均纳入了大脑中动脉闭塞的患者。

在 PROACT 研究中，在病变侧进行了颅内动脉造影，并在血栓部位或其远端注射溶栓药物。在 1h 后对血管再通进行评估，其中不允许机械操作引起凝块破裂。PROACT Ⅰ的研究是一项安全的临床试验，发表于 1998 年。26 例患者被随机分配为两组，其中一组为在静脉使用肝素的基础上再接受动脉内重组尿激酶原（症状发生到灌注的中位时间为 5.5h），另外有 14 例患者仅接受肝素治疗。疗效方面的主要终点事件、血管再通率（定义为 TIMI 血流 2 ~ 3 级）在溶栓治疗组中显著增高（58% vs 14%，P=0.017）；安全方面的主要终点事件，症状性颅内出血（在 24h 时）在溶栓治疗组中为 15%，对照组中为 7%。最初入组的 16 例患者接受了高剂量的静脉内肝素治疗（100U/kg 负荷剂量，随后以 1000U/h 维持），在这组患者中出血性转归的发生率较高（溶栓治疗组中为 70%，对照组为 20%），有鉴于此，在其余患者中降低了肝素的使用强度（2000U 负荷，随后以 500U/h 维持），出血性转归的发生率也随之降低（溶栓治疗组中为 20%，对照组为 0）。

上述结果促进了 PROACT Ⅱ 的研究开展。PROACT Ⅱ 研究是一项临床Ⅲ期疗效研究，研究按照 2：1 的比例对在低剂量肝素静脉维持 4h 的基础上加用重组尿激酶原 9mg 动脉维持 2h 以上，与静脉内单独使用肝素进行了对比。共 180 名患者纳入了本项研究（基线 NIHSS 评分为 17 分，从症状开始到接受溶栓治疗的平均时间间隔为 5.3h）。主要终点事件为伴有或不伴有轻微的功能缺损的神经系统结局（改良 Rankin 评分 ≤ 1 分）。次要终点事件包括 NIHSS 评分 < 1 分患者的百分比，NIHSS 评分至少下降 50% 及 Barthel 指数 ≥ 90。接受溶栓治疗患者的血管再通率（TIMI 1 ~ 3 级）显著增高（66% vs 18%，在溶栓治疗后）。虽然在溶栓治疗组中 TIMI 血流 3 级的患者仅占 18%（vs 2%），但是该类患者中具有改良 Rankin 评分 ≤ 1 分的神经学结局改善的百分比显著提高（40% vs 25%，P=0.043）。为了获得一项额外的神经学良好结局而需要治疗的患者有 7 名。次要终点事件及死亡率方面（25% vs 27%）在两组之间无显著差异。基线时较严重的神经系统缺损和随后的症状性颅内出血有关（NIHSS 评分 < 11：0%，NIHSS 评分 11 ~ 20：11%，NIHSS 评分 > 20：13%）。

MELT 研究与 PROACT 试验较为相似，其纳入的患者其大脑中动脉 M1/M2 段发生急性梗死。将所有患者随机分配到两组，一组为在评估动脉前（预期在症状发生后 6h 内进行溶栓治疗）立即予以 5000U 肝素静脉使用，再予以 600 000U 尿激酶进行动脉内溶栓治疗，另一组为静脉单独使用 5000U 肝素组。该研究于 2002 年在日本开始，并在独立监督小组纳入了 114 名患者后，于 2005 年提前结束试验，原因是在此期间静脉溶栓获得了批准。在 90d 时主要终点事件（改良 Rankin 评分 ≤ 2 分）在两组之间无显著差异（溶栓治疗组为 49%，对照组为 39%）。然而在 90d 时的次要终点事件方面（定义为改良 Rankin 评分和 NIHSS 评分为 0 ~ 1）在两组间具有显著差异（分别为 42% vs 23%，35% vs 14%），治疗组当中 Barthel 指数 ≥ 90% 的患者比例较高 (49% *vs* 33%)。死亡率方面两组之间没有差异 (溶栓治疗组为 5.3%，对照组为 3.5%)。与 PROACT Ⅰ 和 PROACT Ⅱ 试验相比，MELT 研究允许使用导丝对血栓进行机械性处理。将单洞微量注射导管的远端放置于血栓的远端，如果不能穿过血栓则将导管远端置于血栓的近端，或放置于血栓近端的大脑中动脉 M₁ 段。在 MELT 研究中，首先在大于 5min 的时间内给予 120 000U 的尿激酶，并可定期再次给药直到血管再通，或初始予以首剂尿激酶 600 000U，在首次给药 2h 以后依据情况决定是否再次给药 (在实验组中，56 例患者中有 44 例接受了首剂 600 000U 的尿激酶治疗)。MELT 研究的干预治疗较 PROACT 研究要早，但基线的神经系统缺损没有 PROACT 研究的明显。

将静脉溶栓和动脉溶栓两者进行比较的研究较少。Mattle 等的一项非随机化研究中，在 112 例有高密度造影剂征和大脑中动脉闭塞的脑卒中患者中对动脉内使用尿激酶原和静脉内使用 rt-PA 进行了比较。静脉溶栓控制在症状发作后 3h 内，而动脉溶栓控制在 6h 内。除了静脉治疗组从症状发作到治疗结束之间的平均时间间隔较长外 (静脉组 244min *vs* 动脉组 156min)，与静脉治疗相比，接受动脉溶栓治疗的患者更倾向于有较好的神经系统结局 (改良 Rankin 评分 ≤ 2 分，53% *vs* 23%，$P < 0.001$)，并且动脉治疗组的死亡率较低 (5% *vs* 23%)。

在 IMSI (脑卒中的介入管理试验) 研究中，80 例脑卒中患者在症状发生 3h 内接受了静脉 rt-PA 治疗。该研究中的 rt-PA 剂量要低于 NINDS 研究 (0.6mg/kg，最大剂量 60mg，15% 采用静脉注射，其余 85% 在 30min 内滴完)。如果在患者中发现了残余血栓，那么随后给予颅内血管造影和动脉内溶栓治疗 (2h 以上，rt-PA 累计量 22mg)。大多数的闭塞血管位于颈内动脉或大脑中动脉的终末节段。62 例患者接受了动脉内溶栓治疗，56% 的患者在治疗结束时达到了 TIMI 2 或 3 级血流，TIMI 3 级的患者占 11%。将所有 80 例患者纳入分析时 (包括单独使用静脉溶栓达到血管再通者及需要额外动脉内溶栓治疗方达到血管再通者)，43% 的患者在 90d 随访时其改良 Rankin 评分 < 3 分，而在 NINDS 研究的对照组为 28%，rt-PA 组为 39%。而症状性颅内出血的发生率在两项研究间无显著差异 (NINDS 研究中 rt-PA 组为 6%，IMS 研究中为 7%)。

IMS Ⅱ 试验的研究设计与 IMS Ⅰ 试验相近，不同点在于前者对于静脉溶栓治疗后存在残余血栓的患者，允许其在接受动脉溶栓治疗的基础上再在血栓部位使用低能量超声治疗以增强血栓部位溶栓的效果。该研究纳入了 81 例患者，其中 27 例患者接受了单独的 rt-PA 治疗，55 例患者接受了动静脉联合干预治疗。在这 55 例患者当中，19 例患者接受了标准的微导管治疗，36 例患者接受了动脉内溶栓和 EKOS (EKOS 公司，Bothell，WA，USA) 微量注射导管的联合治疗。血管再通率 (定义为 TIMI 血流 2、3 级) 为 60%。在 90d 时，46% 的患者的神经系统结局较好 (改良 Rankin 评分 < 3 分)。与 NINDS 研究中接受静脉溶栓治疗的人群相比，两者之间的症状性颅内出血发生率无显著差异 (NINDS 为 7%，IMS Ⅱ 为 10%)。从 IMS Ⅰ 和 IMS Ⅱ 两项研究总体来看，成功的血管再通与较好的神经系统结局显著相关。

八、辅助治疗

降低体温治疗在心搏骤停幸存者的研究中获得了大量的成功，证据表明和对照组相比降低体温组可改善预后。该方法由此也写入到目前的心搏骤停幸存者的指南中。尽管这种方法对于脑卒中患者在理论上具有价值，而且一些轻度降低体温的小型研究也证实了治疗性降低体温的可行性和安全性，然而由于全身体温降低带来的相关不良反应 (如感染，心律失常，血流动力学不稳定，代谢和电解质紊乱及凝血障碍) 使得该方法具有一些潜在的局限性，并且对脑卒中患者来说还具有其他特点。如和心搏骤停的幸存者相比,我们要意识到大多数的脑卒中患者对寒战的耐受性较差,并且这种情况较易发生。另外,为了得到获益,降温可能需要维持一段较长的时间(>48h),而在随后的体温复升阶段患者的颅内压会显著升高。最重要一点是目前尚未有大型随机试验对低体温治疗的获益进行评估,还需要以后的研究来填补这项空白。

目前通过经颅多普勒来易化血凝块破裂的方法引起了人们的注意。早期经验显示不论是否予以了溶栓治疗,在血管闭塞处使用高频信号(如在经颅多普勒检查时的信号,如2MHz)能提高再灌注率。这些研究结果促进了 CLOTBUST(在缺血性脑卒中患者中使用经颅多普勒和全身 rt-PA 联合溶栓)研究的开展。126 例大脑中动脉闭塞的患者进入了该研究,并在症状发生 3h 内给予 rt-PA 静脉溶栓治疗。随后患者被随机分为两组,其中一组接受连续的 2MHz 的经颅多普勒治疗,另一组为对照组。结果显示在症状性颅内出血方面两组之间无显著差异。在神经系统临床恢复(定义为在接受 rt-PA 静脉注射后 2h 内患者的 NIHSS 评分≤3 分)和血管再通的复合终点方面,治疗组为 49%,对照组为 30%(P=0.03)。在 90d 时,在治疗组中神经预后较好(改良 Rankin 评分<2 分)的情况更为常见(42% vs 29%)。

上述结果使人们对在缺血性脑卒中治疗中使用低频信号(20kHz 至 1MHz)产生了兴趣。在动物模型中,当与溶栓治疗联用时可提高血管再通成功率。然而,一项人体研究警示我们,当低频超声和静脉 rt-PA 同时使用时症状性颅内出血的比例会增加(36%)。

超声显影微球体和超声进行联合应用可通过机械性碎裂血栓及微球体在栓塞部位释放溶栓药物来达到促进血栓溶解的作用。一些研究结果提示此方法可能带来获益,而其他一些研究指出该方法颅内出血的风险较高。

九、并发症

急性缺血性脑卒中较为严重的并发症是颅内出血(图 34-4),其危险因素包括大面积的脑实质损伤、年龄、再灌注延迟、在溶栓治疗的基础上进行抗凝治疗或抗血小板治疗、溶栓药物的剂量、高血糖及灌注缺损的面积。脑卒中的血管内治疗其颅内出血的发生率往往被高估,因为曲解了介入时造影剂的使用。在使用动脉内溶栓或血栓取出设备(不论是否合并使用了动脉内溶栓治疗)的大多数临床试验中,症状性颅内出血的发生率约为 10%。如果发生了颅内出血,我们需要知道大多数溶栓药物都是短效的。如果使用了肝素,那么推荐使用鱼精蛋白进行拮抗(1mg/100U 肝素,最大剂量为 50mg)。如果使用了 GP Ⅱ b/ Ⅲ a 拮抗药,则需考虑输注血小板。在进行导管操作时需小心谨慎,尽量避免小的穿孔,并密切关注再灌注后的血压管理,这样可减少出血并发症。然而,出血转归可发生于没有进行任何血管内治疗、溶栓治疗或抗凝治疗的情况下,这与脑实质坏死引起的血-脑屏障被解除有关。因此,我们需要了解颅内出血并不一定是手术技术或患者管理上的问题。

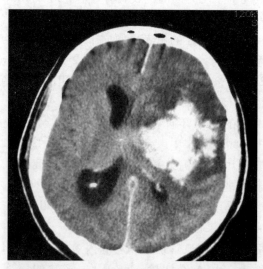

图 34-4　静脉溶栓治疗大脑中动脉闭塞后的颅内出血。出血引起中线向右移位超过 1cm,同时引起脑水肿(来源:© I.Q. Grunwald. 复制许可)

十、结论

在最近 5 年内，对急性脑卒中的治疗取得了巨大的进步。在症状发生 3h 内进行静脉溶栓治疗，其获益人们已达成共识。然而在大血管栓塞的情况下，静脉溶栓的再通率仍不容乐观，只有一少部分患者的神经系统预后较好。在绝大多数患者中，治疗时间的延迟和（或）禁忌证限制了静脉内溶栓治疗的应用。

血管再通和更好的临床预后密切相关，与单独进行静脉内溶栓治疗相比，血管内溶栓治疗的血管再通率更高。另外，机械性的血管再通由于避免使用溶栓药物，降低了颅内出血的风险。因此，对于溶栓治疗存在禁忌证，或在接受溶栓治疗时血管闭塞仍持续存在的情况下，脑卒中的血管内治疗具有独特的价值。

最近不断出现一些具有发展前景的血管内技术。然而，在这方面目前缺乏随机对照试验的数据支持。此外，具有丰富急性脑卒中管理经验，尤其是血管内治疗经验的医疗专家数量太少，在很多情况下限制了及时的、最优化的脑卒中治疗方案的实施。因此，我们应继续期待并不断发展更安全、更有效的治疗工具，来帮助患者达到及时的血管再通。对于脑卒中的最优化治疗至关重要的是：对脑卒中服务进行管理、选择合适的患者及对治疗和护理路径管理进行培训。

张成龙 译
余再新 井 然 潘 玮 校

第35章 治疗脑动脉瘤的新型技术

Gyula Gál

University Hospital Odense，Odense，Denmark

一、引言

在介入心脏病学专家广泛使用支架的推动下，从20世纪90年代开始进行动物实验研究脑血管内置入支架的可行性和安全性。支架最初设计的目的是改进弹簧圈治疗血管疾病的效果，在脑动脉瘤的治疗中起支撑作用。支架置入后使动脉瘤内血流减少，从而达到封堵闭塞动脉瘤的目的。实验研究已经证实，支架的孔隙度和孔密度（pore density，PD）是决定血流速度降低的关键因素。

随着颅内支架置入术治疗脑动脉瘤的流行，报道称最初使用的支架是扩张冠状动脉的球囊支架，冠状动脉球囊支架主要用于治疗冠状动脉的狭窄病变，这种支架具有较高的孔隙度，使其比一般的设备能更好地降低颅内动脉瘤的血流速度。Benndorf等首次报道在没有联合应用弹簧圈的情况下用两个冠状动脉支架重叠置入成功治疗椎动脉（vertebral artery，VA）动脉瘤。通过分流颅内动脉瘤的血流使其闭塞，这种技术已经成为临床上一种新的治疗动脉瘤方法。

2002年发明的第一个自膨式支架Leo（Balt，Montmorency，France），这种支架的金属表面覆盖（metal surface coverage，MSC）为11%，PD接近$1/mm^2$，比其他的支架的MSC及PD大。2003年Casasco和Venturi完成人类历史上第一次用3个Leo支架在部分相互重叠的情况下治疗一个梭形基底动脉（basilar artery，BA）动脉瘤的患者，2个月后造影显示BA达到解剖重塑。

二、新设备

基于上述的实验研究和较好临床实践效果，新型设备的目标是分流动脉瘤的血流。这样使动脉瘤与体循环隔绝，降低动脉瘤内血流的流速，在不使用内切囊状线圈的情况下达到封堵闭塞动脉瘤的目的。使用分流装置与传统的治疗血管内脑动脉瘤方法是完全不同的。

分流器（FD）分为以下2种类型。

1. 管腔内分流器 作用部位是载瘤血管。

2. 内囊腔分流器 作用部位是血管瘤。

第一种分流器是由不同类型类似支架的紧密编织网构成。21世纪初应用到临床实践中，在治疗大型、巨型和宽颈的动脉瘤中获得良好的解剖重塑和临床效果。因此，对于此种类型分流器的使用已经有相当丰富的经验。

第二种分流器是放在动脉瘤处的球形装置，由双层密织网状镍钛组成，在动脉瘤的颈部分流血流，使动脉瘤封堵闭塞。2011年第1例应用此类型分流器的病例被报道，因此应用该设备的临床经验非常有限。

三、管腔内分流器

目前能应用的分流器包括4种已经上市的和1种正在临床试验阶段的分流器。4种已经上市的分流器分别为① SILK，Balt，France；② 密网型裸支架（PED），Covidien公司，USA；③ X*Calibur AOD，Merlin MD，Singapore； ④ Surpass，Surpass Medical Ltd，Israel。SILK和密网型裸支架（PED）已被广

泛使用数年。Surpass 和 X*Calibur 仅用于一些临床试验。临床试验性质的管腔内分流器，Cardiatis 颅内多层系统（CIMS，Cardiatis，布鲁塞尔，比利时）目前仍处于研究阶段。

由于分流器紧贴血管壁容易导致血栓形成，因此所有患者术前应用血小板聚集抑制药予以预处理防止支架内血栓形成。目前多采用氯吡格雷（75mg）和阿司匹林（150mg）在置入前 5d 开始联合使用，紧急情况时可在置入的前一天使用负荷剂量（450～600mg 氯吡格雷和 300mg 的阿司匹林）来替代，或者静脉使用适当剂量的 Ⅱ b / Ⅲ a 受体拮抗药（阿昔单抗）。由于部分患者（高达 25%）对氯吡格雷耐药，因此术前检查的血小板的抑制程度对避免或减少血栓栓塞并发症等潜在的严重临床后果是极其重要的。VerifyNow（Accumetrics 公司，圣地亚哥，CA，USA），建议使用等剂量普拉格雷替代氯吡格雷。

（一）适应证

笔者认为，以下患者适合用分流器治疗。

1. 大型和巨型动脉瘤。

2. 梭形动脉瘤。

3. 宽颈动脉瘤，包括小颈动脉瘤很难通过血管内介入或外科手术夹闭。

（二）围术期及术后注意事项

手术是在全身麻醉和充分肝素化的情况下进行的，因为术后没有使用肝素的必要体内的肝素量逐渐减少。笔者根据经验认为患者术后应双联抗血小板治疗 3 个月后再额外用阿司匹林 3 个月。如果手术后发生血栓栓塞事件，抗血小板治疗方案需进行相应的调整。

笔者认为，术后除非发生临床不良事件，1 年内没有必要复查血管造影。一般停用抗血小板治疗数月后动脉瘤才会封堵闭塞。

大动脉瘤或巨大动脉瘤的患者手术后的最初几周或几个月可能会出现一些恶化的症状，如头痛、脑神经损伤。血栓形成可能引起血管短暂的肿胀或病情进一步的恶化，患者手术前应被告知这些可能的风险。如果有需要，可以使用几周皮质类固醇和镇痛药来治疗头痛。还应告知脑神经损伤的患者因病情恶化可能需要更长的时间症状才能缓解（达到 12 个月）。

（三）SILK

SILK 是第一个在市场上出售的分流器。第 1 例接受 SILK 治疗的患者是劳威尔，2007 年在荷兰莱顿实施的手术，自那之后世界各地约有 5000 个分流器陆续被置入。

SILK 由 48 种镍钛合金编织组成，和铂微丝组成的四面辐射张力使图像成像效果更好，是 LEO 的更新产品。MSC 为 32%，PD 为 23/mm^2。于动脉瘤的颈部置入最佳尺寸的分流器，其 MSC 能达到 55%，且孔密度为 53/mm^2，正因为如此，治疗能否成功很大程度上取决分流器尺寸大小。根据早期经验，制造商规定对于需要置入分流器的患者应由有经验的医师实施手术。EV3/Covidien 公司也通过这样的决策来销售 PED。

目前可用设备的直径在 2～5.5mm（以 0.5mm 为增量），长度为 10～40mm。SILK 有特殊的编织输送导管 Vasco，有 0.021in 和 0.025in 内径（inner diameter，ID）这 2 种尺寸。Vasco 在 0.014in 导管的介导下置放于动脉瘤处，然后将导管撤回，使含有支架输送系统的塑料管接到右止血阀（right hemostatic valve，RHV）上，以便用含有 5000U 的肝素（U/L）的生理盐水冲洗。当塑料管的近端出现盐水时，将会通过输送 SILK 的导管进入微导管（microcatheter，MC）内。为了避免血液进入微导管内，适时冲洗微导管非常重要，因为血液进入后会导致接合处血栓形成，使支架出现故障或打不开。远端部的输送导丝是一种规格为 15mm 的柔软铂线圈，具有良好的可视性。当输送导丝的远端部被轻轻释放于微导管的前端时，SILK 的末端正好落在微导管的前端（图 35-1）。

分流器置入的过程应在最高频率的透视下进行，最好分流器本身自带透视功能。当导管从微导丝中轻轻地退出时，SILK 的两端向外展开接触血管壁然后使其固定。也就是说，

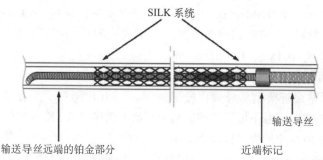

SILK 系统

输送导丝远端的铂金部分　　　近端标记　　输送导丝

图 35-1　SILK 设备

当分流器轻轻向前推时随着支架的打开微导丝将会向后退出。由于 SILK 可膨胀达 0.5mm 超出其标准直径，这会导致透视性降低约 50%。最佳的手术实施过程是由一个能稍微扩张支架来实现的，因此分流器的尺寸非常的重要。为了便于最佳定位，该装置一直稳定在血管内直至其 90% 的长度位于微导丝以外时，这样使其性能优化及更加安全。

SILK 位于微导丝以外时仍能依附在导管上，然后轻轻推或拉导管会使其从微导丝上脱离。推微导丝穿过导管的过程，通过设定 SILK 的位置，以最佳的状态贴于血管壁上。如果分流器放在恰当的位置，术后立即血管造影显示动脉瘤血流显著减慢（图 35-2）。

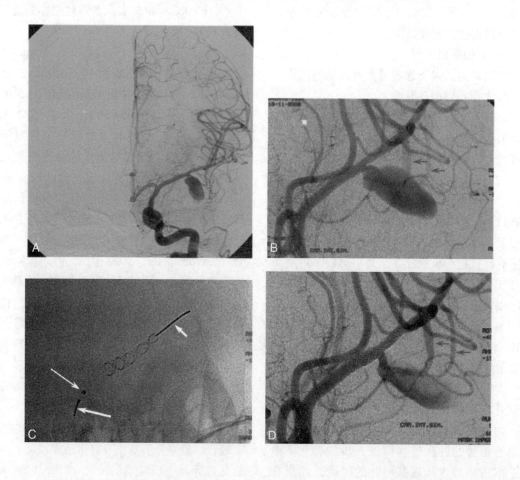

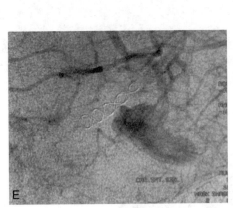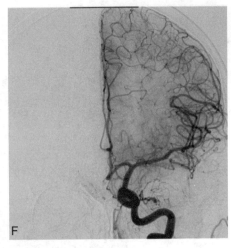

图 35-2　1 例用 SILK 治疗的病例

A. 左颈内动脉（ICA）血管造影前后的对比，显示大脑中动脉（MCA）动脉瘤形成致血栓形成取代 M1 颅段血管；B. 显示相同的放大视图，显示两支短分支血管来自同一个囊（短箭头）；C. 相同的投影，显示相同的部位，显示 SILK 设备应用于 M1 段，覆盖了动脉瘤颈，不透射线的远端段（短箭头），标记在微导管（细箭头）和近端标记推杆线（箭头），放置 SILK 后的投缩减影类似微导管的长度，与远段标记的推杆式线和近段远端之间的距离相似；D. 相同血管造影图像，中动脉阶段，显示经过 SILK 设备后动脉瘤的血流显著减少，但其两分支充盈良好（短箭头）；E. 相同血管造影图像，显示静脉血流停滞在囊内；F. 左颈内动脉血管造影，中动脉段 3 年后复查的图像，显示动脉瘤完全闭塞，但其发出两分支的囊充盈良好

（四）密网型裸支架

2006 年 Lylyk 和 Nelson 最早应用密网型裸支架（PED）来治疗患者，该设备仍处于研究性阶段，欧洲和美国分别在 2009 年和 2011 年才开始应用。到现在为止，约 4500 例患者接受了 PED 治疗，其中约 1000 例在美国。

与 SILK 相似，PED 也是编织网设备，由 48 根金属丝编织组成，含 75% 的钴铬和 25% 铂钨。其 MSC 介于 30%～35%，PD 为 20～50/mm^2，支架直径为 2.5～5mm，以 0.25mm 递增，长度为 10～35mm。PED 通过 0.027MC 介导，和 SILK 一样具有传递系统，所不同的是该装置的远端有一个小的固定的保护线圈以减少摩擦。传递 PED 的导管也有 15mm 的铂金软尖（图 35-3）。

输送导管与 Vasco 类似，首先退出微导丝

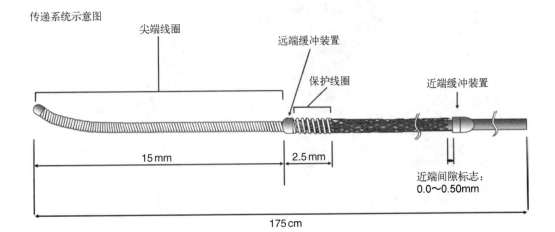

传递系统示意图

尖端线圈

远端缓冲装置

保护线圈

近端缓冲装置

15mm

2.5mm

近端间隙标志：
0.0～0.50mm

175cm

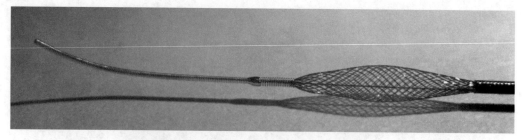

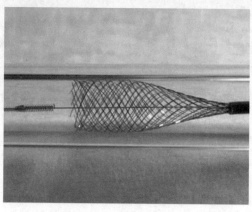

图 35-3　PED 传输系统

然后缓慢推导管直至捕获线圈在装置的远端释放。如果这个过程不是自动的，应顺时针方向旋转导管直到支架从捕获线圈上脱离。接下来，支架的展开完全依赖导管的推进。因为捕获线圈是开放的，在推送支架的过程中可能被夹在远端，尤其是在弯曲血管段。这可能会导致装置近端出现故障，使动脉瘤颈部不能完全被覆盖。为了避免这个潜在的技术故障，建议微

导管前进的过程在设备的监测下进行，在退出导管前在微导丝的腔内捕获线圈。与 SILK 相比 PED 的膨胀性和透视性均较差。为了达到最佳分流效应，支架的大小合适同等重要，和 SILK 不同的是 PED 不是固定的在完全展开后仍可从血管中取出来。支架的大小合适及 PED 放在恰当的位置，可使血管造影显示血流显著停滞，与 SILK 相似（图 35-4）。

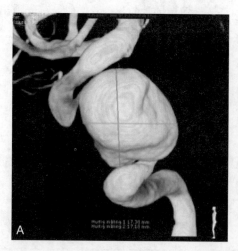

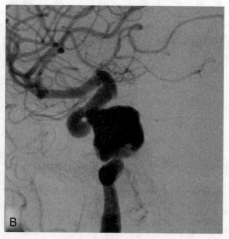

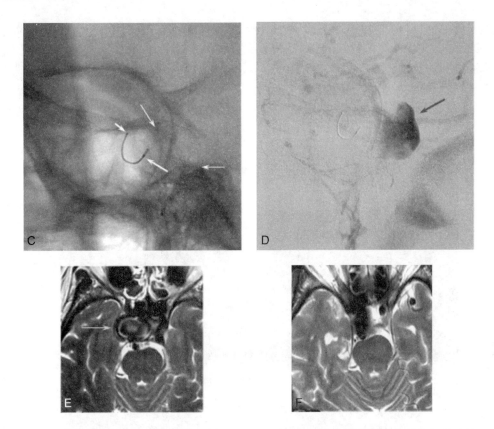

图 35-4　A. 三维重建图像，大型侧面图，部分梭形动脉瘤在 ICA 右边的海绵状部位，造成第Ⅵ对脑神经麻痹。B. 右侧 ICA 血管造影，略斜视图。注意：没有重建图像很难理解其解剖位置。C. 本机 PED 的图像，放置在整个动脉瘤的颈部，相同的投影。注意铂金的末端标记递送导丝（短箭头），保护的弹簧圈（长箭头），展开后设备的近端和远端（细箭头）。D. 正确 ICA 血管造影 PED 的位置后，静脉相晚期，显示血液停滞和造影染色混合，显示设备好的分流效果。E. T_2 加权轴向 MRI 海绵窦。注意：右边 ICA 的大动脉瘤（箭头），膨胀入海绵窦并取代的颞叶内侧方。F. T_2 加权轴向 MRI 图像 1 年随访，在同一水平位置虽然角度测量稍微有不同（E）。大动脉瘤消失，由于治疗后萎缩，证明动脉永久性闭塞，第Ⅵ对脑神经麻痹已经恢复

根据对描述使用 PED 经验已发表的论文，同时使用几个支架的情况并不少见。然而同时使用几个 SILK 的情况是很罕见的。其中的一个原因可能是，直到 2011 年，PED 的长度都限制在 20mm 以内，使得必须放置 2 个或 3 个 PDF 来覆盖较长的血管病变。另一个可能的原因是，对于 PED 的研究已经有很长一段时间，经验丰富的医师知道在特定的情况下选用多个 PDF 来积极地治疗以达到预期效果。

（五）X*Calibur AOD

X* Calibur 是指在不锈钢的球囊支架上覆盖一类聚合物微孔膜，对其进行研究有 5 年了。市场上已有出售，2011 年通过 CE 认证，然而

不幸的是，目前只能获得极少的关于使用该设备的患者信息。在国际会议上，研究人员报道称该设备有良好的血管造影和临床结果。

（六）Surpass

Surpass 是由钴铬合金管网编织成的一种自膨式设备，是由一个已公布几个基础试验和动物分流实验的团队发明的。最近获得了 CE 认证。一项多中心对 20 例患者进行研究得到的数据显示，该设备有良好的血管造影和临床结果。

（七）CIMS

该装置是一种由两个相互连接的编织镍钛合金组成的新一代自膨式多层流分流器，在外周血管取得了良好血管造影和临床效果，已

经获得了 CE 认证。然而 FDA 选择 CIMS 作为一种创新装置用于胸腹区域的试验性研究，在脑循环的领域仍处于研究阶段，目前约有 70 例患者在指定的神经血管中心接受 CIMS 治疗，根据笔者使用 > 25 例患者的报道，初步治疗脑动脉瘤在解剖学上的效果是良好的（图 35-5）。

（八）并发症

用分流器治疗脑血管疾病后已报道的最严重的并发症是早期发生动脉瘤蛛网膜下腔

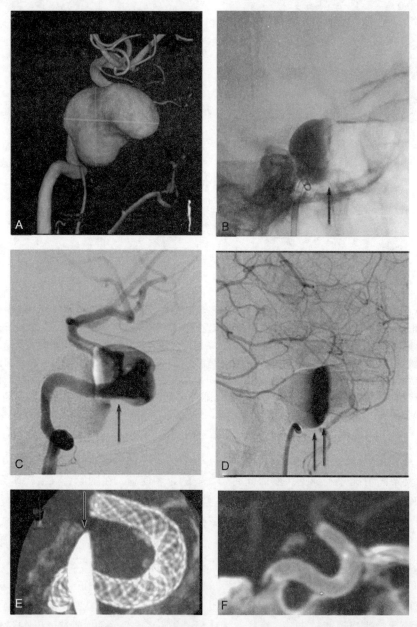

图 35-5　A. 三维重建图像，巨大的海绵状动脉瘤 ICA，导致第Ⅵ对脑神经麻痹。B. 未删减的本地图像，随着 CIMS 的定位。注意停滞的血液与之前的血管造影对比（箭头），显示 FD 良好的效果。C. 血管造影图像，显示显著降低流入动脉瘤（箭头），这也表明 CIMS 设备的 FD 效果好。D. 血管造影图像，投影和 B 相同，显示双层的血液混合对比，表明由于分流器而动脉瘤缺乏涡流。E. Vaso CT CIMS 的图像，是在治疗完成后 15min 获取的。注意由于分流器的存在血液停滞在动脉瘤的底部（箭头）。F. 治疗后 2 个月随访计算机层析成像血管造影图，是头痛的原因所在。可见动脉瘤缺血，提示血栓形成

出血（subarachnoid hemorrhage，SAH），发病原因尚不完全清楚。 其他动脉瘤也可以导致SAH，可能是抗血小板药物的影响。也有报道小分支动脉闭塞导致严重的临床后果。此外，即时和晚期支架内血栓形成也有报道，后者导致致命的后果。为了更好地理解该病，对病理生理机制更深入研究是有必要的。

四、内囊腔分流器

目前只有美国有两个特定的中心有内囊腔分流器装置：露娜（Nfocus 医疗，帕洛阿尔托，CA，USA）和 WEB Ⅱ（Sequent 医疗，亚里索维耶荷，CA，USA）。2 种装置都是通过 0.027in 微导管介入，然后在脑动脉瘤处展开，选择适当大小的内囊腔分流器使其贴壁良好，然后通过造影来选择最佳位置。两者都有铂金标记，可视性更好以便于选择最佳位置。内囊腔分流器不影响载瘤动脉的血流，因此没有必要应用抗血小板聚集的药物。由于双层分流时分流效果非常明显，尽管充分肝素化后患者在最初的 10～15min 仍可能出现囊内血栓形成。又因该设备能使血流显著减少，因此可用于急性动脉瘤破裂的治疗。然而设备取出时可能会形成快速血栓，因此设备取出前要行造影评估动脉瘤囊内是否有血栓形成。

笔者认为，在这个阶段，还有以下两个附加系统需要进一步完善。

1. MC 的大小，远远大于用于递送的弹簧圈的设备（0.010in）。

2. 设备本身允许治疗动脉瘤的尺寸范围是 4～10mm，使该设备仅适用于动脉瘤患者。

（一）LUNA

第一次将 LUNA 应用于人类的是本文作者，且 2010 年参加了第 2 例患者的手术过程。对这 2 例患者在术后的第 3、第 6 和第 16 个月进行随访，显示动脉瘤的情况非常稳定且无晚期并发症发生。此外有 20 多名患者参加一个已上市的临床随访研究，初步随访结果令人满意（图 35-6）。

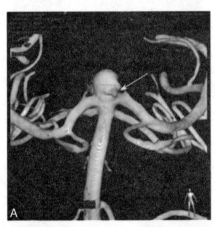
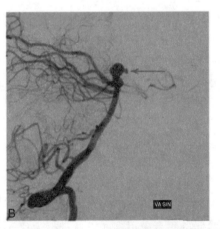
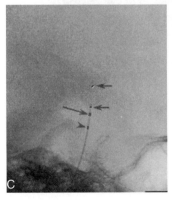
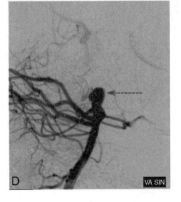
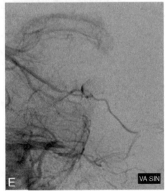

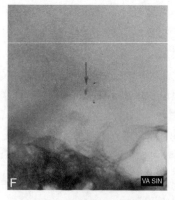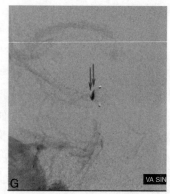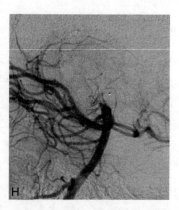

图 35-6　A. 宽口的三维重建图像，未破裂的基底动脉顶端动脉瘤，注意小水泡（箭头）腹侧方面的动脉瘤。B. 血管造影图像，横向投影。注意相同的水泡，相仿的一个破裂的位置（箭头），虽然患者没有出血史。C. 未删减的图像与 B 一样的投影"月神"设备部署在动脉瘤。注意递送导丝上的铂标记线（箭头）。D. 血管造影图像与 B 投影一样，中动脉相。注意在动脉瘤穹顶的腹侧方面非流通部分（箭头）表示"月神"使血流逐渐减少的效果（破裂动脉瘤此时将会被保护）。E. 血管造影图像与 D 一样的投影，静脉后期相。注意淤滞的血流混合与动脉瘤后方对比。F. 未删减的图像（与 A 和 C 相同的投影）视网膜脱离后的"月神"设备治疗。注意设备的两个白金标记和血液停滞混合情况（箭头）与注射 10min 前对比。G. 最后血管造影片（与 E 投影一致），静脉后段相。注意血液的双层相动脉瘤对比，表明治疗中涡流缺乏。H. 随访的血管造影（与 D 投影一致）中动脉阶段。注意除了背侧剩余的一个稳定超过 16 个月的小口子，动脉瘤其余都完全闭塞

（二）WEB Ⅱ

WEB Ⅱ是在原来的 WEB 基础上进行了改进。对于 WEB Ⅱ目前仅有 1 份成功治疗两例永久性闭塞动脉瘤患者的报道，且只有 8 周的随访。另外还有 1 项临床研究正在进行将会对此设备提供更多的数据。

五、总结

21 世纪初由于分流器（flow diverter, FD）开始应用到临床实践，全世界约有 10 000 名患有颅内动脉瘤的患者应用这些设备进行治疗，在当时的医疗水平下大多数动脉瘤是难以或不可能治疗的。动脉造影和临床结果显示动脉瘤的永久闭塞率＞95%，并发症的发生率（＜5%）是可接受的，并且可以通过选择适合的患者和更好地掌握设备的性能及脑血流动力学相互作用的特点进一步减少并发症的发生率。鉴于远期效果尚不清楚，分流器的使用应谨慎，最好是应用在其他治疗方案不能奏效的情况下。

钟巧青　译

余再新　井　然　龙添翼　校

第五篇 下肢缺血的紧急治疗

第36章 严重下肢缺血的介入治疗和诊断原则

Gary D. Kiernan[1], *Hatim Yagoub[2]*, *Brian G. Hynes[3]*, *Thomas J. Kiernan[4]*, *Michael R. Jaff[5]*

[1] Mater Misercordiae Hospital, Dublin, Ireland

[2] Cork University Hospital, University College Cork School of Medicine, Cork, Ireland

[3] University College Hospital Galway, Galway, Ireland

[4] Limerick Regional Hospital, Graduate Entry Medical School, University of Limerick, Limerick, Ireland

[5] The Vascular Center, Massachusetts General Hospital, Boston, MA, USA

一、背景和流行病学

严重下肢缺血（critical limb ischemia，CLI）是外周动脉疾病（peripheral artery disease，PAD）最严重的临床表现，它表现为下肢肢体并发严重的灌注和供氧障碍，按照 2007 年治疗外周动脉疾病的泛大西洋介入学会协议（Trans Atlantic Inter Society Consensus for the management of peripheral arterial disease，TASC Ⅱ），严重肢体缺血是以发生在一个或两个肢体的静息疼痛、缺血性溃疡或坏疽为特点，症状持续超过 2 周并且最后证实发生动脉阻塞的疾病。

定义 PAD 有几种方法。Rutherford 分类系统有 3 个级别和 6 种类别（表 36-1）。CLI 对应于卢瑟福分级级别 2 类别为 4(缺血性静息疼痛)，级别 3 类别为 5（有非愈合的溃疡和灶性坏疽的微小组织缺损），或级别 3 类别为 6（一定范围的主要组织缺损以致不能挽救有功能的足部）。

按照大不列颠和爱尔兰血管外科学会的研究，每年 CLI 的发生率估计在每百万成人中有 400 例。进展到间歇性跛行的 CLI 估计在每年 0.25 ～ 0.45/1000 例。CLI 是一个值得关注其发病率和病死率的疾病。在 1 年随访研究中，25% 的患者 CLI 已治愈，20% 的患者有正在进

表 36-1 Fontaine 和 Rutherford 分类

Fontaine		Rutherford		
分级	临床	分级	分类	临床
Ⅰ	无症状	0	0	无症状
Ⅱa	轻度跛行	Ⅰ	1	轻度跛行
Ⅱb	中度跛行	Ⅰ	2	中度跛行
	重度跛行	Ⅰ	3	重度跛行
Ⅲ	缺血休息时疼痛	Ⅱ	4	缺血休息时疼痛
Ⅳ	溃疡或坏疽	Ⅲ	5	小组织损坏
		Ⅲ	6	大组织损坏

展的 CLI，30% 的患者存活并已截肢。按照 TASC Ⅱ 工作组的研究，50% 有 CLI 的患者需要膝以下的截肢治疗并可能在 1 年内死去。

二、诊断原则

（一）病史和体格检查

准确的、有重点的病史和体格检查是初始评价的基础。建立一个症状的时间表区别急性和慢性的严重肢体缺血是很重要的。因为急性和慢性的严重肢体缺血治疗可能不同。另外，

临床医师必须判断疾病对患者生活质量和肢体功能状态的影响。患者相关病史的重点危险因素包括年龄、性别、种族、吸烟、使用烟草、血脂异常、高血压、慢性肾功能不全、糖尿病和高凝状态。

开始检查时必须进行详细的心血管检查。缺血性溃疡和坏疽是 CLI 的标志，而微小血管并发症的临床表现包括肌肉萎缩、营养不良性苍白的皮肤和足趾甲、下肢毛发脱落。下肢触诊应首先估计肢体的温度，触诊外周动脉搏动，估计毛细血管再充盈时间，进行下肢抬高苍白/红润试验，在这个试验中，患者平卧时将下肢抬高到 > 60°的水平，虽然下肢动脉有血液供应，但下肢迅速变苍白。下肢肢体发生苍白时所抬高的角度被称为伯格角。彻底的检查应包括触诊腹部是否有提示腹主动脉瘤的搏动性包块。听诊股动脉、肾动脉和颈动脉及心脏杂音也很重要。在那些有 PAD 的患者中，40% ~ 60% 有伴随的冠状动脉和脑血管疾病。

Nadia 等写的综述发现临床检查中，预测下肢外周动脉疾病最有用的体征是皮肤温度下降，外周动脉搏动减弱或消失，以及在髂动脉、股动脉和腘动脉处至少一个地方有杂音。这些体格检查发现 CLI 的概率比分别是 5.9、4.7 和 5.6。有趣的是，有约 8% 的健康人群有足背动脉搏动触诊不清，这是由于先天性足背动脉缺失造成的。

（二）踝臂指数（ankle-brachial index，ABI）

CLI 按照它本身的定义经常只能靠病史和体格检查来诊断，但是非侵入性血管检查目前已成为评估这类患者常规检查的一部分。

ABI 是一个理想的初始非侵入性诊断程序。是用有连续波段的手持式多普勒装置比较分支动脉与后胫骨动脉和（或）足动脉的收缩期血压。正常和非正常 ABI 值是根据踝臂指数相互作用的结果来定义的，包括正常的 ABI 范围为 1.00 ~ 1.40，而不正常的 ABI 值定义为 ≤ 0.90。0.91 ~ 0.99 的 ABI 值则是临界值。而 ABI 值 > 1.40 被认为是不可压缩的动脉（表 36-2）。

表 36-2　ABI 值和外周动脉疾病的严重性

静息 ABI	疾病的严重性
> 1.4	不可压缩的
1.00 ~ 1.40	正常
0.91 ~ 0.99	临界
≤ 0.90	不正常
≤ 0.4	严重

ABI 值下降和死亡率之间有很强的相关性。Dormandy 和 Murray 证明 ABI < 0.5 的患者比 ABI > 0.5 的患者死亡率多 1 倍。爱丁堡动脉研究表明，降低的 ABI 与增加致死和非致死的心血管事件和全因死亡率的风险相关。Fowkes 等显示测量 ABI 在提高预测心血管风险的精确性方面可能优于弗雷明汉风险评分。它也显示了在 ABI 值低于 1.10（男）和 1.00（女）时提示存在大量的冠状动脉和颈动脉斑块，临界和低于正常 ABI 患者心血管事件的风险增加。

Mehler 等的糖尿病队列研究证明 ABI 低和发生 5 年内心血管事件风险增加之间为负相关。有中层动脉钙化倾向的情况如糖尿病和肾功能不全的 ABI 值常常 > 1.4，这是由于在踝动脉水平的动脉不可压缩会导致该值错误地升高。强力心脏研究发现那些 ABI 指数高于 1.5 的患者和低 ABI 指数患者的死亡风险一样升高。Ogren 等的研究显示空腹血糖值 > 6.1mmol/L 时，即使没有症状也提示糖尿病与无症状的 PDA 增加有关。糖尿病男性患者的心血管风险在伴有或不伴有踝臂压力指数异常时的差异性很大。

脉搏容积描记（pulse volume recording，PVR）是另一个有用的非侵入性体积描记测试。PVR 以体积描记图法为基础用袖带系统在整个心脏周期中探测肢体动脉容积变化。正常的波形的上升支陡峭，收缩期峰尖锐，脉搏宽度窄，有重搏切迹且下降支弯向基线。当发生 PDA 时，PVR 波上升支的坡度变平，顶峰变圆滑，脉搏宽度变宽，重搏切迹消失，下降支弯离基线。PVRs 通过记录节段性肢体血压（segmental limb pressure，SLP）得到数值。SLP 通过多普勒波形装置进行测量获取，并记录肱动脉的压力和下肢动脉不同水平的压力。肱动脉测量反映心脏对动脉波动性的非衰减性作用。在两个相邻的肢体节段有收缩期 20mmHg 的压力下降提示可诊断为 PAD。当与造影确定的堵塞相比，SLPs 与 PVRs 联用报告精确度为 97%，单独应用每个指标的精确度为 85%。

（三）双功超声

双功超声（duplex ultrasonograhy，DUS）是将 B 型超声和多普勒波形结合。超声使动脉以无放射线照射的非侵入性方式显现。DUS 提供评价各节段下肢动脉通畅和狭窄的方法。Lofberg 等的研究分析了 DUS 在 CLI 患者中做经皮腹股沟下腔内血管成形术（PTA）中的作用；其描述精确度、敏感性、特异性和阴性和阳性预测值分别为 86%、84%、89%、86% 和 87%，值得注意的是，血管间有很大的变异性。DUS 在选择腘和小腿病变做 PTA 的敏感性分别是 49% 和 38%，而在股动脉上段病变为 80%。

（四）CT 血管成像

应用于严重下肢缺血的影像技术包括 CT 血管成像（computed tomographic angiography，CTA）、磁共振血管成像（magnetic resonance angiography，MRA）和数字减影血管造影（digital subtraction angiography，DSA），每种方法都各有优缺点。目前 DSA 被认为是"金标准"。多探头 CTA 的出现使图像的分辨率提高到小于厘米级的水平。CTA 与 DSA 相比有无创的优点，与 MRA 这样的轴影像技术相比更易被患者所接受，而且和 MRA 相比其速度更快、空间分辨率更高。患者暴露于放射线和有肾毒性的造影剂是 CTA 的缺点。此外，用 CTA 很难检测到动脉钙化。而 CTA 的射线量明显低于 DSA。另外，有证据表明 CTA 的敏感性和特异性与 DSA 相同。

（五）磁共振血管成像

对比增强 MRA（CE-MRA）已经变成许多研究机构选择的成像方式。CE-MRA 与介入血管成像相比较有 93% 的特异性和敏感性。

Collins 等发现 CE-MRA 比 CTA 和 DUS 的诊断精确度更高，与 DSA 相比则更易被患者所接受。另外，做 CE-MRA 时患者不必暴露于放射线中。

CE-MRA 的局限性是置入金属装置（颅内动脉瘤夹、分流装置、人工耳蜗、脊髓刺激器、永久性起搏器、心脏除颤器）的患者不能做。幽闭恐惧症仍然是个主要问题，5% ~ 10% 的患者拒绝这种检查。以前有电子心脏装置是做 MRA 的禁忌证，而当今可做 MR 的心脏起搏器在设备工程学方面取得了重大进步，可以允许患者做 MRA 检查。应用钆作为对比剂可以应用于有慢性肾源性系统纤维化的慢性肾病患者。

数字减影血管造影仍然是 PAD 和 CLI 的造影标准，但它不是没有并发症，包括大量射线、过敏反应和造影剂会引起肾衰竭的风险。DSA 的介入特点是易于发生栓塞和远端栓塞，动脉夹层，腹膜后出血和假性动脉瘤，动静脉瘘，血肿。这些并发症非常少见但绝对有死亡的风险。

三、治疗原则

在许多医学中心，血管内治疗是 CLI 最主要的治疗选择。该手术死亡率和发病率较低，创伤较小，患者接受度较高，住院时间短，医疗费用较低使它成为患者偏好选择的方式。而外科手术方法由于其较高的并发症和在患者队列中的长期存活率有限而不受患者欢迎。

目前的指南（表 36-3）推荐进行远端肢体血管的重建之前最好先尝试处理腹主动脉、髂主动脉和股腘动脉的近端病变。对严重肢体缺血的伤口愈合而言，必须保证 3 个膝动脉中的至少一个有血流。

在腿部严重缺血治疗中比较旁道重建与血管成形术（The Bypass versus Angioplasty in Severe Ischemia of the Leg，BASIL）的研究是一个多中心，前瞻性的随机对照研究，该研究比较了 452 名 CLI 患者经皮腔内血管成形术

表 36-3　泛大西洋介入学会协议 II 工作组指南的推荐总结 *

动脉狭窄	一般 PTA（A 型）	首选 PTA（B 型）	首选外科手术（C 型）	一般手术（D 型）
腹主动脉髂骨的（CIA/EIA）	狭窄≤ 3cm	狭窄≤ 3cm	双侧 CIA 闭塞	动脉闭塞
		狭窄 3～10cm	单侧 CIA+EIA	双侧 EIA 闭塞
		单侧 CIA单侧 EIA 闭塞	闭塞	疾病扩展至动脉和（或）CFA
股腘动脉	SFA 狭窄≤ 10cm或闭塞≤ 5cm	SFA 狭窄或闭塞≤ 15cm腘动脉狭窄	SFA 狭窄或闭塞＞15cm；复发疾病	完全性 SFA 或腘动脉闭塞
小腿动脉	无 +	无 +	狭窄≤ 4cm 或闭塞≤ 2cm	广泛病变或闭塞＞2cm
结果	优 §	优 §	PTA/支架只有中等的效果，并且只在有手术禁忌或患者要求时做	不推荐用血管内方法，除非有威胁肢体的症状并且手术治疗不可能

* 出现钙化或多支病变普遍地推荐到开放手术，如从 B 型变为 C 型
+ 小腿动脉干预如果不成功会有严重的后果，因此没有 A 型和 B 型推荐
§ 优秀的结果可以通过血管内方法获得
CFA. 股总动脉；CIA. 髂总动脉；EIA. 髂外动脉；PTA. 经皮腔内血管成形术；SFA. 股浅动脉

（percutaneous transluminal angioplasty，PTA）和外科手术之间的疗效。这个研究强调了在外科手术队列中的不利因素是复发较早（57% *vs* 41%）。发病原因主要是伤口感染和心血管并发症。总体来说，两组中不截肢患者的存活率和总体存活率之间没有显著差异。然而，5.5 年的研究过程中外科组有 37% 的高总死亡率，突出了该组的预后较差且并发症多。PTA 的失败率更高，但重要的是需要再次血管重建时对后续 PTA 或外科手术影响不大。开始时在存活＞ 2 年的患者亚组中使用手术治疗，总生存率增加了 7.3 个月，在无截肢的患者组中增加了 5.9 个月。作者因此建议预后不好和生存期少于 2 年的患者，将 PTA 作为一个合理的初始治疗选择；而对那些预期生存时间＞ 2 年的患者应该考虑用自体静脉手术治疗作为初始治疗选择。BASIL 发现使用人工管道的旁路移植手术结果非常不利。

一些研究强调放置支架可使髂动脉通畅率更高，优于仅行 PTA 治疗。这正是美国心脏学学院和心脏学学会的指南所推荐，最开始

对合适的髂动脉血管放置支架。

治疗股动脉和腘动脉的疾病时做血管成形和放置支架的结果劣于治疗髂动脉疾病的效果。Muradin 等对 19 个行股腘动脉疾病介入性治疗研究的荟萃分析发现 PTA 的 3 年通畅率为 30%～43%，放置支架则为 60%～65%。

对那些影响腘下动脉的 CLI 患者，仅行 PTA 时的肢体抢救成功率为 92%～95%。Dorros 等证明，在一个有 529 处病变的 235 例患者群体中 5 年肢体存活率为 91%。有研究表明最开始就在股动脉置入自膨的镍钛支架所产生的即刻和长期结果优于那些第一次行球囊成形术后选择第二次放置支架的患者。

这些相似的研究使得美国心脏病学会（American College of Cardiology，ACC）/ 美国心脏协会（American Heart Association，AHA）推荐治疗股腘动脉和腘下动脉疾病的 CLI 时首选 PTA，支架置入被认为是在初始 PTA 失败的情况下进行的。

还在研究中的用于治疗 PDA 和 CLI 的技术包括球囊扩张支架和药物涂层支架（drug-eluting stent，DES）（图 36-1），自膨式支架，织物覆盖支架，可吸收支架，切割球囊血管成形术（cutting balloon angioplasty，CBA）（图 36-2），准分子激光辅助血管成形术（excimer laser-assisted angioplasty，ELA），冷冻球囊和药物涂层球囊。

　　一个最近的随机临床试验比较了依维莫司涂层支架和金属裸支架（bare metal stent，BMS）在维持胭下动脉通畅性中的作用。在 12 个月时，药物涂层支架的初始通畅率为 85%，而裸支架只有 54%。药物涂层支架与裸支架相比较有显著减少再次血管重建的作用。这些研究与其他的研究结果相同。

　　最近的一个研究评估了药物涂层球囊（drug-eluting balloon，DEB）用于治疗胫动脉疾病的作用。应用了紫杉醇涂层球囊（In. PactAmphirion，Medtronic，Minneapolis，MN，USA）的长节段胭下疾病动脉血管成形术，它比历史数据中应用裸球囊治疗的早期再狭窄率下降。生物可吸收支架置入后随着时间推移将溶解，这是一个主要的研究领域。一个小型研究调查了 20 个 CLI 的患者队列，在胭下动脉

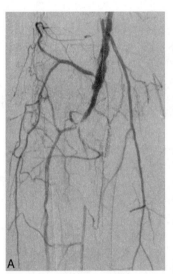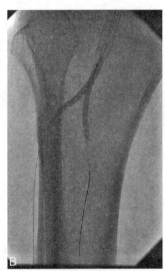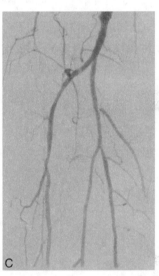

图 36-1　诊断为 CLI 的 AT 和腓动脉置入药物涂层支架之前（A）、之中（B）和 PTA 之后（C）

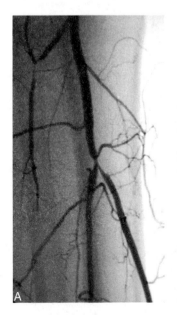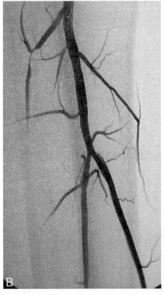

图 36-2　切割球囊治疗胫腓骨动脉主干 CLI 之前（A）和之后（B）

置入以镁为基础的生物可吸收支架，肢体挽救和初始通畅率在6个月内分别是94%和79%。一个包括有117例患者和149个腘下动脉病变的大型研究证明对于使用含镁的生物可吸收支架患者来说，6个月时的血管造影通畅率为31.8%，而那些用PTA治疗的患者为58%。

少部分样本量不足的有限研究宣称球囊切割成形术（CBA）和置入支架的PTA一样有效。而CBA在本质上比在一定数量病例中紧急重复使用支架的情况更昂贵。16个中心的（Below The Knee，BTK）Chill研究评价了冷冻疗法对低于膝盖病变的作用。该研究显示直接手术的成功率为97%，在6个月和1年时的肢体挽救率分别为93%和85%。有些研究调查了准分子激光血管成形术的作用，但并没有发现其优于PTA和置入支架，且PTA和置入支架的费用更低廉。

其他正在研究中的治疗CLI的非介入性方法包括间歇气压疗法（intermittent pneumatic compression，IPC）。Kavros等的研究发现CLI患者实行IPC组与对照组相比，几乎减少了50%的下肢截肢数量，两者的比例分别为42%和83%。据推测脊髓刺激和它对微循环的刺激对CLI患者有益。基因治疗、治疗性的血管新生和细胞治疗的进展在一些前临床试验中具有一定的希望，但是至今为止没有临床试验证据显示这些治疗CLI的方法是有效的。

四、结论

严重下肢缺血是PAD的最严重的临床表现。有CLI的患者应按照目前的指南彻底评估非侵入和侵入性的治疗方法。因为医疗设备前所未有的发展，使得血管腔内治疗能够用一系列介入技术得到连续的成功。保存组织和提高生活质量是未来的最终目标。

邓　彬　译

余再新　井　然　龙添翼　校

第37章

严重下肢缺血患者髂动脉和 SFA 的介入治疗

Farah G. Irani[1] , *Apoorva Gogna*[1] , *Benjamin S.Y. Chua*[2] , *Manish Taneja*[2]

[1] Singapore General Hospital, Singapore

[2] Raffles Hospital, Singapore

一、引言

外周动脉疾病（peripheral artery disease, PAD）在人群中患病率为 3% ~ 10%，其中包括了无明显症状和未确诊的人群。PAD 患者症状之一为急性或慢性肢体缺血。对于急性肢体缺血会有与慢性肢体缺血不同的处理措施。详情可参见本书对应章节。

慢性肢体缺血患者通常会出现间歇性跛行，持续 5 年以上者会有 5% 发展成严重下肢缺血（critical limb ischemia, CLI）。在 PAD 患者中，出现 2 周或以上缺血性静息痛或缺血性组织损害（如未痊愈的战争伤、溃疡和坏疽）会被诊断为 CLI。病情进展到 CLI 阶段的患者预后并不令人乐观：在 1 年随访中患者死亡率为 25%（主要为心脏方面因素），截肢率更是高达 30%。

对于 CLI，尽管单纯的药物治疗在促进伤口痊愈和减缓 PAD 的进展中扮演着第二重要的角色，但仅此是不够的。因此实施血管重建术对于大多数 CLI 患者是必要的。血管重建术目的是恢复下游供血，从而恢复受损组织，达到保肢的目的。

高质量的自体大隐静脉腹股沟下旁路手术的 5 年血管通畅率为 85%，是目前的最高水准。然而，比起血管介入成形术，由于 CLI 患者年龄较大和麻醉风险较高，这种开放性手术有更高的围术期发病率和死亡率。另外，虽然长期的血管通畅在保肢中是首要目标，但在 CLI 治疗中并不是最重要的。BASIL 试验完美地证明了在不需截肢患者中传统外科旁路手术和经皮下血管成形术的 6 个月生存率是一样的。因此手术治疗一般首选经皮下血管成形术。

由于皮下血管介入成形术的改进、经验的丰富和相对较少的负面报道，它已成为传统外科旁路手术很难治疗的 TASC Ⅱ D 损伤的首选。在我们协会，对于所有 CLI 患者我们首选皮下血管成形术。如果该手术失败才选择传统外科旁路手术。

在本章，我们将会回顾 PAD 患者中出现髂动脉 CLI 和股动脉 CLI 的皮下血管介入成形术治疗。

二、患者评估

为了区别急慢性缺血，应该询问患者的症状，病情进展和持续时间。临床危险因素，如介入治疗史或其他手术史，用药史（抗血小板药、抗凝药），还有伴随疾病（慢性肾功能不全、糖尿病）对介入手术都有影响。例如，如果在腹主动脉髂动脉的交界处血管内有支架或髂动脉分叉处血管内有支架，那么通常不会在分叉处另一血管内置放支架。因为很难做到准确地在这种分叉处置放支架。

患者应做较为详细的体格检查以探查清楚病变周围血管情况。缺血的严重程度评估应该包括主观评价（Fontaine 分期和 Rutherford-Becker 分类）和客观评价（踝腕指数和趾动脉压）。一般来说，在 CLI 患者中趾动脉压应在 30mmHg 以下。

血管造影在探明病变处的血流分布和病变严重程度中意义不大，但是在临床实践中我们发现它在规划进入路径和提前决定治疗策略中具有较大的参考意义。

多普勒超声对于股动脉和膝下血管区的检查是可以信赖的。并且其方便之处在于其不需要注射具有肾毒性的造影剂。我们根据质控下的血管技术可以知道病变区血管图像分布、血管长度及堵塞严重度，同时还可以证明血管造影结果。尽管髂主动脉交界处的直接显像会受偏胖体态和肠内气体影响，但一个单相髂总动脉（common femoral artery，CFA）波形图对于髂总动脉疾病有预测价值。

计算机断层扫描血管成像技术（computed tomographic angiography，CTA）准确性高达99%，尤其在髂主动脉交界处区的检查效果尤为突出（图 37-1）。但 CTA 的限制性在于造影剂的肾毒性，可放射性损伤和易高估血管钙化的严重程度。我们几乎不用磁共振造影术是因为其花费高，需用金属造影剂和更长的扫描时间。

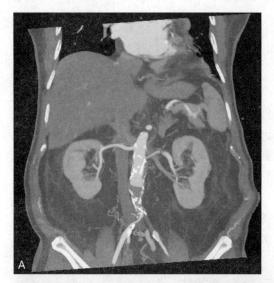

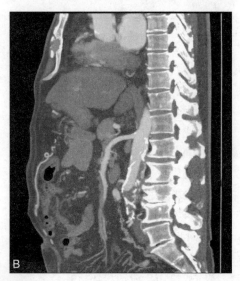

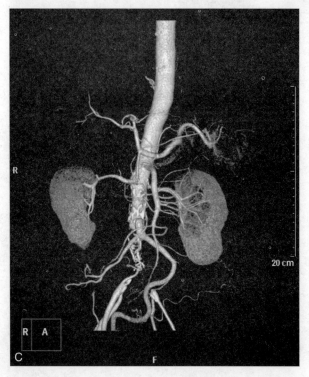

图 37-1　冠状 MIP、矢状 MIP 和三维 VRT 造影增强 CT 血管再建展示了腹髂动脉堵塞。注意有很明显的过度增厚的肠系膜下动脉，其吻合了髂外动脉和髂内动脉（图 37-2）。这种病理学通过 CTA 可以最好地证明从而帮助做出治疗计划

血小板水平应该被纠正在 50 000/mm³ 以上并且国际标准化比值应小于 1.5。我们会合理地在术前停止抗血小板治疗，但会在设备支持通道关闭时考虑给患者使用双重抗凝药。对比剂肾病（contrast-induced nephropathy，CIN）风险的患者应该注意咨询和预防，尤其是使用血管内水合造影剂的情况下。CO_2 用于髂动脉和股动脉区造影可取得较好效果，从而减少碘造影剂（IC）的使用。必须使用碘剂时，我们会使用非离子化的等渗的碘造影剂，如碘克沙醇（Visipaque，GE Healthcare，Amersham，UK）。因为有文献显示比起低渗造影剂等渗造影剂风险较小。

三、血管内介入治疗：技术方面

（一）方法

我们建议，在髂动脉区的介入应尽可能从病变同侧髂总动脉进入（如向前 / 退后），因为这样可以更舒服和更精确地进入并复通病变部位。同时比起从腹髂动脉进入可以更容易地推进气囊和精确控制气囊扩张度。在血管重建或支架放入前可以从腹髂动脉分叉对侧处放置一个 4F 的猪尾导管来进行血管造影。当必须从对侧股动脉介入治疗时，可弯曲的（Destination，Terumo Corporation，Tokyo，Japan）钩角型（Balkin，Cook Medical，Bloominfton，IN，USA）导丝在控制方面是没用的。在一些复杂案例中，如腹髂动脉区或双侧髂动脉放支架时可以考虑从左侧肱动脉进入。

对于股浅动脉（superficial femoral artery，SFA）损害，我们会选择同侧顺行向下置入，尤其是在腹主动脉分叉处较狭窄时还能在钙化区提供一个更好的推动力。但是对于大腹部血管翳、SFA 的严重闭塞和高位 CFA 分叉来说，从对侧 CFA 上行是一个不错的选择。使用长导丝和长轴气球 / 支架时甚至可以同步治疗对侧膝下损害。从腘窝区进入的方法（患者俯卧位）可以同步治疗股动脉区和髂动脉区病变。从股动脉进入和从腘动脉进入的联合方法

（SAFARI）会在本章提到。

我们通常使用对侧进入的方法来同时治疗串联多段血管损害。手术可分步实施：首先髂动脉区病变使用股动脉向上进入的方法，然后在几天后从股动脉向下进入治疗股动脉区或者胫动脉区的病变。

在一些复杂案例中需使用开放性外科旁路手术和皮下血管介入成形术结合的方法。此时需要有荧光镜手术台和高像素地面 - 天花板平板探测器的手术室（混合 OR）的条件支持。例如，对于髂动脉的治疗动脉内膜切除术会明显优于皮下血管介入成形术，因为这样可以放弃使用损伤较大的需要全身麻醉的开放性手术，而使用在局部麻醉或朦胧麻醉下的从腹股沟切口进入的方法。

（二）病变交叉口

血管狭窄常发生在血管腔内。我们通常用 "Teflon 套，导丝尖端 0.035in 导丝来介入"。而对于血管内膜下的介入亲水性导丝具有更高的成功率。对于较轻微的狭窄我们则推荐用 0.018in 或 0.014in 号导丝。

在一定条件下（如血管在其本身旁边再造），完全血管腔内或血管内膜下均可发生完全性堵塞。如果堵塞处很容易被导丝到达应怀疑亚急性血栓可能性。在这种情况中，血管再造后远端血管栓塞的可能性很大，可以选用药物溶栓、血栓吸引术或者放原始支架。

血管内膜下血管再通是在动脉内膜和中膜形成一个通道，因此会有血管内旁路钙化斑块。大部分栓子的近端都有较小的锥形乳头。导管可楔入该"乳头"。而亲水性导丝进入到血管内膜下通道，其实就是进入到一个"环形"构造中。这个被导管支撑着的环会一直进入到病变目标区。因为血管内膜下血管可能已经阻塞了旁系血管并且让远端无血流供应，所以血管内膜下导管不可以超出再建区域。导丝环应该再次直行进入真性内腔直至导丝能够自由地在真性内腔内旋转。然后导管进入真性内腔并且血管造影确定其是否进入。使用合适的气囊扩大通道并做血管造影。如果造影结果显示球

囊扩张结果并不理想可再放置支架。

对于再次进入血管真性内腔的高失败率，我们有几种处理措施。使用辅助进入设备，如内部导管（Cordis Corporation, Freemont, CA，USA）和先锋导管可取得较好的效果（Medtronic Inc., Minneapolis, MN, USA）。但这些设备比起传统的血管造影装备昂贵，因此很少用。

现在一种进退结合的专业术语叫"SAFARI"的方法（subintimal arterial flossing with antegrade-retrograde intervention）进入了尝试阶段。远端目标血管（如腘动脉）可以在显微荧光或超声引导下穿刺直接进入。0.018in

或更小型号的导丝在小型口径扩张器、气囊导管或支持导管的支持下进入。由于远端纤维帽阻力较小，所以从远端进入腔内栓塞处较容易。血管内膜下腔隙在勒除器或近侧导管末端导管插入的帮助下也可以从下进入指定地点。一旦有了安全通道（body floss，身体牙线），血管再建术或支架置放就能通过前行的方法去完成。在损伤处的血管成形术完成之后，可通过穿刺位点进行低压气囊的内部填塞。如对于SFA的长段阻塞包括同侧 CFA 和腘动脉可用双侧通道的方法如双侧 CFA 通道方法；对于髂动脉阻塞可用同侧 CFA 和左臂通道的方法（图 37-2）。

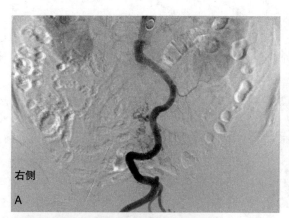

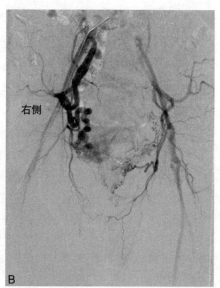

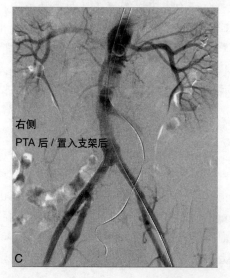

图 37-2　A. 图 37-1A 患者的早期动脉相血管造影，用 4F 猪尾导管经左肱动脉进入主动脉远端。注意主动脉远端和过度增大的肠系膜下动脉的完全堵塞。B. 骨盆晚期动脉相展示了髂动脉的重建是通过肠系膜下动脉的分支至髂内动脉。C.堵塞在交叉口。导丝从双侧肱静脉进入释放了一个双侧"身体牙线"。通过这种稳定的导线进入方法，在预扩张之后自主扩张 SMART 支架展开。最后的血管造影展示了两侧髂动脉血流量的恢复

慢性栓塞的腔内再通经常要求用专用受力探头 0.018in 和 0.014in 的慢性完全性闭塞 (chronic total occlusion, CTO) 导丝, 如 Treasure 12 (Asahi)、Winn Hitorque (Abbott Laboratories, Chicago, IL, USA)、Provia 0.014in (Medtronic Inc) 和 Approach CTO 导丝 (Cook Medical)。支持导管如 CXI (Cook Medical) 和 Tornus (Asahi) 经常被用来和 CTO 导丝结合去穿刺栓塞近端的纤维帽。这些导丝所提供的高度扭矩、触觉反馈和受力探头可进到病变区域的钙化斑块。在通畅的血管里普通的导丝可用来阻止意外的血管穿孔。无法直接贯通的栓塞可用驱动性狭口、机器震动器或准激光器消融的新型设备。

通常来说, 糖尿病和慢性肾衰竭患者在血管内膜下常有弥散性严重钙化斑块；长期吸烟者同样有血管腔内斑块钙化但没有上面的患者严重。

(三) 血管再建术与支架置放

1. 髂动脉　已有报道显示常见的髂动脉气囊血管再通术成功率 > 90%, 而 5 年通畅率也高达 72%。文献表明对于长段斑块、CTO 和串联斑块选择初始支架置放更为合适。但是 Dutch 髂动脉试验发现对于两臂动脉初始支架置放与血管再建术和选择性支架置放的结果是一样的。我们更倾向于对于髂动脉 CTO 选用初始支架置放, 而对于狭窄性斑块选用选择性支架置放。双侧髂 - 髂总动脉区堵塞要求双侧同步血管再建术或支架置放 ("吻合气囊或支架" 技术) 来预防对对侧肢体的伤害。

由于扩张气囊有强环箍力可保持硬度, 通常用于远心的、钙化的或分叉处的堵塞。由于其伸缩性比自主扩张支架差所以更适用于复杂性髂总动脉。覆盖性髂动脉支架主要用于动脉瘤、动脉破裂和动静脉瘘。我们通常在髂内动脉放置镍钛合金支架, 但需要注意的是, 不要把支架放置超过腹股沟韧带从而进入到 CFA。

2. 股浅动脉　SFA 的特征是最长的动脉, 是下肢中最不容易固定的动脉, 经过狭窄的收肌腱裂孔, 在膝关节处运动时承受着不同方向的牵拉力量 (轴向和径向压缩、弯曲和扭转)。此外, SFA 更容易出现长距离 (> 10cm) CTO 而不是狭窄。尽管 TASC Ⅱ 指南建议对于 SFA CTOs (TASC ⅡD) 应用外科旁路手术, 但是血管再建成形术在长段 SFA CTOs 中被证明有比较高的成功率和下肢挽救率。

PTA 对于股 - 腘动脉狭窄 - 堵塞疾病是一个不错的选择, 但裸露金属支架 (BMS) 会导致 PTA 的失败和长段血管 (TASC Ⅱ C 和 D) 损害 (图 37-3)。第一代用于输送胆汁或治疗髂动脉堵塞的支架断裂率上升到 37%, 所以应用面较窄。但是最近研究表明第二代镍钛长支架 (不要求重叠) 对于中等长度的 SFA 损害拥有很好的疗效。对于中等长度的 SFA 支架进行 RESILIENT 随机试验, 3 年结果表明对于目标损害血管 (TLR) 再通比起 PTA 有更好的效果 (76% vs 42%), 并且在 18 个月内只有 4% 的支架断裂率。对于至少 15cm 长度的堵塞, 研究表明长 (200mm) Protégé Everflex 支架的单臂 DURABILITY-Ⅱ 1 年内有 65% 通畅率, 而支架断裂率为 6%。

对于 SFA 的药物涂层支架 (drug-eluting stent, DES) 试验数据是矛盾的, 尤其对于 CLI 患者。SIROCCO 试验表明在 93 例 CLI 患者中西罗莫司涂层支架和裸露 SMART 支架并没有明显差异。最近的单臂 STRIDES 试验表明单臂 STRIDES 12 个月通畅率为 68%, 并且支架断裂率为 0。但是对于中等长度 (平均 9cm) 堵塞的患者中只有 17% 患有 CLI。Zliver-PTX 2 试验随机抽取一部分患者用原始 DES 支架而另一部分患者使用常用的 PTA。采用 PTA 的患者有 50% 的失败率。而 DES 组 (初始组和救助组) 比起 PTA 组和 BMS 组有更好的效果。在中等堵塞长度 (平均 6.5cm) 的患者中只有 9% 的患者有 CLI。更进一步的研究表明 DES 适用于长段堵塞 SFA。双重抗血小板抗凝药在阻止支架溶栓中有不可或缺的作用。

(四) 辅助设备和新兴技术

辅助设备可以实现物理去除斑块, 大致上分为通过定向旋磨 (如 SilverHawk,

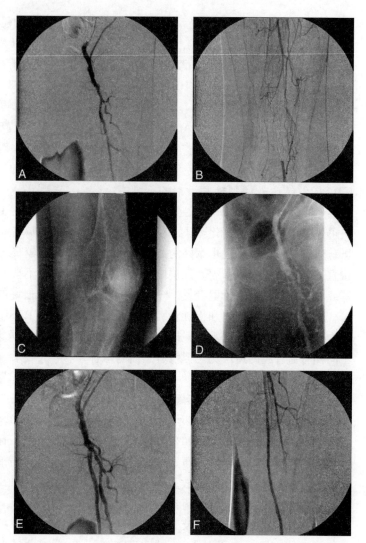

图 37-3 A、B.通过对侧股动脉进入到左下肢血管造影展示了左侧表浅动脉慢性完全堵塞和严重钙化和腘动脉的再建。膝下动脉血流量得以保存。血管内膜下血管造影从上面开始，但是不可能再次进入到真性血管内腔。C、D.仰卧位膝外旋的患者在超声引导下从腘动脉进入。通过寻找安全通道进入的方法，导丝从上面而入；E、F.血管造影下的血管再建术中断裂位点的支架和内部气囊填塞展示了 SFA 的血流量重新恢复

TurboHawk）和通过烧蚀（旋磨、菱形斑纹、准分子激光）。理论上讲，这样可以减少血管气压性损伤（内膜增生的疑似原因），提高基础通畅率。在一个大的单中心回顾性研究中，对于 CLI 中有表浅股动脉慢性完全闭塞病变者，与传统的血管成形术相比旋切术提高了 2 年通畅率，但是对保肢率没有什么影响。这些设备使一些困难部位的处理变成了可能，比如跨关节处，血管开口病变（支架置入术限制分支血管）等位置，并可以在行血管成形术或支架置入术之前修复血管壁（清除钙质/斑块）。但这项技术的受限于高昂的治疗费用，频繁的辅助治疗和远端栓塞风险使费用急剧增加。

药物涂层球囊（drug-eluting balloon，DEB）可以对没有精准系统的药物剂量和没有置入永久金属植入物的血管成形术所致的增生反应进行局部药物调节。最初的 THUNDER 试验设置了三组，涂有紫杉醇的标准球囊导管，未涂有紫杉醇但紫杉醇溶解在造影剂中，和常规球囊血管成形术，来对比疗效。试验结果表明 DEB 法有所成效。通过两年的随访发现，这项报道显著降低了 DEB 研究组中晚期管腔丢失，并且减少了靶病变目标血运重建率。新发布的注册资料显示，12 个月通畅率为 83.7%，7.6% 的 TLR 患者有长段（阻塞 76mm）股腘动脉狭窄和闭塞。定向旋磨和 DEB 的结合对于钙化股腘动脉病变患者减少了支架置入率。

金属（AMS，Biotronik，Berlin，Germany）和聚合物形式（如 Igaki-Tamai 支架，ReZolve 支架）的生物可吸收支架还在研究过程中，期待早日看到该支架在外周血管作用的数据。

四、并发症

髂动脉介入治疗（围术期和 30d）的死亡率在 1.2%～6.7%。最常见的并发症是进入位点血肿（4%～17%）、远端栓塞（1%～11%）、动脉夹层（2%～5%）、假动脉瘤（0.5%～3%）和动脉断裂（0.5%～3%）。在长篇综述中远端栓塞（distal embolization，DE）更常见于内支架和复杂血管病变，血栓抽吸术、溶栓术（Angiojet 抽吸）和术中药物溶栓（使用尿激酶或 t-PA）。动脉夹层或动脉断裂通常需要紧急地分别置放裸露型和隐蔽型支架。在紧急情况下建议准备多种随时可用的隐蔽型支架。扩充的气囊在血管断裂处可提供一个内部填塞直到支架进入或者急救手术纠正。导丝或导管应该一直在治疗段血管直至血管造影完成。有栓塞导致径口狭窄的假性动脉瘤应通过经皮下超声引导凝血酶注射或超声引导下压缩。

五、结论

对于有典型临床症状的 PAD 患者的血管介入治疗前景乐观。这些技术使 CLI 患者下肢挽救率超过 80%。由于 CLI 患者有相关性合并症，所以以血管介入治疗为首选方法可以给患者提供最大的帮助。

张国刚　刘昭娅　译

余再新　井　然　龙添翼　校

第38章　严重下肢缺血时膝下血管内斑块旋切术

Jihad A. Mustapha, *Larry J. Diaz-Sandoval*, *Fadi A. Saab*

Metro Health Hospital, Wyoming, MI, USA

一、引言

　　外周血管疾病（peripheral vascular disease, PVD）的流行正在呈上升趋势。基于美国及欧洲国家的一些大型临床试验，预计到 2030 年，患有 PVD 的患者人数将达到 22 000 000。PVD 导致下肢溃疡的发生率还未有明确数字。在一些研究中指出，严重肢体缺血（critical limb ischemia, CLI）发生率估计有 1%～2%。在美国，这个数据可能更高。有很多因素导致其发生率升高。其中高龄、肥胖、糖尿病是加重此病流行的普遍危险因素。到 2030 年，美国老年人口将会占总人口的 20%。到目前为止，缺血性溃疡的最主要人群为老年人，其中部分原因是动脉粥样硬化发生率的增加，以及相应的静脉淤滞性疾病的增加。

　　现今临床干预等级的衡量有多种方法，其中一种最有效的方法是 Rutherford 分类法（表 38-1）。

表 38-1　Rutherford 分类法描述 PVD 症状

分级	分类	描述
0	0	无症状
I	1	轻度跛行
I	2	中度跛行
I	3	严重跛行
II	4	静息痛
III	5	缺血性溃疡，不超过足部溃疡位数
IV	6	严重的缺血性溃疡或弗兰克溃疡

　　CLI 常被归类为 IV～VI 级。对于腹股沟下的 PVD，另一个方式是基于动脉解剖学形态将患者分类的泛大西洋介入学会协议（Trans Atlantic Inter Society Consensus, TASC）分类，这被作为患者血管重建后预后的预测因子广泛用于临床试验（表 38-2）。

表 38-2　泛大西洋介入学会协议（TASC）制定的腹股沟周围血管疾病分型（来源：Novgren, et al. 2007.Reproduced with permission from Elsevier.）

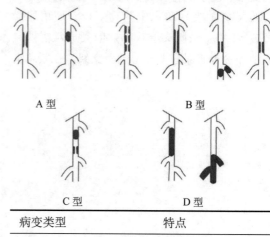

A 型　　B 型　　C 型　　D 型

病变类型	特点
A	≤10cm 长度的单个狭窄 ≤5cm 长度的单个阻塞
B	多个病变（狭窄或者阻塞），每个病变≤5cm 单个狭窄或者阻塞≤15cm，不包括膝下腘动脉 单个或多个病变胫动脉缺乏连续性 ≤5cm 的严重钙化阻塞 单个腘动脉狭窄
C	总长度＞15cm 的多个阻塞或者狭窄，伴有或不伴有严重钙化 在两种血管内介入治疗后新发的需要处理的狭窄或阻塞
D	股总动脉或髂总动脉慢性完全性阻塞（＞20cm，包括腘动脉） 腘动脉及其3根分叉部的慢性完全性阻塞

讨论 CLI 时则无可避免必须对糖尿病予以高度的关注。糖尿病患者动脉粥样硬化的进展严重损害胫骨动脉，胫腓干动脉及腓动脉常常是最后才表现出明显血流动力改变（粥样硬化导致）的血管。糖尿病 CLI 患者常并发许多复杂严重的动脉狭窄，表现为许多胫动脉的弥漫性病变或较长的慢性完全性阻塞（chronic total occlusion，CTO）节段，胫前及胫后动脉均可发生。胫腓干动脉的病损常常不是那么严重。胫动脉的 CTO 常发生在近端，而且可能影响到其起始血管。胫动脉在踝以上重新汇合在一起，同时伴有经由一些并行旁路形成微弱的前行血流。这些旁路血流可以维持正常的肢体血供，但不足以治愈损伤。感染部位血流的重建是治疗的主要部分。

现今，缓解流入性疾病，外科旁路移植术是"金标准"。由于血管内形态的优势，CLI 患者可完全恢复血管通畅。在主要的血管通路可以行旁路移植术（主要是腓浅动脉）及血管腔内技术（主要是胫动脉）使输出血管重建血流。在 CLI 患者中顺行性使用血管腔内技术也是可以的，尤其是治疗胫动脉时。

众所周知，动脉粥样硬化进程是弥漫性的。粥样硬化仅仅局限在胫动脉的情况几乎很少见。胫动脉病损中仅仅只有 15% 局限于膝以下。在 2008 年，据估计美国约有 148 000 名患者行截肢治疗，这些数据重新引起了大家对改进治疗策略的关注。由于血管腔内治疗的优点，截肢治疗变得越来越难以接受。

Rutherford 分级Ⅳ、Ⅴ级患者若未行血管重建来改善血供，则其截肢的风险提升。那些干预方法可能会涉及复杂的操作程序及调整，且常需要更长的术后护理来治愈损伤（包括清创术、小截肢术及植皮）。即使是血供重建成功的病例，截肢同样也可能发生，尤其是那些伤口出现坏疽时则需要截肢。如果仅仅行趾或跖骨的切除而保留肢体，则很少损害其行走功能，因此明显改善其生活质量。

治疗膝盖下方（below-the-knee，BTK）病变则尤其是个挑战。大部分胫动脉病变

（70% ～ 80%）患者的血管解剖学特性使得传统的血管球囊成形术不适用，因此需要新的器械来治疗。许多新型的用于下肢血管腔内斑块旋切术的仪器及技术最近已经开始在临床上应用。这些装置用来切除或修复血管粥样斑块以使得血流通畅，或者经多形性病损压实成更容易治疗的狭小病损。我们理想的治疗方法是，尽可能减少支架的使用。BTK 病变常需要球囊扩张压实斑块，不管是单独的扩张还是更积极的血管修复，在 BTK 病变中经皮腔内斑块旋切术的功效仍未得到完全了解。本章将着重探讨在 BTK 病损中皮腔内斑块旋切术的应用及这些治疗器械。

二、最新的经皮腔内斑块旋切装置

（一）受激准分子激光器

受激准分子激光器应用一个柔软的光纤导管以短的持续脉冲传输紫外能量，此导管每个脉冲的能量就可以切除约 10mm 的组织层。只有直接接触才可以将组织烧灼下来，但是却不会导致周围组织的温度升高。其另外的优点是其可以烧灼血栓及抑制血小板的聚集。激光腔内斑块旋切术的潜在优势是其可以有效地治疗长期慢性完全性阻塞及复杂疾病，而且很少导致末梢血栓形成，更少需要支架治疗。在一项严重的肢端缺血激光治疗后的保肢治疗研究中，有 145 例患者使用激光治疗，这些患者都不需要行外科手术血管重建。总共有 423 处病损进行了处理，其中 41% 在腓动脉，15% 在腘动脉，41% 在腘下动脉。平均治疗的血管长度 > 16cm。尽管这些病损位置不好治疗及患者的身体健康基础条件较差，但是 6 个月的肢体保有率仍达到 93%。

（二）直接性腔内斑块旋切

银鹰斑块切除系统（Covidien，Plymouth，MN，USA）是一个前行性斑块切除装置（图 38-1）。当导管被激活以后，一个碳化物切割器高速旋转，将粉瘤的条带切除，这些碎组织会被导管前锥体排走。TALON 注册系统

将这些经银鹰装置治疗过的患者的临床治疗效果记录下来，6 个月和 12 个月的靶病变血供重建（target lesion revascularization，TLR）的自由生存率分别为 90% 和 80%。目标病变血管重建率在糖尿病或无糖尿病患者中类似（分别为 11% 和 9%）。在另一个回顾性分析中，579 例患者使用银鹰斑块切除治疗，对于那些跛行患者，18 个月的一级和二级血管开通率分别为 58%±4.3% 及 82.5±3.5%，而对于 CLI 患者其一、二级开通率分别为 49.4%±3.7% 和 69.9%±3.2%。一项关于腹股沟下外周动脉疾病（peripheral artery disease，PAD）行球囊血管成形对比腔内斑块旋切治疗

的多中心前瞻性随机研究，也发现类似的 1 年目的病变血管重建及目的靶血管血供重建率。银鹰腔内旋切治疗显著减少了支架置入，但是其相对于 PTA 会导致血栓形成的概率更高(22% vs 0)，这使得其需要使用栓塞保护装置，尤其是在有以下情况时——病变较长、血管直径逐渐增大、急性血栓栓塞及完全性阻塞病变，这些情况最终跟斑块破裂成正相关。

Kandzari 等评估了银鹰腔内旋切术在 CLI 患者中的疗效，有 76 例患者进行此治疗，其中 40% 的病损在腹股沟以下。手术成功率高达 99%，TLR 占 4%，6 个月肢体保有率（排除较大的截肢）达到 87%。

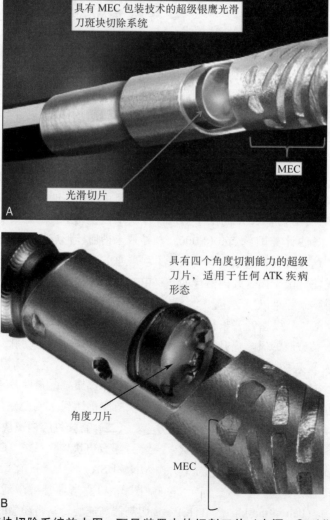

图 38-1　银鹰斑块切除系统放大图，可见装置内的切割刀片（来源：Covidien, Plymouth, MN, USA. Reproduced with permission）

（三）旋转吸引腔内旋切

Jetstream Navitus 旋转吸引腔内旋切系统（Pathway Medical Technologies，Redmond，WA，USA）有一个旋转的可以延伸的刀片头，其可以行不同形式的切割；此系统还有一个设置端口，其可以冲洗及主动移除外周血管的粥样硬化斑块碎片和血栓（图 38-2）。血管内超声（intravascular ultrasound，IVUS）表明其可以产生超过其刀片旋转直径的管腔（提示在重建的管腔行吸引治疗的可能），但却不会使得血管明显扩张。

（四）轨道腔内斑块旋切

Diamondback 360 轨道腔内旋切系统（心血管系统，Saint Paul，MN，USA）包含一个易变形态的盘绕的木质引导杆，杆上有一个研磨头端，此头端有一个钻石帽（图 38-3）。导管启动后，通过使所用规格装置的旋转速度增加，可以研磨斑块产生连续性可预测的内腔增大，却不会产生气压伤及灼伤。此头端的形状很奇特，其可以使得团块的中心离开旋转的中心。当启动后，此装置可产生一个椭圆形的轨道，这轨道的直径取决于头端的直径大小及旋转的速度。一项关于严重胫部 PAD 行轨道腔内旋切治疗的多中心、前瞻性、非随机研究表明，30d 内主要不良事件（major adverse event，MAE）（死亡、心肌梗死、截肢或 TVR）发生者占 3.2%。主要截止点（最终直径完全狭窄）是 17.8%±13.5%。次要截止点（最终直径狭窄 < 30% 或 6 个月发生 MAE）分别占全部患者的 90.1% 和 10.4%。在 6 个月

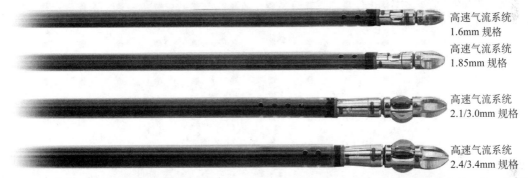

高速气流系统 1.6mm 规格

高速气流系统 1.85mm 规格

高速气流系统 2.1/3.0mm 规格

高速气流系统 2.4/3.4mm 规格

图 38-2　Jetstream 系统的经皮腔内斑块旋切导管特点是其内有一个可向上 / 向下伸出的刀片，这使得单用该装置可以对不同大小的血管病变进行治疗。Jetstream 系统可以治疗外周血管病变中常见的多种形态病变（来源：Bayer Healthcare LLC，Whippany，NJ，USA. Reproduced with permission.）

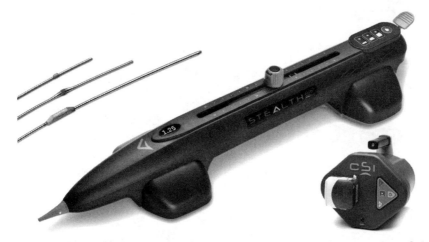

图 38-3　Diamondback 360 装置（来源：Cardiovascular Systems，Inc，Saint Paul，MN，USA. Reproduced with permission.）

时，没有患者需要行外科旁路移植术或非预期截肢，而且 Rutherford 分类法中分类改善占78.2%。血管造影显示了胫前动脉在行轨道腔内斑块旋切治疗前、治疗中及治疗后的血管形态。

三、结论

在治疗 PVD 时经皮腔内斑块旋切术的作用是很重要的，且其重要性逐渐在增加。腔内旋切术的革新，尤其是对于膝下病变更是获益。这些病变常常较长、多变且严重钙化。激光腔内旋切、直接性腔内旋切、旋转腔内旋切及轨道腔内旋切系统，其在治疗膝下病变时均进行了评估。逐渐增加的证据表明那些装置是可能有效的，而且腔内旋切治疗对于那些未行支架置入的仅行球囊治疗的患者更加有效。尽管腔内斑块旋切可以使得那些狭窄部位获得较好的短期开通和血流通畅，对于长期预后其仍是次要选择。尽管更加超前的材料已应用到 PVD治疗领域，其最佳治疗方案仍尚未确立。现在越来越多的随机研究致力于验证其理想的方案及新技术的应用，如药物涂层球囊，其治疗上的突破只是时间问题。由于使用这些装置经验越来越多，临床医师将可以更好地决定每例患者理想的血供重建方案。

感谢

作者非常感谢以下贡献者的支持：Carmen Heaney, RN, BSN, Director of Clinical Research, and Sue Vossen, RT/CVT, Metro Health Hospital, Wyoming, Michigan。

张国刚 徐 锴 译
余再新 井 然 龙添翼 校

第39章 严重下肢缺血的膝下血管介入治疗

Jose Wiley[1, 2], *Prakash Krishnan[1, 2]*, *Arthur Tarricone[1]*

[1] Mount Sinai School of Medicine, New York, NY, USA

[2] The Zena and Michael A. Weiner Cardiovascular Institute, Mount Sinai Medical Center, New York, NY, USA

一、引言

在美国，外周动脉疾病（peripheral artery disease，PAD）影响着800万～1200万人的生活。70岁以上的老年人中约20%有PAD的症状或体征。间歇性跛行（intermittent claudication，IC）指的是在步行过程中出现下肢肌肉的疼痛，是下肢PAD最早发生和最常见的症状。随着疾病的进展，患者会出现静息痛，患肢抬高时疼痛加剧，平放后疼痛缓解。跛行通常发生于小腿或大腿，而"静息痛"则主要是在足上。PAD晚期，组织低灌注会导致缺血性溃疡和坏疽，超过1/3的患者最终需要截肢。研究表明，间歇性跛行的患者中约有20%会有进一步的症状，1%～2%的患者5年内会发展至严重肢体缺血（critical limb ischemia，CLI），其1年死亡率约为20%。

二、腔内介入治疗

最近几年，经皮介入治疗CLI的膝以下损伤的数量有所增加。腔内治疗的支持者从两个方面来说明该治疗方式的合理性：第一，虽然耐久度降低但腔内介入治疗的微创性和组织相容性却更高；第二，在临床和影像学上看，即使腔内介入治疗失败也很少导致患者病情恶化，介入治疗因而可重复进行。

膝以下动脉的再通主要应用以下几种介入技术：①经皮腔内血管成形术（percutaneous transluminal angioplasty，PTA）；②药物涂层球囊成形术；③低温球囊疗法；④金属裸支架和药物涂层支架置入；⑤辅助介入治疗。

三、经皮腔内血管成形术

目前并没有1级证据支持腔内治疗在腹股沟以下或膝以下疾病中比大隐静脉旁路移植术更具有优越性。然而，一个多中心前瞻性随机对照研究，BASIL（旁路血管成形术治疗下肢严重缺血）试验，比较了腹股沟下PAD和CLI的腔内介入治疗和开放性手术治疗的不同。这2种治疗方式在6个月内的肢体存活率是没有显著差异的。但最近最新的3～7年随访的研究成果表明，静脉旁路手术的长期肢体存活率最高，经皮腔内血管成形术比聚四氟乙烯血管旁路移植术要优越。费尔南德斯团队报道了他们的多层次腔内介入治疗中的经皮腔内血管成形术治疗CLI（图39-1）。80%的患者可以完全或部分康复，接受多层面疾病治疗的患者（87%）与只接受胫骨介入治疗的患者（69%）相比康复率更高。同样，只接受胫骨治疗患者组的愈合时间也远比接受多层次介入治疗患者组长。作者总结单纯胫骨介入和多层次同步胫骨介入都可能导致截肢，而多层次的介入治疗能够提高1年内的保肢率。伤口的位置不同（足跟或足掌）对于伤口愈合影响的差异没有统计学意义。

腔内介入治疗广泛膝下疾病是具有争议的。尽管越来越多的作者认为对于短期膝下病变应采取基础腔内治疗，而长期的病变仍然

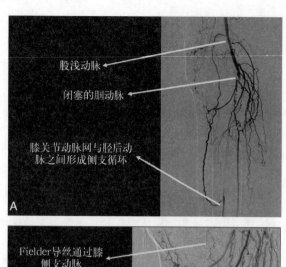

股浅动脉

闭塞的腘动脉

膝关节动脉网与胫后动脉之间形成侧支循环

A

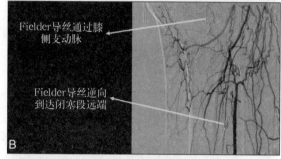

Fielder导丝通过膝侧支动脉

Fielder导丝逆向到达闭塞段远端

B

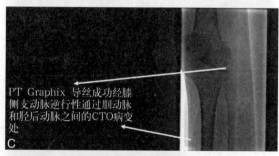

PT Graphix 导丝成功经膝侧支动脉逆行性通过腘动脉和胫后动脉之间的CTO病变处

C

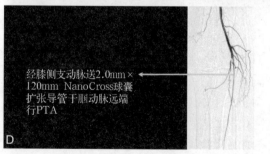

经膝侧支动脉送2.0mm×120mm NanoCross球囊扩张导管于腘动脉远端行PTA

D

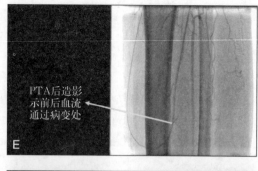

PTA后造影示前后血流通过病变处

E

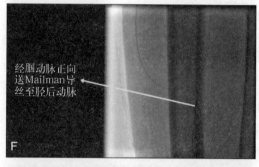

经腘动脉正向送Mailman导丝至胫后动脉

F

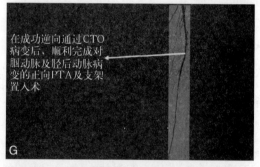

在成功逆向通过CTO病变后，顺利完成对腘动脉及胫后动脉病变的正向PTA及支架置入术

G

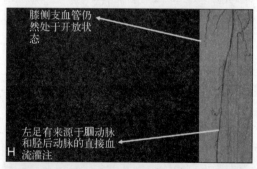

膝侧支血管仍然处于开放状态

左足有来源于腘动脉和胫后动脉的直接血流灌注

H

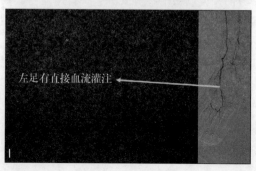

左足有直接血流灌注

I

图 39-1　膝下经侧支动脉逆向行腘动脉闭塞远端 PTA

A. 闭塞的腘动脉及胫后动脉的血运重构；B. 0.014in导丝经侧支动脉到达胫后动脉；C. 腘动脉远端的逆向开通；D. 腘动脉远端的逆向 PTA；E. PTA 后造影；F. 腘动脉远端和胫后动脉的正向开通；G. 腘动脉及胫后动脉PTA 及支架置入成功；H. 术后腘后动脉和胫后动脉之间的直线血流，以及仍然开放的膝侧支动脉；I. 远端造影示足背动脉保留

应该采取基础的旁路手术。Schmidt 等报道了 77 例病变 > 80mm 的 CLI 中广泛的膝下动脉疾病的血管在 PTA 治疗之后的通畅率，77 例中有 46 例（76%）动脉在 3 个月后临床缓解，14 例（22.6%）没有变化，1 例（1.6%）病情恶化。同时，15 个月的随访结果表明保肢率为 100%。作者同时也提出，介入再通率与足旁路手术相比没有显著差异。所有患者均在 3 个月后行下肢血管造影，其中 69% 的血管出现再狭窄，37.6% 出现闭塞。除 3 个月后高再狭窄率外，76% 的患者在治疗后没有截肢的情况下临床症状得到改善。

四、药物涂层球囊成形术

药物涂层球囊成形术最近被用于降低再狭窄概率。因为它可以通过药物介导球囊成形来减少内膜增生。Schmidt 等治疗了 104 例 CLI 患者的 109 个下肢，主要病变长度平均为（176±88）mm。3 个月的再狭窄率为 27.4%。91.2% 的患者平均在（378±65）d 临床症状得到改善，保肢率为 95.6%。用裸露的球囊治疗长段狭窄再狭窄率为 69%。研究者观察到用涂层球囊治疗的血管有着独特的再狭窄模式。无药物涂层的球囊治疗的血管的再狭窄可发生在治疗的全长，而用药物涂层球囊成形术治疗的血管的再狭窄主要发生在病灶处并且在大于 60% 的再狭窄血管当中再狭窄长度不到 20%。这表明药物涂层球囊成形术在 CLI 的治疗中十分重要。

五、低温球囊疗法

低温球囊治疗能够限制夹层发生率，抑制血管弹性回缩从而抑制内膜增生，以及预防周围血管内粥样斑块病变膨胀扩大造成的再狭窄。专业的低温球囊导管由美国 FDA 认证用一氧化二氮填充，可使动脉斑块在 −10℃ 冻结。既往研究表明这个过程导致①削弱斑块，促进均匀的扩张，减少血管的创伤；②改变弹

性纤维，减少血管壁的回缩，降低对胶原纤维的影响，从而维持结构的完整；③诱导平滑肌细胞凋亡，减少新生内膜的形成及再狭窄。

BTK 冷冻试验检验基础低温球囊在 CLI 导致的膝下闭塞性疾病患者中的作用，该试验纳入 108 例患者，共 111 个下肢及 115 个病变，研究主要终点是该技术成功应用（小于 50% 的狭窄和足部持续血流）和 6 个月内无须截肢。该技术在 108 个下肢当中成功应用（97.3%），6 个月的保肢率为 93.4%（85/91）。研究组因此总结出低温球囊疗法是安全的，而且在治疗膝下疾病当中有效提高了保肢率。

六、金属裸支架

支架置入在治疗膝下疾病中有很高的关注度，但是目前并没有 I 级证据支持。而一些研究的结果显示不是所有的 CLI 都适用支架治疗。Randon 等报道了一个前瞻性随机研究，比较膝下疾病的 PTA 和支架治疗。作者将 35 例患者的 38 下肢随机分到 PTA 组（22 人）和内支架组（16 人），其中 36 个下肢血管有闭塞，20 个下肢血管有狭窄。他们发现两组 12 个月后在一期和二期通畅率、保肢率和存活率上差异没有统计学意义。这个研究由于样本较小，所以结果可信程度受限，但是证明了支架治疗并没有负面影响。

Brodmann 等就该问题设计了一个 CLI 患者的随机试验。他们随机选取了 54 名患者：PTA 组（33 人），金属裸支架组（21 人）（bare metal stent，BMS）。75% 的患者有临床上的改善（PTA 组为 81%，支架组为 65%）。12 个月一期通畅率 PTA 组为 48.1%，支架组为 35.3%；二期通畅率 PTA 组为 70%，支架组为 53%，这些结果的差别都没有统计学意义。这项研究同样被样本量小限制，并且没有显示出支架相对于 PTA 的优势。

Donas 等报道了 53 例高风险 CLI 患者在血管成形术失败后，进行自膨胀镍钛合金支架置入治疗。共治疗了 30 个狭窄和 23 个闭塞的

下肢，主要病变长度平均为（5.5±1.9）cm。平均随访期限是 24.1 个月。成功率为 98.1%，2 年累计一期通畅率为 75.5%。保肢率达 88.7%，二期通畅率为 88%。并指出近端病变的通畅率明显要好于远端足部病变（83.3% vs 65.2%），并且闭塞和狭窄血管的通畅率没有不同，从而认为膝下病变支架置入治疗是在高风险 CLI 患者血管成形术失败后的一种可靠的应急措施。

七、药物涂层支架

药物涂层支架在冠状动脉疾病治疗中的有效性，提示与 BMS 相比在膝下血管中药物涂层支架可能治疗效果更好。Siablis 等设计了一个非随机前瞻性单中心试验，研究西罗莫林药物涂层球囊扩张冠状动脉支架（SES）与传统的 BMS 用于 CLI 膝下病变 PTA 后的应急措施（65 处病变）。支架置入的适应证包括血管弹性回缩，血流受限的夹层，PTA 后剩余狭窄 > 30%。BMS 组成功率为 96.6%，SES 组为 100%。1 年随访 SES 组动脉血管造影显示一期通畅率（86.4% vs 40.5%）高于 BMS 组，支架内再狭窄率（36.7% vs 78.6%），分支再狭窄率（9% vs 59.1%）低于 BMS 组。SES 组在 6 个月（4.0% vs 17%）和 1 年（9.1% vs 26.2%）累积血运重建明显较少。两组死亡率（13.8% SES 组 vs 10.3% BMS 组），截肢率（10.3%SES 组 vs 17.2% BMS 组），保肢率（100% SES 组 vs 96%BMS 组）并没有显著差异。

Scheinet 等连续纳入 60 例膝下动脉阻塞患者，在胫动脉或者腓动脉置入 SES 或 BMS 支架。纳入标准是卢瑟福分级 3 ~ 6 级，病变 > 70% 的狭窄；最大病变长度 ≤ 30mm；单一支架可以治疗。30 名患者（83.3% 为糖尿病患者）使用 Cypher 球囊扩张支架，而对另外 30 名患者（76.6% 为糖尿病患者）使用 BMS 支架。其中 21 例股和（或）腘动脉流入道病变需要优先 BTK 介入进行治疗。随访显示（SES 组平均为 9.3 个月，BMS 组平均为 9.8 个月）：

SES 组主要不良反应的发生率为 10.0%，BMS 组为 46.6%。在 SES 组患者当中主要的截肢率，旁路手术和 TLR 都是 0，在 BMS 患者中则分别是 10.0%、0 和 23.3%。SES 组中有 3 例死亡患者，BMS 组中有 4 例死亡患者。在对 24 例 SES 患者血管造影的随访中，没有观察到明显的阻塞，然而在 BMS 组中，再狭窄率为 39.1%；SES 组平均支架内再狭窄率为 1.8%±4.8%，而 BMS 组为 53.0%±40.9%。

因此，药物涂层支架在一期和二期通畅率上明显优于 BMS。

八、经皮腔内粥样斑块切除术

经皮腔内粥样斑块切除术通过使用导管刀片切除、粉碎、刮除粥样硬化斑块。Silver Hawk 导管（Covidien, Plymouth, MN, USA）的发展引起了人们对定向切除动脉粥样斑块切除术的兴趣，这种技术以往被认为与高再狭窄率有关。与准分子激光相似，经皮腔内粥样斑块切除术相比 PTA 和支架置入有着理论上的优势，能够消除血管壁牵拉损伤，限制急性的夹层的发生（需要辅助支架）和弹性回缩，因此潜在地减少继发炎症和再狭窄的发生率。Kandzari 等使用这个设备治疗了 7 中心的 69 名 CLI 患者（卢瑟福分级 5 ~ 6 级，78% 为糖尿病患者，55% ≤ 1 根灌注血管）共 160 处病变（40% 为膝下病变，平均长度在膝以上 74mm，膝以下 51mm；34% 为完全闭塞，80% 为中至重度钙化）。在所有的处理组中只有 1 例残余狭窄 > 50%；11% 使用了辅助血管成形术；支架置入占 6%，没有穿孔和栓塞的病例，只有 1 例出现急性动脉闭塞。6 个月主要不良反应发生率为 23%，TLR 率为 4%。通过 6 个月的随访，也没有意外的截肢；在 82% 的患者当中，截肢范围缩小非预计的或几乎完全避免。

Zeller 等报道了使用 Silver Hawk 治疗 36 名患者（53% 为 CLI，61% 为糖尿病）49 处膝下病变（平均长度为 46mm，平均狭窄程度为 89% ；22% 为完全闭塞，18% 为支架内再狭窄）随访 2 年的结果。33% 处病变部位需要预扩张。38% 的病变部位在经皮腔内粥样斑块切除术后实施了血管成形术，由于夹层的形成 4% 需要支架置入。平均残余狭窄在经皮腔内粥样斑块切除术后为 12%，而在辅助治疗之后降低到了 8% ；98% 的病变残余狭窄 ≤ 30%。平均踝臂指数（ankle-brachial index，ABI）在出院之前从 0.48±0.39 显著提高到了 0.81±0.10（$P < 0.05$）而且持续改善。一期和二期通畅率 [多普勒超声和（或）血管造影显示 < 70% 的再狭窄] 在 1 年后为 67% 和 91%，2 年后为 60% 和 80%。长度 < 50mm 的病变部位的再狭窄率明显低于长度 > 50mm 的病变部位（25.8% *vs* 44.4%，$P < 0.05$）。

　　许多研究表明，膝下动脉的狭窄病变可以用经皮腔内粥样斑块切除术治疗而不需预扩张，然而闭塞病变则需要用一个较小的球囊预扩张来确保导丝能通过阻塞部位。当闭塞部位纵横交错时，由于潜在的穿孔风险是不建议使用经皮腔内粥样斑块切除术的。

九、准分子激光辅助血管成形术

　　20 世纪 80 年代末，由于热损伤对周围组织的破坏所导致的高并发症率，连续波激光器被认为不适合用来做周围血管的介入。而下肢动脉的准分子激光血管成形术从 1994 年开始在欧洲进行商业推广。308nm 的准分子激光利用有弹性的纤维导管来传递强烈的紫外线短期脉冲的能量。脉冲紫外线能量的优点：一是 50μm 的短渗透深度；二是通过光能而非热能来突破分子键。准分子激光导管每次脉冲能量可去除 10μm 组织层。只在接触组织时会蒸发汽化而不会导致周围组织的温度升高。

　　一项激光经皮腔内粥样斑块切除术多中心试验（LACI）采用了准分子激光辅助血管成形术来治疗那些被认为不适宜进行手术血管重建的 145 名 CLI 患者（卢瑟福分级 4 ～ 6 级，69% 有组织缺失，66% 为糖尿病）共 155

个下肢（91% 至少有一处闭塞病变）的 423 处病变（41% 为股浅动脉，15% 为腘动脉，41% 为膝下动脉）。85% 的下肢手术成功（定义为所有病变部位 < 50% 残余闭塞）。被治疗的动脉的平均长度为 11.0cm。12% 发生了并发症(其中 4% 夹层，3% 急性血栓形成，3% 远端栓塞，2% 穿孔)。96% 患肢在准分子激光治疗后行辅助球囊血管成形术。支架（主要金属裸支架）被置入了 61% 的 SFA 病变部位，38% 的腘病变部位和 16% 胫病变部位。平均病变狭窄从 92% 的基线降低到了 55%，并且最终降到了 18%。在 6 个月的随访当中，救肢率达到了 92% ；56% 的缺血性溃疡完全治愈。对治疗严重下肢缺血病变准分子激光辅助血管成形术的救肢率与外科旁路手术相当。美国的 1 个单中心注册试验和比利时的 5 个中心试验也得到相似的结果。

十、经皮腔内粥样斑块旋切及抽吸技术

　　Pathway PV 系统相对于其他经皮腔内粥样斑块旋切术仪器有着独特的优点，通过抽吸，去除旋切下来的粥样斑块来减少微血管系统阻塞，避免产生红细胞降解产物，尤其有利于肾功能受损患者。而没有抽吸能力的高速旋切设备会造成降解产物的增多，如结合珠蛋白和钾离子，可造成致死性的心律失常。此外，导管抽吸的特点也允许设备使用在那些包含有阻塞性物质，比如固体的甚至是钙化的粥样斑块和新鲜血栓的病变部位。Pathway PV 系统或许可能在急性或亚急性血管闭塞当中作为碎栓仪器。

　　Zeller 等报道了一项以具有抽吸能力的经皮腔内粥样斑块旋切术仪器为基础的前瞻性非随机多中心试验。在这项研究当中，210 例膝下病变的病例在使用 Pathway PV 旋切仪器后手术成功率 99%，59% 使用了辅助球囊血管成形术，7% 使用支架。1 年一期和二期通畅率分别为 61.8% 和 81.3%。1 年保肢率是

100%。这些通畅率与之前的 Silver Hawk 试验相似。

十一、轨道式经皮腔内粥样斑块切除术

Diamondback 360°轨道式经皮腔内粥样斑块切除术系统使用了斑块消融导管,具有一个金刚石涂层偏心的杯状冠,能够通过摩擦挤压斑块使得管腔扩大。轨道经皮腔内粥样斑块切除术与机械转动经皮腔内粥样斑块旋切术(Rotablator)类似。Rotablator 在设备尺寸和管腔扩大上有着明显的局限性。尽管 Rotablator 的扩大管腔的效率有 92%(2mm 的钻头可以制造 1.8mm 直径的内腔)。

一项前瞻性非随机多中心试验检测了该技术在 124 名膝下病变伴 CLI 或跛行患者的安全性和随访 6 个月结果。90.1% 的患者病变最终狭窄 < 30%、6 个月无截肢(2.4% 小范围截肢)。39.3% 的病变行辅助血管成形术,2.5% 的病变置入支架。

十二、结论

近年来,膝下血管腔内介入治疗在技术和仪器上得到了迅猛的发展,但它是否是最优的方法仍存在争议。CLI 是复杂的多因素疾病,需要综合药物、非手术治疗和侵入性治疗。高质量临床研究要证实一种比其他治疗方式更好的治疗是很困难的,因非随机队列试验不能比较,所以随机对照试验则非常重要。

张国刚 王倩晨 译
余再新 井 然 黄 晓 校

第40章 经皮腔内血管成形术后糖尿病足的管理

Laura Kerselaers[1], Jürgen Verbist[1], Koen Keirse[1], Koen Deloose[2], Marc Bosiers[2], Patrick Peeters[1]

[1] Imelda Hospital, Bonheiden, Belgium

[2] Saint Blasius Hospital, Dendermonde, Belgium

一、引言

缺血性糖尿病足溃疡的治疗极具挑战性，因为这是一种典型的进展性的动脉粥样硬化。糖尿病血管病变通常是位于膝下呈弥漫型并且高度钙化的。在治疗过程中，保肢和伤口愈合是主要目的。高达70%的低位腿截肢术是因为糖尿病，在这些截肢术患者中，高达85%的患者曾发生过溃疡，继而恶化产生严重的感染或坏疽。

糖尿病足溃疡的发展结局有很多预测因子，包括缺血、感染的控制、伤口的处理、压力的释放、神经病变和其他并发症。这些因素解释了为什么糖尿病足溃疡血管治疗后需要重视多学科随访。

典型的缺血症状在糖尿病患者中很少见，所以血管损害方面的诊断常被延误了。因此除非已有其他证据表明为非缺血状态，否则在糖尿病足溃疡的治疗和随访中考虑潜在的缺血因素是必要的。

在经血管内治疗后，溃疡愈合过程中的任何停滞和恶化都需要进一步评估，并经常需要再次进行干预治疗。

二、患者教育

缺血性糖尿病足溃疡属于严重肢体缺血（critical limb ischemia，CLI）的表现，严重肢体缺血 Rutherford 4～5 级，这是周围动脉疾病（peripheral artery disease，PAD）的末期，它与严重的系统性动脉粥样硬化疾病相关，特别是在糖尿病人群中。事实上，有50%～75%的 CLI 患者有脑血管相关疾病，约20%有相关的冠状动脉病变。让患者了解这些知识对于使他们意识到应当控制危险因素是非常必要的。吸烟增加患 CLI 的风险达到不吸烟者的3倍，而增加患糖尿病风险达到4倍。同时，影响进展性动脉粥样硬化治疗的其他因素，如血压控制及他汀类药物、抗血小板药物和 β 受体阻滞药治疗被证明能够有效延长患者的生命。最重要的一点是，患者应被告知在溃疡再发时需要立刻联系自己的医生。

三、多学科研究法

糖尿病足溃疡是一种复杂的、多因素的疾病，所以最近的研究证明多学科综合研究对糖尿病足溃疡预后的积极影响，截肢率下降了49%～85%。

一个多学科的团队应至少包含一个内分泌专家、一个伤口护理专家和一个血管外科医师，同时其他专业成员也是不可或缺的。足病医生对于提供包括预防性鞋类的选择、减轻重量负荷的方法和溃疡部位的压力释放等医学信息是很重要的。整形外科医师可以评估手术的卸载负荷方式。同时，临床微生物学家可以在进行恰当抗生素治疗方面进行指导。

四、伤口管理

近年来，伤口护理方式上有巨大的进步，从传统的手术清创到不同的敷料产品（泡沫、水凝胶、含银离子的敷料），高压氧，负压创面治疗技术（negative pressure wound therapy, NPWT）和粒细胞集落刺激因子。这些方式被广泛使用，尽管它们没有被评估或在实验中被比较。证明这些处理方式的优势需要高质量的随机对照试验（randomized controlled trial, RCT），尤其是因为它们需要花费相当大的成本。现代伤口护理的重要因素包括：优化水分平衡、控制感染和进行最优创面清创术。

因为没有高质量的随机对照试验证明一个方式相比另外一种方式有更优的收益，因此在决定使用哪种敷料时还有一些其他因素可以纳入考虑，包括当地治疗方面的经验，敷料成本、可行性和创伤特点，如过多的水分、感染、肉芽化、上皮化。

有些研究表明了高氧疗法的好处，但是仍然需要更深层次的研究来证明哪些患者在这种疗法中受益及最佳治疗时间。NPWT 可用于那些在传统敷料治疗中无进展或进展不明显的伤口。在没有明显的感染出现时开始治疗是很重要的。必要时首先进行外科清创术。例如，我们提倡在开放性截肢后伤口中使用 NPWT。

五、卸载负荷

糖尿病足溃疡通常是多因素影响的，所以在有严重缺血的溃疡中，缓解压力是治疗中一个非常重要的治疗步骤。

不可移动的接触治疗已经被证明在简单的神经性溃疡中是有效果的，但是它们有一定的病变劣势，特别是在神经缺血性溃疡中，因为它们可能会减少活动水平，从而导致医源性溃疡，也因为它们影响了适当的伤口护理和检查。另一方面，可移动的治疗是有效的且没有固定接触治疗的缺点，但问题是患者的依从性差。

也有减轻负荷的外科技术，如距骨头切除术、跟腱延长、跖趾关节置换和手术切除骨段。这些做法似乎加速了伤口愈合，减少了血管再生后溃疡复发，但仍需要更多的研究。

神经缺血性和（或）感染性伤口的减负成功率比简单的神经性伤口要低得多，但减负也许在复杂性伤口中更加重要，因为这些患者截肢风险大大增加。

六、感染的控制

缺血性糖尿病足溃疡容易被感染，感染则与增高的截肢风险息息相关。糖尿病足溃疡感染的诊断是根据临床发现溃疡中的脓性分泌物或一个窦道等，或者两个及两个以上的下列症状：红斑、发热、肿胀、触痛、异常气味或增加的渗出率。

如果感染溃疡并发脓肿、扩展到广泛的骨或关节、坏疽或坏死性筋膜炎，那么紧急手术切口、引流和彻底清创是控制深部感染最重要的步骤。研究已经证实早期手术清创的足踝以上截肢率会显著降低。

开始经验性抗生素治疗之前，重要的是取深部伤口培养，通过活检刮除溃疡基底部或者抽吸脓肿中的脓液来取标本，而不是通过浅表的伤口拭子。

轻至中度感染通常可以给予一个相对性的窄谱抗生素制剂，如需氧革兰氏阳性球菌可使用克林霉素、阿莫西林/克拉维酸口服。中至重度感染应静脉注射广谱抗生素，应覆盖需氧革兰氏阴性杆菌和厌氧菌，如克林霉素＋环丙沙星、哌拉西林/他唑巴坦。

在决定使用哪种抗生素治疗时，应考虑以下因素：感染的严重程度，近期的抗生素使用历史，以前感染过的耐药菌，最近的培养的结果和患者本身。随后的抗生素治疗应根据培养结果和患者对治疗的临床反应进行调整。抗生素治疗应持续到感染好转，但没有必要在伤口开放所持续的整个时间段进行抗生素治疗。

在以下情况中存在着患骨髓炎的巨大风险：可见骨或能够探测到骨，或溃疡面积 >2cm×2cm。而 X 线片只有在骨髓炎的晚期才能呈现出来。磁共振成像和骨扫描可用于骨髓炎的诊断，尤其是在决定抗生素治疗的类型和持续时间。

七、血管随访

因为一些原因，光是缺血性糖尿病足溃疡的临床血管随访是不够的。首先，与非糖尿病患者相比，静息性疼痛的症状不太多见，可能是由于周围神经病变损害感受器所致。第二，因为动静脉分流，即使灌注受损，糖尿病足也可能会呈现粉红色和保持相对温暖。第三，传统的血管随访不足，是由于糖尿病患者的血管内硬化所致的不可压缩的高度钙化血管导致踝臂指数（ABI）升高。超过 1.3 的 ABI 提示测量值的错误升高。相反，足趾压力测量经常被推荐，因为足趾血管不受钙化影响从而在糖尿病患者中能更准确测量。足趾压力 < 30mmHg 在传统方法中提示需要血管成形术的治疗。然而，足趾压力测量不被广泛使用，因为它们需要适当的技术和小袖套。此外，它可能因为患者的炎性溃疡足趾或先前的踇趾截肢而无法测量。

在缺血性糖尿病足溃疡的随访中，现有的成像选择对血管的随访仍有很大的限制。尽管彩色多普勒是监测下肢血管疾病的较好方法，但是由于它在显示末端动脉和过度钙化血管方面存在困难，它在监测糖尿病血管疾病中的使用仍受到限制。一些出版物报道，彩色多普勒可能会高估再狭窄的等级或给出假阴性结果。

CT 血管成像技术（computed tomographic angiography, CTA）的优点是血管壁的可视化，在评估置入支架的动脉和空间分辨率方面比 MRI 更有优势。尽管有了新的进展，膝下的成像仍然对技术要求很高，因为要求观察纵向解剖结构的小直径血管。因此一个相对高的造影剂对比度负荷是必要的，但这可能会产生一些问题，因为在这个患者人群中肾功能不全的患病率更高，再加上糖尿病，这就增加了对比剂肾病（contrast-induced nephropathy, CIN）的风险。此外，在这个人群的高度钙化病变也可以使分析图像更加困难。

对比增强磁共振血管成像（magnetic resonance angiography, MRA）的主要优势是不需要使用对肾有坏处的碘造影剂和不会被钙化影响图像分析。MRA 的缺点是缺乏典型的小血管疾病所需的空间分辨率且在小血管病变时达到最大化动脉内对比增强方面存在困难。此外，图像可能会被先前手术的手术钳，植入物和血管支架干扰。因为使用图像减影 MRA 对于移动很敏感。

动脉内数字减影血管造影（digital subtraction angiography, DSA）能够提供动态图像，它可以提供病变处的血流信息。此外，它是获取详细的膝下动脉图像，包括足部小血管的最好的方法。然而，它的缺点是，这个过程是创伤性的，且需要碘化造影剂。DSA 前后静脉内水化是防止 CIN 的最重要措施，且在高危患者中，选择性血管造影可以用来降低造影剂的负荷。

我们对血管内治疗糖尿病足溃疡后血管随访的建议是对伤口的基本临床观察，对于这类高度动脉粥样硬化的人群，临床进程恶化、愈合时间延长或愈合停滞经常可以解释为出现早期（< 4 ～ 6 周）再闭塞。但即使成功地进行血管成形术，足缺血性病变仍可能愈合缓慢，预计愈合时间在 190d 左右，所以基于血管造影的任何可疑指标的数控制对患者都是有益的。较好的膝下血管系统成像和及时地再干预成为我们对糖尿病足溃疡随访的首选成像方法。

八、积极血管内介入治疗策略

正如前面提到的，糖尿病患者常常存在晚期阶段的 PAD，且病变常常是多节段的，通常位于膝下并且代偿不良，这或许可以解释为为何他们初次通畅率降低。及时多次介入可以有效增加二次通畅率和保肢率，因此，糖尿病患者可以很好地受益于长期随访和积极的介入策略。

Iida 等证明了血管小体概念在血管内治疗的血管选择中的作用，但这个概念还未被广泛使用，但一些作者认为它会变得越来越重要，尤其是在糖尿病足溃疡中。血管小体概念形成后，足可分为 6 个血管小体：1 个发自胫前动脉，3 个来自胫后动脉，2 个来自腓动脉。胫前动脉供应趾背和足背；胫后动脉供应足趾的足底一侧、足底，足跟内侧；腓动脉供应脚踝和足跟的外侧。因此，如果在内侧跟骨有损伤的情况下需进行胫后动脉的血运重建，但这不是最容易治疗的血管。

使用新的 0.014in 技术，4F 板片、新的专用慢性完全闭塞导丝、低剖面长球囊导管和药物洗球囊和支架，可以降低再介入后高危人群发生创伤和并发症的概率。对于 CLI 新的血管内治疗方法超出了本章的范围。

九、结论

糖尿病足溃疡是一个复杂且多因素的疾病，而且这些患者易发生晚期阶段的周围血管病变。多学科随访，加上对患者教育、伤口管理、减轻负载、控制感染和血管随访的重视，能够有效减低截肢率。任何血管内治疗后的伤口愈合停滞或恶化，都需要再次评估和干预，使得二次通畅和肢体保留的机会有效增加。传统的血管随访对于缺血性糖尿病足溃疡患者来说是不足够的。我们提倡血管中造影检查，来确诊任何我们怀疑的指标，并且必要时进行及时的血管内再干预。

张国刚　刘雯雪　译
余再新　井　然　黄　晓　校

第六篇　主动脉疾病的急诊治疗

第41章　胸主动脉夹层动脉瘤血管腔内介入治疗的远景

Grayson H. Wheatley III

Arizona Heart Institute, Phoenix, AZ, USA

一、引言

由于胸主动脉夹层动脉血管瘤的解剖结构的复杂性，以及应用于夹层动脉瘤的血管腔内特异性支架仍未获得生产批准，使得胸主动脉夹层动脉血管瘤的血管腔内治疗仍处于发展阶段。一系列与急性夹层动脉瘤相关的独特解剖因素，包括撕裂入口、夹层动脉瘤活瓣与形成动脉瘤的侧支血管的解剖关系。这使得胸主动脉夹层动脉瘤的血管腔内介入治疗管理成为一个极富挑战的临床难题。然而，由一群最杰出的胸主动脉专家与全球各大医疗器械公司多年共同研发和协作，使得胸主动脉夹层动脉瘤的血管腔内治疗的可行性技术蓝图变得日益清晰。其中一项聚焦于主动脉解剖结构的介入治疗方法将在此章节详述，此外，本章将引用最新发表的文献来展现有关此项复杂热门研究的最新发展。

二、急性 B 型主动脉夹层动脉瘤

即使是存在争议，对筛选后的 B 型主动脉夹层动脉瘤患者进行血管腔内治疗变得日益普遍。该型中占所有主动脉夹层动脉瘤总人数 40% 的患者，夹层起始部位位于或跨越左锁骨下动脉开口。动脉瘤夹层破口既可以在主动脉的凹侧，也可以位于主动脉的凸侧。一项最近的研究表明，与远端主动脉弓凹度或凸度

相关的动脉瘤夹层破口位置是一项能预测复杂 B 型主动脉夹层动脉瘤病程转归的独立预测因子。当动脉瘤夹层破口主要开口于动脉弓凸侧时，20% 夹层动脉瘤将出现并发症；而当夹层破口主要开口于舒张期主动脉弓的凹侧时，89% 夹层动脉瘤出现并发症。此外，动脉瘤夹层的起始部位距左锁骨下动脉起源部位越短，出现并发症的风险越高。虽然在这项研究中并没有对治疗进行评估，但该项研究的发现对血管腔内治疗方法有潜在影响。

近期刚发表的一篇跨学科共识表明 25% 急性 B 型夹层动脉瘤患者会出现灌注不足综合征及血流动力学不稳定。由于当前对灌注不足综合征及血流动力学不稳定的定义与过往已发表文章中的定义不同。因此给亚组分析带来了一定的难度。然而另一些研究表明，相对于药物治疗和手术治疗，胸主动脉腔内修复术（thoracic endovascular repair，TEVAR）患者存活率明显高于前两者。血管腔内治疗急性 B 型夹层动脉瘤时封闭了夹层动脉瘤的主要破口，其主要目的是改善起源于真腔的下游血管的血流灌注，并能同时减低受累血管假腔的压力。B 型夹层动脉瘤除了夹层起始破口外常常在远端还有多个较小的夹层血管破口，但这些夹层小破口对灌注不足的远端血管影响并不大，因此成功血管腔内治疗的主要目的是封闭夹层破口的起始部。

通常只需要单个支架修复急性 B 型夹层

胸主动瘤的破口。此法的目的是阻止血流的湍流进入夹层假腔，由于夹层破口是一个相对狭窄的破口，导致应用于封堵夹层裂口的血管内支架相对较短。血管扩张内支架长度的选取是由近端主动脉到血管损伤部位的距离决定的。一般选择支架的直径是实际测量动脉瘤内腔径的 110%。通常支架的长度决定手术的时间，但尽量选取最长的支架。如果血管夹层长度超过了支架长度导致血管真腔远段仍未能充分扩张，则可能需要更多延长支架以保证增加下游的血流灌注，并尽可能使扩充后的夹层血管真腔长度和胸主动脉长度一致。

确定导丝完全进入夹层的真腔是十分重要的。当导丝由股动脉导入时，即便使用最精巧的血管腔内操作技术，导丝还是有可能穿过夹层真假腔之间的内膜进入假腔。通常运用血管造影技术确认导丝走向。然而还没有进行血管造影就判断导丝是否进入夹层假腔是不可能的。如果导丝进入夹层假腔，支架将会错放，从而造成不可挽回的悲剧。血管内超声是另一项判断导丝是否进入夹层真腔的辅助手段。在关键节点的影像技术可确保血管腔内支架术的操作安全性。经食管超声也可判断导丝是否进入夹层，但由于解剖结构的局限性，食管超声仅限于探查降主动脉部的夹层，而主动脉弓部的远端则无法探查清楚。

由于肠系膜动脉的阻碍，15% 患者在 TEVAR 术后会出现肾动脉或腹主动脉、髂动脉灌注不足。如果分支血管的灌注不理想，则推荐施行血管腔内支架术。具体有两种式式：首先，支架经分支血管导入，并放置于血管开口处，从而增加进入血管内的血流。这是最常运用的技术。如果血管不能直接经血管分支插管导入，则需经腹主动脉开窗导入夹层动脉瘤。这需要将导丝由夹层真腔穿透真假腔之间的血管内膜后再次导入夹层假腔，并在夹层开口处扩张球囊，从而改善假腔邻近侧支血管灌注不足。这是一项快速而有效的技术。

在应用 TEVAR 术治疗 B 型夹层动脉瘤患者的随访中发现，该式式长期来看可显著改善夹层血管的真假腔血管重构。在一项由 Kim 等领导的研究中发现，对 41 位复合型 B 型夹层动脉瘤患者进行超过 1 年的随访，这些患者无血管内膜漏，CT 检测 80% 的患者增加了夹层真腔面积，86% 的患者夹层假腔面积得到限制。同样的结果在另一个样本量不同的随访研究中也有报道。

还有治疗 B 型夹层动脉瘤的其他方法也被报道和研究过，名为 PETTICOAT 技术，即在夹层真腔内，放置可自动扩张地金属裸支架。此技术的优点在于能成功地覆盖主要夹层的起始破口，这对于成功修复十分重要。并能有效地改善夹层真腔远端的血管重构，而不会影响侧支循环和脊柱的血流灌注。除了能主动地改善主动脉夹层真腔的血流动力学，自动扩张的金属裸支架还能帮助血管重构。主动脉重构是血管腔内介入治疗的一项重要远期目标，其目的是通过覆盖夹层起始的破口而防止夹层破裂，从而保证下游脏器的血流灌注。在一项病例数为 25 例的急性复杂 B 型夹层动脉瘤研究中发现，在 2 年的随访中，患者夹层真腔扩大了 140%，32% 的患者假腔缩小了。与标准血管腔内支架治疗 TEVAR 相比较，安置在夹层真腔中的自膨式金属裸支架能否给急性 B 型夹层动脉瘤患者带来长期获益，还需进一步的研究来证实。

一项明显不同于血管腔内介入治疗急性夹层动脉瘤的新技术刚刚发表。这项名为 TABIISE 的修复术是依靠血管腔内介入术撕开动脉瘤夹层远端的血管内膜，在主动脉瘤远端利用金属裸支架在真假腔之间重新建立新的通道，而近端血管瘤开口处修复则仍由标准的动脉支架覆盖完成。胸腹主动脉夹层动脉瘤远端的管腔闭合处则使用主动脉球囊撕开真假腔之间的血管内膜，从而达到修复远端主动脉目的。一项包含 11 位病例的研究报道，在 90% 急性复合型夹层动脉瘤的患者中成功实施了夹层假腔隔膜撕裂法，这些患者仍在随访中。虽然主动脉的最大内径在胸主动脉内没有相应的改变，但由于这项技术直接撕开了动脉瘤夹层的隔膜，使得此技术损伤性更大，但有可能更稳定地改善远期的解剖修复。就像 PETTICOAT 术，STABILLISE 修复术需要更多的研究数据支持和长期的患者术后随访。

三、升主动脉夹层动脉瘤

血管腔内介入治疗升主动脉夹层动脉瘤的经验有限。这是因为升主动脉的解剖结构很独特，如增加的心排血量，可治疗的血管长度较短，复杂的主动脉根部结构包含冠状动脉口及活动的瓣叶。所以很少有患者适用于血管腔内介入治疗升主动脉夹层动脉瘤。然而，对于 A 型急性夹层动脉瘤的患者运用血管腔内介入治疗正逐渐增多。最近刚发表的一项研究结果表明，15 例高危、不适合外科手术治疗的升主动脉夹层动脉瘤患者接受了血管腔内支架治疗，其中支架术成功率为 100%，术中发病率和死亡率为 0。术后 3 个月，有 1 例患者由于出现新的夹层需要血管内支架修复主动脉弓。在中位随访 26 个月后发现，在整个胸主动脉中夹层的真腔扩大了，而夹层的假腔相应的缩小。将来，将会研发出更适用于升主动脉特殊解剖结构的支架以迎接升主动脉夹层动脉瘤带来的挑战。

四、主动脉弓夹层动脉瘤

治疗急性主动脉弓夹层动脉瘤的技术和方法有很多。然而，这些方法在安放主动脉支架时同时需要外科手术方法去除大血管。治疗夹层动脉瘤的所有方法已被详细描述。有一项名为"烟囱"的治疗动脉瘤的方法是利用支架撑开一个或多个大血管的入口，使支架一部分位于主动脉弓分支支架内，平行于主动脉弓内支架放置。此项技术是有发展希望的。最近，一项病例人数为 34 例的急性主动脉夹层的研究运用了 TEVAR 法合并烟囱法的血管重建。这项方法的成功率为 82%，无术中意外及休克发生。中值随访 16.3 个月，主要的烟囱支架均在患者血管内保留下来。主动脉分支支架正在研发中，该技术可用于治疗主动脉弓夹层动脉瘤而完全无须使用烟囱支架。

五、结论

与开放式的外科手术治疗相比，血管腔内介入术修复急性夹层动脉瘤的短期疗效喜人。夹层动脉瘤破口的位置是决定血管腔内介入治疗入路的关键。此外在当今世界，血管腔内介入术是治疗急性复杂性夹层动脉瘤或不适合外科手术治疗患者的主要备选治疗方法。评估血管腔内介入修复治疗的远期疗效还需大量的长期研究。另外，用于治疗升主动脉和主动脉弓的夹层动脉瘤的主动脉新支架不断被研发推出，并将最终研发出特别适用于主动脉夹层动脉瘤的支架。尽管这些新技术目前还在研发中，许多急性夹层瘤患者目前也可选择血管腔内介入术作为治疗选择。

方　芳　译
余再新　井　然　黄　晓　校

第42章 急性主动脉综合征

Ibrahim Akin**, **Stephan Kische**, **Tim C. Rehders**, **Hüseyin Ince**, **Christoph A. Nienaber

Heart Center Rostock, Cardiology, Pulmology and Intensive Care Unit, University Hospital Rostock, Rostock, Germany

一、引言

急性主动脉综合征（acute aortic syndrome, AAS）是指具有相同临床特点和挑战的一组急性主动脉疾病，包括主动脉夹层（aortic dissection, AD）、主动脉壁内血肿（intramural hematoma, IMH）和穿透性动脉粥样硬化性溃疡（penetrating atherosclerotic ulcer, PAU）（图 42-1）。AAS 的共同特征就是：主动脉壁中层破坏导致沿主动脉壁的出血、壁内血肿形成，最终导致主动脉壁的分离，或者 PAU 破裂、创伤直接导致主动脉壁穿透性的损伤。90% 的 AAS 病理表现为主动脉内膜破裂导致血液通过破口进入主动脉壁中层的夹腔，夹腔内的压力升高可突破血管外膜造成出血或突破内膜破入血管腔。根据起病时间分类，AD 可分为急性期（2 周之间）、亚急性期（2～8 周）和慢性期（> 8 周）。从解剖上，AD 可根据是否起源内膜撕裂和是否累及升主动脉进行分类。目前应用最广泛的两种分类标准是 DeBakey 标准和 Stanford 标准（图 42-2）。

主动脉夹层　　穿透性溃疡和壁内血肿　　AAS 成因

图 42-1　急性主动脉综合征示意图（主动脉夹层、壁内血肿、穿透性溃疡）

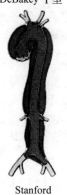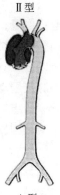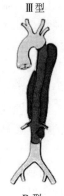

DeBakey Ⅰ型　　　　Ⅱ型　　　　　Ⅲ型

Stanford　　　　A 型　　　　　B 型

分期

分期	起病时间
急性期	＜ 2 周
亚急性期	2～8 周
慢性期	＞ 8 周

解剖位置分型

病变部位	Stanford 标准	DeBakey 标准
升主动脉	A 型	Ⅱ 型
升主动脉和降主动脉	A 型	Ⅰ 型
降主动脉	B 型	Ⅲ 型

病理生理学分类

分级	病理生理特征
1 类	典型主动脉夹层存在真假腔通道
2 类	主动脉壁内血肿，无明显真假腔通道
3 类	内膜撕裂，无血肿形成（局限性夹层）
4 类	动脉粥样硬化破裂合并主动脉穿透性溃疡
5 类	医源性或外源性主动脉夹层（主动脉侵入性检查损伤、高速减速伤、胸部钝挫伤）

图 42-2　主动脉夹层的分类

二、流行病学

主动脉夹层是少见的疾病，发病率为(2.6～3.5)/10万人每年，其中仅0.5%左右的患者会因胸背部疼痛急诊入院。男性发病率大于女性，约为2∶1,平均发病年龄约为65岁。主动脉夹层的危险因素很多，最主要的危险因素为原发性高血压，约72%的主动脉夹层患者既往有高血压病史。其次为动脉粥样硬化、心脏手术史、主动脉瘤等（框42-1）。40岁以下的主动脉夹层主要危险因素为马方综合征。根据 Stanford 分型标准，60%的主动脉夹层为 A 型（又称近端夹层），40%为 B 型（又称远端夹层）。PAU 好发于降主动脉（包括胸主动脉降支和腹主动脉，比例约为5∶1）。根据以往的调查研究显示，在 AAS 中，PAU 占2.3%～11%,急性 IMH 占5%～20%。PAU 和 IMH 均与高龄、高血压和动脉粥样硬化高度相关。

框 42-1　急性主动脉综合征风险因素

长期动脉高血压
吸烟、血脂异常、吸毒
结缔组织疾病
　遗传性纤维组织疾病
　　马方综合征
　　Ehlers-Danlos 综合征
　遗传性血管疾病
　　二叶型主动脉瓣疾病
　　主动脉缩窄
血管炎症
　巨细胞动脉炎
　大动脉炎
　白塞病
　梅毒
　Ormond 病
减速伤
　车祸
　高处坠落伤
医源性因素
　导管/器械侵入伤
　血管/主动脉手术
　血管旁路移植术
　主动脉弓置换手术
　主动脉成形术
　主动脉脆弱

三、症状学

在病理生理学上，IMH 和 PAU 及 AAD 截然不同，但三者的临床表现基本相同，甚至现有的临床手段都无法完全鉴别。不管患者年龄、性别或者其他主诉是什么，最主要的临床症状还是痛。一项1000例病例荟萃分析显示84%的急性主动脉夹层患者的临床症状为突发疼痛，90%的患者为强烈的压迫感。主要为胸前区和后背的疼痛，疼痛的部位和其他伴随症状与内膜起始病变及破坏的部位，以及病变撕裂累及的动脉和器官有关。疼痛性质典型表现为撕裂样或劈裂样疼痛，但临床患者更多描述为急剧的、严重的、波动性疼痛。

主要的辅助检查为影像学技术，尤其是 CT 血管成像技术（computed tomographic angiography，CTA）、磁共振血管成像（magnetic resonance angiography，MRA）、经食管超声心动图（transesophageal echocardiography，TEE）等三维成像技术，这些技术可更好地了解不常见的主动脉疾病的诊断、自然病程及进展。下面对3种不同急性主动脉综合征疾病进行介绍。

四、主动脉夹层

AD 是指由于血压的急剧升高和动脉中层的退行性病变导致的主动脉壁层分离。因此动脉压力波动最大的升主动脉发生夹层的风险最大。主要的风险因素为老年性的主动脉中层退化、二叶型主动脉瓣、Turner 综合征、动脉炎症、胶原形成相关的遗传性疾病等。主动脉夹层可蔓延撕裂导致分支血管的血流紊乱、阻塞或直接破入心包，从而引起的相应临床症状。随着夹层发生的时间延长，夹层假腔就会逐渐扩大并引起主动脉破裂、出血死亡。

尽管 AD 的非侵入性的诊断技术和治疗方法不断发展，但仍有20%～55%的患者在死前未得到正确诊断，当出现心脏压塞、冠状动脉受累、灌注不良综合征等并发症，患者的死亡风险就明显增加。急性主动脉夹层注册研究的数据显示，在没有实施及时手术治疗而使用药物治疗的 A 型主动脉夹层 1d 死亡率约为24%，2d 死亡率为 29%，7d 死亡率为 44%，2周内死亡率为 50%。未经治疗的近端主动脉夹层患者 1 年的生存率不到 10%，几乎没有 10年生存者。相比近端主动脉夹层，远端主动脉夹层死亡率低很多，1 年生存率达到 84%，5年生存率也能达到 80%。

五、主动脉壁内血肿

IMH 是指无明显内膜破口且主动脉壁内血肿形成（图 42-3），主要由于血管壁中的营养血管破裂导致血管壁缺血坏死，除了引起主动脉壁内血肿，也可以导致动脉壁变薄、破裂，有时也导致典型的急性主动脉夹层。在AAS 中，急性主动脉壁内血肿占 5% ~ 20%。急性主动脉壁内血肿约有 10% 会缓慢退化，28% ~ 47% 进展为典型的主动脉夹层，20% ~ 45% 可发生破裂。影像学随访研究显示经药物治疗之后的典型的主动脉壁内血肿和主动脉夹层的疾病进程明显不同。与主动脉夹层相比，主动脉壁内血肿早期病变完全吸收的比例明显较高。

除此之外，流行病学的差异也能反映主动脉夹层和壁内血肿的病理生理学上的不同。首先发病年龄上，除了马方综合征的发病年龄

较主动脉夹层要年轻，IMH 平均发病年龄均较夹层更大，平均高出近 10 岁。其次在发病部位上，壁内血肿多发生在降主动脉而主动脉夹层在升主动脉更常见。在发病人群分布上，IMH 更多见于东方国家。

六、穿透性主动脉溃疡

穿透性主动脉溃疡是指主动脉粥样硬化斑块上的溃疡穿透内弹力层、破坏中层，进而形成壁内血肿，也可形成夹层、假性动脉瘤或者直接发生动脉破裂。90% 的 PAU 发生在胸主动脉降段，多伴有动脉粥样硬化和血管炎症。主动脉中层退化导致动脉壁承受的血流剪切力下降，弹力和肌性组织进一步减少则加速血管结构和强度的下降。另一方面，严重的钙化、透壁的炎症及退行性变导致的主动脉层粘连阻碍了出血的进展，从而形成局部的夹层，破坏动脉壁后导致动脉瘤形成。

大多数的 PAU 患者可出现疼痛等临床症状，出现临床症状的患者发生破裂的风险高达 40%（而主动脉夹层 A 型破裂率约为 7%，B 型约为 3.6%）。动脉粥样硬化的深度溃疡可导致急性疼痛综合征（IMH 和主动脉夹层或穿孔）。非侵入性的影像学检查可进一步证实PAU 的进展及并发症。典型的影像学表现为主动脉有突出的局部溃疡样龛影，且无内膜

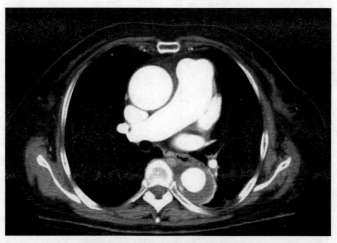

图 42-3　降主动脉壁内血肿 CTA

片。极少报告显示几乎只在 B 型 IMH 中发现有 PAUs。典型的 PAU 多见于老年人，多伴高血压及动脉粥样硬化，表现为前胸或后背疼痛，且无主动脉反流或灌注不足的体征，也可无明显临床症状，只是在与 PAU 鉴别诊断的检查发现有主动脉病变。如今，对比增强 CT 扫描可以更好地诊断 PAU，PAU 主要影像学特点为：外凸的"火山口"样溃疡、内膜钙化、广泛主动脉壁粥样硬化合并局部 IMH。一般为多发溃疡，深度为 4 ～ 30mm，直径为 2 ～ 25mm。

七、早期药物治疗

急性主动脉综合征的治疗主要包括药物治疗、手术治疗和介入治疗。条件允许，所有患者入院后均需得到最好的药物治疗。急性主动脉综合征的早期处理的主要目的是限制病变沿血管壁扩展。通过控制血压、减低心室压力上升率（Dp/dt）。在维持末梢器官足够灌注的前提下，控制收缩压为 100 ～ 120mmHg 水平，心率 60 ～ 80 次 / 分，首选 β 受体阻滞药，必要时合用多种降压药物。条件允许时均应在 ICU 病房进行诊治。甚至需要麻醉镇痛以缓解交感神经释放的儿茶酚胺导致的心动过速和高血压。对于无症状的高危急性动脉综合征患者（除了 A 型主动脉夹层），其余均可随诊治疗，无须介入治疗。有症状的患者均需要手术或介入治疗，因为此类患者的进展不可预测，甚至比急性主动脉夹层情况更糟。因此，治疗时需明确区分 PAU、IMH 和急性主动脉夹层，并根据病变部位、并发症证据、疾病进展的影像学证据决定治疗方案。下面分别介绍 3 种急性主动脉综合征的治疗。

八、A 型主动脉夹层的治疗

急性 Stanford A 型主动脉夹层药物治疗预后差，应积极采取手术治疗。手术治疗的目的是防止发生常见的致命性并发症，如主动脉破裂、休克、脑缺血、心脏压塞、循环衰竭等。

手术方式有：内膜撕裂口切除术、假腔入口闭塞术、主动脉人造血管置换术（可根据病情决定是否同时行冠状动脉旁路移植术），此外在主动脉关闭不全患者中主动脉瓣修补术也非常重要。升主动脉的手术死亡率在有经验的中心可控制在 10% ～ 35%，低于药物治疗死亡率 50%。近年来，介入治疗发展迅速，开辟了新的治疗格局。而由于升主动脉独特的解剖限制，需要在高选择性的 A 型主动脉夹层病例中开展介入治疗，且该技术有待进一步发展。

九、B 型主动脉夹层的治疗

单纯型无并发症 Stanford B 型主动脉夹层预后尚可，药物治疗效果明显，是手术治疗难以比拟，因此首选药物治疗。历史数据统计 B 型夹层患者行择期手术治疗的死亡率约为 10.7%，急诊手术后 25% ～ 50% 的患者存在持续性的假腔血流，而且各外科医生减轻远端供血不足的手术成功率也各不相同，术中发生脊髓不可逆性损伤风险和手术死亡率为 14% ～ 67%。而目前发展的介入治疗对 B 型主动脉夹层治疗效果较好，甚至可最终替代外科手术，对有适应证的患者可作为首选的确定性治疗。因为急性 B 型主动脉夹层中，超过 60% 的患者死亡是由于局部主动脉破裂引起，且多发生在假腔。研究还发现，破裂风险随假腔不断扩大而增加，而持续性的假腔开放是促进假腔扩大的主要原因。而介入治疗的直观优势就在于通过在主动脉撕裂口处置入主动脉支架以封闭假腔通道、促进局部血栓形成、机化以消除假腔。

B 型主动脉夹层介入治疗的适应证除了前面提到的外科手术适应证以外，还包括难治性疼痛、灌注不良、扩大速度 > 每年 1cm、动脉瘤直径 > 5.5cm，以及逆向撕裂至升主动脉的 B 型主动脉夹层（图 42-4）。血管支架置入可以重建真腔，封闭假腔入口，使假腔内局部血栓形成或机化消退。如合并分支血管远端灌注不良，可于局部置入分支血管支架或采

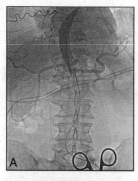
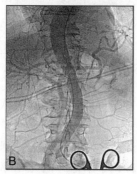
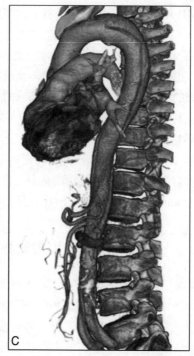
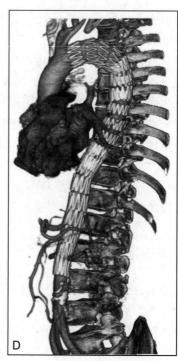

图 42-4 复杂 B 型主动脉夹层合并灌注不全血管支架置入术前（A、C）和术后（B、D）对比

用 PETTICOA 技术置入金属裸支架以恢复远端供血。

不稳定 B 型主动脉夹层合并明显肾缺血的手术死亡率约为 50%，合并明显肠系膜缺血的手术死亡率约为 88%。IRAD 主动脉夹层注册研究的早期数据表明急性 B 型主动脉夹层中不同治疗方案的住院死亡率明显不同，手术组约为 32%，介入组约为 7%，单纯药物治疗组约 10%，差异具有统计学意义（$P < 0.0001$）。然而事实却是 571 例急性 B 型主动脉夹层患者，390 例（68%）接受了药物治疗；复杂病例中，59 例（10%）接受了标准外科手术治疗，仅 66 例（12%）接受了介入治疗。且住院期间手术组的死亡率 33%，明显高于介入治疗组死亡率 11%，经偏倚矫正和多变量校正后，行外科手术的住院死亡率独立风险增加优势比（*OR*）3.41，95% 置信区间（*CI*）1.0～11.67，$P=0.05$。

目前缺乏有关单纯 B 型主动脉夹层的介入治疗的相关研究证据。INSTEAD 试验显示 B 型主动脉夹层介入治疗与最佳药物治疗的 2 年生存率无显著差异（药物治疗 95.6% *vs* 支架置入术 88.9%，$P=0.15$）。然而，支架置入术却显示了对血管重构的良好作用，可能可以改善远期预后。

十、壁内血肿的治疗

壁内血肿治疗方案的选择原则同 A、B 型主动脉夹层，A 型提倡手术治疗，B 型提倡起始药物治疗。一项包括 143 例病例的荟萃分析就发现，升主动脉的壁内血肿在药物治疗组的死亡率较手术治疗组明显较高。因此，心外科普遍推荐累及升主动脉的急性壁内血肿进行外科手术治疗。基于诸多不确定性因素，在没有更多确定性治疗研究之前，专家多建议升主动脉的急性壁内血肿采取类似 A 型夹层的治疗方案，对于降主动脉的壁内血肿就如同 B 型夹层，采取积极的药物治疗为主。

十一、穿透性主动脉溃疡的治疗

耶鲁大学团队观察 26 例胸主动脉穿透性溃疡，统计发现早期破裂率为 38%，住院死亡率为 15%，干预率为 65%。只要患者无手术禁忌证，PAU 首选外科手术治疗。由于缺乏随机对照试验，穿透性主动脉溃疡的治疗证据等级均较低。主要根据反复难治性的疼痛症状决定适当的干预方案。Ganaha 等的研究证实不断增加的胸膜渗出（$P=0.0003$）及溃疡的最大宽度和深度 [（21.1±8.0）mm，$P=0.004$ 和（13.7±4.2）mm，$P=0.003$] 均是 PAU 病变进展的危险因素。他们的病例还发现合并穿透性溃疡的壁内血肿较单纯性的壁内血肿预后更差。当穿透性溃疡出现动脉直径迅速扩张及血流动力学紊乱时宜立即实施介入手术治疗。

虽然目前缺乏 A、B 型 PAU 治疗方案选择的研究数据和证据，但一些事实证据显示A、B 型主动脉夹层根据是否累及升主动脉或主动脉弓的治疗方案选择同样也适用于 A、B 型 PAU。如此一来，A 型病变推荐紧急外科手术治疗。然而，大多数患者因其一般情况差或伴随严重的合并症而无法接受传统的外科手术。而且手术路径的选择也至关重要，合理路径选择可使死亡率下降高达 15%。早期研究报道显示血管支架广泛应用于治疗胸腹主动脉疾病（包括 PAU），使得手术过程中的死亡率和发病率均有所下降（图 42-5）。由于 PAU 是动脉壁局部病变，因此病变部位为血管内介入治疗的靶部位。当前，介入治疗已经被普遍认为是 PAU 病变较好的治疗方案。粗略估算，介入治疗胸主动脉降段 PAU 的住院死亡率约为 7%。另一方面，目前对于无症状的 PAU 治疗证据仍不足。对于降主动脉 PAU 的介入治疗适应证很难把握，尤其对伴有典型合并症的无症状老年患者而言风险高且受益并不确定，目前认为对于这类患者最好选择积极的药物治疗和严密的影像学监测（推荐证据等级 IIIC）。

十二、长期管理

目前研究数据统计，急性主动脉综合征出院后 10 年生存率为 30%～60%。高血压、高龄、主动脉内径扩大及假腔的持续存在均提示晚期并发症可能。因此，急性主动脉综合征的长期管理包括 β 受体阻滞药治疗减少主动脉壁的压力和规范影像学检查监测主动脉病变的进展和并发症；出院后每年正规复诊并评估病情。影像学检查主要观察主动脉内径是否扩展、是否有动脉瘤形成、是否存在手术血管吻合口瘘或是否出现血管支架移位。出院之后通过对血压和主动脉内径（或夹层）的常规观察来判断出院后的早期事件并进一步调整积极的长期随访策略。

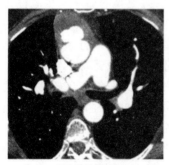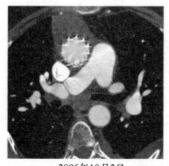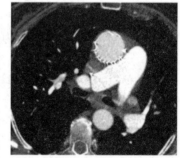

2006年9月3日　　　　　　2006年10月2日　　　　　　2007年9月14日

图 42-5　穿透性主动脉溃疡血管支架置入术前（A）、术后（B）及术后 1 年（C）的 CTA

胡秋宁　译

余再新　井　然　黄　晓　校

第43章 急诊肾血管腔内介入治疗

On Topaz[1], Massoud A. Leesar[2]

[1] Duke University School of Medicine and Charles George Veterans Affairs Medical Center, Asheville, NC, USA

[2] Interventional Cardiology, University of Alabama, Birmingham, Alabama, AL, USA

一、引言

缺血性冠状动脉综合征和肾动脉狭窄 (renal artery stenosis,RAS) 之间的关系目前已经比较明确。和影响冠状动脉血流的病理过程类似,成年 RAS 患者中绝大多数(> 90%)的病变都与动脉粥样硬化性疾病有关。严重的 RAS 可导致肾灌注损伤,是临床治疗及患者生存的一大不利因素。若未及时治疗,严重的 RAS 可发展为肾动脉的完全闭塞,从而导致肾萎缩,引起难以控制的肾源性高血压 (uncontrolled hypertension,HTN),进而导致严重的肾功能不全、充血性心力衰竭及不稳定型心绞痛。脑卒中及心肌梗死发病率升高是 RAS 未予以治疗的患者远期生存率低下的主要原因。

在过去 10 年内,经皮血管内介入治疗 (percutaneous endovascular interventions,PEI) 逐渐取代了血管旁路移植术,成为更受欢迎的治疗方法,治疗 RAS 的思维方式因而也发生了重大转变。严重的 RAS 及其所导致的严重的临床症状往往需要行急诊血管腔内介入治疗。因此,本章的重点是急诊血管腔内介入治疗在血管粥样硬化性 RAS 治疗中的应用。血管腔内介入治疗的适应证、生理学评价、使用的技术和推荐的技术在本章也将做相应地阐述。

二、临床应用前景

如果严重的 RAS 未经治疗,患者往往会表现为涉及各个系统的严重症状,若未及时治疗,最终将导致极为不良的临床结局——难以控制的高血压、不断恶化的肾功能、进行性充血性心力衰竭、急性肺水肿及不稳定型心绞痛。另外,这些患者是易发心血管事件的高危人群,包括心肌梗死、脑卒中、慢性心力衰竭及猝死等。重要的是,RAS 病情越重则患者生存率越低,其中有报道结果显示一侧肾动脉狭窄而另一侧肾动脉完全闭塞的患者预后最差。就目前状况而言,严重 RAS 行 PEI 治疗的成功率可达 95% ~ 98%,仅有 5% 发生常见并发症,另有 10% 发生术后支架内再狭窄。

尽管 PEI 在技术和临床上取得了成就,但这种治疗方法并未被视作普遍有效。的确,是否选择用介入治疗的方法需要进行完善的评估。特别是对于单侧肾动脉狭窄的患者,由于肾动脉严重硬化狭窄和肾功能不全,他们在接受支架置入术后有更高的概率发生急性肾损伤。因此,这些患者若接受不必要的介入治疗,他们发生肾血管栓塞、造影剂所致的肾损害及进行性肾功能不全的风险更高。

一篇综述批判性地总结了众多否定 PEI 在 RAS 治疗中应用价值的各种研究,指出了这些研究在设计和分析上的漏洞。例如,在比较难治性高血压的药物治疗和血管球囊成形术治疗时,研究者忽略了原有的意向性治疗原则,允许至少 44% 的药物治疗组成员在药物治疗失败后进入介入治疗组接受介入治疗,从而使分析数据具有争议性。此外,某些关于介入治疗和药物治疗对照的"随机"试验包含了多达 40% 的无意义狭窄病变(即有不到 70% 的患者一开始就不应选择介入治疗)的介入治疗,从而不仅未能使真正接受介入治疗有效的患者数目达到有意义的标准，而且使血管并发症的发生率高得让人无法接受。这些试验因其具有争议的试验设计方法及试验数据分析而备受批评。

总体来说，即使是考虑要对 RAS 患者行急诊 PEI 时，在行 PEI 之前也应仔细权衡是否应该选择行 PEI。情况迅速恶化并伴有与严重 RAS 相关的异常实验室检验结果的患者应选择行急诊 PEI 治疗以使其脱离生命危险并稳定病情。从技术上说，急诊介入重点解决的是两大解剖学上的问题：肾血流减少和血管腔严重狭窄病变。令人感兴趣的是，通过比较血清肌酐浓度，在考虑是否行介入治疗之前可将 RAS 患者分为三组，每组有其对应的曲线图反映各自肾损害的过程。PEI 术后也相应地有 3 种可能的临床结果——肾功能改善、稳定或继续下降。对于急诊介入治疗，迅速使病情稳定、阻止或延缓肾功能进行性下降至需长期透析治疗的阶段才是最有现实意义的结果。严重 RAS 行急诊 PEI 治疗的获益如框 43-1 所示。值得注意的是，病变肾血管实现再通的获益显而易见，即使是患者已经接受了终身透析治疗，无论是急诊 PEI 还是血管旁路移植术都可以使得严重 RAS 患者部分甚至全部余下的无病变肾组织的正常功能得以保存。

框 43-1　严重 RAS 行急诊介入治疗的获益

对威胁生命的病情进行姑息治疗
挽救肾组织和功能
减轻冠状动脉和心室的急性负荷
有助于肾损害和视网膜病变的 ACEI 治疗

急诊肾动脉介入治疗有选择性地应用于病情不稳定、RAS 持续恶化的危重患者。RAS 的 PEI 治疗成功率可达 95% ～ 98%，只有 5% 的病例发生常见并发症。

三、急诊肾动脉介入治疗的适应证及准备工作

严重 RAS 患者行急诊经皮血管成形术的适应证如框 43-2 所示。这些适应证主要包括由难治性高血压所致明显不稳定的血流动力学状态、与快速进展 RAS 所致的不断恶化的缺血性肾损害相关的临床表现及实验室检查结果异常、应用 ACEI 所致的进行性的氮质血症及无法耐受药物降压治疗的肾血管性高血压危象。另外，一些适应证包括与严重 RAS 有关的难治性充血性心力衰竭、肺水肿及不稳定型心绞痛。一项最近新增的适应证提到了患有严重 RAS 的糖尿病患者，这些患者服用 ACEI 无法有效治疗其并发的视网膜病变及蛋白尿。相应的，急诊 PEI 亦可有选择性地用于某些患有严重 RAS 的患者，以使这些患者能更有效地接受对严重充血性心力衰竭、心肌梗死后心脏重塑、舒张功能障碍的药物治疗。

框 43-2　急诊血管内成形术的适应证

RAS 导致的：
具有显著生理学意义的损害：充血时收缩期压力阶差 > 21mmHg；血管造影显示狭窄 > 90%；超声多普勒显示肾血管血流速度异常
血流动力学严重紊乱伴有难治性或恶性高血压
快速进行性斑块沉积，且即将发生肾动脉闭塞
预示肾栓塞的肾动脉血流灌注减少
充血性心力衰竭和肺水肿
迅速恶化的肾排泄功能
严重破坏并继续恶化的电解质平衡
不稳定型心绞痛
腹主动脉瘤血管内修复术后肾动脉闭塞
肾动脉血栓形成

另一项最近新增的可反映血管腔内介入治疗不断进步的适应证与腹主动脉瘤血管内修复术（endovascular abdominal aortic aneurysm repair，EVAR）后的肾动脉闭塞有关。即使是在努力加速肾血管再通的过程中，对于目标病变程度的准确生理学评估也是至关重要的。血流储备分数（fractional flow reserve，FFR）是广为认识和接受并被证明有用的生理学评估方法。通过比较狭窄病变处远端血压和平均动脉压，FFR 可对动脉内狭窄病变的严重程度以百分比的形式进行描述。这种生理学评估方法在 RAS 评估中的地位毋庸置疑。肾动脉介入治疗过程中更进一步的生理学评估可通过以测量跨狭窄

病变的压力差时回拉导管的传统方式测得，或通过血管内超声成像（intravascular ultrasound，IVUS）及数字化肾血管造影获得。血管内超声若提示最小管腔面积 > 7.8mm^2，则表示血流动力学上的无意义血管狭窄。有研究提示，肾血管内注射 30mg 罂粟碱诱发充血状态后，以压力导丝测定的充血时收缩期压力阶差（hyperemic systolic gradient，HSG）> 21mmHg

是单侧肾动脉狭窄合并高血压行支架治疗后改善血压的最佳独立预测因子。在其他条件保持一致的情况下，FFR 高于 0.9 的同时 IVUS > 7.8mm^2，才能有效地预测 RAS 经支架治疗后血压的改善情况。然而和 HSG 不同，FFR 和 IVUS 都不能单独用于预测 RAS 支架治疗后的血压控制情况。图 43-1 阐述了急诊肾动脉介入治疗中生理学测量方法的应用。

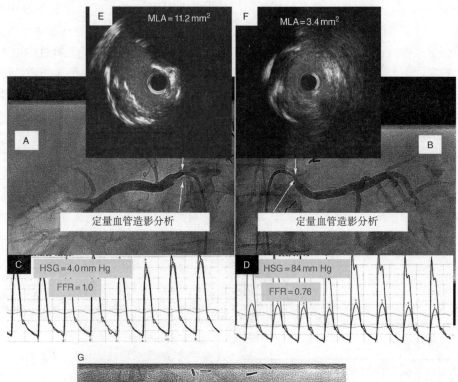

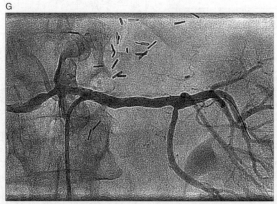

图 43-1　一名 62 岁老年女性，因急进性血压升高、肾衰竭和急性肺水肿需要行紧急经皮肾介入治疗

A. 定量肾动脉造影显示右肾动脉狭窄 =68%；B. 左肾动脉狭窄 50%；C. 与定量造影相比，右肾动脉 HSG=4.0mmHg 和 FFR=1.0；D. 左肾动脉 HSG=84mmHg，FFR=0.76；E. 右肾动脉的血管内超声下最小管腔面积（minimum lumen area，MLA）=11.4mm^2；F. 左肾动脉的血管内超声下 MLA=3.4mm^2；G. 左肾动脉支架置入术后的最后造影。这种情况下强调在基线水平定量造影示右肾动脉比左肾动脉狭窄更显著。与上述不相同的是，HSG、FFR 及 IVUS 对病变适当的生理评估证实左侧 RAS 往往是临床危症的罪魁祸首。因此，对左肾动脉行紧急支架置入术，能极大改进高血压和肾功能

四、急诊经皮肾血管介入治疗技术

肾血管介入主要有经股血管、手臂血管或桡动脉途径。辅助的药物治疗包括支架置入的前后应用阿司匹林、肝素（活化凝血时间控制在 225～250s）或直接凝血酶抑制药（根据肾功能调整剂量）及氯吡格雷。对有肾功能不全基础的患者应用乙酰半胱氨酸（化痰药）1200mg 每日 2 次静脉注射或口服以预防造影剂肾病。在不影响其他器械输送的情况下，也可以直接经专用的肾导管注射短效选择性 1 型多巴胺受体激动药，即血管扩张药非诺多泮。明确病灶及相应的肾动脉罪犯血管的形态学特征正确方法为使用肾动脉血管内超声。

栓塞保护系统的应用尚存在争议。考虑存在远端栓塞的危险性，对于每一例肾介入治疗都有必要采用远端栓塞防护机制，即使是在急诊血供重建过程中。然而，大多数栓塞保护设备并不是专为肾动脉设计，因此在急诊肾血管介入中的使用受到局限。另外，开口严重狭窄处、血管腔显著狭窄、斑块形态复杂、不一致的有限的（支架）放置区、潜在斑块及其血栓性内容物带来的远端栓塞的风险、导丝在保护系统中松弛倾斜及取回滤网时打结的风险是我们使用该术式的主要顾虑。对于严重肾动脉狭窄的急诊介入治疗，尤其当病变为偏心性不是标准介入术的理想适应证时，可以选择斑块消减术。消减术或用激光（图 43-2），或用经皮腔内斑块旋切术，保证了可靠有效的再通，便于支架安全地置入。

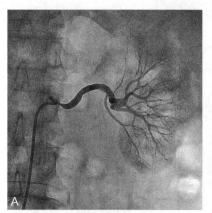

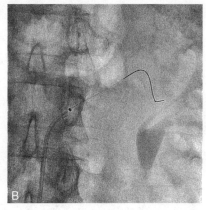

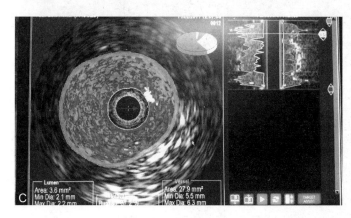

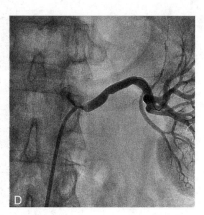

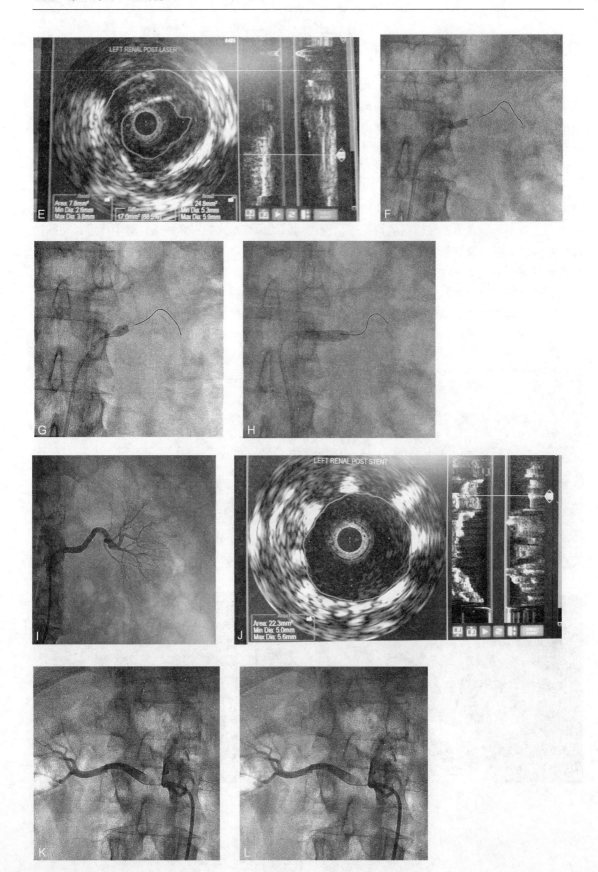

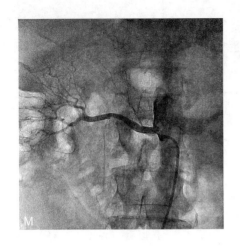

图 43-2　79 岁老年男性，有冠心病病史（左前降支及回旋支置入支架），阵发性心房颤动，高血压病（包括 ACEI 在内，四联降压），慢性肾病病史。临床表现为难治性高血压 180/87mmHg，乏力，充血性心力衰竭，急进性肾功能恶化血肌酐从 1.6μmol/L 升高到 2.1μmol/L，估算肾小球滤过率为 30～50ml/min

A. 左肾动脉 99% 狭窄，跨阶差 85mmHg；B. 超声检查显示肾动脉狭窄的组织形态；绿色代表纤维化硬化斑块散布纤维脂肪组织，红色代表斑块中央有坏死，白色代表钙化；C.1.77mm 的准分子激光导管瞄准病变；D. 激光消减后的血管造影；E. 超声显示消减充分；F. 低压球囊扩张 - 球囊上标记斑块凹陷；G. 初始以 6.5/18mm 肾动脉支架安置；H. 导管引导下按血管原解剖曲度完全支架置入；I. 支架置入后的血管造影。起始的跨阶差降至 0mmHg；J. 支架置入后超声检查显示支架充分扩张；K. 右肾动脉血管造影示窦口 95% 狭窄，跨阶差 82mmHg；L.2mm 准分子激光导管消减后的血管造影结果；M. 支架置入后的最终结果。起始压差降至 0mmHg。术后 4 个月患者随访，血压稳定在 120/75mmHg。包括 ACEI 在内只需 2 种药物维持控制充血性心力衰竭和肾病。肾功能得到改善，血肌酐降至 1.4μmol/L，估计肾小球滤过率达到 50ml/min

肾动脉球囊的安放过程值得仔细思考。标准的球囊安放要求准备支架术时只扩张到额定压力。充盈的球囊所产生的作用力的方向呈放射状的扩张，分散在肾动脉的周围，而没有逆向矢量，因此传统的球囊扩张术充盈的压力常常导致血管壁损伤，如夹层甚至穿孔。动脉粥样硬化斑块的瓦解和远处栓塞的确常与球囊扩张有关。因此，我们建议选择性地对严重复杂狭窄的患者使用另一种方法。事实是肾动脉所在的腹膜后间隙中是游离的，没有任何周围组织支持。据此，这项本意避免球囊引起斑块和血管壁破坏的技术，有赖于球囊低压扩张。例如，外周球囊只扩张 1～2 个标准大气压而不是 6 个标准大气压，已足够改变斑块形态，避免夹层和穿孔，降低远处栓塞的发生及促进支架释放。另一方面，球囊扩张式肾支架应该要展开到推荐的标准压力。

通常来说，指引导管和导丝的组合会拉扯肾动脉使其原有的解剖曲线变形。在此情形下建议在放置支架时缓慢地移动导管，寻找合适的角度，以确保支架放置方向和血管原来的解剖形态一致。精确地置入支架需要准确地覆盖肾动脉口（伸入主动脉 2mm）并辅以放大至最大化的透视。重要的是，不管是急诊或择期介入手术，支架大小要与正常肾动脉口径准确吻合而不是与狭窄后的异常部分口径一致。高度推荐反复行超声检查以确认支架扩张充分。对血流恢复和最终阶差的记录也是很重要的。术后治疗与择期血管内介入治疗一样，包括终身服用阿司匹林、使用氯吡格雷至少 6～12 个月，并监测肾功能。

对靶病变进行适当的生理评估在急诊肾动脉介入中同样非常重要。尽管介入时间紧迫，细致的使用设备是确保介入能否成功的关键。如遇复杂的病变，则考虑使用低压球囊扩张置入。对于复杂病变的治疗，包括靶向消减以便于安全、有效地置入支架。应置入与肾动脉的解剖一致并完全覆盖窦口（伸入主动脉 2mm）的支架。

五、总结

动脉粥样硬化性严重肾动脉狭窄是一种临床常见急症。随疾病进展可导致肾功能恶化并发生慢性肾功能不全 5 期。肾动脉狭窄患者发生心血管事件的风险高，包括心肌梗死、卒中、慢性心力衰竭及猝死。当重度肾动脉狭窄患者出现严重的临床合并症：有肾分泌功能恶化，血流动力学不稳定，以及严重心脏表现的证据如充血性心力衰竭、急性肺水肿、不稳定型心绞痛时，需行急诊肾动脉血供重建。动脉闭塞、肾组织损失的风险也是急诊介入的适应证。测量交叉病变压力、充血反应的压力阶差及应用血管内超声对靶病变进行生理评估，对于评价是否需要行急诊肾动脉血供重建十分重要。对于选择性肾动脉复杂狭窄病变的形态学特征不适宜行球囊扩张的，应考虑靶向消减。置入与肾动脉的解剖相一致并准确覆盖肾动脉窦口的合适支架是介入治疗成功的关键。应用安全的介入技术，急诊肾动脉血供重建的成功率将大大增高。

张国刚　石瑞正　译
余再新　井　然　郑璐璐　校

第44章 急性上肢缺血的导管介入治疗

Glenn W. Stambo

St Joseph's Hospital and Medical Center, Tampa, FL, USA

一、引言

急性上肢动脉缺血是一种灾难性的临床棘手问题。相较于下肢外周缺血性疾病，它并不是经常性发生但发作迅速。并且当它发生时，会伴有与这一罕见疾病显著相关的并发症。上肢动脉缺血的典型病因与下肢动脉缺血的病因非常相似。上肢动脉急性缺血的患者都是患有周围血管性疾病和（或）冠状动脉疾病的老年人。上肢外周动脉疾病主要见于吸烟人群及 60 岁以上的老年人。动脉粥样硬化、外伤、动脉栓塞都是引发下肢周围性血管病的原因。除了上述疾病外，静脉注射毒品、血管痉挛、动脉炎、血管炎、化学性烧伤、医源性桡动脉导管插入是出现在上肢的独特问题。此外，年轻人的急性上肢动脉缺血通常源于外伤，其次，手部是发生动脉缺血累及上肢时与临床相关最多的部位。任何导致手局部缺血的疾病涵盖了所有从主动脉弓发出到手掌动脉的上肢血管网内的所有病理过程。上肢血管网络的任意部位都可以是造成急性缺血的异常部位。总之，这对血管专科医生来说是一个不同寻常的挑战。

二、急性上肢动脉缺血的原因

（一）动脉创伤

上肢创伤在急诊室中出现的频率很高。动脉损伤可能来自袭击，与工作相关的意外及穿通伤。此症多发于年轻人，其动脉一般没有粥样硬化。当发生这类伤害时，动脉会立即缺血，必须要快速治疗以保持灌注。随着动脉损伤，会表现出其他的临床状况包括血肿、骨折、骨筋膜室综合征。通过传统的血管造影，很容易看到动脉横断、解离和假性动脉瘤（图 44-1 和图 44-2）。

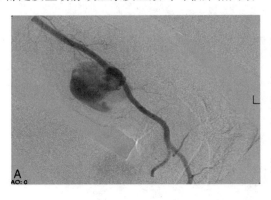

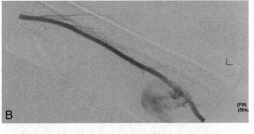

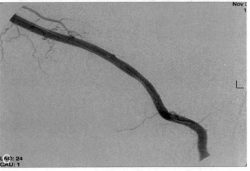

图 44-1　A. 由穿通伤造成的左侧肱动脉假性动脉瘤的上肢血管造影。B. 血管的不规则性与横断征部分一致。C. 置入 FluencY 覆膜支架后血管通畅，效果良好。无残余假性动脉瘤

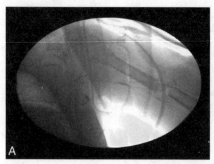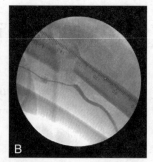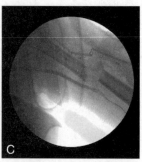

图 44-2　A. 上肢血管造影：高速创伤后显示有多处肱骨骨折，不断扩大的血肿和肱动脉部分横断不显影。B. 造影导管穿过部分横断面后逆向进入原肱动脉管远端。C. 放置 FluencY 覆膜支架后效果良好

通常用血管外科技术治疗急性动脉损伤。然而在另外一些情况中，经皮的导管介入治疗是保肢的关键。这些方法可以快速有效地行血管造影而不用行传统手术。

（二）急性动脉栓塞

动脉栓塞是发生上肢并发症的一个重要原因。动脉栓塞可以直接来源于心脏或源于有严重病变的上肢血管。根据栓塞的大小，它会尽可能地向远处移动。一旦堵塞血管，该栓塞造成的血管闭塞便会导致该血管下游缺血。临床结果受堵塞的部位，所累及血管范围的影响。越是近端闭塞（大血管阻塞），所影响的上肢范围越大（图 44-3）。末梢闭塞，所影响的范围较小。

任何原因都可能引发动脉栓塞。然而很少在手平面的尺动脉中出现假性动脉瘤，称为小鱼际锤样综合征。外伤性的尺动脉瘤综合征与小鱼际内钩骨的尺骨远端动脉受到重复伤害有关。每次击打骨头的力量都有可能会导致假性动脉瘤形成，随后导致手部的动脉栓塞（图 44-4）。该症状通常为手部发生局部缺血或表现为缺血性的蓝紫色手指。此外，动脉栓塞可来自于透析时所用的动脉静脉瘘管，该瘘管连接了动脉与静脉。在透析时行多次穿刺术可能导致血栓进入瘘管。在进行透析时血栓可以从瘘管中被冲走，血栓还可以来自透析时的瘘道置入术，或仅因为手臂上有动静脉瘘（图 44-5）。

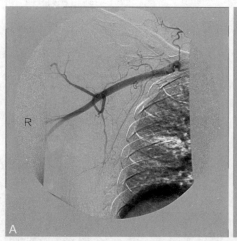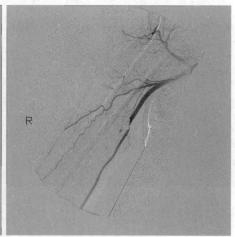

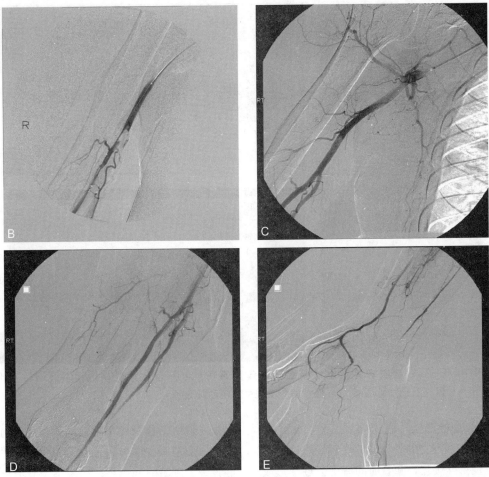

图 44-3　A. 右上肢血管造影伴随急性右手无知觉；B. 急性动脉栓塞堵塞了右肱动脉的近端，导致血管下游灌注障碍；C. 将 UniFuse 溶栓导管置于穿过了栓塞节段的肱动脉；D. 全程血管造影显示血栓被完全清除，之后还需要整夜输注替奈普酶（TNKase）；E. 手部血管造影显示治疗后的手部灌注良好

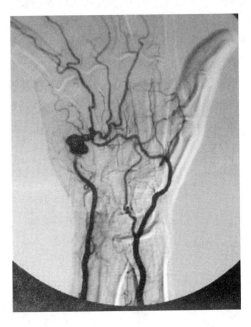

图 44-4　手部动脉造影显示小鱼际锤样综合征的典型位置有外伤性尺动脉瘤

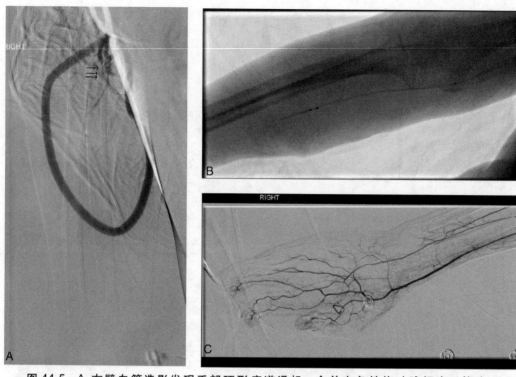

图 44-5　A.右臂血管造影发现手部环形瘘道通畅，合并有急性桡动脉闭塞（箭头）。B. UniFuse 导管在右桡动脉远端。C.血管造影发现手部桡动脉通畅

（三）血栓形成

由于长期存在的外周动脉疾病，患者动脉血管呈现粥样硬化，随着时间流逝会逐渐形成血栓。动脉也可发生急性闭塞，如在急性冠状动脉综合征中粥样斑块急性异常会导致斑块破裂松脱，并导致血管的急性堵塞。这通常发生于头臂干和锁骨下动脉中。胸廓出口综合征、锁骨下动脉窃血综合征、动脉窃血综合征的病因相似，均与近端手臂血管变窄有关。尤其是锁骨下动脉与胸廓出口综合征有关。典型情况下，狭窄刚好发生在靠近左椎动脉或内乳动脉处，分别会导致锁骨窃血综合征或动脉窃血综合征。取决于狭窄的程度，这 3 种疾病均会因患肢血流量减少而导致上肢无力和进行性的功能丧失。随着时间推移，如果不及时治疗则血管会逐渐闭塞，但在某些情况下斑块可能会松动并导致肢体缺血（图 44-6）。

（四）血管痉挛

血管痉挛是暴露于环境的胳膊和手继发上肢血管疾病的特殊类型。血管痉挛的例子很罕见，包括局部接触化学品、毒液咬伤（如蜘蛛和蛇）、冻伤和雷诺病（图 44-7）。雷诺综合征是由于血管舒张障碍导致的血管收缩增加。

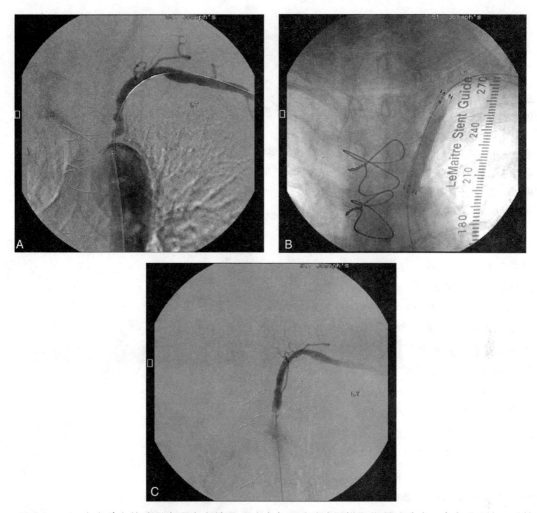

图 44-6　A. 左上肢血管造影发现在左锁骨下动脉有严重动脉粥样硬化所致狭窄，患者呈现出泛蓝的手指和与左锁骨窃血综合征一致的左臂无力；B. 使用 Dorado 球囊（CR Bard，Inc.，Tempe，AZ，USA）在最近放置的 Luminex 金属裸支架（CR Bard，Inc.）内行血管成形术；C. 血管造影术表明左锁骨下动脉起源处的血流通畅

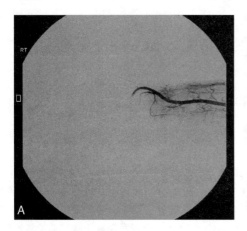

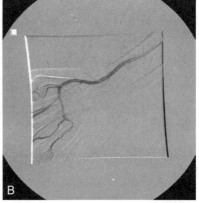

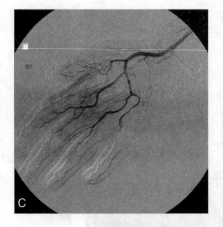
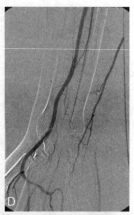

图 44-7　A. 38 岁男子被蜘蛛咬伤上肢后出现手部麻木。右臂血管造影发现血管痉挛导致桡动脉和尺动脉梗阻。B. 轻微延时造影显示右手无血流。C. 导管注射治疗后的右桡动脉远端明显因整夜的替奈普酶溶栓治疗而得以改善。D. 右手全程血管造影显示通过溶栓治疗后的手部血流通畅

（五）医源性

急性闭塞和（或）栓塞可以是医源性动脉损伤的结果。医源性桡动脉损伤最常见，常因桡动脉插管，抽取血气或冠状动脉旁路移植手术取用桡动脉所致。此外，由疏忽导致中线或透析导管插入锁骨下动脉或肱动脉是中心静脉置管术中早有记录的风险（图 44-8）。在重症监护病房（intensive care unit, ICU）或手术室中常见。在过去通常未经超声引导放置管路，这使得管路进入了动脉而不是静脉。从而导致血栓在错误的血管中从外来的导管上被冲刷到手臂中。此外，还可见尝试放置外周中心静脉置管（peripherally inserted central catheter, PICC）时将管路错误地放置进肱动脉导致上述情况。

（六）血管炎 / 动脉炎

血管炎会影响上肢及下肢。动脉炎是一种自身免疫性疾病，主要影响上肢。伯格病（血栓闭塞性脉管炎）是因为长期吸烟而累及了下肢和上肢。这是患者有严重的烟瘾所导致的灾难性后果。它是一种与烟草有关的血管病变所致的慢性节段性闭塞，累及小动脉和中动脉的远端缺血。血管造影的典型表现为大量呈螺旋状的侧支血管。

三、影像学

（一）动脉超声

双重多普勒和彩色血流影像对初步筛查

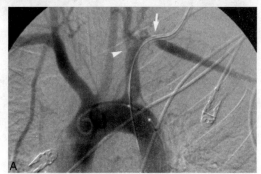
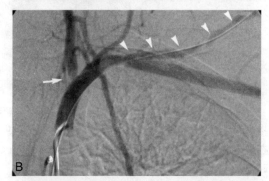
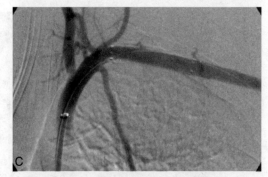

图 44-8　A、B. 医源性中心静脉导管错误放置于左锁骨下动脉，并伴有扩大至左颈部的血肿；C. 全程血管造影发现在锁骨下动脉放置覆膜支架后效果良好

急性上肢缺血非常有用。其优点包括能评估动脉和静脉的结构通畅程度，血肿形成，动、静脉瘘及假性动脉瘤，它还可以明确血管内的血栓。缺点包括它无法评估手掌的血管和闭塞动脉远端的侧支循环情况。

（二）CT 血管成像技术

CT 血管成像技术（computed tomographic angiography，CTA）是一个诊断急性动脉缺血的良好工具。这种造影检查可以评估四肢血管情况而无须常规的侵入性血管造影。减影图像可确定动脉异常而无动脉穿刺的风险。三维成像也可以对动脉瘤的形成情况做进一步评估。这是指导血管腔内治疗的一个好工具。它还能确定周围组织的其他异常。

（三）磁共振血管成像

另一种发现血管异常的微创方法是在有或没有钆对比剂的情况下行磁共振血管成像（magnetic resonance angiography，MRA）。MR 对于有肾衰竭或对钆过敏的患者可以不使用对比剂获得二维的飞行时间（time-of-flight）图像，但其细节显示受限。对急性动脉损伤而言，通过静脉注射（IV）对比剂的 MRA 影像更为实用。总体而言，MRA 的成像时间对急性缺血的患者来说过长，特别是在患者有创伤的情况时。

（四）传统血管造影

传统的造影是动脉损伤成像和后续治疗的"金标准"。放射介入室可以在低风险下迅速进行微创的血管造影术。它可以诊断出急性动脉异常和动脉的病理生理学情况。此外它还可以作为血管腔内治疗的候选方法。

四、治疗方法

（一）外科手术

血管外科技术是治疗急性动脉缺血的标准手段。动脉旁路移植术和动脉血栓清除术是血管外科医师的标准手术治疗。这些技术可以处理血管的问题，但并发症较多，住院时间较长且风险更高。此外由于现存的技术问题，在

外科手术术中可用的肢体成像技术有限。在手术结束后通过临床症状评估血管的畅通情况。不能在治疗后看到手术涉及的整个血管系统的情况是开放式手术的一个显著缺点。

（二）经皮穿刺技术

经皮穿刺技术是一种快速，并发症率和死亡率较低，并能缩短住院时间，临床效果较好的技术。在急诊情况下发现病变，处理病变并在血管造影结束后评估结果的能力至关重要。

（三）导管介导的溶栓

导管介导的溶栓是介入放射科医师在介入放射室中常用的手术方式。这些手术可以准确快速地实施，并且没有风险和手术并发症。导管通常经腹股沟在透视引导下进入受累的上肢。一旦到达了合适的位置，就可以开始治疗。因此，只有导管介导的溶栓能提供这种动脉内直接治疗的方式。无论是在急性、亚急性或慢性动脉的病程中，动脉内治疗已成为一线的治疗方式。从威胁生命的疾病过程到各种情况可以通过血管内治疗的方式在门诊即可处理。

（四）腔内设备选择

现在市场上有许多腔内设备可用于动脉溶栓治疗。这些设备包括 UniFuse 和 Speed-Lyser 注射导管（AngioDynamics，Inc.，Latham，NY，USA），POSSIS Angiojet 超血栓清除系统（Bayer HealthCare LLC，Whippany，NJ，USA），EKOS Endowave 血管腔内系统（EKOS Corporation，Bothell，WA，USA），Trellis 周围注射系统（Covidien，Plymouth，MN，USA），Turbo Elite 激光消融导管（Spect-ranetics，Colorado Springs，CO，USA）和纯抽吸导管，即 Pronto 的抽吸导管（Vascular Solutions，Minneapolis，MN，USA）。

有 3 种不同类型的导管系统。第 1 种导管专门用于输注溶栓药物（Speed-Lyser 与 UniFuse）。第 2 种导管系统结合了机械和药物溶栓（EKOS Endowave，POSSIS Angiojet，Trellis）的设备。第 3 种导管为机械血栓清除系统（POSSIS Angiojet，Spectranectics 激光消融，Pronto 抽吸导管）。

1. 溶栓 / 注射导管　这些导管系统是溶栓治疗的最初类型。UniFuse 导管是在其输注段有多个侧孔的单根导管系统（图 44-9）。它们直接向凝块中注入药物，使药物可以直接作用于腔内血栓。该导管有各种尺寸和长度。Speed-Lyser 导管是一种只有 15cm 和 20cm 长度的特殊短导管。它被设计用在透析管道的瘘口中。这两个导管系统溶解凝块的能力是很优秀的，这是由于它的易用性和它可以使用任何药物组合。

2. 机械和药物溶栓导管的结合　这些设备将机械溶栓和药物溶解凝块相结合。它们包括 EKOS Endowave 系统、Trellis 外周注射系统和 POSSIS Angiojet 系统。EKOS 使用超声搅拌并输注药物以加速血凝块溶解。从理论上讲，该系统的药物使用量下降、注射时间缩短，从而减少重症监护并减少住院费用。

Trellis 设备也结合了机械和药物溶栓的技术（图 44-10）。该设备长度不一，使用球囊阻断技术处理节段性的血凝块负荷。而"挥鞭样"的机械运动打碎了血凝块，使药物更有效地发挥作用。这是一个处理孤立血凝块的有用工具，对门诊患者就可以进行治疗而无须住院。

POSSIS Angiojet 系统既可以是一个纯机械系统，又可以是一个结合了机械和药物溶解血栓的系统（图 44-11）。当将其作为结合系统使用时，POSSIS 导管可以"能量脉冲喷雾模式"将溶栓药物以脉冲的方式直接喷入凝块。可以将其置于血管中溶解血凝块，然后使用标准 Angiojet 导管行血栓清除术。此装置有各种长度和直径，可用于多种动脉。

3. 纯机械装置　这些装置无须向血管内注射溶栓药物。它们包括 POSSIS Angiojet 导管，Spectranectics 激光导管及 Pronto 抽吸导管。POSSIS 系统通过它远端的侧孔发射盐水射流来产生伯努利效应，因此不需要药物就可以去除血凝块。Spectranectic 装置使用激光技术来蒸发凝块，从而迅速清除血管内的血凝块，而不会出现远端栓塞现象。它也有适用于不同血

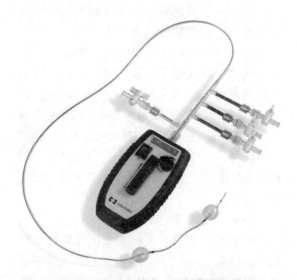

图 44-10　Trellis 设备结合了机械和药物溶栓治疗

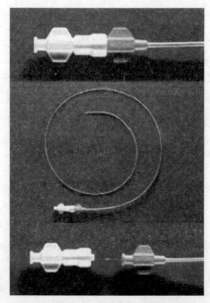

图 44-9　UniFuse 导管

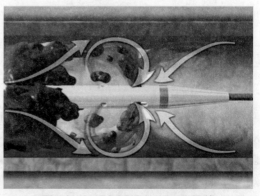

图 44-11　POSSIS Angiojet 导管

管的各种型号。该设备还可以用于门诊患者而无须患者住院过夜。

Pronto 导管（Pronto 0.035 extraction catheter, Vascular Solutions, Inc., Minneapolis, MN, USA）是最新的纯机械装置。以前它是被开发用于冠状动脉的介入治疗，现在则是用于周围血管的介入治疗。

（五）其他动脉介入方式

在对急性动脉缺血行机械或药物的血栓清除后，通常有必要进行额外的血管内介入。如果初次干预时没有处理局部狭窄，可能需要使用血管腔内球囊成形术，支架置入术或血管栓塞装置行进一步干预。

1. 血管腔内球囊成形术　如果发现凝块被移除后有残余动脉狭窄，可用球囊成形术来改善血管的直径，继而改善血流。这是对不同的血管狭窄，包括锁骨下动脉狭窄的最佳治疗方法（图 44-12）。通常这些介入治疗处理了残余的动脉狭窄，使得动脉血流通畅。动脉的狭窄部位越靠近中央，球囊成形术的效果就越好。复发或残余钙化的动脉狭窄在行血管腔内球囊成形术后可能需要置入动脉支架。

2. 动脉支架置入术　支架可以在上肢的任何动脉中使用，这取决于血管的大小。覆膜支架和未覆膜的金属裸支架可在急性动脉缺血的各种情况中使用。头臂干和锁骨下动脉的狭窄需要直径更大的支架。覆膜支架和最新型的 Flair 覆膜支架可用于透析瘘管的吻合口狭窄（CR Bard, Inc., Tempe, AZ, USA）（图 44-13），从而改善其血流动力学。可在血管腔内球囊成形术效果不佳时使用动脉支架置入术。覆膜支架在封闭假性动脉瘤，恢复横断的血管段，重建通畅的血管腔等方面效果极佳。

3. 导管介导的栓塞术　导管介导的动脉栓塞术主要用于急性动脉损伤中，通常情况下是上肢的贯通伤。动脉破裂后会导致动脉壁损伤，造成急性造影剂外渗。可能会发生不断扩大的血肿或假性动脉瘤，此时需要行急诊动脉栓塞。线圈栓塞是阻断血流最常用的栓塞方式。有各种尺寸的导管介导用线圈适合该类病情。根据血管的大小，较小的血管可使用微线圈，而较大直径的血管可使用 0.035in 的线圈。

图 44-12　血管成形术所用球囊

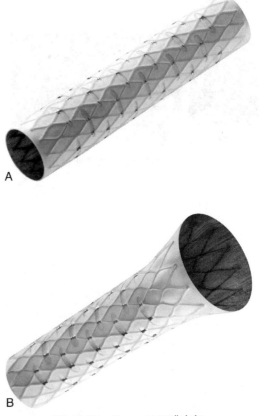

图 44-13　FluencY 覆膜支架

这些线圈既可以通过微导管也可以通过标准的0.035in造影导管进行放置。根据病变的位置，治疗时穿刺点与病变的距离很重要，因为只有微导管足够长才可以达到上肢的远端血管。通过标准造影导管内的加长微导管，将这些线圈通过同轴路径送至病变处。通过血管造影技术，直接在活动性出血部位释放线圈（图44-14）。

（六）溶栓剂

阿替普酶（TPA）（Genentech，Inc.，San Francisco，CA，USA）（图44-15）和替奈普酶（TNK）（Genentech，Inc.，San Francisco，CA，USA）是目前最常见的溶栓药物。这些抗栓药物是纤维蛋白分解后的产物，它可以使血凝块在血管系统内溶解。它们在动脉中的工作原理相似，但替奈普酶似乎因其纤维蛋白特异性可以使血凝块更快地溶解且减少出血并发症。替奈普酶是两种药物中更新的一种。它与纤维蛋白结合的特异性是阿替普酶的14倍。

若要裂解较大的血凝块则需要较大的药物剂量。为了降低患者的给药量，结合机械和溶栓药物的方法目前更为流行。在与上述机械装置中的一个进行联合治疗时可使用较少的溶栓药物，从而减少注射时间和重症监护的时间。

（七）透析干预

介入专家在溶解透析管上的血凝块时习惯同时使用纯溶栓药物和机械性的血栓清除术。在导管室中就可以清除这些透析管上的血栓负荷，而不需要进一步的手术治疗。诸如Speed-Lyser这样的纯溶栓导管可以通过微导管的侧孔直接将药物注射进血凝块。药物将在透析管内停留一段时间，称之为"等待溶解"技术。之后，该血凝块溶解且透析管上的血栓被清除。可将6mg的替奈普酶弹丸式直接注射到透析管中。在血凝块裂解后，可能需要其他介入措施来减轻透析管内的残余病灶。

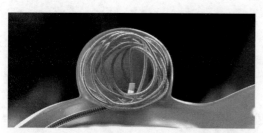

图44-14 多种血管造影术中所使用的动脉栓塞线圈

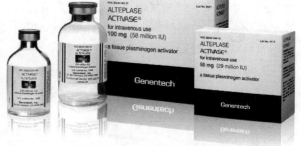

图44-15 活化酶（阿替普酶）

井 然 柏 晟 译
余再新 郑璐璐 邹隽麟 校

第三部分

急 诊 放 射

Juan Carlos Garcia-Pagán, *Juan G. Abraldes*, *Jaume Bosch*

Hepatic Hemodynamic Laboratory, Liver Unit, IMDIM, Hospital Clínic, Institut d' Investigacions
Biomèdiques August Pi i Sunyer (IDIBAPS) and CIBERehd, University of Barcelona, Spain

一、引言

经颈静脉肝内门体静脉分流术（transjug-
ular intrahepatic portosystemic shunt，TIPS）
是指经皮建立起肝内的门静脉与体循环间的
人工分流通路以达到降低门静脉压力的目标
（图 45-1）。通过置入支架维持肝内通路的持久
通畅。自从开展 TIPS 约 25 年以来，TIPS 的
技术和适应证有了长足的发展，并且 TIPS 已
经成为不同疾病导致门静脉高压并发症的一个
治疗方案。本章将阐述 TIPS 手术方法学中的
一些重点、主要适应证和临床结果。

现在还没有统一标准的 TIPS 手术方法。
事实上，现在有很多医疗中心或个人在做
TIPS，并且手术方法并不完全相同。因此，在
本章中不会对 TIPS 方法的所有不同操作流程
进行详细描述。事实上，我们将集中讨论可能
会改变 TIPS 临床预后的关键点。

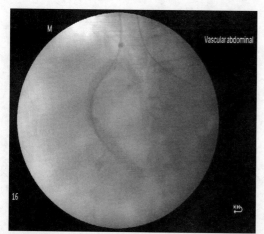

图 45-1　经皮建立肝内的门静脉与体循环间的
人工分流通路，以达到降低门静脉压力的目标

二、术前议题

（一）麻醉

TIPS 在穿刺门静脉和扩大门脉区入口时
会导致疼痛，这时需要镇痛或麻醉。过去认为
气管插管后全身麻醉是 TIPS 最佳的麻醉方式。
但是还没有相关的研究对其进行评估，而最好
的麻醉方式应当以专业知识和（或）医疗中心
的设备条件为基础。我们比较喜欢使用丙泊酚
联合适当剂量的瑞芬太尼持续静脉给药来维持
足够的镇静和镇痛。根据我们的经验，这样的
方式不仅可以使患者耐受手术，而且不会有严
重的并发症。但对于急诊患者（通常是血流动
力学不稳定的出血患者），我们保留推荐气管
插管后全身麻醉。不管使用哪一种麻醉方式，
应充分考虑其对血流动力学的影响（见下文）。

（二）术前使用抗生素

据估计，有 2% ～ 25% 的患者会在 TIPS
术后出现发热和短暂的细菌感染。研究显示置
入多个支架、介入栓塞和首次 TIPS（相较于再
次介入手术）是 TIPS 术后感染的独立高危因
素。这些感染病变并不常见，但一旦出现会很
严重。因此，在使用覆膜支架对患者进行 TIPS
置入术前或 TPIS 修复术前预防性使用抗生素
是明智的选择。TIPS 术前 30min 使用第四代或
第三代头孢（第二代头孢除外）可以减少 TIPS
术后感染的发生。第三代头孢足以预防粪肠球
菌（TIPS 术后最常见的病原菌）感染的发生。
因此，一些医疗团队，包括我们推荐使用万古
霉素或肾毒性较小的替考拉宁来预防感染，因
为这 2 种药物可以更好覆盖革兰氏阳性菌。

内皮炎是 TIPS 的并发症，它是指 TIPS 支架引起内皮血管感染并伴有持续的菌血症，内皮炎的发生率不高，但它却是手术最严重的并发症。估计其发生率在 1.5%（0.6% ～ 5.5%）左右。Mizrahi 等详细描述了内皮炎的临床表现。

TIPS 使用聚四氟乙烯表面涂层的支架提高了血管的通畅程度，减少了再次行介入治疗的概率。因此，聚四氟乙烯涂层支架的使用可能能够降低内皮炎的发生率。但是该结论还没有得到准确的评估。

三、TIPS 方法

（一）肝静脉置管

右颈内静脉是进入肝静脉最常用的血管入路。但是，当患者右颈内静脉穿刺置管不能成功时，也可以从左颈内静脉或股静脉（很少时候）穿刺进行置管行 TIPS。使用超声引导能够更容易的进行颈内静脉穿刺，并且能够避免反复多次对解剖异常或颈内静脉血栓的患者进行穿刺。门静脉穿刺能否成功取决于置管位置是位于肝右静脉（right hepatic vein，RHV）还是肝中静脉（middle hepatic vein，MHV）。额面造影时，两根静脉都可以延伸到右肝，并且很难将它们区分开来。使用有箭头的指针可以得到一些区分指示。当送入指针时，如果箭头指向 3 点钟方向提示很有可能进入了 RHV；如果箭头指向 1 点钟方向则可能进入了 MHV。

（二）门静脉穿刺

门静脉穿刺是 TIPS 过程中最具有挑战的部分。最常用的指导门静脉穿刺的方法是肝影像学、经颈静脉楔入法肝静脉造影和实时超声引导。

1. 肝影像学　术前 CT 或 MRI 影像学检查可以帮助确定最佳的经门静脉穿刺进入肝静脉方式。这对于穿刺困难的患者来说尤为重要，如右肝显著萎缩的患者（这一类患者可能存在门静脉缺如），或者伴有门静脉血栓的布 - 加综合征患者。但是，对于大多数患者，我们仅要求完成肝彩色多普勒超声以明确在穿刺路径上是否

存在肝癌、有无肝内胆管扩张和门静脉是否畅通。

2. 经颈静脉楔入法肝静脉造影　在我们科室，手术开始之前会常规使用二氧化碳作为造影剂行楔入法肝静脉造影以明确门静脉靶血管。楔入法肝静脉造影可以通过直接插入导管或使用球囊导管楔入小的肝静脉，这样做可以减少注射高压气体对肝组织的损伤。注射二氧化碳进行静脉逆向造影相对于碘对比剂，能得到更好的门静脉显影清晰度。

3. 实时超声引导　实时超声对引导门静脉穿刺成功具有重要作用（图 45-2）。超声能够提示术者置管进的肝静脉是否是进入门静脉的合适血管，透过肝组织查看指针的位置，确定是否进入门静脉及评估门静脉的穿刺位置是否在肝内（图 45-3）。根据我们的经验，实时超声可以减少手术时间、穿刺的次数和穿刺相关的并发症的发生。尤其对于一些穿刺困难的患者（如肝静脉血栓和严重的肝萎缩），实时超声显得格外重要。我们发现楔形肝静脉造影联合实时超声引导能够成功完成大多数患者的门静脉穿刺。

（三）门静脉通路

最近有文献从技术角度回顾了 TIPS 手术过程中建立门静脉通路的病例。在大多数的病例中，TIPS 选择建立 RHV 和右门静脉（right portal vein，RPV）通路。RHV 在 RPV 的后上方，而 MHV 在 RPV 主干的前上方。因此，如果进入 RHV，向前方旋转就可以进入 RPV。相反，如果进入 MHV，我们要向后方旋转才能进入 RPV。如果 RPV 不能进行穿刺，在 MHV 内

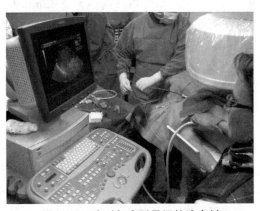

图 45-2　实时超声引导门静脉穿刺

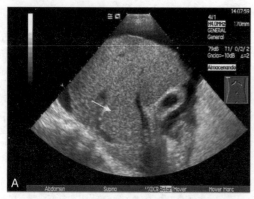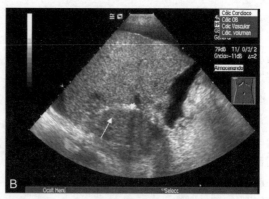

图 45-3　A. 超声显示最合适通往门静脉的肝静脉（箭头）；B. 超声透过肝组织显示穿刺针，以确定是否到达门静脉

前向旋转有时可以将导管置入中心左门静脉（left portal vein，LPV）。这些一般规律通常和一个或多个指引不同门静脉穿刺的方法联系在一起。

　　经颈静脉穿刺门静脉方法选择的不同会导致费用的不同。每一个套件和针各有各的优点和缺点，术者应当确定选择使用哪一个，我们常使用经颈静脉肝活检针（Cook set TJL-100-U-EC-18，EC-19，Bjaeverskov，Denmark）。成功穿刺后，经导丝送入 5F 导管，在行门静脉造影评估门静脉压力和是否存在侧支前应重复测量门静脉压力、下腔静脉压力和它们的不同 [门静脉压力梯度（portal venous pressure gradient，PPG）]。然后，使用 8mm 直径大小的球囊导管扩张肝内穿刺道，在肝内分流处放入合适大小的自膨式支架。支架置入后，将支架扩张到 8mm 直径大小，然后反复测量血流动力学参数。如果 PPG 仍然大于 12mmHg，可将支架直径继续扩张至 10mm 大小。

（四）支架置入

　　近期发表的一项随机对照研究是目前完成的唯一一项随机对照研究，该研究比较了 TIPS 术中使用 e-PTEE 药物覆膜支架和裸支架的差异，结果显示使用药物涂层支架在 TIPS 术中具有首次通畅率更好、远期存活率更高及肝性脑病发生率较低的优点。同样，一些回顾性研究也支持这一结果。最近的一项荟萃分析证实使用 e-PTEE 药物覆膜支架可以提高通畅

率和远期存活率，同时肝性脑病发生率并没有增加。

　　药物覆膜支架放置的位置是否合适对 TIPS 能否发挥理想的作用及维持长时间的通畅至关重要。支架的头端应当放置在门静脉和肝内穿刺道的连接点处，因为如果支架放在门静脉内将影响肝内门静脉分支的血流（图 45-4）。另一方面，支架的尾端应尽可能地与肝静脉汇合于下腔静脉（inferior vena cava，IVC）前方，因为如果不这样做，往往会导致随后的分流流出道狭窄和功能障碍（图 45-5）。完成 TIPS 术的学习曲线是必要的，这可以避免支架延伸至 IVC 或右心房，这会使随后的肝移植变得复杂。此外，并不是所有的 PTEE-药物覆膜支架都是一样的。事实上，最近的一项研究显示，专门为 TIPS 设计的支架（Viatorr，W.L.Gore and Associates，Flagstaff，AZ） 与其他非专用的 PTEE 支架（最初设计用于其他适应证）相比初始通畅度更高。因此，当分析结果时，需要考虑使用的支架类型。

（五）门静脉压力测定

　　TIPS 治疗的主要目的是降低 PPG，预防门静脉高压相关并发症（如静脉曲张出血或顽固性腹水）的发生。研究证实当 PPG 降低到 12mmHg 或更低时，发生静脉曲张出血的风险几乎为 0。随后的研究进一步认为 PPG 较初始水平降低超过 50% 时会显著降低静脉曲张出血的风险。然而，在这个研究中没有给出 PPG

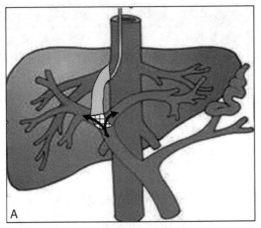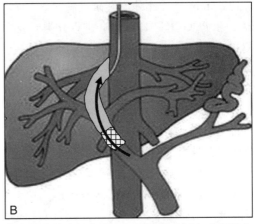

图 45-4　A. 支架的头端应当放置在门静脉和肝内穿刺道的连接点处；B. 门静脉内置入支架将会限制肝内静脉分支的回流

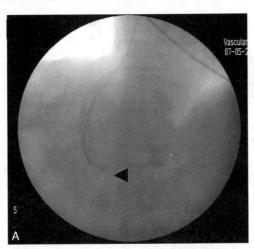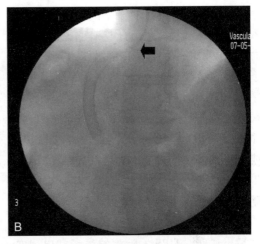

图 45-5　A. 门静脉压测量，导管游离于门静脉主干（箭头）；B. 右图为下腔静脉压力测量，导管游离于下腔静脉支架开口处（箭头）

降低超过 50% 患者的数据，给出的 PPG 数据仍然超过 12mmHg，并且没有完整的压力梯度参数，仅测量了左心房压力，而没有 IVC 压力（见下文）。

尽管过去曾认为 PPG 略低于 12mmHg 时胃底静脉曲张有可能导致再出血，但仍不清楚预防胃底静脉曲张出血的 PPG 目标值。控制顽固性腹水或其他门静脉高压并发症的适当 PPG 值仍然缺乏有效的研究数据。研究发现经 TIPS 治疗的患者 PPG 低于 12mmHg 时也能够避免腹水的发生。但是其他研究认为 8mmHg 是一个临界值，但该研究结果样本量小且不是在行 TIPS 治疗的患者中进行。另外，过度

的降低 PPG 会显著增加 TIPS 术后肝性脑病发生的风险。这是要求明确 PPG 精确值以指导 TIPS 的另一个理由。

1. 门静脉 - 心房压力梯度和门静脉 - 下腔静脉压力梯度对比　目前不少研究测定门静脉压力是以右心房压力（right atrial pressure，RAP）作为体内压力的基准水平（以此测出的 PPG 为门静脉 - 心房压力梯度，portoatrial pressure gradient，PAG），取代了下腔静脉作为基准水平的方法 [此法测出的 PPG 为门体压力梯度（portocaval pressure gradient，PCG）]。而实际上，PCG 才更真实反映肝内压力梯度。

近期一项大规模的研究证实 PCG 较 PAG

平均低 2.5mmHg。此外，有研究将患者分别以 PAG 和 PCG 达到 12mmHg 进行分类研究，有趣的是，约 20% 的患者 PAG 提示高于 12mmHg 而测的 PCG 却小于 12mmHg，如以 PAG 为标准，则有 1/5 的患者被误认为存在再出血和难治性腹水的风险，从而过度扩张分流的支架，或者误采用了其他预防门静脉高压症相关性并发症复发的治疗，导致术后高发肝性脑病。这些研究结果均有力提示不能以右心房压力作为体内基准水平压力来测量门静脉压力梯度，PCG 更能反映真实门静脉压力梯度。

2. 麻醉和门静脉压力测定 使用丙泊酚或瑞芬太尼进行深度镇静时，由于肺循环的变化导致门静脉压和下腔静脉压均有明显的波动，从而在深度镇静下测得的门静脉压力与清醒状态下测得的明显不一致。重要的是，研究发现几乎 80% 的病例深度镇静下的门静脉压力较清醒时候要低，因此，约 22% 的患者 PCG 控制并未真正达标至 12mmHg。综上所述，在麻醉或深度镇静下测得的 PCG 将可能错误地引导 TIPS 术的治疗，因此建议在患者完全清醒后复测 PCG。

3. 影响压力测定的其他因素 急性曲张静脉破裂出血时，TIPS 术治疗的患者常出现血容量的变化，并需要使用血管活性药物，这些轻微的变化均可影响 PCG 的测量。测定门静脉压力的最佳状态是当血流动力稳定并停用血管活动药物的时候。

实践中，术中分流支架的扩张并不是一步到位，只有术后 PCG 并未下降至目标值时才进一步扩张。但这种做法听上去似乎不现实，因为可扩张的支架存在一定扩张力，或许会随着时间的推移逐渐扩张至它本身的大小，从而使 PCG 逐渐下降，只是目前这种推测并未有研究给予证实。相反，当使用裸支架分流时，由于支架内内皮再生，发生支架内狭窄，PCG 则会逐渐升高。因此 TIPS 后，为避免并发症再发，需要严密的监测并调整 PCG。框 45-1 总结了正确测量 PCG 的建议。

框 45-1　正确测定 TIPS 术后 PCG 的建议

1. 测量 PCG，而不是 PAG，导管游离处于门静脉主干和下腔静脉内支架血流流出处测量门静脉压力和下腔静脉压力（图 45-5）。
2. 无论何时，只要可以，尽量在清醒或中度镇静下测定 PCG（咪达唑仑 0.02mg/kg）
3. 如在急性出血的情况下急诊 TIPS 或支架未扩张至标准内径，或者压力测量时并不稳定，条件允许时，术后 24 ~ 48h 复测

（六）TIPS 中侧支循环栓塞术

TIPS 术中同时行门体侧支循环栓塞尚存在争议，尽管一项回顾性研究发现在行 TIPS 术同时行曲张静脉栓塞术组较单纯 TIPS 治疗组再出血风险和死亡率均要低，但该研究的病例少，且单纯 TIPS 术治疗的高再出血风险使得研究并不具有统计学意义。而且，在进一步的大规模对照研究中发现，当 PCG 降低 < 12mmHg，侧支循环栓塞术并未增加患者受益。

造成研究结论相反的部分原因可能归结于上述的分流支架扩张度和门静脉压力测量的争议。因此，重要的是 PCG 达标，当 PCG 降至 < 12mmHg，发生再出血或不能控制的出血可能就极低甚至不会发生，只有当 PCG 无法降到 < 12mmHg 才考虑行侧支循环栓塞术。

四、随访

尽管 PTFE 覆膜支架的 TIPS 术治疗少有发生 TIPS 功能异常，但当 TIPS 位置放置不适当，功能异常发生率将会增加。诊断 TIPS 功能是否异常的"金标准"就是用漂浮导管测 PCG，这需要再次介入，耗费增加，该方法也需要进一步研究。一些研究使用非侵入性的彩色多普勒超声（color Doppler ultrasonography，CDUS）标准来检测 TIPS 的功能异常，但这些 CDUS 标准并未进行充足的研究，或与"金标准"测量的 PCG 进行对比研究。而在我们中心进行的 117 例病例的连续性随访中，同时行 CDUS 测定和血流动力学测定 PCG 显示 CDUS 测定的门静脉血流速度和方向是预测

TIPS 功能异常的两个独立指标。

五、TIPS 适应证

TIPS 就是在门静脉和体静脉间建立经肝内的直接分流通道以减低门静脉压，毫无疑问可以有效预防门静脉高压症相关的并发症。然而经正规随机对照试验研究，TIPS 适应证仅仅是经标准药物治疗效果不佳的曲张静脉出血和难治性腹水，其他的指征都只是病例报道和预备研究，尚缺乏充分研究证据。以下逐一介绍 TIPS 的适应证。

（一）出血

1. 食管静脉曲张破裂出血

（1）补救性 TIPS——曲张静脉破裂出血控制不佳时的 TIPS：10% ~ 20% 的食管静脉曲张破裂出血（esophageal variceal bleeding，EVB）病例经药物治疗和内镜治疗仍不能控制，而 TIPS 治疗的控制率高达 95%。由于原发病的肝衰竭明显，以及持续性出血或者再出血导致肝功能进一步恶化，EVB 病死率仍居高不下，为 30% ~ 50%。事实上，需要补救性 TIPS 治疗的患者大多是肝衰竭晚期，肝功能处于 Child Pugh B 级或 C 级，只有评估患者能从 TIPS 中获益时才考虑 TIPS 治疗。对于 Child-Pugh 评分 > 13 分的病例，TIPS 并不能使患者受益，对于这种难治病例，预后评分就是放弃 TIPS 治疗的客观依据。

（2）急性静脉曲张破裂出血的早期 TIPS 术：虽然补救性 TIPS 常合并高死亡率，但最近 2 项随机对照研究却发现早期积极的 TIPS 治疗能使急性曲张静脉破裂出血的患者获益，即使患者的预后评分较差仍能从中获益。第一项研究将肝静脉压力梯度（hepatic venous pressure gradient，HVPG）超过 20mmHg 的患者（称为高危患者）随机分为两组，结果显示接受早期 TIPS 治疗组（出血发生 72h 内）较药物联合内镜治疗组的治疗失败率明显下降，死亡率也降低。也有数据证实，在不能测量 HVPG 时，临床的一些指标也足以筛选出高危患者，如有活动性出血的 Child Pugh B 级或 Child Pugh C 级。欧洲数个多中心随机对照研究试验根据上述临床指标评估筛选高危患者，从而判断早期 TIPS 术的效益。另一项研究也发现，早期 TIPS 治疗组较标准化药物联合内镜治疗组的 1 年再出血发生率和死亡率均下降。这些皆表明 TIPS 不应该仅仅作为补救治疗措施，对高危患者行早期 TIPS 治疗较治疗失败后的 TIPS 更能使患者受益。早期 TIPS 改善生存率，且不增加肝性脑病发生率，应成为高危患者的首选治疗。

（3）预防再出血的 TIPS 术：研究证实 TIPS 术预防再出血效果比 IMN 联合普萘洛尔治疗效果更佳，甚至比内镜治疗效果更好，再出血率控制在 9% ~ 23%。然而，换取高控制率的代价就是肝性脑病发病率高，生存率却并未改善。正因为如此，只建议 TIPS 术作为标准药物治疗和内镜治疗无效的患者的补救治疗。在这类患者中进行了 2 项有关 TIPS 和外科分流术的随机对照研究（试验分为两组，一组使用 8mm 的门静脉 - 下腔静脉支架分流，一组行外科远端脾肾静脉分流术 DSRS）。一项研究结果证实 DSRS 组较 TIPS 组的再出血发生率降低、复合终点事件发生率也降低（如再出血、分流血管内血栓形成、死亡、需要类似外科手术的血管移植）。然后在第二项更大规模的随机对照试验研究中，两组的复合终点事件的发生率并无显著差异（尽管 TIPS 组的再介入风险更大，高达 82%）。以上 2 个研究中，TIPS 使用的均是裸支架。但如果假设第二个研究的病例中，发生分流血管功能异常的都使用 PTFE 覆膜支架，那么 TIPS 组的费用明显较 DSRS 组高。从这项结果来看，PTFE 覆膜支架适用于药物和内镜治疗失败的补救 TIPS 治疗。由于 PTFE 覆膜支架的优势，我们有必要再讨论一下 TIPS 在预防再出血，尤其高危患者再出血的疗效是否真的比标准药物治疗更好。

2. 胃底静脉曲张

多项观察性研究发现，TIPS 对胃底静脉曲张的作用和食管静脉曲张类似，对于胃底曲张静脉初次出血的治疗有效性达到 90%，而且降低了再出血的发生率。

此外，近期一项研究显示，TIPS 较内镜下硬化更有效地预防胃底静脉曲张出血。然而，TIPS 组的肝性脑病的发生率高和同样的死亡率使其仅适用于硬化治疗效果不佳及高危患者，或者用于缺乏内镜治疗专家的医院。

3. 门静脉高压性胃病　少数病例报道，门静脉高压性胃病经 β 受体阻滞药和铁置换剂治疗效果不佳后采用了 TIPS 术治疗，患者输血需求减少，但是仅从病例个案无法评估 TIPS 治疗的真实有效性。而且，在选择 TIPS 治疗前，需要仔细鉴别门静脉高压性胃病和胃窦血管扩张症 GAVE（gastric antral vascular ectasia），后者行 TIPS 治疗无效。

（二）腹水、胸腔积液和肝肾综合征

对于难治性腹水的患者，TIPS 术可改善肾小球灌注、增加尿钠排出，少数病例经 TIPS 治疗后腹水可逐渐完全吸收，大部分患者联合使用少量利尿药和轻度限盐之后也可完全吸收。

目前，有关难治性腹水的 TIPS 术治疗和大量抽腹水的随机对照研究有 5 项。将这些研究进行荟萃分析发现，TIPS 组较抽腹水治疗门静脉高压性腹水组明显更为有效，但同样也伴随着严重肝性脑病的高发病率。关于死亡率的分析结果却各执一词，其中 3 项荟萃分析发现生存率并无差异，另一项研究在排除离群值后发现 TIPS 组生存率有所改善。此外，还有一项个案报道的荟萃分析发现无论基础肝功能水平（MELD 评分判定）如何，TIPS 组生存期可延长。后者的结论就对当前 EASL 和 AASLD 指南建议 TIPS 作为二线治疗的观点提出质疑，上述指南都建议 TIPS 适用于需要反复大量抽腹水或者抽腹水治疗无效的患者（如包裹性腹水患者）。

预后指标较好的难治性腹水经 TIPS 治疗后长期生存率较高。所谓预后较好的指标包括没有舒张功能不全（E/A>1）、胆红素水平少于 3mg/dl、血小板 $>75 \times 10^9$/dl。对于符合上述条件的难治性腹水患者，TIPS 术应作为一线治疗。

TIPS 术还适用于肝性胸腔积液。有持续性胸膜渗出的肝性胸腔积液常预示并发症发生率高，TIPS 可作为不错的治疗选择，尤其对于肝功能还有所残余的患者。

合并 Ⅰ / Ⅱ 型肝肾综合征患者，TIPS 可改善肾功能。只是大部分合并 Ⅰ 型肝肾综合征的患者都到了肝疾病晚期，这种患者往往不宜行 TIPS 治疗，而且目前尚无 TIPS 与标准药物治疗的研究对比。只有报道称经血管活性药物治疗有改善后的 Ⅰ 型肝肾综合征采用 TIPS 治疗疗效尚可。合并 Ⅱ 型肝肾综合征的患者普遍出现难治性腹水，这提示需要考虑 TIPS 术治疗。

（三）其他适应证

1. 门静脉血栓形成　门静脉血栓形成曾经被认为是 TIPS 术的禁忌证，但随着应用影像学的发展和越来越多的专家推荐，这种观念也发生了改变。最近有 2 项研究报道了肝硬化和门静脉血栓形成导致的门静脉高压性并发症可以行 TIPS 术治疗，且治疗效果尚可。这里需要强调一下，TIPS 术的适应证是肝硬化的并发症而并非门静脉血栓形成的并发症。TIPS 也适用于肝移植发生门静脉血栓形成的患者，只是目前研究案例稀少。在治疗流程中，我们只推荐 TIPS 适用于对抗凝药治疗无效的门静脉血栓形成并不断进展的患者。

还有一些非正式的研究示 TIPS 可适用于部分门静脉海绵状血管瘤的患者，其研究病例同样极其稀少。

2. 肝窦阻塞综合征　肝窦阻塞综合征（sinusoidal obstruction syndrome，SOS）曾经被认为是静脉阻塞性疾病，一些研究报道认为也可采用 TIPS 术治疗，这些报道多是来自骨髓移植之后的患者，且常合并多器官功能衰竭，但是效果并不明显，所以 SOS 并不是公认的 TIPS 适应证。但近来一些研究却发现肝移植之后发生的 SOS，尤其还未进展成终末期肝衰竭时行 TIPS 术治疗效果较好。由于病种的特殊性，不可能经过大量研究来给出明确的推荐，因此，需根据具体病例进行评估选择。

3. 布 - 加综合征　大部分的布 - 加综合征（Budd-Chiari syndrome，BCS）都是 TIPS 的适应证，哪怕所有门静脉主干都阻塞。只是需要有经验的介入医师和合格的技术设备才可以选择

TIPS 术。对于门静脉主干全部栓塞的病例，经肝下腔静脉直接穿刺操作的成功率更大，而且 TIPS 能有效减轻肝实质内的压力，大多数情况下能迅速改善肝功能、控制腹水。但是由于缺乏大规模的随机对照试验，TIPS 只能作为 BCS 的二线治疗，当药物（抗凝药和利尿药）治疗效果不佳时才考虑。近期，欧洲开展了一项多中心研究发现随访 124 例行 TIPS 术治疗的 BCS 患者长期效果较明显。该研究还发现高危病例的 TIPS 术后生存远较公认的预后指标更好。此外，此研究还建议不适合 TIPS 术治疗的、预后评分较差的高危患者应直接考虑肝移植治疗。

六、禁忌证

表 45-1 总结了 TIPS 术的绝对和相对禁忌证，部分是所有门体分流术的禁忌证，如晚期肝衰竭（Child Pugh 评分 >13 分）、慢性肝性脑病、肝动脉血流灌注不足（尤其肝移植的病例）、心力衰竭、肺动脉高压等。其他就是 TIPS 特有的禁忌证和操作上的禁忌证，如胆道扩张、TIPS 术路径肿瘤浸润及多囊肝等。

表 45-1　TIPS 禁忌证

绝对禁忌证	相对禁忌证
充血性心力衰竭期失代偿期	肝细胞性肝癌（浸润 TIPS 部位）
多囊肝	慢性肝性脑病
全身脓毒血症急性期	中度肺动脉高压
严重的胆道梗阻	心力衰竭代偿期
严重的肺动脉高压	门静脉海绵状血管瘤
肝动脉灌注不足（血栓形成、坏死）	

相对禁忌证需要权衡并发症的严重程度和操作的风险及患者的整体预后情况之后再决定是否行 TIPS 治疗。对于患有心力衰竭或肺动脉高压的临界病例需要咨询心脏或肺脏专家的意见后综合考虑。

七、并发症

TIPS 术并发症的发生与学习曲线成反比，早期发生并发症的可能性更大。因此，建议在专业的有经验的医院行 TIPS 术，所谓有经验的医生是指 4 年内至少有 20 例 TIPS 术经验。有经验的医院是指 TIPS 术成功率高达 90%。

并发症分为侵入相关的并发症和治疗本身相关的并发症（框 45-2）。

框 45-2　TIPS 相关并发症
侵入操作相关的并发症
经颈静脉穿刺引起的腹腔内出血
穿刺瘘管形成
胆道出血
支架移位
TIPS 本身引起的并发症
TIPS 功能异常 / 阻塞
肝性脑病
溶血
肝衰竭
Endotipsitis 感染

TIPS 功能异常和肝性脑病进展是最常见的 TIPS 术引起的并发症，前面提到的药物覆膜支架的应用可以大大减少 TIPS 功能异常或者血栓形成。肝性脑病的总体发生率为 25%～45%，而新发的或者进展的肝性脑病发生率为 13%～36%。TIPS 术后肝性脑病（hepatic encephalopathy，HE）高发的因素为术前反复发生 HE、年龄 > 65 岁、TIPS 术后 PCG 低、Child-Pugh 评分高等。目前尚无 TIPS 术后 HE 的治疗推荐，一项使用乳果糖或利福昔明进行药物治疗的随机对照研究结果显示药物治疗组 TIPS 术后 HE 发生率较未治疗组并未下降。同样，一项对比使用 8mm 和 10mm 覆膜支架治疗在减少 TIPS 术后 HE 的发生方面也无显著差异。

对于难治性的 TIPS 术后 HE，减小分流支架内径可能可以改善 HE，同时改善临床症状，但也有门静脉高压性并发症复发的可能性（如出血、腹水）。

早期认为覆膜支架治疗的 HE 发病率更高，但经裸支架和覆膜支架的对比研究发现，两者的术后 HE 发病率差不多，甚至覆膜支架组还有所减少。

杨达峰　译

余再新　井　然　郑璐璐　校

Nikhil Bhagat, **Jean-Francois Geschwind**

Johns Hopkins University School of Medicine and Interventional Radiology Center,
The Johns Hopkins Hospital, Baltimore, MD, USA

一、引言

最近的流行病学数据表明，肝细胞癌（hepatocellular carcinoma，HCC）的发病率在全球范围内仍然呈上升趋势。目前肝癌患者有许多治疗方案可以选择。手术切除或肝移植是可能治愈肝癌的主要方法（本文将讨论其他治疗方案）。然而在多灶性肿瘤或者肝功能储备差的患者中，手术切除是不可能的，而且需要肝移植的受者明显多于供体。已证实肝动脉化疗栓塞（transarterial chemoembolization，TACE）可以改善不能行手术治疗的肝癌患者的生存质量。

（一）基于碘油的 TACE

1970 年 Yamada 等首先报道了在 HCC 患者的肝动脉中用药物浸泡的明胶海绵进行化疗栓塞。进行化疗栓塞的理论依据如下：肝组织中的血液供应 75% ～ 83% 来自肝门静脉，而肝脏肿瘤的血液供应 90% ～ 100% 来自肝动脉。

碘油是一种从罂粟籽油中提取的碘脂，1980 年开始作为化疗栓塞复合物的一部分。碘油（或称乙碘油）可以被正常肝细胞或肝肿瘤细胞摄取后沉积，但是在肝肿瘤中不被代谢，因为肝肿瘤中缺乏 Kupffer 细胞。因此，碘油在肿瘤治疗数月以后仍存在于肝肿瘤组织中，并可用于检测 TACE 术后的栓塞范围。另外，碘油还具有栓塞的作用，其可以减少肿瘤区域的血流，并且使化疗药物保留在肿瘤区域。

虽然尚无数据表明某种化疗药物的疗效优于另一种，但是目前最常用于肝动脉栓塞的化疗药物包括顺铂、多柔比星、丝裂霉素。已证实这些药物经肝动脉注入后会在肝内聚集，而全身药物浓度低。另外，肝动脉注射化疗药物在肿瘤内的聚集浓度是经门静脉注射的 10 倍。最常用的化疗药物剂量如下：多柔比星 50mg，顺铂 100mg 及丝裂霉素 C 10mg，然后再与碘油按 1∶1 混合后经肝动脉注射。

栓塞剂通常是在化疗过程中使用，无论是临时栓塞剂（明胶浆或脱脂棉），或永久栓塞剂 [聚乙烯醇颗粒（Polyvinyl Alcohol，PVA 或其他颗粒）]。目前栓塞剂的给药方式尚无统一标准，一些人喜欢将栓塞剂与化疗药物混合后导入肿瘤组织，另一些人则喜欢注入化疗药物以后再注入栓塞剂。

（二）药物涂层微球

药物涂层微球（drug-eluting bead，DEB）的使用使介入肿瘤学进入一个新的领域。该药物是将化疗药物结合于微球表面，其具有两重功效：以可控的方式缓慢释放化疗药物，并进行动脉栓塞治疗。目前有两种药物涂层微球：第一种是 DC bead 微球（Biocompatibles，Farnham，UK）；第二种是 Quadra Sphere 微球（BioSphere Medical，Inc.，Rockland，MA，USA）。相较于 Quadra Sphere 微球，DC bead 微球有更多的临床研究，所以本章仅讨论 DC bead 微球。DC bead 微球是聚乙烯醇水凝胶的衍生物，并于 2003 年在对富血管的恶性肿瘤治疗中获得 CE 认证（Conformite Europeenne）。

载药肝动脉栓塞微球（DEB-TACE）与传统 TACE 的药动学具有显著差异。药物注射 5min 后，两者的药物浓度均达峰值，但是 DEB-TACE 组明显低于 TACE 组 [（78.97±38.4）ng/ml 与（895.66±653.1）ng/ml，$P=0.001$]。另外，与多柔比星 DEB-TACE 组相比，常规 TACE 组的最高浓度变异性相当大。因此，常规 TACE 的总体给药剂量会明显高于 DEB-TACE 组。DEB-TACE 改善了药物的药动学特性，这将允许更多药物被选择性地输送至肿瘤，从而降低全身毒性反应。

二、适应证

（一）肝细胞癌的姑息治疗

　　肝动脉化疗栓塞术可以作为不能手术切除的中间期 HCC 患者的标准姑息治疗方案。在两个大型随机对照研究中，与进行最佳支持治疗功能正常的患者组相比，TACE 组有生存获益。在 Llovet 等的研究中发现，化疗栓塞组患者 1 年和 2 年生存率分别为 82% 和 63%（$P=0.009$），而在常规治疗组分别为 63% 和 27%（$P=0.009$）。在连续 9 次随访后，与常规治疗组相比，化疗栓塞组的生存获益明显，因此研究提前终止。约 35% 的患者化疗栓塞的作用至少可以维持 6 个月。另外，与常规治疗组相比，化疗栓塞组门静脉浸润的概率更小。该研究纳入的患者都是 Child-Pugh A 级或 B 级和 Okuda Ⅰ 期或 Ⅱ 期。

　　在 Lo 等的随机对照研究中，40 例患者随机分配至化疗栓塞组（由顺铂、乙碘油和明胶海绵共同组成），另外 40 例患者随机分配至对照组（仅支持治疗）。试验组接受了 192 个疗程的化疗栓塞，平均每位患者 4.5 个疗程。化疗栓塞组 1、2、3 年生存率分别为 57%、31% 和 26%，对照组分别为 32%、11% 和 3%（$P=0.002$）。但是，在化疗栓塞组中因肝衰竭所致的死亡更常见。

（二）其他肝肿瘤的姑息治疗

　　肝动脉化疗栓塞术不仅可以用于 HCC 的治疗，其现在也用于胆管癌及多数肝转移病灶的姑息治疗，包括眼恶性黑素瘤、神经内分泌细胞瘤及肾细胞癌的肝转移。

　　胆管癌是一种罕见的预后不佳的肝恶性肿瘤。唯一的治疗选择是手术切除，但是超过 70% 的胆管癌患者不能手术切除，且预后极差，生存期仅有 5 ～ 8 个月。全身化疗与支持治疗相比，生存时间没有改善。和肝细胞癌一样，大多数肝内胆管细胞癌（intrahepatic cholangiocarcinoma, ICC）的血供来自肝动脉，这使得动脉内治疗备受关注。在 Burger 等的研究中，17 例患者接受常规 TACE 治疗 [多柔比星 + 顺铂 + 丝裂霉素 C+ 乙碘油 +Embosphere 微球（BiopShere Medical, Inc., Rockland, MA, USA）]。这些患者相对健康，17 例中有 15 例患者 Child-Pugh A 级，17 例中有 14 例患者 ECOG 1 ～ 2 分。本组的中位生存期为 23 个月，2 例不能手术切除的患者在接受 TACE 治疗后继续手术治疗。

　　眼恶性黑素瘤是成人最常见的眼内恶性肿瘤。诊断为眼部黑素瘤的患者，高达 50% 的患者将在 2 ～ 5 年发生全身转移，转移病灶往往累及肝，且超过 70% 的转移性眼部黑素瘤出现肝转移，而肝又常常是第一个转移灶。一旦黑素瘤转移至肝，其预后随即恶化，生存期常为 2 ～ 9 个月。在 2008 年 Sharma 等的研究中发现，20 例眼恶性黑素瘤患者经过 TACE（顺铂 + 多柔比星 + 丝裂霉素 C+ 明胶海绵）治疗，13 例患者病情稳定，且总生存期为 9 个月。

　　转移性神经内分泌肿瘤约占肝脏转移性疾病的 10%，胰岛细胞类癌及胰岛细胞瘤易转移至肝，且有肝转移的患者预后较差。手术切除是有效的治疗手段，但是仅有不到 10% 的患者有手术切除机会。2005 年 Gupta 等的研究纳入了 69 例类癌肝转移的患者，其中 54 例胰岛细胞瘤肝转移的患者接受了肝动脉栓塞（hepatic arterial embolization, HAE）或 TACE 治疗。结果发现与胰岛细胞瘤相比，胰岛细胞类癌的疗效显效快，预后较好（66.7% vs 35.2%，$P=0.001$）；肿瘤无进展的生存期为 22.7 个月和 16.1 个月（$P=0.046$）；总生存

期 为 33.8 个 月 和 23.2 个 月 （$P=0.012$）。经 TACE 治疗后患者的总生存期有延长趋势，并能改善胰岛细胞瘤患者对化疗药物的反应，而在胰岛细胞类癌患者中则无改善作用，但是两者总生存期及对化疗药物的反应之间的差异无统计学意义。最近，Vogl 等比较了两个独立的化疗方案，单独使用丝裂霉素 C 或使用丝裂霉素 C 联合吉西他滨治疗。结果显示丝裂霉素 C 联合吉西他滨治疗患者的 5 年生存率及总生存期均高于单用丝裂霉素 C 治疗的患者，5 年生存率分别为 46.67%、11.11%，总生存期分别为 57.1 个月、38.67 个月。

肾细胞癌极少发生肝转移，但是它极易发生血行转移，这使得对它能够进行动脉内局部治疗。2008 年在 Nabil 等的研究中，22 例患者接受 TACE 治疗，包括单独的丝裂霉素 C 或丝裂霉素 C 联合吉西他滨治疗。影像学结果显示部分有效的患者占 13.7%，病情稳定的患者占 59%，病情进展的患者为 27.3%。从诊断和 TACE 治疗计算中位生存时间分别为 68.6 个月和 8.2 个月，1～2 年的生存率分别为 31% 和 6%。与接受手术切除组相比，在此项研究中接受 TACE 治疗的患者发生了化疗相关的疾病，导致其生存期缩短。

（三）移植前辅助性 TACE

原位肝移植（orthotopic liver transplant, OLT）是早期 HCC 的最佳治疗方式，TACE 作为移植前辅助性治疗有三大原因。

1. 使患者符合米兰（Milan）移植标准或者扩大了的美国加州旧金山大学（UCSF）移植标准。

2. 在等待供肝的过程中控制疾病进展（供体肝紧缺）。

3. 在移植前确定肿瘤的生物学活性。

Graziadei 等分析了 48 例接受 TACE（平均 2.5±1.6 个疗程）治疗的患者，41 例接受了移植手术，7 例仍在等待供体。经 OLT 后患者的 1、3、5 年生存率分别为 98%、98%、93%。仅 1 例患者出现肿瘤复发；48 例中有 15 例患者疾病进展，经 TACE 治疗后缩减肿瘤至符合移植的标准，而这 15 例患者与早期 HCC 组患者相比，其生存期更短。

Otto 等进一步分析了 TACE 作为肝移植生物学筛选标准的作用，96 例患者接受 TACE 治疗，其中 62 例不符合米兰移植标准。所有患者都是一开始符合米兰移植标准或者经治疗后降至符合米兰移植标准，50 例患者全部接受了移植手术治疗。患者经移植手术后 5 年的总生存率为 80.9%，经 TACE 治疗后，早期仍有肿瘤进展的肿瘤复发率显著增高。他们认为对 TACE 持续有效的患者比仅符合现有移植标准（肿瘤大小及数目）的患者更适合行原位肝移植手术。

（四）对症治疗的适应证

HCC 自发性破裂是一种潜在致命的后果或表现。一些研究统计显示患者 HCC 破裂后的 30d 死亡率为 30%～70%。在远东地区自发性破裂的发生率高于西方国家，泰国的发生率为 12.4%，中国香港为 14.5%，而在英国仅为 3%。虽然 HCC 破裂最好的治疗方式是肝切除术，但很多患者此时已无条件行手术切除治疗。在 Kirikoshi 等的回顾性多中心研究中，48 例肝硬化患者，32 例接受常规治疗，16 例接受肝动脉栓塞术（TAE）治疗；与接受 TACE 患者相比，未接受 TAE 治疗患者的临床情况比较严重（Child-Pugh 评分常规治疗 9.2±1.8，TAE 治疗 7.6±2.0，$P=0.007\,4$）。中位生存时间差异更大，常规治疗组为 13.1d，7d、14d、30d 生存率分别为 59.4%、37.5% 和 6.3%；TAE 组中位生存时间为 244.8d，1、3、12、24 个月生存率分别为 87.5%、56.3%、23.4% 和 15.6%。这说明 TAE 是影响长期生存率的一个重要独立影响因素。

三、技术方法

化疗栓塞前必须进行全面的术前检查，通过组织学诊断或影像学特征合并甲胎蛋白升高来诊断 HCC，通过多相横断面成像技术（磁共振成像 MRI 或计算机断层扫描 CT）来明确。

1. 肿瘤大小。

2. 肝外肿瘤转移。

3. 可能的肝动脉解剖变异和肿瘤血供。

4. 胆管扩张。

5. 门静脉浸润（图 46-1A）。

需监测血清生化及血液学指标，包括凝血酶原时间、国际标准化比值（international normalized ratio，INR）、肝功能、肌酐及甲胎蛋白的水平。在化疗之前，还需静脉补液及使用止呕药物。

通常选用腹股沟股动脉作为血管入口，放置血管鞘，血管造影显像肠系膜上动脉（superior mesenteric artery，SMA）及延迟显像的门静脉。血管显像的主要目的是明确肝实质的异常供血（来源于 SMA）及门静脉是否通畅。腹腔动脉插管并造影以明确肿瘤的任何异常供血及主要供血。通过血管造影发现化疗

的潜在危险位置，包括胃左动脉、胃右动脉、胆囊动脉及镰状动脉。很多导管可用于选择性肝动脉插管，常用的是 5F 反弧状导管，如 Cobra、Simmons 或 Sos。利用微导管和微导丝进行超选择特殊肝段（基于肿瘤负荷）。

如前所述，标准的化疗药物包括多柔比星（又称阿霉素）、顺铂和丝裂霉素，这些药物与碘油混合后通过微导管来超选择栓塞部位（图 46-1B、C）。碘油具有栓塞作用，进一步栓塞需要将化疗药物与另一种栓塞剂混合，而另一种栓塞剂可以是明胶海绵、PVA 颗粒或明胶微球，最常用的是明胶海绵和 PVA 颗粒。使用额外栓塞剂的主要原因是为了利于化疗药物保留在肿瘤内并诱导肿瘤缺血坏死。急性期的手术步骤并不需要调整。患者化疗栓塞术后 4 周随访，利用多期增强对比横断面成像（MRI

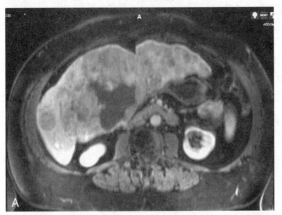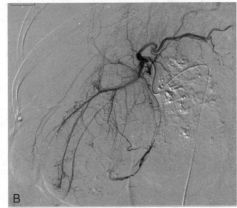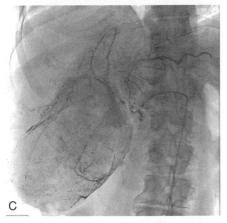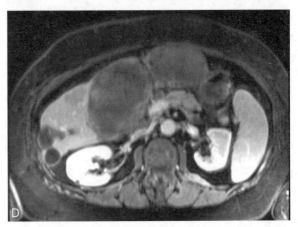

图 46-1　A. 58 岁中老年女性的多中心 HCC 患者，Child-Pugh A 级。早期对比增强 MRI 显示多个大的左叶病变。B. 同一患者，左肝动脉造影显示多发不规则血管外巨大肿块。C. 栓塞后状态，碘油栓塞使肿瘤染色。D. 上腹部（早期）对比增强 MRI 显示左肝肿块的增强减弱

或 CT 扫描）对过去的治疗效果及下一步的治疗计划进行评估。

四、总结

1. 自 20 世纪 80 年代开始，肝动脉化疗栓塞术已成为一种治疗手段，最常用的化疗药物是多柔比星。

2. 有随机对照研究显示 HCC 的 TACE 治疗比支持治疗更有效。

3. TACE 常用于治疗肝转移性疾病；原发肿瘤包括结肠直肠癌，眼恶性黑素瘤，神经内分泌肿瘤和肾细胞癌。虽然无随机对照试验研究，但是 TACE 治疗后患者生存期改善且不良反应少。

4. 药物涂层微球是化疗栓塞的一种新形式，与常规 TACE 相比，它以可控的方式缓慢释放化疗药物，不良反应更少于常规 TACE。

杨达峰　译

石瑞正　井　然　张成龙　校

肺动静脉畸形

第 *47* 章　肺动静脉畸形

Robert J. Rosen[1]*, *Naiem Nassiri[2]

[1] Lenox Hill Heart and Vascular Institute, New York, NY, USA

[2] Rutgers Robert Wood Johnson Medical School, Rutgers Robert Wood Johnson University Hospital, New Brunswick, NJ, USA

一、引言

动静脉畸形（arteriovenous malformation, AVM）是指任何部位出现的由于缺少毛细血管阻力，动脉与静脉直接相连。这可以是瘘管样的单根动静脉的相连，也可以是由许多扩张、扭曲的血管形成的复杂病灶。在肺循环中，大部分 AVM 是低级、简单、瘘管样的动静脉畸形，这主要与一种遗传病——遗传性出血性毛细血管扩张症（hereditary hemorrhagic telangiectasia, HHT）或奥 - 韦 - 朗综合征（Osler-Weber-Rendu Syndrome, OWR）有关（占肺部动静脉瘘的 80%）。影像研究学发现其他方面健康的先天性 AVM 的危害可能是独立的。对于获得性和复杂肺 AVM，罕见的原因包括肝肺综合征、先天性瓣膜闭锁、感染（尤其是结核或真菌感染）、外伤、动脉瘤退化或肿瘤转移。本章重点介绍 AVM 的生理、症状、诊断和血管内管理。

二、遗传性出血性毛细血管扩张症

OWR 是一种常染色体显性遗传病，常发生于鼻、口腔和胃肠道黏膜，是由于小动脉前毛细血管扩张而易发展为高流量 AVM。其诊断标准是按照 Curacao 标准制订的。

1. *鼻出血*　复发性及自发性。

2. *毛细血管扩张*　多在一些典型部位（指尖、嘴唇、口腔黏膜、舌、鼻部）。

3. *内脏 AVM*　肺、肝、脑、脊柱或胃肠道（伴有或不伴有出血）。

4. *家族史*　一级亲属。

如果有 3 个或更多的标准符合，则 HHT 的诊断是确定的，如果有 2 个或更多，则可能是，如果少于 2 个，则不考虑。颅内及肺部 AVM 必须马上排除。因为后者可出现肺循环多处、双侧动静脉瘘，这可导致致命的败血症引起颅内脓肿（图 47-1）。尽管 70% ～ 80% 的肺 AVM 和 HHT 有关，但只有 10% ～ 30% 的 HHT 患者被发现合并肺 AVM。然而，值得一提的是，大部分确诊的肺 AVM 是没有症状的。但是，考虑到矛盾栓塞的危险性，治疗方案通常不是根据症状的严重程度来决定的。由于异常中央分流而导致高输出状态的风险理论上很好理解，但在临床个体上很少直接表现出来。

基因缺陷如内皮因子和活化素受体样激酶 -1（ALK1）缩氨酸分别与 1 型和 2 型 HHT 有关。这两种缩氨酸的主要作用和转化生长因子 -β（TGF-β）的信号传递机制有关，TGF-β 是血管生成和血管内皮细胞功能实现的细胞信号级联传递的主要细胞因子。肺 AVM 通常和 HHT-1 型有关，胃肠和肝 AVM 则出现于 HHT-2 型。近年来，对高危人群的基因检测在疑诊肺 AVM 中已经开始发挥重要的作用。

三、临床表现和症状学

肺 AVM 约有 30% 会出现，最基本和最重要的临床并发症是矛盾栓塞。因为矛盾栓

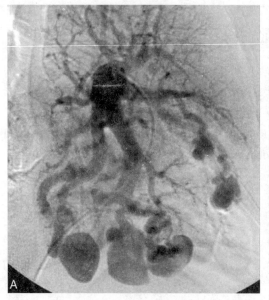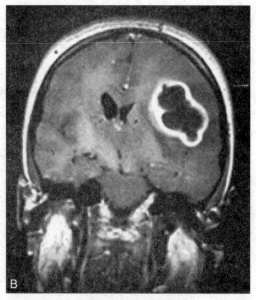

图 47-1　HHT 和多处肺 AVM 患者 (A), 出现颅内脓肿 (B) 导致矛盾栓塞

塞有时是没有症状的, 所以它的发病率通常会被低估。形成颅内脓肿的感染性栓塞的发病率约为 10%, 而其死亡率高达 40%。考虑到这种毁灭性的并发症发生的可能性, 每年发生率约为 1%, 大部分专家会同意不管有没有症状, 一旦诊断为肺 AVM, 均应立即进行治疗。

　　肺 AVM 的另一个常见临床表现是呼吸困难, 尤其是斜卧呼吸, 因为缺乏肺泡表面毛细血管的气体交换, 少氧静脉血直接进入肺静脉系统。这种现象在直立位时更加明显, 因为血液会流至灌注良好的低位肺叶, 约 2/3 的肺 AVM 发生于此, 随后重力作用使分流加强。根据分流的严重程度不同, 可能会出现发绀、杵状指、红细胞增多和吸氧难以纠正的低氧血症。

　　由于病变大小和位置的不同, 可出现一些少见但严重的并发症, 如咯血、胸腔积血、充血性心力衰竭和心悸, 有文献报道其有不同的发生率。和以往报道相矛盾的是没有一个确定的治疗标准。但是, 孕妇患病的危险性增加, 因为激素环境的改变促进血管生成、血管扩张和高动力状态。

四、术前影像

　　双向胸部 X 线平片可检出直径超过 1 ～ 2cm 的病灶, 这个敏感度是可以被采纳的 (图 47-2)。如前所述, 约 2/3 的 AVM 位于肺下部, 约 50% 发生于双肺。有报道 40% ～ 60% 的 HHT 患者倾向于有多处病灶。胸部 X 线片的典型表现是膨大的、扩张的、血管分支相连的环形或分成小叶状的软组织团块。这通常位于靠近脏层胸膜的肺实质边缘。

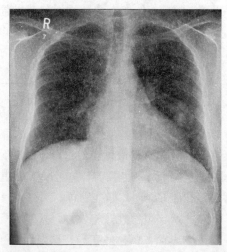

图 47-2　胸部 X 线片证实了左侧肺中部分成小叶的软组织密度影, 即 PAVM

对比增强计算机断层扫描（CT）对肺 AVM 的检出具有高度的敏感性和特异性（图 47-3）。这尤其适用于临床表现提示 AVM。而胸部 X 线片未发现的微小 AVM 个体。它也可用于进一步成像血管构造，给外科术前描绘更精准的手术线路图提供帮助。

结合基因检测，对怀疑左向右分流或家族成员患有 HHT 的患者进行 AVM 检出最有用的影像学检查是静脉注射激动剂进行的对比增强超声心动图（气泡研究）。这项试验并不能提供分流的大小和数目。因此，对血管构造的评估和手术计划必然需要进一步的影像学资料来证实。

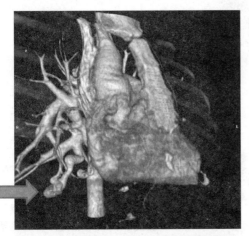

图 47-3　CT 血管成像三维重建清楚展示了 PAVM 右下叶的血管构造（箭头）

然而，经导管血管造影术仍然是检查肺血管疾病的"金标准"。它是研究肺 AVM 的血管构造最精确的方式，并且可以实现经导管的相关干预措施，这个效果在完成血管造影术的当时即能看到（图 47-4）。

五、治疗

关于治疗还没有明确的标准，因为我们还不清楚肺 AVM 的自然过程。不过大部分专家会同意相当一部分未治疗的病变会进展，如果不及时处理将会出现问题。如前所述，即使无症状的患者也应治疗，因为有可能发生致命性的神经并发症如脑脓肿和缺血性卒中，它们每年的发病率分别是 0.3% 和 1%。

以前有报道动脉分流的多少在决定哪些肺 AVM 会发展成有意义的临床缺血病灶起着重要作用。这是因为对以往资料的回顾发现所有有症状的病变都是发生在分流动脉直径在 3mm 或以上。但是，最近发现更小的动脉病变也能导致明显的临床症状。更重要的是，微型导管检测系统功能的发展和扩展使得应用栓塞疗法成功治疗直径小至 1.5mm 的分流动脉成为可能。

在作者的机构里，通过其他影像学筛选出的有 HHT 征象或先天肺 AVM 的患者会接受详细的、双侧的、有选择性的肺部血管造影。

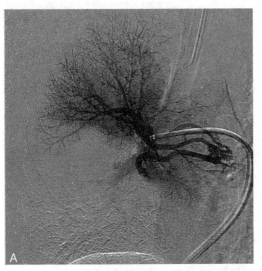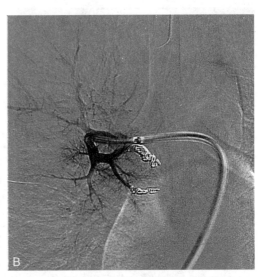

图 47-4　使用微型导管和铂金进行栓塞前（A）和后（B）的右肺 PAVM 经导管血管造影像

如果一个 AVM 患者确诊了，则无论有无症状，都应接受经导管栓塞治疗。

技术

肺 AVM 治疗的基础是使用一些栓塞装置行经导管栓塞疗法。理想的栓塞治疗应是能够被稳定的控制，在术中及术后均不会移动，而将 AVM 完全栓塞的。为了达到这些标准，不同装置的联合是必需的。线圈、塞子（如 Amplatzer 血管内塞子，AGA 医药公司，Plymouth，MN，USA）及可分离球囊都是有效的栓塞器具。需要指出的是，肺 AVM 和大多数先天 AVM 不同，肺 AVM 通常是由一支扩张输入动脉和一支动脉瘤样输出静脉形成的简单的瘘管样连接。因此，近端阻塞设备如线圈和插头在阻断这些病变流注中是非常有效的（图 47-5 和图 47-6）。

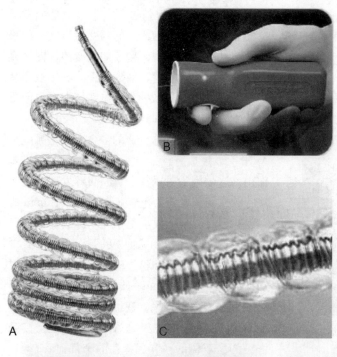

图 47-5 分离线圈用电流分离在线圈定位时能更准确地控制。这在 PAVM 中尤为重要。分离后的线圈（A）。手柄控制分离机制（B）。这个独特的线圈是用水凝胶上胶，这可以获得更加完整的栓塞（C）

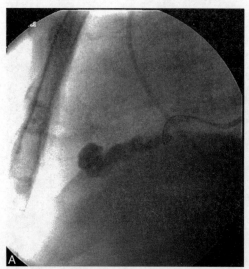
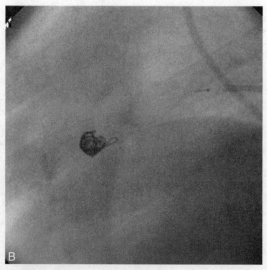

图 47-6 右肺下叶 PAVM（A）使用线圈和分离水凝胶进行栓塞（B）

在作者的机构，所有的经导管干预都是经气管麻醉。这可以仔细地监控患者状况并且实现最大的患者舒适度和最精确的成像。在有静脉注射抗生素做预防的措施后，经由皮肤的大腿或颈部静脉通道流行起来，5F 型号的猪尾导管（双 J 管）进展到肺循环的多视图和双边的血管造影术。一旦决定开始治疗，全身抗凝就开始维持一个激活的凝固时间（≥ 250s）。一个 7F 型号的 Shuttle sheath（Cook Medical, Bloomington, IN, USA）被一个硬导丝（SupraCore Wire, Guidant, Indiana-polis, IN, USA）越过，进入到治疗方案预期的一侧肺动脉主干。然后使用 3F 型号的同轴微导管系统（Renegade Microcatheter, Boston Scientific, Natick,

MA, USA）在供血动脉进行超选择性插管。当进行栓塞药剂的选择时，这个平台允许它在供血肺动脉里尽可能地到达末梢部。这是尽量减少未来动静脉畸形再通的关键。

一旦到达末梢供血分支，栓塞就用一个适当大小的栓塞设备，最常见的是用塞子和（或）线圈去完成流经动静脉畸形囊的完全阻塞（塞子大小通常为 1.5 倍的供血动脉直径）。据报道，单纯使用塞子和线圈可致再通率高达 20%，然而，联合治疗已被证明在防止动静脉畸形血管重建上更耐用。多视图和完整的血管造影检查对确保栓塞后血流停止流动是至关重要的。使用可拆卸的塞子和线圈增加了这些设备的可控度，在脱离之前，能精确地放置并能够确保安全定位（图 47-7 至图 47-10）。

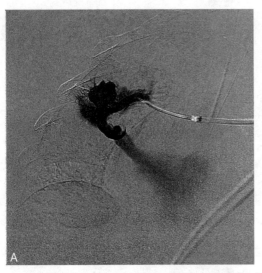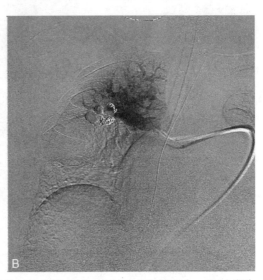

图 47-7　右上叶极高灌注 PAVM；注意肺血管的对比分流（A）。在这个分流线圈中，AVM 发生栓塞的危险性使得使用可控制栓塞装置变得十分必要（B）

图 47-8　可分离球囊过去是栓塞 PAVM 的选择装置，因为它可引导血流，复位及快速而完全的栓塞血管。但因为使用有点笨重而未在美国应用

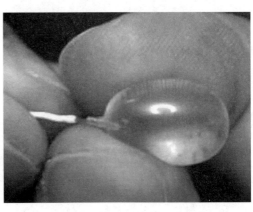

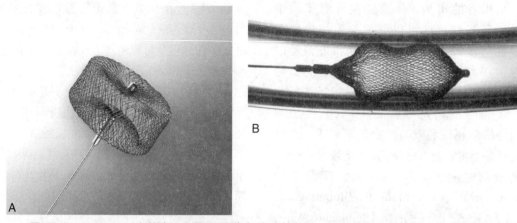

图 47-9　Amplatzer 血管塞 A 型和 B 型有相类似的构造，因其使用方便在很大程度上替代了可脱落球囊，这些装置在释放前能重新放置，也能收回并快速止血

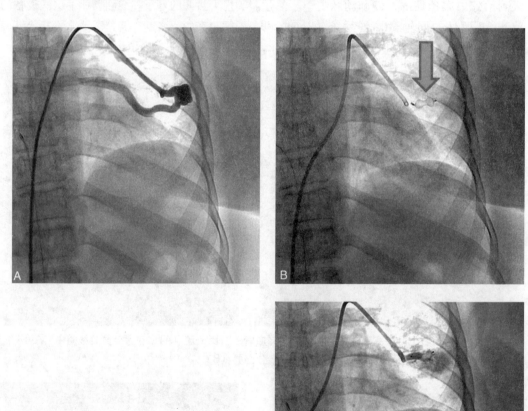

图 47-10　使用 Amplatzer 血管塞装置（B，箭头）栓塞左肺 PAVM（A），并快速栓塞分流血管（C）

对血管内治疗失败或不能耐受肾损伤的患者，可以考虑使用通过传统开胸手术或电视辅助胸腔镜手术（VATS）进行的肺叶切除术、肺段切除术，或全肺切除术。然而，鉴于技术成功率很高、与血管腔内技术相关的发病率和死亡率极小，很少需要做手术。此外，在这些患者中有相当比重的肺动静脉畸形，特别是那些与 HHT 相关的，渐渐地会有演变为多个双侧病变的趋势，多次手术切除恐怕不会是一个可行的方案。然而，血管内治疗可以在最大限度地保护健侧的肺实质的同时，轻易地重复多次治疗。

六、术后护理和后续治疗

在作者的机构里，所有患者都获准过夜观察。手术后的 24h 内，继续静脉注射抗生素以预防。使用激动肺量计用来防止肺不张。患者的尿量、胸膜炎的症状和体征、包括感觉运动功能的神经状态，以及通道区并发症将被监测。临床表明，我们经常在医院获得栓塞形成后的成像。在没有并发症的情况下，患者办理手续出院后的早晨，于第 1、3、6 和 12 个月对患者进行随访，再之后每年随访。在那个时候，他们必须评估劳力性与非劳力性呼吸困难、血氧饱和度、神经功能状态和感染性并发症。在第 1、3、6 和 12 个月及此后每年使用增强 CT，以评估之前治疗的病变血管再通和新的动静脉畸形的形成。尤其在 HHT 的人群中，在之前未发现的地方发展出新的动静脉畸形是很寻常的。这归因于先前微观病变处的生长和（或）随着栓塞过程发生的肺循环血流动力学的转变。

七、成果

到目前为止，在已报道的腔内隔绝术文献中，在近 250 名患者中有约 800 处肺动静脉畸形。据报道，所有基于导管栓塞干预措施的技术成功率约为 99%，与此同时围术期死亡率为 0。并发症已达最少且大多是自限性的。最常见的，在已报道的胸膜炎性胸痛中，约有 13% 的患者会在栓塞后 24～48h 发生，非甾体抗炎镇痛药有效。其他所有并发症包括栓塞设备迁移、反常性栓塞、空气栓塞、短暂性脑缺血发作、胸腔积血、通路区深静脉血栓形成仅有零星报道，整体累积率 < 10%。

已被报道的再通和复发有可变的概率。同一通路的再通率，平均已经低于 10%。这可以归因于栓塞设备周围的再通、之前栓塞住的流入血管的生长、辅助的营养血管、侧支循环的形成及肺外供血动脉的补充。之前治疗的 HHT 患者症状的复发最可能的解释是，以前的微观动静脉畸形的增长或继发于以前未包括的小动脉毛细血管扩张的新动静脉瘘的形成。在 HHT 论文里这种概率约为 20%。这些复发灶一直很容易重新栓塞，这与原发病变有相同的成功率。

八、结论

肺 AVM 通常是和常染色体显性疾病 HHT 有关的少见疾病。尽管大多数 AVM 无症状，但是如果不处理，可使发病率和死亡率显著升高，这大部分继发于中枢神经系统的矛盾栓塞。大部分 HHT 并发肺 AVM 患者应接受微创、经导管栓塞治疗，因为他们的血管病变多较简单类似瘘管。迄今为止，在一系列报道中，技术的成功实现了最低的发病率和零死亡率。症状复发大多是由于微小病变的扩展、栓塞后再通，以及瘘管形成后毛细血管扩张前动脉的动脉瘤样变性。这些复发病变可通过导管技术被轻易再栓塞，成功率和初次病例类似。因此经导管栓塞治疗已成为肺 AVM 治疗的基础。为了更好地了解这些罕见疾病的自然病程，有更长随访时间和标准化干预措施的随机临床试验是必需的。

钟巧青　译

石瑞正　井　然　张成龙　校

第48章 血管畸形的介入治疗

Robert J. Rosen, *Jennifer Drury*

Lenox Hill Heart and Vascular Institute, New York, NY, USA

一、背景介绍

血管畸形包含很广泛的临床和解剖问题，其范围包括：从单纯外观变化到明显威胁生命的血管疾病。通常紧急干预血管畸形的情况很少见，只有出现严重的出血、缺血性溃疡或高心排血量时才需要。当这些血管损伤出现在其他健康患者身上时，则需要长期的观察。因此，做出正确的诊断，认识到此问题的自然病史，评估风险/获益，选择正确的处理方法，意识到并预防潜在的并发症，都是势在必行的。

二、损伤类型

医学文献曾经在此领域存在很多争议，特别是在命名和分类上尤为突出。目前已发表了很多系统分类法，最新且最权威的分类法是被2014年ISSVA采纳的版本。

1. 婴幼儿血管瘤和其他血管增生性损害。
2. 高流量型动静脉畸形和先天性血管瘘。
3. 低流量型静脉畸形，包括海绵状血管瘤及静脉发育异常。
4. 淋巴管发育畸形。

每种血管病变都有它自身独特的临床表现和自然病史，而且每一种血管损害都要求采用不同的方法来处理。特别是血管瘤这个专业名词被持续滥用，并且被用于所有的血管畸形。实际上，血管瘤这个专业名词应当仅仅用于婴幼儿时期一类特殊的血管疾病，即该血管瘤主要由内皮细胞组成。此疾病的自然病史的特点是大多数血管损害都会由血管增生阶段过渡到血管瘤自行退化阶段。因此大多数这类血管损

伤不需要特殊治疗。而对于那些威胁生命的大出血或溃疡，或阻碍视力发育的血管瘤则需要早期的介入治疗。有最新报道显示，普萘洛尔会显著加速血管瘤自行退化阶段。该发现推出了革命性治疗手段。为了避免因为外形缺陷而导致心理障碍，运用外科手段早期切除婴儿血管瘤的病例逐渐增多。广泛的肝血管瘤有可能与显著的动静脉分流合并高输出量型心力衰竭有关。而肝血管瘤栓塞术在此时有挽救生命的效果（图48-1）。在本章将不会进一步讨论对真性血管瘤的治疗。

三、血管畸形的治疗指征

血管畸形通常发现于健康年轻人。虽然有证据表明儿童时期对病损的早期治疗有有益的远期疗效，但是病损常无症状或偶然被发现，因此通常无须治疗。此类治疗的绝对指征包括如下。

1. 出血。
2. 疼痛。
3. 溃疡。
4. 高心排血量状态。
5. 影响正常活动的血管瘤肿块。
6. 影响正常生长发育的血管损害。
7. 外形缺陷。

出血在血管畸形中非常罕见，通常我们不推荐限制无症状血管畸形患者的体力活动，特别是不推荐限制儿童的体力活动。然而造成问题的血管畸形通常靠近黏膜表面，如靠近消化道、肾、膀胱、尿道或子宫内膜。这些情况将在有关内脏损伤的章节中讨论。反复的关节腔

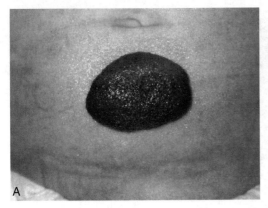
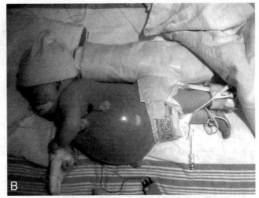
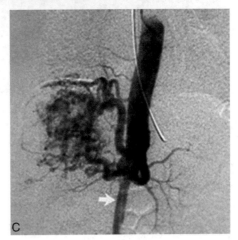

图 48-1　A. 婴幼儿血管瘤，典型的"草莓胎记"；B. 新生儿高流量型动静脉畸形；C. 同一患儿的血管造影

出血，特别是膝关节出血的患者有可能是合并血管畸形，远期可导致软骨损害和退行性关节炎，如血友病。对于此类病情的早期介入治疗可减少出血的发生并阻止退行性改变，从而避免早期关节置换和外科手术的实施。

明显的疼痛是肢端血管损伤最常见的症状。它可能由不同因素造成，包括：活动后的血管充血，近心端的血管"窃血"所导致的组织缺血、溃疡（由高静脉压和组织缺血合并所致的溃疡）及邻近组织的压力。虽然腹部和盆腔的血管损伤可以产生钝痛和压力感，但极少有很强烈的痛感。

与动静脉畸形相关的高心排血量状态已经在医学文献中有充分描述，而且是临床工作者关注的热点。高心排血量状态的患者可以出现心动过速、气促，在影像学里可以表现为心脏扩大、肺血管充血。首次和随后的系列心脏超声将对这些患者的随诊非常有用。在作者

30 年的从医经验中，临床上出现高心排血量所致的心力衰竭并不常见，在 2200 例患者中的发病率＜ 1%。高心排血量的心力衰竭与一些特殊病情有关：高血流量所致血管损伤多出现于婴幼儿患者中，广泛的盆腔高血流量所致血管损伤多见于成年患者，而先天性瘘管样血管损伤常见于肾、肺，偶见于四肢远端（图 48-2）。

由于四肢血管畸形引起血流的增加或减少，引起了患儿的骨骺板失用性萎缩，最终影响其生长发育。值得重视的是，在某些先天性血管疾病中，特别是静脉畸形骨肥大综合征肢端发育异常只是机体整体发育异常的部分症状，而不是血管损害直接引起的肢端发育异常，故仅治疗损伤血管不会对疾病整体有太大改善。肢端肥大与此类血管综合征相关。

软组织肿大（水肿）是高（低）血流量血管畸形的常见症状。出现肿大本身不是治疗的

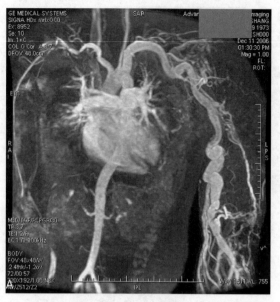
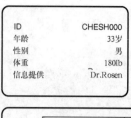

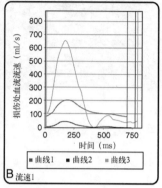

图 48-2　左上肢的高流量型血管畸形
A. MRA 显示扩张的滋养动脉和下游静脉；B. 定量 MRI 研究显示心排血量和血流损伤

指征，一旦软组织肿大引起疼痛或功能障碍，以及肿大部位的暴露引起了外形缺陷时则应考虑治疗。目前临床拥有一系列安全的治疗方法。一些美容整容的治疗技术主要用于治疗部分血管畸形，而这些血管畸形在过去往往主张是"非手术治疗"而无须整容治疗。

四、治疗选项

外科手术在治疗大部分先天性血管畸形中起到一定的作用，但非常有限，最佳的手术切除指征是：这些血管损害非常集中，可以完全切除并恢复可接受的机体功能和美容效果。手术治疗在头颈部影响视力、呼吸、哺乳及美容时的血管损伤中作用十分重要。对于较大的血管损伤部位封堵法不能完全起效时，外科减容手术虽然不能完全治愈血管畸形，但可起一定的辅助作用。某些外科手术不仅无效而且还有害，包括结扎血管畸形的滋养血管、"骨化血管"和部分切除法。这些外科手术方法很少会带来远期疗效，而且可引起明显的出血，并使得未来的治疗困难重重。联用封堵法的外科手术法在某些特殊病例中的应用逐渐增多。

血管封堵法在治疗先天性高（低）流量的血管畸形中起主要作用。并需要进一步微创影像介入治疗，可给患者带来更好的远期疗效。虽然很多血管损伤不能完全根除，但治疗的风险必须与自然病史相结合来考虑。

五、术前准备

术前影像学资料对于任何计划中的介入治疗十分重要。超声学诊断较容易在房间里实施并可提供关于血流深度和流速特征等有价值的信息，但这些信息还不能给介入治疗提供足够的解剖信息。CT 和 MRI 诊断则可以提供病变详细的大小、位置、流速特征和与毗邻组织结构的三维关系影像。磁共振影像包括磁共振血管成像（magnetic resonance angiography，MRA）和血流动力学，已经成为诊断动静脉畸形的主要影像手段（图 48-3）。在低流速血管畸形中，磁共振血管造影常可清楚地显示血管畸形，并可重复检查来跟踪血管畸形的进展或治疗对它的改善变化。对于儿童患者通常需要在镇静或麻醉下进行磁共振检查，因为患者轻微的活动即可影响检查结果。通常还必须完善常规的实验室检查，尽管这些患者大部分相对健康。在某些严重血管损伤，以及凝血异常的患者还需注意弥散性血管内凝血（disseminated intravascular coagulation，DIC）现象。

事实上，我们实施所有的血管封堵术通常都在麻醉下进行的原因包括患者的舒适度、密切的生理检测、正常的呼气功能和实施具体血管成形术后的运动功能改善。当不需要控制呼吸功能时，如肢端血管损伤，通常我们会实施喉罩气道（laryngeal mask airway，LAM）麻醉，这是最容易和舒适有效的术前准备。由于很多患者将需要多重栓塞术，对于儿童患者防止心理伤害和治疗同等重要。

六、操作描述

血管畸形的介入治疗包括一系列步骤，其主要区别在高（低）流量血管畸形之间。高流量血管畸形（动脉血管成分）治疗通常需要通过导管置入各种不同的封堵装置和药品。低流量血管畸形（静脉血管和淋巴管）常需要经皮直接穿刺注射硬化剂。这些操作将会在下文分别描述。

高流量血管畸形的定义为动静脉出现异常的大血管水平连接，而不是正常的毛细血管网水平连接。这种异常血管连接常见于直接的瘘管样连接（最常见于肺、肾和颈内动脉海绵窦瘘），小血管连接病灶，或不同大小血管的中央血管网（图 48-4）。此类血管畸形的治疗目的是限制实际的动静脉连接，但达到此治疗目的仍需要高度复杂的操作。

具体的选择性血管成形术的实施由血管畸形的类型、滋养血管、静脉网及局部集合血管的路径决定。集合血管不仅能缓解组织缺血，而且可能可以再供应畸形血管的血供。现在 CT 和磁共振影像可提供具体的畸形血管信息，除非是计划中的介入手术，通常我们不会实施介入血管成形术。一旦确定了血管畸形的解剖

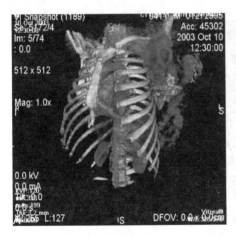
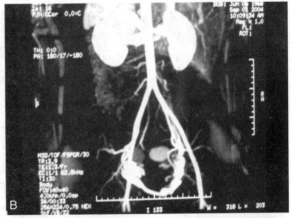
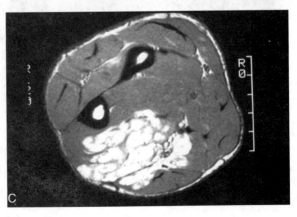

图 48-3　CT（A）和 MR（B、C）能清晰地显示血管畸形和周围的组织结构，以便制订治疗方案

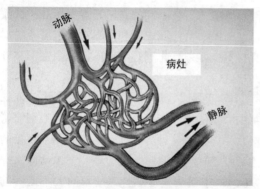

图 48-4　显示高流量动静脉畸形通常有多支滋养动脉。闭塞近端滋养动脉的疗效欠佳，且易导致血液回流，治疗的目的必须是根除病灶

位置，用于滋养血管的超选择同轴介入导管系统将被置入血管中。同轴介入导管为我们提供了安全的操作范围，如当封堵材料脱落或黏附导管头时，同时需要保持再置入封堵材料的路径通畅，使用已放置的同轴导管即可而无须再次行血管穿刺。

选择正确的封堵材料十分重要，这完全取决于畸形血管的大小和血流流速特点。理想的治疗结果是保护正常血流的同时限制动静脉异常交通或动静脉畸形病灶。滋养血管近心端的血管闭塞等同于外科结扎术；这样不仅没有远期疗效，而且牺牲了经过病灶的血管，还促使集合血管对血管畸形的再供应，使得随后的治疗更加困难（图 48-5）。同时还需考虑注射封堵材料时的血管分布，因为在封堵血管时，血流速急速变化，导致血流逆流或非预期堵塞。当使用有组织毒性的封堵材料（如乙醇）时则更要注意。

对于治疗高流量动静脉畸形仍没有理想的封堵材料。目前可适用的血管封堵材料如下。

1. 金属圈和栓子。

2. 可拆卸球囊。

3. 微粒。

4. 液态封堵剂，α 氰基丙烯酸丁酯(nBCA)、乙烯醇共聚物（Onyx）。

5. 硬化剂，如乙醇。

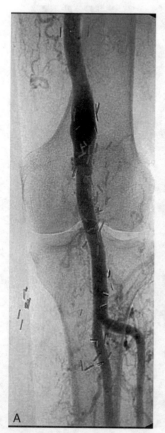

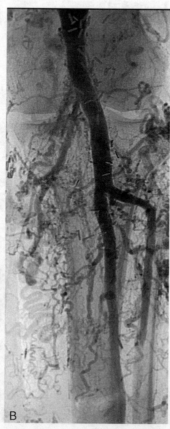

图 48-5　血管病变早期（A）和手术治疗后期（B）的影像结果。术后 3 个月复查说明夹闭或结扎滋养血管手术的效果是失败的。这名患者接受了 6h 的血管夹闭手术并使用了无数的血管夹。后期阶段的图像显示广泛而快速生长的侧支血管形成了新的病灶

金属圈、栓子和可拆球囊是所有的近心端封堵材料。这些材料可成功地用于封堵瘘管样血管畸形，即肉眼可见的动静脉畸形，如肺和肾动静脉畸形（图 48-6）。这些材料可有效地从栓塞的末端开始保护正常的血管，同时还间接地防止封堵材料进入静脉循环系统。对于复杂的血管病变，将以上封堵材料用于近端滋养动脉，可即刻产生显著的血管造影结果，但往往不能给患者带来理想的远期疗效。

微粒和其他封堵材料的标准直径范围是 50～1000μm，并容易通过标准导管或微导管输送。这些材料可用于封堵小动静脉分流，但尽管这些材料本身是永久性的，被封堵的畸形血管可在微粒治疗数周或数月后在微粒周围复发血管再通。运用这些材料最佳的方式是在

外科手术切除时为减少出血而进行术前封堵保护。在某些解剖位置是"循环终末端"，如肾脏血管则适合应用此类封堵材料。

液态封堵材料常可提供永久封堵血管畸形的作用。在美国临床上常应用两种液态封堵材料：α 氰基丙烯酸丁酯（nBCA, Trufill, Cordis, Freemont, CA, USA）是一种快速聚合黏附剂。乙烯醇共聚物（Onyx, Covidien, Plymouth, MN, USA）是一种需要缓慢静脉注射的聚合非黏附剂。使用以上两种材料需要经过特殊培训，还需要经验丰富的操作团队及使用特殊的仪器方可进行。

α 氰基丙烯酸丁酯可聚合任何接触的离子介质（包括血液、组织、生理盐水等），通常与乙碘油（不透射线油）联合使用。乙碘油

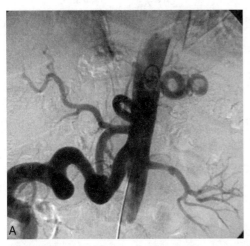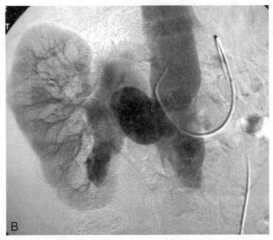
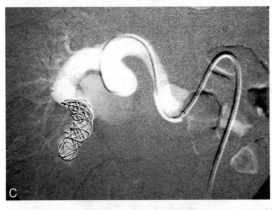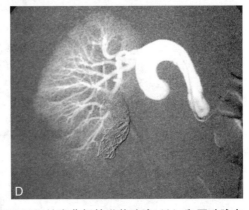

图 48-6　典型的高流量肾动静脉畸形。血管造影显示了扩张曲折的滋养动脉（A）和因动脉血管瘤引起的扩张的下游静脉（B）；简单病变结构可实施封堵治疗（C、D）；对于这种非常快速的分流需要十分小心操作以防止肺栓塞

不仅不透射线并且还可减缓聚合时间。5% 的非离子葡萄糖液用于冲洗导管系统，并在导管内将封堵剂推送至血管病灶处（图 48-7）。虽然乙碘油与黏附封堵剂的不同比例在体外试验中经过了多次测试，但因为血流流速几乎是突然改变的，故实际情况往往不可预知。为了减少临床的变数，最佳的油胶比例通常是 1∶1。封堵黏附剂及 0.2～0.8ml 的沉淀剂通常由 5% 的非离子葡萄糖液（D5W）经微导管推送至病灶处，当处理大血管或快速血流病灶时则需要推送"连续栓塞柱"。控制血流流速有时需应用球囊导管，但大多数情况下球囊导管用于前向推送封堵剂深入病灶。乙烯醇共聚物(Onyx)常与二甲亚砜（DMSO）联用，常需数分钟缓

慢而持续地推入血管畸形病灶处。需要小心的操作使封堵剂在病灶处形成一个栓子，同时也需要在病灶末端立刻形成栓子，同时运用球囊防止血液反流。一个血管畸形可完全地被封堵剂成功封堵（图 48-8）。

无水乙醇适用于高流量的动脉内畸形，该试剂可高效地形成血管内血栓和造成血管内皮损伤，从而形成永久性血管栓塞。由于此类试剂的毒性能引起明显组织危害，包括皮肤蜕皮和神经损伤，故无水乙醇仅用于确定血流只流向目标病灶血管的紧急情况。可使用少量的无水乙醇，总量限制于身体体重的占比（通常小于 0.5ml/kg 体重）。避免无水乙醇进入体循环导致相应的心律失常及急性肺血管痉挛、溶血；一些作者呼吁使用无水乙醇时应常规使用 Swan-Ganz 监护设备。

七、特殊的解剖结构

（一）肺动静脉畸形

畸形可以是单独的解剖结构异常，也可以是遗传性毛细血管扩张症的局部症状。推荐治疗通常见于无症状的由矛盾血栓引起的损伤、最严重的休克和脑脓肿。多重损伤或大型损伤也可导致动脉搏动和高心排血量状态。对于简单的瘘管样损伤，可以用肉眼可见的血管封堵器治疗，如金属圈、血管栓子和可拆卸球

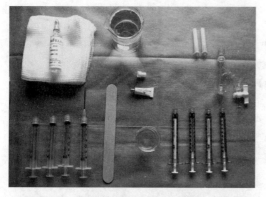

图 48-7 典型的 nBCA 封堵装置（"胶水"）。少量的封堵剂与乙碘油缓慢混合，并增加不透明度。非离子冲洗方案（D5W）是用来冲洗封堵装置和推送封堵剂

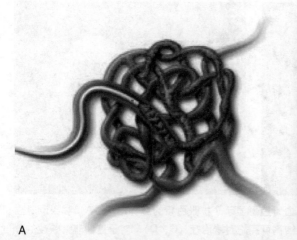
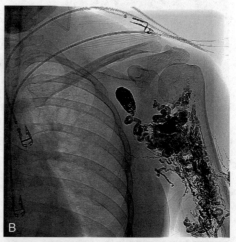

图 48-8 乙烯 - 乙烯醇共聚物是一种非黏附性的液态封堵剂，需缓慢注入，可形成病灶的封堵栓

囊。这些内容已在第 47 章里详细描述。

（二）肾动静脉畸形

解剖上很多肾动静脉畸形与肺动静脉畸形相似。同样是由一个瘘管连接于肾动静脉之间。肾动静脉血流速度和压力明显高于肺动静脉畸形。由于常可导致下游静脉出现显著的瘤体样扩张，常被误诊为巨大的肾动脉血管瘤。临床表现为侧腹部疼痛、血尿和高血压。高或低血流抵抗可导致临床出现明显的高心排血量状态。在肺动静脉畸形中，可用肉眼可见的血管封堵器治疗，包括金属圈、血管栓子和可拆卸球囊。然而，血流流经病灶时流速较快，增加了封堵器进入肺循环的风险。所以联合治疗十分必要，其中包括球囊控制血流速度，分离较大的金属圈框架，以及合用快速多聚化黏附剂形成瞬时的血管栓子（图 48-9）。曾有运用封堵栓子、金属圈或其他封堵器在静脉流出道阻止封堵剂进入体循环的报道。

（三）内脏动静脉畸形

内脏动静脉畸形可发生于肠系膜循环的任何部位，可导致出血，由于"窃血"现象还可导致肠系膜缺血和门静脉高压。最常见的血管损伤是结肠血管发育不良，老年患者中的小血管黏膜下血管畸形常见于右结肠，常伴有慢性低心排血量状态。这些损伤常与间歇性大量胃肠出血或低渗性慢性贫血有关。特殊的解剖结构和临床情况决定了这一损伤是需外科手术治疗或介入封堵治疗。对低位的胃肠道进行介入血管封堵将增加肠缺血的风险，但大部分该部位的血管损伤可安全治愈。

高流量的肠系膜动静脉畸形也可引起血流分流入门静脉，从而导致严重的门静脉高压。这些复杂的损伤较难完全治愈；急性封闭血管分流可导致致死性急性肝门静脉血栓。用封堵栓子封堵畸形血管是避免以上并发症的明智方法。内脏血管畸形也可发生于高流量的盆腔动静脉畸形。盆腔动静脉畸形血供回流由肠系膜血管支持，通常是底部肠系膜动脉。这一类血管畸形的下游血管进入体循环静脉系统而不是门静脉；将在本文后面讨论治疗措施。

（四）盆腔动静脉畸形

盆腔动静脉畸形是一类相对常见的高流量畸形。最常见的类型是多血管支持下腹动脉、下肠系膜动脉、骶骨中动脉与总股动脉和分支血管进入下腹静脉。某些患者，特别是男性患者，有单独的下腹血管分支进入瘤样扩张的下游静脉（图 48-10）。这些血管损害多无症状或仅表现为盆腔疼痛或盆腔压力增高、尿道系统

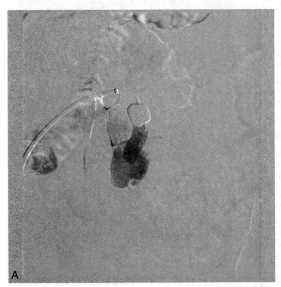
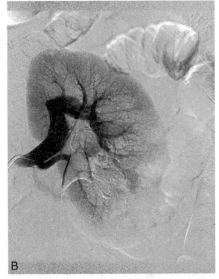

图 48-9　如果血流流速过快，则可使用的线圈导管更安全，可以控制血流流量。在这种高流量肾动静脉畸形，阻塞球囊被用来控制血流（A），球囊封堵后可使用同轴微导管再放置 nBCA 胶进行封堵（B）

症状、下消化道出血、血尿或经血增多。较严重的血管畸形合并快速分流可出现高心排血量状态，包括心脏扩大、气短和心悸。

对于血管病变解剖范围广泛且无法进行外科手术切除的患者，介入封堵是最有效的治疗方法。结扎滋养血管无效且使后续治疗变得更加困难。对大部分患者行超选择封堵滋养血管分支将减少血流并改善症状，对于单支血供的血管畸形损害，封堵滋养血管可完全治愈血管畸形。操作者将根据经验和操作选择不同的血管封堵剂，但主流的封堵剂是栓塞剂 [α 氰基丙烯酸丁酯(nBCA)，乙烯醇共聚物(Onyx)]

和无水乙醇。无水乙醇曾被报道与栓塞剂相比有更高的治愈率，但同时也出现了一系列较高的并发症。

主动脉造影可立刻显示血管畸形的血供图像。选择性研究主要供给血管然后能确定血流路径，并确定需要保护的正常分支血管。通常应用微导管推送超选导管，并保持连续性的血管通路以便可反复置入导管。除非是单支血管病变，这些血管畸形通常需要多个疗程才能达到满意的临床效果。单个疗程中最富争议的治疗可导致迟发性下游静脉撕裂入内脏，最常见的是撕裂进入膀胱合并失控性血尿（图48-11）。

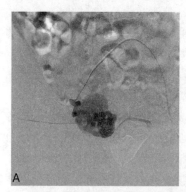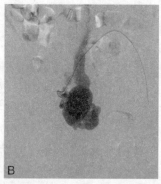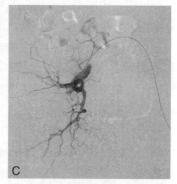

图 48-10　显示一些盆腔动静脉畸形，尤其是男性患者可能仅有一个下腹动脉（A）与动脉瘤性静脉（B）相连。这些病变可以直接封堵治疗，如图 C 所示，或通过直接穿刺引流静脉进行治疗

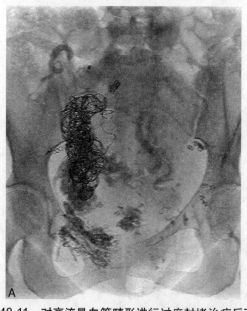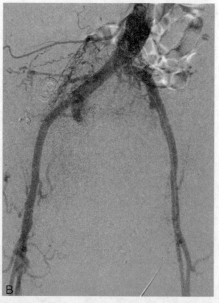

图 48-11　对高流量血管畸形进行过度封堵治疗后可产生并发症。对这名患者的广泛病变进行了动脉和静脉联合封堵治疗（A）。虽然术后血管造影（B）没有显示明显的残余畸形，但由于引流血管破裂产生大量的血尿，最终需要对该患者进行部分胆囊切除术

较常用的治疗方法是联合封堵动静脉法。静脉阻塞可解除下游血管的压力，下游血管可导致侧支循环的再回流和症状复发。当下游静脉有瘤样扩张时，运用导管经静脉插管介入术或经皮血管穿刺术是最有效的治疗方法。操作介入封堵需运用 21G 或 22G 的针头穿刺（还包括液态封堵剂和微金属圈）（图 48-12）。在操作介入血管封堵时需反复注射造影剂显示滋

养血管，以便监测操作流程。

对于快速血流的下游静脉有时需要立刻经血管置入一个可拆卸的滤器或堵塞装置（如蘑菇伞或房缺封堵器）防止血管封堵器进入下腔静脉窦和肺循环。通常在动脉血流完全被封闭前不可拆卸静脉封堵器，这样操作是为了避免封堵器移位（图 48-13）。

子宫的动静脉畸形常表现为经血增多。这

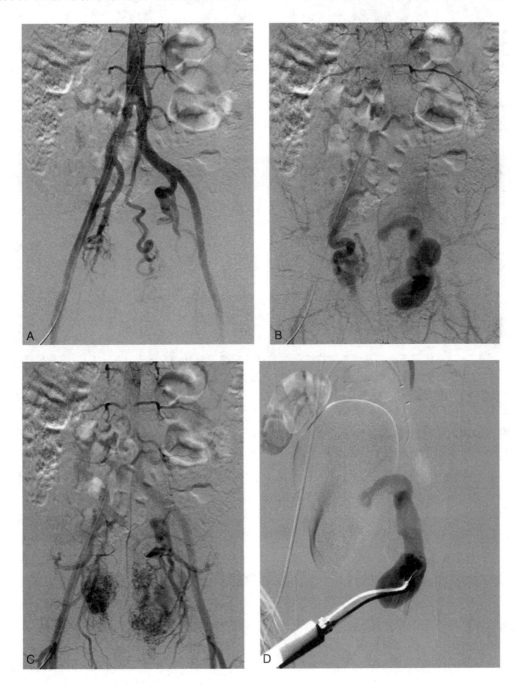

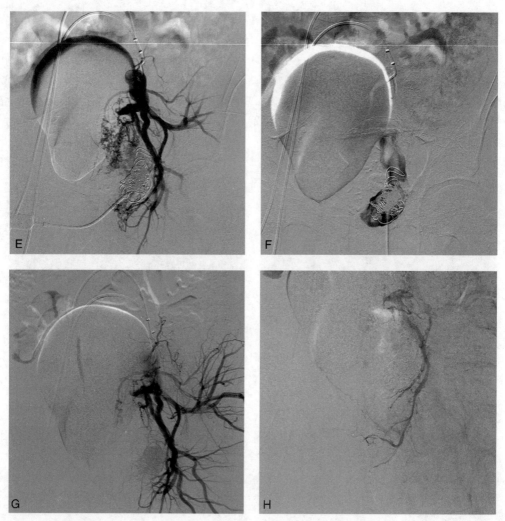

图 48-12　伴双侧腹下供血及动脉瘤样扩张引流静脉的高流量动静脉畸形（A～C）。这种病变可直接用 21 号针经腹穿刺引流静脉（G），然后使用线圈和 nBCA 胶封堵（E～H）

些血管损害并无病史，但常继发于妊娠后或与子宫滋养层疾病有关。这些血管损害常由单侧或双侧子宫动脉滋养供血，可进行血管封堵（图 48-14）。小血管病灶可用微粒封堵，而高血流速的血管病灶则需封堵剂封堵。此方法不仅可避免子宫切除，还有数个患者在实施血管封堵术后可成功妊娠的报道。

（五）肢端血管畸形

肢端动静脉畸形看起来比深部血管畸形或内脏血管畸形更容易治疗，但事实恰恰相反。这主要与肢端血管的解剖特征有关，因为实际中很难区分畸形血管及其组织灌注必须的正常末梢血管。与高流量肢端畸形相同，末梢组织

缺血与退行性改变会导致慢性静脉压增高。临床表现明显的动脉血流增加，反常血管搏动或血管颤动、充血、静脉扩张，以及组织末端缺血导致的指（趾）萎缩改变，即感觉减退和运动减弱，有些血管损害可导致溃疡和弗兰克坏疽（图 48-15）。血管畸形的病灶多处于四肢的末端，并可通过解决远端血管的问题而成功的减少或限制病灶血流。当这些畸形趋于弥散分布并跨过正常组织时，手术切除和截肢不可行且手术无长远疗效。虽然血管封堵本身很少能治愈血管畸形，但可能可以减少动静脉分流和改善远端组织灌注。

立刻为血管畸形的滋养动脉实施超选择

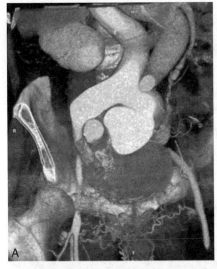
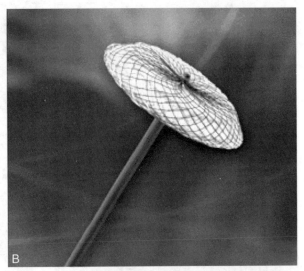
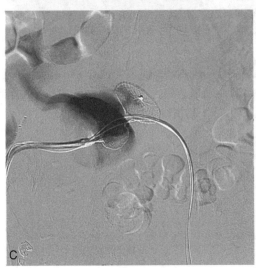
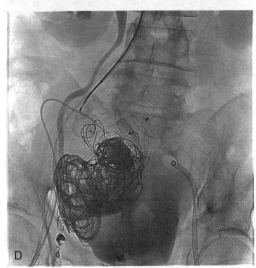

图 48-13　大量盆腔动静脉畸形合并动脉瘤（A）。任何封堵材料放置在静脉可形成系统封堵。ASD 心脏封堵设备（B）用来封堵血管流出道（C）和允许封堵静脉动脉瘤使用的线圈和 nBCA 装置（D）

性的血管成形术，并确定重要的血管走向，是为了更好地保护末梢正常组织的灌注。每条滋养血管使用渗透性封堵剂 [如 α 氰基丙烯酸丁酯（nBCA），乙烯醇共聚物（Onyx），微粒及硬化剂]（图 48-16）。必须小心应用硬化剂，因为它可造成肌肉、神经、皮肤缺血性损伤，甚至还可造成非定向性封堵或封堵剂反流。与其他高流量病变处理一样，应避免近端闭塞。在大多数血管介入封堵术中应实施逐步分疗程治疗，以便最大程度减少对正常组织的危害，从而达到最佳的临床效果。由于实施血管封堵时病灶血流可急速变化，应在释放封堵器前控制好血流，以便血流向新的方向流动。

　　在某些情况下，由于本身的解剖结构异常或治疗前没有流经血管畸形病灶的安全血管通道，这时用小针头或套管针头穿刺血管病灶以形成有效的血管封堵，将减少对正常血管的危害。可通过血管造影立刻确认病灶，随后直接穿刺封堵，并逐步运用反复血流造影来监测血流（图 48-17）。同时各种血管封堵剂（α 氰基丙烯酸丁酯 nBCA，乙烯醇共聚物 Onyx，微粒及液态硬化剂）可通过 21G 或 22G 号小针头推送入病灶。

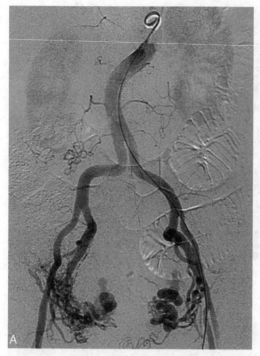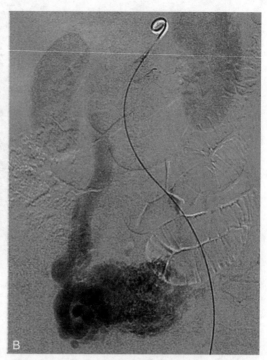

图 48-14　A、B. 高流量子宫动静脉畸形的早期和晚期阶段血管造影。这些病变最常出现的症状有月经增多，也可能出现自发性流产。在许多情况下，病变可以成功实施封堵治疗而保存生育能力

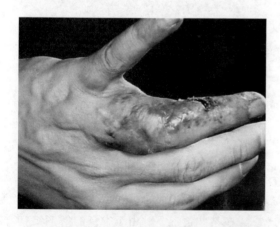

图 48-15　临床典型的高流量动静脉畸形的患指，表现为肿胀、色素沉着过度膨胀的引流静脉及溃疡

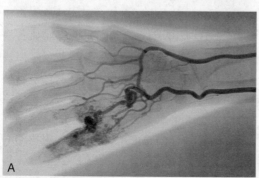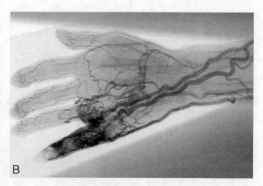

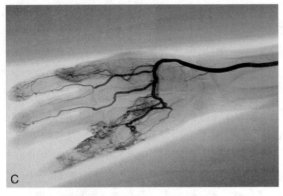

图 48-16　A ～ C.远端肢体血管损伤的治疗最困难，因为它可能很难确定哪些血管分支可以安全地封堵，哪些血管分支是正常组织的必要灌注。逐步的同轴导管介入治疗可有效地控制症状，但往往不可能完全根除病灶

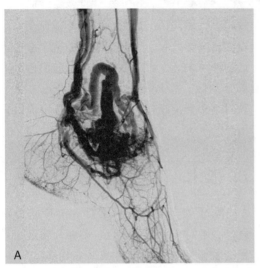

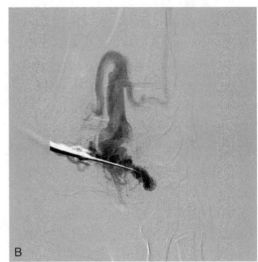

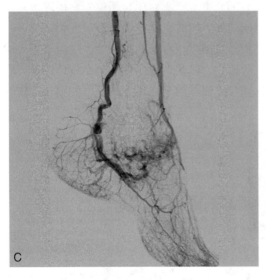

图 48-17　A ～ C.某些肢体远端病变，直接穿刺方法可能更安全，或可提供病灶的唯一治疗途径，特别是在某些封堵手术。在这种情况下，以动脉注射为参照，通过穿刺一个 21G 针管直接注入 nBCA 封堵的黏合剂进行封堵治疗

（六）低流量动静脉畸形

　　静脉血管畸形较高流量血管畸形常见，其比例约 10：1。这些血管畸形可发生在身体中的任何部位，但更趋向全身表现。当病灶侵犯到身体躯干和四肢时，临床表现为软组织肿胀、肢端肥大、疼痛，特别是在运动后表现尤为明显；有些表现为皮肤的改变，出现反常出血。文献中出于临床目的的定义分类法较复杂。

最主要的两大类是海绵静脉窦损害和静脉发育不良，或同一患者同时出现两种病变。这些血管畸形多被定义为先天性的，但大部分不是遗传性疾病，并可能出现在相对健康的患者身上。血管畸形可发生于任何年龄，随机体生长，病灶血管可在运动、损伤或激素水平改变（特别是雌激素水平增高的青春期和妊娠期）时出现症状加重。

　　海绵静脉窦血管畸形　海绵静脉窦是最常见的血管畸形，由海绵状、低流速的静脉网组成，在压力和重力的作用下静脉网充盈和排空速度较缓慢。该血管损害可发生于全身各个部位，但好发于皮肤、黏膜下组织和骨骼肌。最常见的临床症状是软组织肿胀，可有或无临床症状，包括皮肤可有或无改变（胎记、葡萄酒色斑、血管扩张性疣）（图48-18）。但出现临床症状时，由于畸形血管在运动后扩张，使得症状在运动后显著加重。其他可能造成疼痛的潜在原因：由于缓慢的血流造成瞬间血栓，可出现数天至数周的急性压痛和炎症。血管点样钙化灶有时可通过触诊和放射影像学检测到。当病灶侵犯到骨骼肌时，会出现典型的运动后疼痛，尤其是青年患者可有视诊及触诊的阳性表现。由于现在的磁共振可清晰定位血管畸形的损伤部位，使得在青少年的血管畸形检出率增高，有效地避免了过去对此类病灶误诊为"生长痛"或"肌肉拉伤"。

　　治疗海绵静脉窦血管畸形的主要方法是将封堵硬化剂直接注射到病灶处形成局部血栓，随后形成纤维化及挛缩。各种封堵剂包括无水乙醇、硫酸十四酯盐（浓度为1%～3%）、鱼肝油酸盐等。有报道说抗生素如多西环素和抗肿瘤药博来霉素也可用于治疗血管畸形，但主要用于治疗淋巴管的畸形，具体将在以下讨论。血管超声可初步检测出相对表浅的血管畸形，磁共振则是检测血管畸形的可视化"金标准"。当体检时仅出现单纯的静脉畸形时，血管超声、磁共振、血管造影也可能无法保证能检测出畸形血管，这时就需静脉造影来显示畸形的静脉病灶。有时主要的静脉畸形也可累及部分动脉，如Parkers-Weber综合征，对于动脉封堵和直接硬化治疗，血管造影可提供重要信息。

八、技术

　　对于大多数血管封堵介入治疗的患者而言，手术需在麻醉下进行。前面介绍过，儿科患儿需麻醉，症状部位和皮肤病灶部位需麻醉。大部分患者能明确症状部位非常接近血管畸形病灶处，同时也允许医师可对症状部位进行逐步分次治疗。对于肢端病灶，应先进行外周血管造影，以便确定深静脉的血流量以及畸形静脉与深静脉的交通血管。外周静脉在操作的左

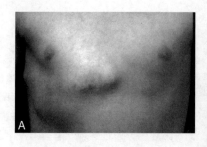
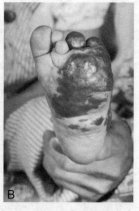

图48-18　静脉畸形可表现为一个有弹性的软组织团块（A）或表现为皮肤颜色改变（B），这取决于损伤的程度

侧是注射肝素的血管，来防止由于血流淤积和硬化封堵剂渗漏造成的深部静脉血栓。注射肝素需要保持持续的血压，这就需要压脉带或血压袖带来控制血管流出道的血压。我们通过自动血压袖带来调整流出道的血流，将血压控制在舒张压以上收缩压以下。这样不仅能防止血栓封堵剂进入循环静脉，还可以扩张畸形血管，以便延长封堵剂接触时间和更容易穿刺。

畸形血管直接穿刺的指征是基于先前明显的皮肤症状及对体表肿块的触诊，并结合实时血管超声及影像学解剖标记（特别是磁共振结果）的结果。一些小而深的血管畸形可在磁共振的引导下操作，并运用与磁共振兼容的钛针进行穿刺。

一旦小针和联合鞘管进入血管病灶，血液反流将明显可见。用短的 4 号管连接针头缓慢静推造影剂，将在海绵状血管内显出"绒毛状"的血管影（图 48-19）。即使是非常细小，且与正常循环静脉相连的血管畸形，通过血管造影也可清楚显示。有侵犯肌肉的血管畸形时，需看清条状外形和正常的肌肉组织。当穿刺针进入正常肌肉组织时不应有血液回流的现象。造影剂外渗时将有影像密度变化。

需在荧光镜的监测下缓慢静脉注射硬化剂，虽然混合硬化剂的浓度减少了硬化的效果，但乙碘油的浓度（0.5ml/10ml 硬化剂）将提供最佳疗效。术前准备好洗涤型泡沫制剂将强化封堵硬化的效果，并可减少所需的硬化剂总量。利用两个三通注射器反复推拉使得硬化剂与空气混合形成白色混合泡沫。但大多数医师不提倡使用超过 0.5ml/kg 体重的该混合剂。超过此剂量将出现溶血、血红蛋白尿、肾功能受损及心肺功能障碍。在解剖上，由于有前臂筋膜综合征的风险（小腿、前臂），使用的封堵剂剂量常较小。已有少量文献报道使用混合封堵剂后出现神经系统功能障碍，可能是由于混合剂中的微小泡沫进入了循环系统，引起心内病变。

每次注入硬化剂后需撤回针头和导管。为了防止穿刺部位长时间的出血，同时为了防止硬化剂回流引起可能的溃疡，作者注射了胶原蛋白悬液（美国强生公司出品）进入病灶血管内，然后敷上无菌敷料和弹性绷带。通常在保持血管封堵 20min 后注入硬化剂，随后用肝素盐水继续冲洗。如果血管病灶中有较大的静脉腔，应在透视下实施袖带加压，以防止封堵用的硬化剂进入体循环。有时对于大的流出型静脉畸形，应用金属圈和封堵胶来栓塞畸形血管，这样可避免硬化剂迁移。

一般注入封堵硬化剂后，血管病灶将会逐渐变硬且无弹性。对于肢端血管病变，在治疗操作的第 1 个 24h 内需不断抬高下肢，并检查神经血管功能。相对轻微的压痛和疼痛可通过口服药物控制，这样的处理也适用于儿童患者。通常在治疗操作过程中给予全身类固醇，并逐渐递减剂量，这样可减少术后 24 ～ 48h 的组织炎症和水肿。

应告知患者和家属介入封堵治疗后病灶功能不会立即改善。而实际上术后 1 ～ 2 周患者感觉症状更加严重。血管介入封堵的疗效需

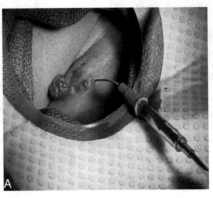
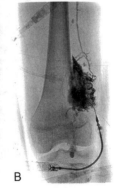

图 48-19　直接穿刺静脉畸形。血管鞘管或针直接插入畸形血管。当血液返回该病灶处，对比注射病灶变化，然后注入硬化剂。硬化剂胶原上清的注入可暂时防止出血和减少皮肤溃疡的风险

在术后 4 ～ 6 周进行评估。当介入封堵治疗是逐步分疗程治疗时，为了更好地判断之前的治疗效果，我们将安排患者 4 ～ 6 周后复查。

（一）静脉发育异常

先天性静脉发育异常如静脉畸形骨肥大综合征（Klippel Trenaunay syndrome，KTS）是临床最常见的血管畸形之一。KTS 是一种通常限于单一肢端的先天畸形，最常见于腿部（图 48-20）。它包括单侧肢体静脉曲张，上覆胎记如葡萄酒色斑或血管角质瘤，以及包括了过度生长、发育不全和病灶肥大的相关区域骨骼及软组织异常。关于这些畸形类别的变化和子类不在本章的讨论范围内。虽然有证据表明有遗传因素的作用，但绝大多数是在没有血管畸形家族史的正常个体中被发现的，而且认为该畸形是嵌合作用的结果。

严重程度很广泛，中度症状不需要治疗或仅采取简单措施如使用弹性长袜。即使在较严重的病例中，治疗选项也是有限的，但对某些患者，使用硬化剂、静脉消融及神经封闭手术可能会有帮助。在肢端有无正常的深静脉系统通常是判断可否进行介入治疗的关键性因素。以前认为大多数的这类患者有深静脉缺失或发育不全，因此当表面病灶组织被阻塞会出现棘手的水肿风险。最近的研究表明，大多数这类患者有在超声影像上可识别的完整的深静脉系统，尽管这些正常的静脉在静脉对比造影上没有显示。如果深静脉系统存在，表面有症状的血管可通过硬化疗法、手术剥离、静脉内切技术进行治疗。有的患者在肌肉和软组织中还有相关的海绵状静脉畸形。这与治疗独立的海绵性畸形的方法相同，通过注射硬化剂可成功治疗。在有的患者中，皮肤异物（葡萄酒色痣或血管角质瘤）是最常见的症状要素。这些病灶可通过激光疗法或局部切除而治疗成功。

（二）淋巴管畸形

淋巴管畸形相对血管畸形而言并不常见，而且很多时候都很难治疗。这些畸形的一个独特之处在于它们易受自发的传染影响。这种情况很少出现在其他血管畸形中。大的囊性病灶（囊状水瘤、淋巴管瘤）可以通过排出法和直接注射硬化剂到腔体中。这些畸形常出现在幼龄患者的头部和颈部。当重要的组织特别是气道受影响时，就有必要考虑手术治疗（图 48-21）。几种试剂已经被用于硬化疗法，

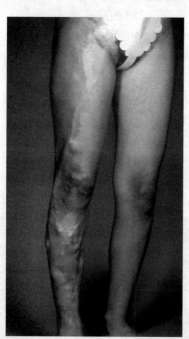

图 48-20　KTS 的典型临床表现包括单侧肢体、静脉曲张、葡萄酒色斑，常见骨科异常包括长度差异或巨人症

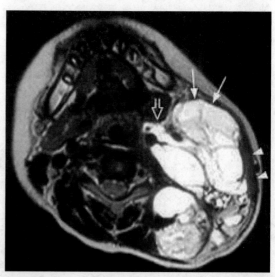

图 48-21　MRI 显示大的囊性病变。淋巴管畸形可以成功实施硬化治疗，但一些严重的病变仍需要手术治疗

这包括无水乙醇、十二烷基硫酸钠注射剂、多西环素和博来霉素。博来霉素是被用作化疗试剂治疗肺纤维化的药物。虽然据报道它是安全的，但在直接注射时，很关键的一步就是仔细监测它的终身用药量。OK432 是一种特殊的试剂，它提取自一种链球菌的蛋白质。它也被用于这类畸形病灶，但它会引发强烈的炎症反应和继之而来的纤维化。微囊肿和皮肤水疱病更难治疗。在有些病例中，组合硬化疗法、表皮激光治疗和（或）手术切除都可以起到有效的治疗作用。

九、并发症

高流量血管畸形的封堵并发症包括非靶血管封堵，封堵物进入静脉血流，供应正常组织的分支阻塞引发缺血，以及由封堵试剂本身毒性引发的局部和全身并发症。防止非靶血管封堵的最佳方法是仔细的初次血管造影，使用同轴导管系统和精细的注射技术，并随着封堵过程中的血流模式变化而同时变化。缺血性并发症更常见于对肢端损伤的治疗中，分疗程的治疗通常是最安全的。封堵时防止肺栓塞要求使用可分离的装置，控制血流，以及在某些情况中在静脉流出道置入临时性或永久性的过滤装置。当使用有毒的封堵试剂如无水乙醇时，组织损伤或全身并发症是比较常见的风险。预防措施包括限制试剂用量，掌握全面的血管解剖知识包括侧支循环通道，以及有麻醉师辅助的中央静脉压监测。

对静脉畸形进行直接封堵和硬化治疗最常见的并发症是溃疡性的皮肤破裂和注射创口起疱。当出现溃疡时，可使用局部杀菌膏（磺胺嘧啶银）治疗，在某些情况下也可结合口服抗生素治疗。治愈通常需要经过几周的时间并且后遗症很少。当采取了恰当的预防措施后（如流出控制、连续性深静脉冲洗），深静脉血栓形成则非常少见。治疗方法同其他深静脉血栓的治疗方法一致。

已有报道注射硬化治疗试剂，包括动脉内注射和直接静脉损伤注射，可以引发心肺并发症（心律失常、肺水肿、猝死）。这似乎是由于试剂本身（特别是乙醇）的化学毒性对肺血管的影响而造成的，以及由含有组织硬化剂的血栓迁移引发肺栓塞而造成。有些作者建议在手术过程中放置 Swann-Ganz 导管来进行连续性的中央静脉压监测。最有效的措施是严格控制所使用的硬化剂总量和避免注射硬化剂进入那些血流可自由流入深静脉的大型静脉管中。

筋膜室综合征是治疗某些特定解剖区域如前臂和小腿时的常见并发症风险。限制硬化剂用量，使用皮质类固醇，避免使用压力太紧的绷带，以及频繁地监测术后神经血管功能是最有效的预防措施。

十、结论

先天性血管畸形是很有挑战性的治疗问题。介入医师通常比其他专科医师可以提供更多的治疗帮助。大多数病变是在选择性的基础上治疗；但对于急症，如出血、缺血和高心排血量心力衰竭，会需要紧急介入治疗。恰当的诊断和总览长期的自然病史，以及仔细地分析风险 / 受益是获得最佳结果的关键所在。高血流量病变最好是通过导管栓塞术进行治疗，其目标是减少和根除病变处的中央病灶。应避免近端结扎和封堵，因为这些措施的效果往往是暂时的而且会造成随后的介入治疗变得更困难。治疗静脉畸形的最佳办法是直接注射硬化剂，而且通常是分疗程进行。在选择封堵试剂的类型和用量上要特别谨慎，避免全身和局部的并发症。虽然许多血管畸形不能被完全根除，但大多数患者的临床体征和症状可以得到明显改善。

方　芳　译

井　然　陈璐瑶　方　晗　校

第49章　肠系膜缺血的干预

Robert J. Rosen[1], ***Amit Jain[2]***

[1] Lenox Hill Heart and Vascular Institute, New York, NY, USA

[2] University of Virginia Health System, Charlottesville, VA, USA

一、引言

　　肠系膜缺血在临床上并不常见但属于有潜在危险的临床疾病。急性肠系膜缺血（acute mesenteric ischemia，AMI）是真正的急诊情况，因为如果延误诊断和治疗的话，它能快速地进展成为致命性的小肠坏疽。慢性肠系膜缺血（chronic mesenteric ischemia，CMI）的症状更隐蔽并常发生于有广泛动脉粥样硬化疾病的患者。典型 CMI 的症状，以餐后腹痛为特征和继发于"害怕进食"的体重减轻。尽管急性和慢性肠系膜缺血有相同的病理生理学和病变的解剖学位置，但它们不同的临床表现和治疗使它们对应了不同的处理。

二、急性肠系膜缺血

　　一般说来，AMI 最常见于血栓堵塞了内脏分支血管（图 49-1），栓子大部分来源于心脏，继发于心房颤动或新近的心肌缺血。在一些最近的文献中发现肠系膜血栓形成是比栓塞更常见的 AMI 病因。在原有的慢性肠系膜缺血症状基础上突然发生的全腹痛可能提示肠系膜动脉粥样斑块病变处急性血栓形成。其他事先存在的病情还可以是心脏瓣膜疾病、左心室室壁瘤、广泛的动脉粥样斑块血管疾病、主动脉夹层和主动脉术后并发症。在有广泛动脉粥样硬化性疾病的高龄患者中，或是最近行诊断性或治疗性导管介入术后数小时内突然出现有严重腹痛情况但与体格检查不成正比的患者中，应怀疑胆固醇结晶性栓塞引起的 AMI。

　　因为一旦发生肠透壁性坏死，继发于 AMI 的死亡率会呈指数升高。早期做出正确诊断和及时干预是至关重要的。临床高度怀疑是关键，因为诊断经常被非特异性的临床表现所误导。事实上，早期诊断经常易发生误诊，最后病例以死亡结束，这是笔者亲身经历过的病例：突然发生腹痛且很严重，但疼痛通常不局限于起始部位。出现腹膜定位征疼痛提示有肠透壁性坏死。

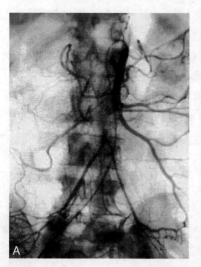
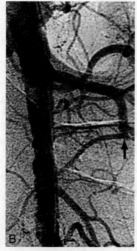

图 49-1　AP 选择性 SMA 研究（A）侧面（B）主动脉造影图像显示有远端分支重构的 SMA 内急性栓子堵塞（箭头）。开始应该做侧面主动脉造影以观察 SMA 的起源和防止远端栓塞

体格检查中常常有不引人注意的偶发的腹胀和腹泻，随着时间的推移大便中可能带血，这是继发有肠黏膜脱落的结果。实验室检查是非特异的，可能包括白细胞升高，乳酸酸中毒和血浆淀粉酶增高。腹部 X 线片显示肠梗阻或腹部空气影消失（图 49-2）。当有典型表现如肠壁积气、黏膜水肿、膈下游离气体或门静脉系统有气影（图 49-3）出现时，说明缺血已经非常严重并且死亡率非常高。计算机断层扫描（computed tomography，CT）上可能会有这些发现。病情进程的早些时候在 CT 上除了有腹腔内游离液体以外，血管造影可能显示病变处

血管损伤和发现急性动脉夹层是潜在病因。

过去，血管腔内技术在 AMI 中应用有限。药物或机械性溶栓仅成功地应用于早期诊断一些少见病例。并不都容易获得完全溶栓所需的时间，因为恢复血流的时间窗是有限的并且发生远端栓塞的风险高。像在冠状动脉中那样普遍地紧急置入支架不可应用于这种情况。然而，对 AMI 施行的血管腔内干预正在增加，已经有一小部分学者提出由于它有降低并发症和改善预后的功效，要考虑将它作为初始治疗的方式。

在动脉粥样斑块急性血栓形成的条件下，

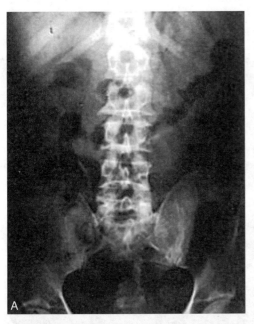
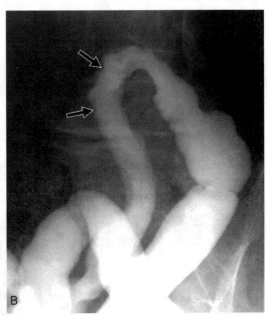
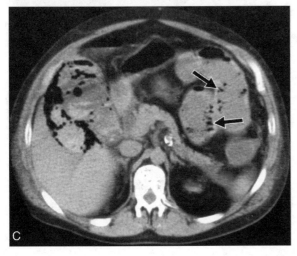

图 49-2　急性肠系膜缺血的透视结果。与 GI 研究的早期发现对比，A. 普通腹部 X 线片显示正常小肠黏膜结构消失，由于黏膜水肿出现"拇纹征"；B. 显示正常黏膜结构丧失；C. CT 扫描显示积气，由于黏膜断裂，肠壁出现积气

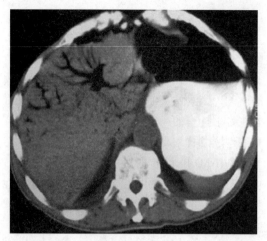

图 49-3　CT 显示门静脉附近有气体，最近的一个发现常常提示预后不好

Wyers 等最近报道了杂交手术方法，在 AMI 患者中用支架逆行开放肠系膜上动脉（superior mesenteric artery，SMA），然后在剖腹手术中评估并在必要时切除无活力的肠子（图 49-4）。他们提出 SMA 的局部血栓内膜切除术劣于横结肠系膜和血管成形术。这个手术随后做了逆行 SMA 插管和病变处置入支架。

非闭塞性肠系膜缺血（nonocclusive mes-

enteric ischemia，NOMI）有时是有非常严重休克状态患者的临床症状之一。患者由于延误诊断而病情加重以致治疗太晚。患者常应用了高剂量的血管扩张药，普遍处于继发于心源性休克和感染性休克的低血流灌注状态。那些有上述临床症状的腹痛患者应高度怀疑 NOMI，该诊断可由血管增强造影证实。血管造影常显示为广泛或不规则的肠系膜血管收缩（图 49-5）。治疗上首先提高患者的总体血流动力学状况。使用导管经动脉内注射血管扩张药物至 SMA，尤其是用罂粟碱增加小肠的血流。

肠系膜静脉血栓形成（mesenteric venous thrombosis，MVT），尤其是肠系膜上静脉（superior mesenteric vein，SMV），是肠缺血的罕见原因。临床表现与其他引起 AMI 的原因相似但是症状更隐蔽，一开始出现全腹痛，过一些日子后出现或不出现恶心、呕吐、腹泻，也可能进展成为局限性的腹膜炎症状，因为最终出现了肠透壁坏死。直接损伤、高凝状态、脱水、败血症、腹腔镜术和继发于肝硬化或充血性心力衰竭（congestive heart failure，CHF）的门静脉充血是常见危险因素。最近

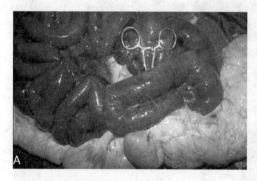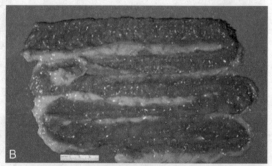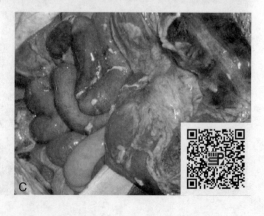

图 49-4　小肠缺血的出血阶段

A. 在这个阶段可能或不可能逆转。肠道打开的标本；B. 显示内部出血，晚期手术探查；C. 证明为广泛小肠坏死

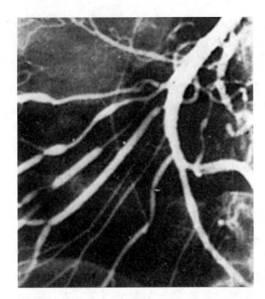

图 49-5　SMA 在与休克状态有关的 NOMI 中的主动脉造影。注意节段性血管收缩不规则的区域

一个研究报道在腹腔镜胆囊术后 MVTs 的发生量增加。放射科医师根据腹痛患者的增强 CT 扫描或外科医师在做肠切除手术时根据手术中的情况进行诊断。MVT 常累及门静脉和脾静脉主干。

　　没有腹膜炎患者的治疗选择是全身性抗凝同时使肠休息并给予胃肠外营养。不管有没有在门静脉 - 肠系膜静脉中置入支架来维持血流，血管腔内溶栓对于有持续症状或做抗凝治疗同时出现病情恶化的患者有益。与全身性抗凝比较，急性门静脉 - 肠系膜静脉血栓形成通过经颈静脉或经肝介入的方法早期行机械或药物溶栓，在短期内可以阻止肠缺血恶化，在长期则可以阻止门静脉高压进展。

　　当撕裂的内膜既引起内脏动脉血流动力学障碍又引起静态血管堵塞时，累及腹主脉的主动脉夹层可能会导致灌注不良综合征和 AMI。CT 或磁共振（magnetic resonance，MR）血管造影对诊断至关重要。手术修复近端内膜撕裂是治疗 A 型主动脉夹层最有效的方法。血管腔内治疗有灌注不良的复杂急性 B 型主动脉夹层与开放修复相比较，其并发症发生率和死亡率较低。因此现在认为这种治疗是较好的治疗选择。这包括置入支架覆盖近

端主动脉内膜撕裂口，用或不用支架重新扩张主动脉真腔，从而消灭假腔以恢复远端动脉及其分支的血流。在主动脉夹层的一些病例中远端再灌注包括在内脏分支置入支架和血管腔内主动脉内膜开窗术，经皮内膜开窗术是用"回头针"和 0.014in 的加硬导丝穿过内膜，然后行主动脉球囊成形术使窗口达到 12 ～ 15mm（图 49-6）。开放手术处理灌注不良综合征的方法是通过切除撕裂的内膜直接修复内脏血管的破口。

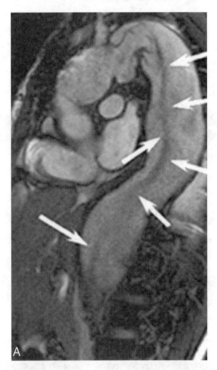

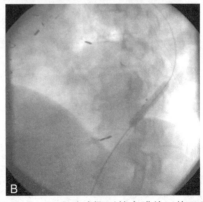

图 49-6　A. 主动脉撕裂的内膜片延伸至几乎整个动脉的长度；B. 做球囊开窗术来平衡真假腔的压力

影响小和中等大小的血管炎是肠系膜缺血的罕见病因。结节性多动脉炎（polyarteritis nodosa，PAN）、伯格疾病、系统性红斑狼疮和白塞病可累及肠系膜血管，主要引起小肠缺血导致黏膜脱落、出血或透壁坏死和坏疽（图 49-7）。Takayasu 疾病可能影响内脏动脉和最终因为纤维化和瘢痕导致主要分支狭窄，这会引起血栓形成和广泛的肠系膜缺血。

三、慢性肠系膜缺血

慢性肠系膜缺血是近似于动脉粥样硬化狭窄或 SMA 堵塞导致的疾病。无症状肠系膜动脉狭窄 [腹腔动脉收缩期峰值速度（PSV）> 200cm/s，肠系膜上动脉 > 270cm/s] 在老年人中的发病率可能高达 17.5%。典型的临床表现是由餐后腹痛发展至"害怕进食"而最终出现显著体重减轻的情况。在正确考虑诊断这些患者为 CMI 前常常完成了一系列的诊断性检查来排除其他常见的胃肠疾病，因为起始症状是非特异性的且与很多其他的疾病类似。CMI 在女性常见，她们都有广泛动脉粥样硬化血管疾病的病史，而正常胃肠道是由 3 支血管 [腹腔动脉、SMA 和肠系膜下动脉（inferior mesenteric artery，IMA）] 供应血液，它们之间丰富的侧支循环允许机体对梗阻性疾病有所代偿。腹腔动脉堵塞或狭窄实际上相当常见，是由于既有

动脉粥样硬化又被膈的弓状韧带外在压迫（中弓状韧带综合征，讨论如下）所致的独立腹腔动脉疾病，不管是狭窄还是堵塞患者都几乎常常无症状，因为有来自于 SMA 的广泛侧支循环通过胃十二指肠拱形供血。更小的 IMA 通常是由于腹主动脉粥样硬化疾病或血管瘤形成导致堵塞，由于有来自 SMA 和下腹部循环的侧支循环而常常无症状。这个 SMA 是维持内脏血流的重要血管，与其他肠血管不同，它的堵塞常常有明显的临床表现（图 49-8）。

除了病史和明显的恶病质外，还有一些少量的临床发现可以支持这个诊断。典型的体征是腹部杂音，常常在下了诊断后回顾一下该体征是很有意义的。有普及的 CT 和 MR 血管造影后，这个疾病比以前能更早期地诊断出来，这时需要血管造影。现在越来越多地应用彩色血流多普勒作为一个性价比高和非侵入性的方法来诊断肠系膜动脉狭窄。目前首先用导管血管造影来确定诊断，以便制订治疗计划并选择病例完成血管腔内治疗。SMA 常有动脉粥样硬化，通常病灶局限于它的起始端和近端的少量分支血管而血管远端是正常的。这种情况与主动脉壁疾病扩展到肾动脉入口的情况相类似。局限性的疾病特性使其既适合外科手术治疗又适合行血管腔内治疗。选择哪种治疗至今

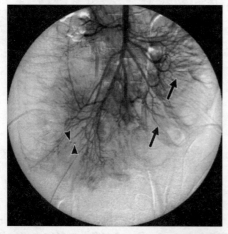

图 49-7　有结节性多动脉炎的患者累及肠系膜循环。箭头所指为血管炎的小分支动脉瘤

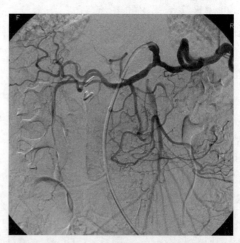

图 49-8　腹腔主动脉造影显示堵塞的 SMA 它的起源处通过胃十二指肠侧支动脉重构。腹腔动脉栓塞常见且常常是无症状的，SMA 堵塞更容易出现内脏缺血

还有一定的争议，因为每种方法都有它的道理。

有些作者认为是否存在正中弓状韧带（median arcuate ligament，MAL）综合征（图 49-9）仍有争议。它是餐后痛复合征伴体重减轻和由 MAL 纤维化引起的腹腔动脉主干血流动力学障碍引起的腹部杂音。超声多普勒中发现 PSV 在呼气末抬高可诊断此病。CT 血管造影可以显示腹主动脉狭窄部分与膈的关系，并且也可以重点显示狭窄后的血管扩张。最近已经提出使用侵入性小的综合治疗如通过腹腔镜松解 MAL 和血管腔内治疗来挽救腹主动脉。在最近一个最大病例系列中的随访研究中报道：在那些既用腹腔动脉解压又行血管成形术的患者中，76% 的患者症状消失，而只进行减压的患者只有 53% 症状消失。单独血管成形术作为治疗 MAL 综合征的方法常失败。据理论上的推断这些症状继发于位于腹主动脉顶部的腹腔神经节受压。阻断腹腔神经节可以减轻症状（图 49-10）。

慢性肠系膜缺血的治疗选择：比较血管腔内治疗和手术治疗

治疗 CMI 首先的问题是关注它初始过程中的并发症率和死亡率的长期结果。从传统上

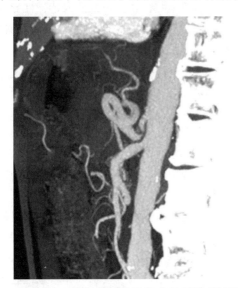

图 49-9　有上腹部杂音和非特异性 GI 不适的老年患者。注意沿着腹腔动脉上部的异常狭窄，这可能是近端动脉粥样斑块病变（注意有钙化），但也可能是弓状韧带压迫

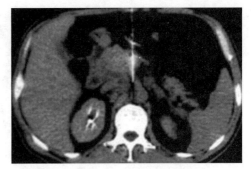

图 49-10　CT 引导的腹腔神经节阻断，有些人相信与弓状韧带压迫有关的那些症状实际上与位于动脉顶部的腹腔神经节受到压迫有关。在一些病例中永久地阻断神经节能完全地缓解症状

来说，开放手术修复是慢性肠系膜缺血的常规治疗方法。手术血管重建效果是持久的，在 3～5 年的随访中有 81%～93% 无症状的幸存者。开放手术修复的缺点是并发症发生率（20%～30%）和病死率（4%～15%）较高，住院时间延长。

在过去的 20 年中越来越多地倾向于将血管腔内治疗作为治疗 CMI 的一线选择（图 49-11）。一些大型中心的回顾性研究比较了他们手术治疗和血管腔内治疗 CMI 的结果，显示住院期间并发症发生率和病死率是一样的。然而一些其他的研究发现病死率相同但手术修复的并发症发生率高一些。在分析全国住院患者的病例时发现经皮腔内血管成形术（percutaneous transluminal angioplasty，PTA）/ 支架置入比手术旁路移植治疗 CMI 患者的病死率要低一些（3.7% vs 13%，P < 0.01）。

在最近一篇这样比较手术和血管腔内修复的回顾性研究综述中，在技术成功（100% vs 95%）和即刻疼痛减轻（93% vs 88%）方面，两种治疗模式之间的总结果具有可比性。血管腔内修复有减少短期并发症发生率的优点，但缺点是在一些中长期随访研究中其首次血管通畅率与手术相比降低：1 年时为 58% vs 90%，3 年时为 27% vs 88%，5 年时为 41% vs 88%。

Brown 等比较他们肠系膜支架组和开放手术组患者后得出结论：支架组患者的围术期主要并发症发生率更低且住院和重症监护的时间

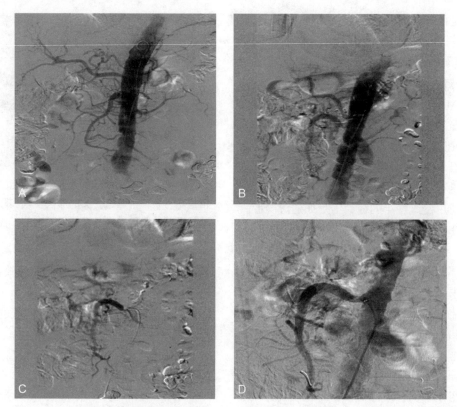

图 49-11　有慢性内脏缺血症状的患者，A. AP 主动脉造影显示一种新的 SMA，倾斜位；
B. 显示严重的 SMA 开口处狭窄，来自一个选择性的 SMA 检查；C. 更清楚地显示近端狭窄，
为解决狭窄放置支架后；D. 没有努力去匹配狭窄后扩张血管的内径

更短。然而，支架患者再狭窄的可能性为手术组的 7 倍（图 49-12），症状复发有 4 倍的可能性，重新干预的可能性为 15 倍。

用血管腔内治疗 CMI 使患者能得到早日恢复，减少短期并发症发生率，缩短住院时间，但其复发和再干预率高。对于有严重并发症且预期寿命短或功能状态不好的患者可将该术式作为理想选择。

四、血管腔内技术和支架的选择

一旦怀疑急性内脏缺血，就要紧急做腹部血管造影。由于血管的大小和与主动脉的解剖结构相关，迄今为止肠系膜上动脉是三支腹腔主干动脉中最重要的血管，它是最常被栓子累及的血管。开始时用猪尾导管在前后和侧面投射位做主动脉造影来识别腹腔动脉与肠系膜上

动脉的近端和起源。开始时就插入选择性导管有使近端栓子被冲向远方的风险，可能将简单的栓塞成形术变成一个远端多处堵塞的病例，以致发展到不可挽救的地步。

常规说来，先前就存在狭窄的 SMA 在血栓形成时将表现为开口处的堵塞，因为斑块常是动脉病变进展延伸到血管的起源部位。典型的来自心脏的急性栓子会停留在距离 SMA 开口处几厘米的位置，栓子常位于结肠动脉中间的起源部位。在急性栓子堵塞时，血管造影常显示一些远端肠系膜血管分支有重构。一旦确定开口处没有血栓，可使用选择性导管（Cobra 2 或 Sos）来确认 SMA 的堵塞范围，重建位置，以及其他的情况如低血流状态（非堵塞性肠系膜缺血）或肠系膜静脉血栓。总体来说，如果患者适合做手术，就需要马上手术切除血栓并在手术的同时评估肠活力。

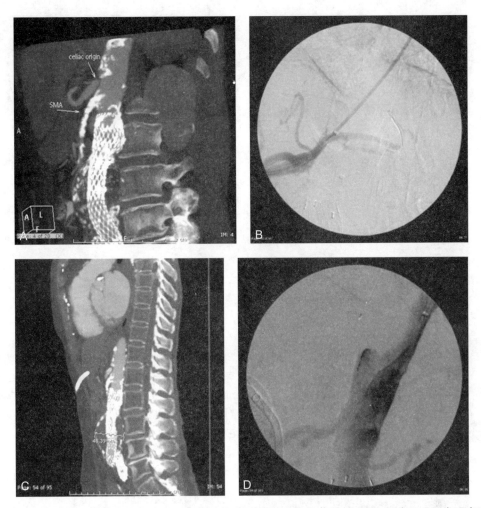

图 49-12　A. 79 岁女性患 CMI，有严重腹腔动脉狭窄和长节段的 SMA 闭塞且 CT 发现有明显的钙化；B. 通过肱动脉途径的血管造影和置入支架后；C. 由于开口处疾病的进展，她的血管出现了再狭窄，因为初次支架置入得太远；D. 这个病例再次进行了血管成形和支架置入

　　然而，如果认为病变适合做血管腔内治疗，就要用长鞘代替短鞘（如 Shuttle，Raabe，Ansel，Cook Medical，Bloomington，IN，USA）并将它送到尽可能接近病变的位置。操纵无创导丝越过病变节段，然后将导丝交换为更利于球囊和支架置入的导丝。总的倾向是应用冠状动脉导丝（直径 0.016in 或 0.018in）、球囊、支架代替标准导丝（直径 0.035in 或 0.038in）以减少损伤和更好地示踪。根据精确安放和更优的横向支撑力来选择支架，在内脏血管中人们倾向于选择球囊膨胀支架而不是自膨式支架。因为这些主要是开口处病变，重点是将支架轻轻地送到动脉腔内以防止斑块进展

和支架堵塞。有些作者推荐用血栓保护装置，但是目前在大多数学术机构做内脏血管支架时都没有采用。因为保护装置在应用于开口病变时多少会遇到障碍。如果它们被放置在肝动脉，就有引起这些特别精细的血管发生痉挛和撕裂的危险。

　　由于内脏动脉主干起始部分发出时成锐角，一些作者常规使用上肢入路（桡动脉、肱动脉、腋窝动脉）做内脏血管支架。在我们研究所中使用经股动脉的方法，它能提供更好的导管操控性和更短的系统，只是偶尔在需要的时候做一些适用于上肢的方法上的改变（图 49-13）。

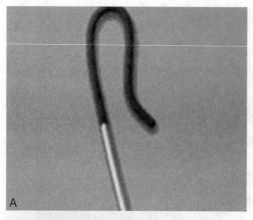

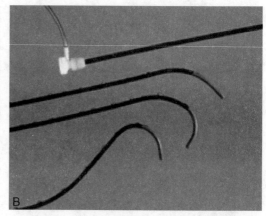

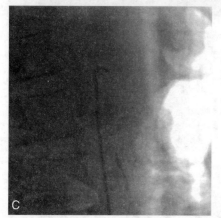

图 49-13 到达内脏动脉和支架置入需要的导管、鞘和带反钩的导丝。A. 预弯鞘（Sos，Simmons）；B. 导管（Ansel 1～3），有反钩的导丝；C. （内乳形状）当从肱动脉途径进入时成角小一些，但它很笨重并且输送系统很长

在克利夫兰诊所一篇治疗 CMI 的综述中提到，大多数在肠系膜血管内放置支架都是用球囊扩张法（91.5%）并且平均直径为 (6.5 ± 2.2)mm，平均长度为 (18.8 ± 6.4)mm。作者注意到血管通畅率与支架的类型、大小、数量或治疗的血管无关。Oderich 等以他们在梅奥诊所的经验，使用球囊扩张支架的有98%，使用大内径支架的占 52%，经股动脉途径占 68%，经肱动脉途径占 32%。

药物涂层支架（drug-eluting stents，DES）被证明对治疗血管的细胞增殖和减少内膜增生有用。目前可用的 DESs 直径太小（<5mm），不能应用于肠系膜动脉。

梅奥诊所的 Tallarita 等在 4 名患者中用药物涂层支架治疗支架内再狭窄，并报道这些患者中没有再狭窄；而那些做血管成形术或裸金属支架的患者有 50% 发生再狭窄。根据 Erdoes 等的最近报道，在 18 个月时涂层支架的初始通畅率高于金属裸支架，分别为 86%、34%。

五、比较单血管和多血管疾病干预治疗和复发疾病

是否单血管干预优于多血管干预始终是持续争论的问题。然而一小部分研究显示单血管和多血管血管重建结局相同，多血管重建手术有着更好的长期血管通畅率和无症状生存率。Van Petersen 等总结了最近 8 个研究的结果以比较手术修复和血管腔内修复，显示开放修复比血管腔内修复初始通畅率更高且症状复发更少。其他的一些研究也发现了同样的差异。他们提出用重建两支血管的血管腔内治疗来提高血管腔内治疗的耐久性。

六、术后随访

对于肠系膜循环的血管腔内修复治疗患者而言，没有现成的指南指导患者的随访。由于再狭窄率高及重复介入率较高，维持紧密的

随访势在必行。尽管双功超声对置入支架的血管不如对原有血管那样精确，它还是提供了廉价简便的非侵入性客观工具来随访患者。在我们研究所，我们常规在1、3、6个月时使用双功超声随访患者。发现峰值收缩期速度出现有意义的改变后立即进行影像学对比检查以更好地评估病情并计划进一步的干预治疗（图49-14）。突然复发的腹痛可能是支架内血栓形成的早期征象，因此教育患者相当重要。并且他们被明确地告知只要发生任何腹部症状就要去就医。

七、肠系膜多普勒

探测先天性的 SMA 和腹腔动脉狭窄或堵塞的多普勒超声速度标准不是一成不变的。不同的作者有不同的标准，诊断 SMA 狭窄 > 70% 的收缩期峰值速度范围从 ≥ 275cm/s 至 ≥ 400cm/s，诊断腹腔动脉狭窄 > 70% 的收缩期峰值速度范围从 ≥ 200cm/s 至 ≥ 320cm/s。有的作者根据舒张末速度 > 45cm/s 诊断 SMA 有 > 50% 的狭窄，舒张末速度 > 55cm/s 诊断腹腔动脉有 > 50% 狭窄。趋势就是置入支架的腹腔动脉 / 肠系膜上动脉的血流速度比未放支架的动脉要快，并且未放支架的肠系膜上动脉的诊断标准不能应用于先前放了支架的肠系膜上动脉，因为这样会高估病变。

八、并发症

肠系膜血管介入治疗可能会引起肠系膜动脉撕裂、血栓形成、远端栓塞、支架移动或血管穿孔导致小肠缺血或出血形成肠系膜血肿（图49-15）。Oderich 等在一个有156名患者和173个肠系膜支架的综述中报道，总的并发症发生率为15%，死亡率为2.5%；在血管成形和置入支架术中的肠系膜动脉并发症为7%。他们注意到与并发症相关的因素是应用了内径较大的器材，在肠系膜上动脉主干看不到导丝尖，肠系膜动脉堵塞，严重钙化，病变长度 > 30mm。对于以上提到的高风险病变推荐应用血栓保护装置。在这些操作前应用抗血小板治疗也降低了栓塞和血栓形成的风险。最近一份来自于 Schermerhorn 等对美国住院患者的分析显示经皮血管腔内干预的死亡率为3.7%，而手术修复的死亡率为13%。Tallarita 等平均随访29个月的研究报道中，他们定义超声收缩期峰值速度 > 330cm/s 且血管造影显示狭窄 > 60% 为支架再狭窄，其发生率为36%。

九、结论

肠系膜缺血是相对来说不常见的临床情况，但是延误诊断和治疗可以致死。这种情况的临床表现可分为急性和慢性。急性肠系膜缺

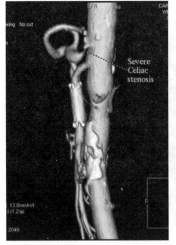
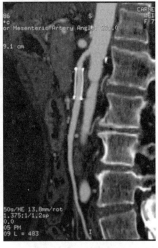

图49-14 SMA 支架置入后随访 CTA，6个月时显示内膜早期增生，这是内脏血管支架置入后的常见问题，注意腹腔动脉起始部严重狭窄

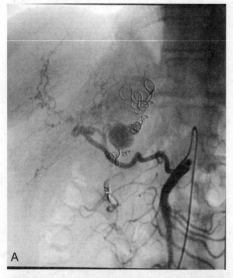

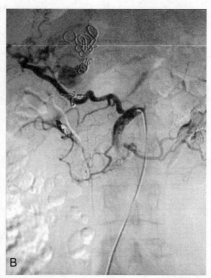

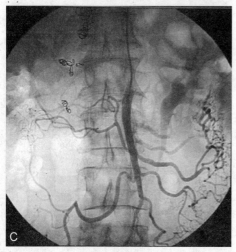

图 49-15 A.置换了右肝动脉的患者出现假性动脉瘤；B.试图在肠系膜上动脉行进一步的选择性导管插入时发生急性动脉撕裂；C.从肱动脉途径紧急置入自膨式支架

血是非常紧急的，因为延误诊断和治疗将快速地导致小肠梗死和死亡率增高。急性肠系膜缺血的最常见病因是心源性栓塞，少见的原因是慢性动脉粥样硬化斑块病变，急性动脉夹层或医源性的急性血栓形成。大部分栓子可用手术方法取出，因为恢复肠系膜血流的时间窗短，并且切除血栓是相当直接的举动。血管腔内技术的应用在增加，但它们在急性情况中的应用仍不清楚。

慢性肠系膜缺血起病隐匿，并且它的临床表现像其他腹部疾病，因此诊断经常被延

误。疾病临床表现的标志为餐后痛，体重减轻，"害怕进食"，并且经常发生在已知有广泛动脉粥样硬化疾病的患者身上。CT 血管成像技术（computed tomographic angiography，CTA）或 MRA 可以诊断此病，确诊靠使用导管的血管造影。最适合的治疗方式存在争议，主张血管腔内治疗和手术行血管重建两种方法。支架置入安全，死亡率低，而手术血管重建的长期血管通畅率至少在目前明显较高。

邓 彬 译
井 然 陈璐瑶 方 晗 校

第50章 急性胃肠道出血

Romaric Loffroy

University of Dijon School of Medicine, Bocage Teaching Hospital, Dijon, France

一、引言

大多数急性胃肠道出血都能迅速止血,对于没有及时得到控制的胃肠道出血一般使用液体复苏、纠正凝血功能障碍、成分输血或内镜介入治疗等干预手段后都能及时止血。尽管需要血管造影或经导管介入治疗止血的患者数量在减少,但内科药物治疗或内镜治疗对一部分患者仍然效果不佳而需要介入专家急诊评估或治疗患者。消化道出血根据出血部位不同分为上消化道出血或下消化道出血,上消化道起自食管,止于屈氏韧带。下消化道则包括空回肠、结肠和直肠。对于出血位置的鉴别是非常重要的,因为需要根据出血部位而选择不同的治疗方式。所以对于消化道反复、大量出血的患者需要明确出血部位和出血的原因。但实际临床工作中却因为消化道间断出血而使得这样的鉴别工作非常困难,在本章我们主要对急性消化道出血的诊断和治疗措施进行回顾。

二、适应证

大多数急性消化道出血需要即刻控制病情,所以初始治疗需以稳定患者病情为最优先,需要予以液体复苏、成分输血、开放静脉通道、必要时予以鼻饲给药。消化道失血的直接临床证据包括黑粪、便血或呕血。需要密切监测心动过速、低血压、低氧血症等重要的临床症状。在强力液体复苏治疗后患者血流动力学仍不稳定是活动性失血的最有力证据。

急性上消化道出血的发生率要远高于下消化道。因为上消化道出血的病因很多,最常见的是胃炎和胃溃疡,其他则包括食管炎、Mallory-Weiss 综合征、上消化道肿瘤、腹主动脉瘘、假性动脉瘤和 Dieulafoy 病变。而下消化道出血的病因在年轻患者中以炎性肠病多见,中老年患者则主要是憩室炎和较少见的肠血管发育不良,其他下消化道出血的原因包括结肠癌和其他肿瘤、肠道缺血、肠道息肉、Meekel 憩室和腹主动脉瘘。下消化道出血的80% 来自结肠,其中升结肠、横结肠和降结肠、直肠和乙状结肠出血各占 1/3。在很多情况下,消化内科医师可以通过内镜进行初步的诊断和治疗。但对于下消化道出血而言,其出血的检测和治疗的成功率是相对比较低的,尤其对于部分快速和大量的出血患者而言。

影像学检查技术在内镜难以明确出血位置或考虑将经导管的介入治疗作为治疗手段时,可以作为较好的诊断手段。因为典型的消化道出血是不连续的。所以造影显示出血位点成功与否多数取决于造影检查时是否存在活动性出血病灶。血管造影检查可以通过造影剂外渗,观察到每分钟 0.5～1.0ml 的出血病灶。而数字减影血管造影(digital subtraction angiography,DSA)可以极大地提高检测活动性出血的敏感性。通过对放射性核素 ^{99m}Tc 标记的红细胞进行扫描,可以检测出 0.1ml/min 的活动性出血;在检查出活动性出血后继续行动脉造影检查可以将诊断的阳性似然度从22% 提升到53%。值得一提的是,必须要考虑到在放射性核素检测的扫描过程中出血可能已停止,从而出现检测假阴性这一缺点。现在 CT 血管成像技术(computed tomography angiography,CTA)开始得到普遍运用,其在

329

诊断消化道出血时有非常高的准确性，诊断敏感性可达 86%，可以准确地评估出血位置和出血病因，为临床工作提供更多证据。因此血流动力学不稳定的患者需要即刻进行血管造影检查以明确有无出血的情况。而血流动力学稳定的患者则应当优先行核医学检测或 CTA 检查。

三、简单的文献回顾

当前通过使用经导管血管栓塞术的微导管技术联合高效栓塞剂如微线圈、微颗粒、止血胶能有效治疗消化道出血，还可以通过导管导致的血管痉挛的方式达到止血目的。使用微型化、高选择性栓塞技术的手术安全性高，栓塞成功率高，且发生缺血性肠病的情况少见。Eriksson 等报道内镜钳夹术也能有效止血，操作并发症包括胃和十二指肠损伤、肝损伤，在早期病例报道中也出现过后期十二指肠硬化。需要积极准备特殊的防范措施和技术，尤其需要注意当使用止血胶时出现的止血胶回流而导致肠缺血等情况。血管介入栓塞术常在手术风险高、内镜治疗失败或者手术后反复出血的患者中运用。技术上的成功率达到了 90% ～ 100%。而临床有效率达到了 50% ～ 83%。在这些病例中，栓塞术失败或栓塞术后因反复出血又反复接受内镜、手术或再栓塞治疗患者的总死亡率为 5% ～ 40%。

四、技术

（一）造影评估急性消化道出血

血管造影术是目前诊断胃肠道出血的"金标准"，其特异性可达 100%。它可以显示全肠系膜系统的血管情况，明确定位出血点，并指导导管治疗。上消化道出血的血管造影诊断难点主要集中在腹部动脉解剖结构上。尤其需要指出的是的胃左动脉，它发出的分支用以滋养食管末梢和胃底区域。这些分支则与来源于脾动脉和胃右动脉分支远端的短小胃动脉远端分支相互交通吻合。胃右动脉主要起自于肝左动

脉和肝总动脉，但常在血管造影中显示不清，胃十二指肠动脉供应剩余区域的胃和十二指肠血流。肠系膜上动脉通过与胰十二指肠吻合可供应大部分的十二指肠区域。同时肠系膜上动脉也是血管造影时显示的重要解剖结构，它有丰富的侧支循环可以使特定血管经栓塞治疗止血后，还可以通过侧支来源的血供维持该血管供应区域的胃肠道消化道存活；但是因其特殊的解剖特点也可能是栓塞治疗后导致反复出血的罪魁祸首。腹部动脉的变异程度很大，血管走行变异的人群至少占总人群的 50%，绝大多数的变异走行都来自于肝动脉，因此应综合考虑这些变异来评估介入治疗的安全性和有效性。

对于上消化道出血而言，出血的位置多数可通过内镜明确，因此造影通常都是为了接下来将施行的血栓栓塞术而做的准备工作，基于造影明确的血流供应区域的出血血管来施行栓塞治疗。在较低节段的消化道出血，血管造影检查阳性通常表现为造影剂外渗流入胃肠道腔内。但是上消化道异常节段变红则多表示为炎症病变（如胃炎或十二指肠炎）。如果通过内镜发现的问题与血管造影发现的问题可以相互印证，也可以考虑该病变为血管造影检查阳性。对于上消化道出血的患者，血管造影出现对比剂外渗或者黏膜异常变红的概率可达 61%。这种对急性出血诊断敏感性不高的问题并非不可接受，因为目前认为经验性的通过栓塞靶血管来治疗出血是安全有效的，因此血管造影阳性并非介入治疗的先决条件。

下消化道出血主要关注点集中在肠系膜上动脉和肠系膜下动脉的解剖结构，它们供应从远端肠道到屈氏韧带的肠道血液。这两条血管的分水岭常常是在横结肠的左 1/3 处，肠系膜下动脉接下来供应结肠、乙状结肠和直肠区段肠道的血液。该段区域的血流供应常来源于多处血管。总体上来说，50% 急性下消化道出血的患者可出现对比剂外渗入肠道的现象。尽管血管异常的报告提示可发现另外 32% 患者的出血部位，但是血管造影对于急性下消化道出血

整体而言其阳性率较低，这是由多方面的因素导致的。不仅仅由于消化道出血多数是间断发生，还因为出血的速度需 > 1ml/min（尽管这个数值仍有争议，部分人认为过高，部分人认为被低估了）时才能识别出血位点。

通常由股动脉穿刺注射入对比剂行消化道出血造影，多数情况下使用 5F 导管，除非选择性造影难以完成，否则很少行主动脉造影术。上消化道出血的选择性血管造影术通常包括腹腔动脉和肠系膜上动脉，而下消化道出血造影则显示肠系膜上、下动脉。一般根据之前完成的内镜检查或影像学资料对血管造影的区域进行选择判断，胃出血常常考虑上消化道出血，而出血来自降结肠和乙状结肠时则需优先造影检测肠系膜下动脉。如果出血部位不在首要的怀疑部位，需要仔细检查所有 3 支血管供应的肠系膜区域。在笔者的研究中，即便出血部位在单一血管支配的区域，对 3 支血管造影检查以排除其他出血部位并彻底明确血管解剖走行也是非常重要的。

（二）急性消化道出血的造影管理

经导管介入控制消化道出血一般有两种形式，一种是通过注射缩血管药物使血管痉挛收缩控制出血，另一种则是通过机械阻塞的方法栓塞出血血管。

血管加压素是垂体后叶素的一种，可以刺激肠系膜平滑肌血管床收缩，并可以导致肠血流灌注压力降低使肠道出血点形成血栓。注射血管加压素的方式简单，将 5F 导管置入可疑的出血动脉后给药即可；因胃左动脉出现肝肾缺血现象的比例很低，因此是常用的腹腔动脉介入治疗靶血管。在下消化道出血的情况中给药方式也比较类似。但是血管加压素逐渐被临床工作淘汰的原因有两点：①消化道出血的患者在数天内可能需要多次行介入止血术，使用血管加压素后对操作有一定影响；②而更重要的是，血栓栓塞治疗的出现逐步替代了原有的血管加压素给药方案。

尽管可能带来治疗相关的肠道缺血和（或）肠道损伤，经导管动脉栓塞术是阻断出血部位血供的有效方式。同轴导管系统和多种类的栓塞剂使得高选择性和精确治疗成为可能。与此同时，胃肠道常常有丰富的侧支循环系统，从而让部分栓塞的血管止血而不至于导致严重肠缺血，提升其安全性。栓塞剂可以高选择性地堵塞出血动脉而不影响侧支血流，最优的栓塞位点随出血病变区域不同而有所不同。应当在非常靠近出血位点的位置使用栓塞剂，尽可能精确地选择栓塞靶血管。栓塞导致的风险与栓塞剂的使用和近段血管栓塞相关。

1. 上消化道出血的经导管栓塞术　在活动性出血的部位造影剂外渗，通过微导管确认出血血管，通过微线圈或者栓塞胶对靶血管进行栓塞（图 50-1）。如果栓塞前造影没有发现出血部位的证据，则需要进行经验性栓塞术，主要是通过内镜所观察到的位置推断出血血管后使用微线圈或黏合剂进行栓塞治疗。

另一个非常有效的操作方式是使用血管夹对出血血管进行夹闭。血管夹可以放置在病变位置数小时并指导术者判断出血血管或其分支。如果注射血管造影剂后没有发现造影剂外渗现象，则出血动脉应该已被血管夹夹闭中断，所以可以明确微导管的栓塞剂注射区域。这种情况下有必要多次进行血管造影检测以确认血管夹与预期罪犯血管的关系。有些情况下需要使用组织纤溶药如 t-PA，动脉内注射抗血小板药物或者扩血管药物，是为了在造影过程中一过性地增加出血来显示出血的位置，已有这样操作获得成功的案例。但该操作因为可能加重出血，所以对其争议同样较大。

最后，在胃十二指肠动脉水平的出血还可以使用"三明治"阻塞法。导管首先伸入右胃动脉，接着回撤导管至胃十二指肠动脉近端并置入微线圈（图 50-2）后则完整的栓塞了胃十二指肠动脉。栓塞术操作成功的标志就是使其 2 根分支血管从近段到末梢堵塞。然后行选择性肠系膜上动脉造影，确认没有侧支循环导致继续出血的情况。如果仍发现存在造影剂外渗的情况，则需要在胰十二指肠下动脉行超选择导管造影，旁路血管中可能对出血有影响

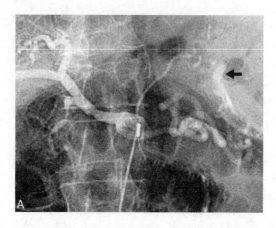

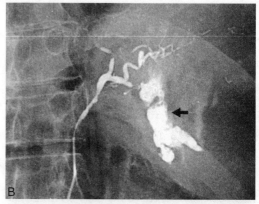

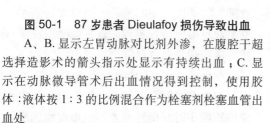

图 50-1　87 岁患者 Dieulafoy 损伤导致出血

A、B. 显示左胃动脉对比剂外渗，在腹腔干超选择造影术的箭头指示处显示有持续出血；C. 显示在动脉微导管术后出血情况得到控制，使用胶体：液体按 1 : 3 的比例混合作为栓塞剂栓塞血管出血处

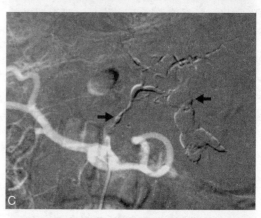

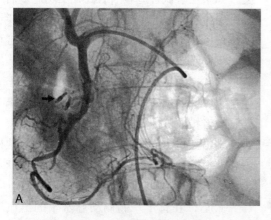

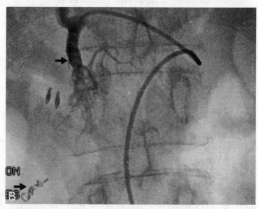

图 50-2　75 岁患者行经典的"三明治"栓塞术控制内镜下十二指肠后部出血

A. 栓塞前造影，引导导丝接近出血部位（箭头所示）：无活动性出血证据；B. 线圈栓塞胃十二指肠动脉末梢和近段（包括在动脉干放置明胶海绵），包括胰十二指肠上前、后动脉和右胃动脉来预防回流（箭头所示），最后出血停止，也未发现有肠道缺血症状

的血管都应当行微导管术探查。使用微线圈对血管进行阻塞的位置越靠近血管末梢越好。在假性动脉瘤损伤中，使用可控的可拆分微线圈以同心的方式放置于瘤体中行超选择动脉栓塞术，对瘤体行三维圈形包裹（图 50-3）。

2. 下消化道出血的经导管栓塞术　下消化道大出血的经导管栓塞术与上文所描述的上消化道出血的处理流程非常相似。通过已经置入动脉的诊断导管，将小型的微导丝恰当地置入出血部位，越靠近出血部位越好（图 50-4）。

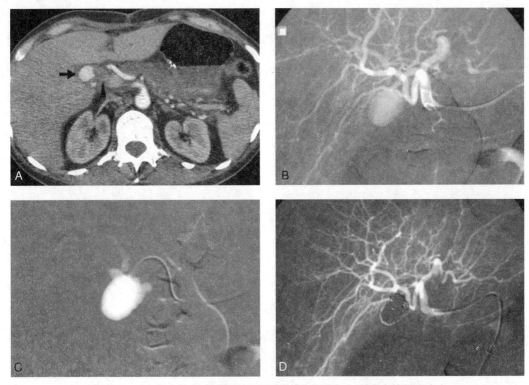

图 50-3　41 岁女性患者腹腔镜下胆囊切除术后右上腹疼痛并胆道出血
　　A. 箭头所示 CT 扫描可见胆囊窝内造影剂在收缩期充盈；B. 显示选择性肝动脉造影可见胆囊动脉假性动脉瘤；C. 微线圈栓塞动脉瘤颈部止血；D. 栓塞后造影显示假性动脉瘤完全堵塞，肝动脉主干和分支显影良好

一旦出血部位已经确定，使用栓塞剂对出血部位进行填充，栓塞剂一般分为 4 类：微线圈、止血胶、聚乙烯醇微粒或明胶海绵。目前公认栓塞的血管应该尽可能选择走行较直的小血管或边缘动脉。栓塞术成功与否需要通过栓塞后再造影检查有无造影剂渗出来确认。如果栓塞效果理想，则拔出导管并将患者送回病房继续监护观察（图 50-5）。

五、结论

　　经导管诊断和治疗的技术经过不断地改进，目前已经能较好地运用于急诊处理临床消化道出血。高敏感无创性的影像学手段如核显像技术和增强 CT 技术对于初步确定出血部位有非常重要的意义。可以通过无创性影像学方法确认活动性出血并指导合理的经导管介入治疗。
　　超选择导管术是指使用同轴系统和微线圈安全有效地栓塞出血部位的一种急诊手术。对于单纯药物治疗或者内镜治疗疗效不满意的急性消化道出血病例，有必要积极通过肠系膜动脉造影术和超选择微线圈栓塞来治疗。对于反复出血的患者，当不能行内镜治疗或无法明确出血部位时，使用 CT 扫描、核医学和造影术能够帮助明确出血的原因。对于急性消化道出血的诊疗团队，应包括技术熟练的内镜医师、经验丰富的外科医师、重症监护专家和介入影像学专家，他们在这多学科集体中都扮演着非常重要的角色。导管技术经验丰富并有使用微线圈栓塞出血动脉技术的术者在诊疗团队中的重要性更是不言而喻。

六、总结

　　1. 对于上消化道内镜治疗止血效果不佳的患者可以使用血栓栓塞术治疗。

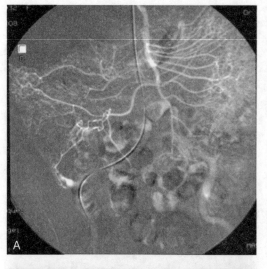
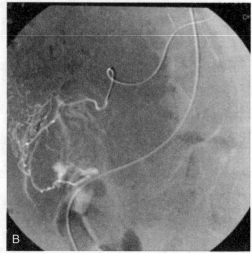
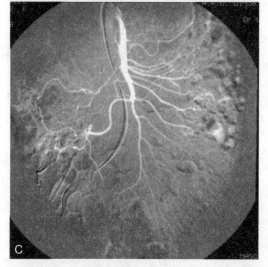

图 50-4　76 岁患者在内镜下行息肉消融术后出现下消化道出血

　　A. 显示肠系膜上动脉造影剂外渗，显示回盲瓣动脉升支出血；B. 超选择造影确认活动性出血；C. 通过微导管使用油性栓塞剂堵塞出血动脉成功

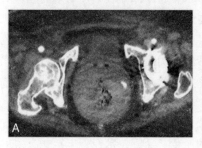
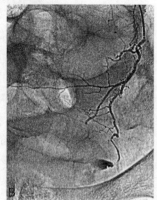
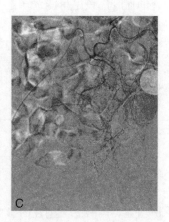

图 50-5　74 岁女性大直肠动脉出血

　　A. 显示动脉期直肠肠腔造影剂外渗入肠腔；B. 超选择造影术确认直肠上动脉出血；C. 栓塞后造影显示出血终止

2. 导管术、导丝和造影 X 线设备的主要突破现在可以让介入放射专家诊断大多数危及生命的上消化道出血和下消化道出血，并通过超选择导管技术和微线圈技术安全有效地终止出血。

3. 其他的栓塞剂：如明胶海绵、球状微粒和液体都在经导管终止胃肠道出血中有一定的作用。它们比支架置入术及垂体后叶素注射更适用于止血。

4. 多学科合作，包括消化内科医师、放射科医师和外科医师在管理胃肠道出血的过程中都非常重要，尤其是高危患者或者诊断困难的患者更是如此。

李唐志铭　译

井　然　陈璐瑶　方　晗　校

第**51**章 腔静脉滤器

Parveen Warner**, **Raman Uberoi

John Radcliffe Hospital, Oxford, UK

一、引言

早在 1846 年，Virchow 提出肺栓塞可能源于下肢的概念。静脉血栓栓塞（venous thromboembolism，VTE）包括深静脉血栓形成（deep vein thrombosis，DVT）和肺栓塞（pulmonary embolism，PE），在欧洲该病的发病率和死亡率较高，每年大约有 370 000 例与静脉血栓相关的死亡病例。如果不治疗，外周 VTE 患者发展成 PE 的风险很高，死亡率高达 25%。然而几十年来，由于正确的诊断和有效的治疗措施，死亡率已经稳定下降。目前对于 VTE 的主要治疗方法是全身抗凝，而这种疗法对于小部分患者来讲是禁忌的。对于这部分患者的替代疗法已经由之前的传统手术治疗逐渐演化成用腔静脉滤器进行的血管腔内治疗。

Trousseau 在 1868 年提出阻止下腔静脉形成肺栓塞的手术模型，Bottini 在 1893 年第一次成功实施了腔静脉结扎术。在 20 世纪早期和中叶，人们开发出了很多的传统手术和下腔静脉夹以结扎下肢静脉和下腔静脉，但这些方法基本都伴随着发生率较高的并发症。1967 年 Mobin-Uddin 伞状过滤器的诞生标志着传统手术方式向血管腔内手术的转变，它部分阻断下腔静脉的血流，不需要全身麻醉和开腹手术，但仍需实施静脉切开。1984 年，Kimray-Greenfield 滤器正式推出并迅速取代了所有的开放手术，它是第一个真正意义上的经皮装置。此后，滤器设计进步大大增加了下腔静脉滤器的应用，从 1979 年的 2000 例增长到 1999 年的 49 000 例，几乎增长了 25 倍。

二、适应证

到目前为止，对于滤器的放置没有明确的指征，也没有随机试验或前瞻性试验证明腔静脉滤器是治疗抗凝无效的急性静脉栓塞的唯一有效治疗手段。直到最近的 PREPIC 随机化研究，才首次评估了 400 例有急性近端深静脉血栓且发生 PE 风险高的患者，对其行永久性腔静脉滤器置入作为在 3 个月内的抗凝辅助治疗的疗效（图 51-1）。研究者发现腔静脉滤器在降低 PE 发生率的同时也增加了 DVT 复发的风险，且 2 年和 8 年的随访并没有发现其可以降低死亡率。

美国胸科医师协会（American College of Chest Physicians，ACCP）根据 PREPIC 随机试验的结果来指导腔静脉滤器在抗凝无效患者中的使用。对于急性 DVT 或 PE 患者，抗凝治疗同时禁止使用下腔静脉（inferior vena cava，IVC）滤器。然而，对于不能使用抗凝治疗的急性近端 DVT 或 PE，推荐使用腔静

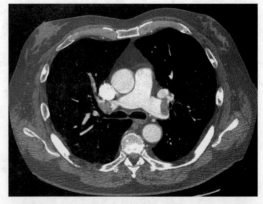

图 51-1 横断 CT 扫描显示 69 岁有转移前列腺癌的男性患者多发肺栓塞

脉滤器。若腔静脉滤器仅作为备选方案，则建议在确定无出血风险时使用传统抗凝治疗。ACCP 也建议发生急性 PE 和血流动力学改变时，在使用了抗凝药和溶栓药的同时可以用腔静脉滤器。以上建议是基于国际合作肺栓塞记录（ICOPER）得到的证据，它发现使用了腔静脉滤器的患者在 90d 内的 PE 复发率和死亡率下降。尽管 ACCP 并没有明确推荐，但对于行肺血栓动脉内膜切除术的慢性血栓栓塞性肺高压患者置入腔静脉滤器是广泛使用的治疗手段。

对于复发 VTE 风险高的孕妇，可以静脉内给予治疗剂量的普通肝素或放置可以产后移除的临时性腔静脉滤器。然而，因为妊娠期放置腔静脉滤器的病例数有限，ACCP 建议放置滤器的同时给予抗凝治疗。

尽管由于缺少在安全性和有效性上的有力证据，不建议预防性使用下腔静脉滤器，但该滤器的使用范围仍在不断扩大。对于该装置在很多病患中的使用上仍然存在争议，包括 DVT 合并心肺储备有限或慢阻肺患者、带有大的自由移动的血栓、已经进行过血栓清除手术的 DVT 患者、高风险的创伤患者、抗凝治疗禁忌证及癌症、烧伤和妊娠的 DVT 患者。对于这些危险人群，加上重大外伤和重大手术但并没有发现存在 DVT 的患者，最新的 ACCP 指南明确不建议将下腔静脉滤器作为抗凝治疗用于预防 VTE 的辅助手段。即便增加出血风险或不宜进行药物和机械血栓预防，他们也建议滤器不应该作为骨科手术前的主要预防措施。

三、肾上方的下腔静脉滤器放置

一般来讲，下腔静脉滤器都放置于肾下方（图 51-2），然而，有时也有必要在肾上方或上腔静脉（SVC）放置滤器。

有多种情况宜将滤器放置于肾静脉上方（图 51-3），包括下腔静脉栓子位置高至肾静脉甚至高于肾静脉，或各种原因所致肾以下的下腔静脉狭窄：如肾或性腺静脉血栓、下腔静脉

解剖变异、盆腔包块或妊娠等。虽然在理论上存在肾静脉血栓和肾功能损伤的风险，肾上滤器和肾下滤器的并发症发生率却是相同的。

四、上腔静脉滤器

上肢 DVT 占 DVT 的比例为 1% ～ 4%，并可导致 PE。随着中心置管应用增多，上肢

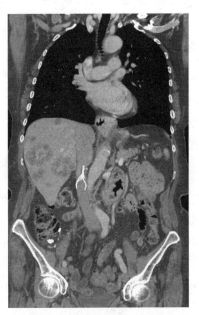

图 51-2　因出血不宜抗凝治疗的 76 岁乙状结肠癌肝转移患者的冠状面 CT 扫描图像

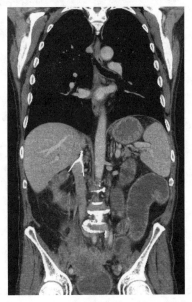

图 51-3　肾下腔静脉滤器的冠状面 CT 扫描图

DVT 的发生率也在增加。和下肢 DVT 一样，一个滤器或许可以帮助不能耐受抗凝治疗的患者免于致命的 PE。鉴于仅有的支持证据不多和并发症发生率相对较高，ACCP 建议上腔静脉滤器仅限在专业的介入中心在特殊情况下使用。

五、临时滤器与永久性滤器

临时滤器与永久性滤器的适应证相同。临时滤器的优点在于一旦抗凝禁忌消除即可将滤器取出，但是到目前为止并没有证据证明取出之后患者的预后更好。

六、放置下腔静脉滤器的禁忌证

放置下腔静脉滤器的禁忌证很少，包括无法纠正的严重凝血障碍、败血症、广泛的下腔静脉血栓导致根本无法放置滤器、无法到达下腔静脉的解剖变异及下腔静脉直径 < 15mm 或者 > 28mm（图 51-4）。最后，滤器的尺寸标准因装置不同而不同，如鸟巢式滤器可以用于最大 40mm 的静脉。

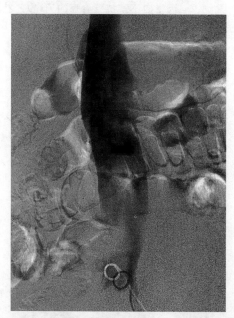

图 51-4　腔静脉造影显示了一个直径为 30mm 的下腔静脉，禁用下腔静脉滤器

七、手法

在技术上和疗效上滤器放置成功且将并发症降至最低的关键是合适的患者加上周密的计划与合适的影像指导。对于需要紧急放置滤器的患者，国际标准化比值（INR）或活化部分凝血活酶时间（aPPT）比例应 < 1.5。然而在紧急情况下高至 2.5 也是可以的。

对于下腔静脉正常解剖结构的了解和高达 37% 的下腔静脉解剖变异对于滤器的放置影响甚大。其中最常见的是双下腔静脉（0.2%～3%），左侧下腔静脉（0.3%～0.5%），环状左肾静脉（8.7%）。虽然一般在放置滤器时都有静脉造影，可术前的多普勒成像、CT、MRI 等检查也极为重要。

绝大多数的滤器放置都是在透视引导下进行的，也有一些滤器的放置是仅在超声引导下进行的。超声引导的 Seildinger 法一般首先由两侧股静脉或右侧颈内静脉建立通路，也有一些经肘前静脉进入血管。然后用猪尾导管行腔静脉造影以评估腔静脉的直径和深静脉的位置。大部分滤器都置于肾下约 L_3 水平，以防止深静脉血栓（图 51-5）。

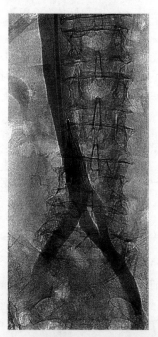

图 51-5　下腔静脉滤器经皮行血管内置入

放置上腔静脉滤器由于更有挑战性而需要用到改良技术，因为上腔静脉更短且滤器可放置的位置相对狭窄。为了保持滤器的方位，不同方式放置的滤器的设计不同。

滤器在体内的放置和取出技术因制造商不同而有所区别。滤器取出前，应行静脉造影以评估现有血栓的状态；在行溶栓时，有可能永久保留或者稍保留滤器一段时间后再取出。

八、疗效

大部分有关下腔静脉滤器安全性和有效性的数据来自于连续病例分析和回顾性的病例报道，但并没有比较下腔静脉滤器作为唯一治疗与标准抗凝治疗之间在安全性方面的随机对照试验。前文提到的 PREPIC 研究是将 400 例 PE 高危患者随机分组为 200 例放置滤器组、200 例无滤器组，额外行低分子肝素或普通肝素抗凝 8～12d 和华法林治疗 3 个月。第 12 天，滤器组发生 PE 的比例明显低于无滤器组（滤器组为 1.1%，无滤器组为 4.8%）。然而，在 2 年后的随访中滤器组的 PE 复发率并没有显著下降，甚至 DVT 发生率显著上升（滤器组为 20.8%，无滤器组为 11.6%）。第 8 年，滤器组有临床症状 PE 的发生率明显低于无滤器组（滤器组为 6.2%，无滤器组为 15.1%），但 DVT 复发率更高（滤器组为 35.7%，无滤器组为 27.5%）。2 组间死亡率无显著差异。这个试验证实下腔静脉滤器相对于短期抗凝来说并没有改善死亡率和总体的 VTE 发生率。

最近一个小型的随机试验评估了下腔静脉滤器与使用磺达肝癸钠的抗凝治疗对 64 例癌症患者 VTE 的疗效。相对于抗凝治疗来说，研究者没有发现下腔静脉滤器有安全性、DVT 或 PE 复发率以及生存率方面的优势。

然而，更新的一个随机试验发现下腔静脉滤器对于 DVT 患者有助于减少医源性 PE，但也没有发现死亡率下降。

目前，下腔静脉滤器相对于抗凝治疗并无优势，但在某些情况下可能有作用。

九、并发症

下腔静脉滤器的并发症发生率在 4%～11%，死亡率很低（0.13%）。一般来说，并发症可以发生于滤器置入过程中的各个阶段，血栓形成是最常见的并发症，包括穿刺部位血管血栓形成、下腔静脉栓塞（图 51-6）、DVT 复发和血栓后综合征。一般认为并发症是由于下腔静脉滤器阻碍了静脉回流或由于血栓后遗症。下腔静脉闭塞的发生率随着时间推移而增加，可由 5 年随访时的 22% 增加至 9 年随访时的 33%，而额外的抗凝治疗并没有影响下腔静脉闭塞的发生率，因此并不推荐在使用永久下腔静脉滤器时额外增加抗凝治疗。表 51-1 列举了文献报道中最常见的并发症。

合适的患者和术者足够的经验可以减少并发症，大部分的早期并发症与穿刺有关，且在很大程度上可借助超声或透视引导静脉穿刺及随后的滤器放置，以避免并发症的发生。

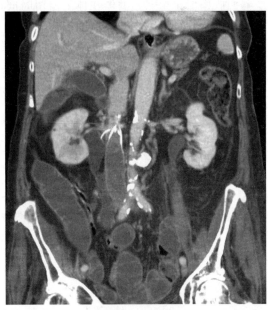

图 51-6　冠状面 CT 扫描图显示在下腔静脉滤器内及周围广泛存在血栓

表 51-1 使用下腔静脉滤器的主要并发症

并发症出现时间	并发症	发生率(%)
即时并发症	滤器位置错误	1.3
	气胸	0.02
	血肿	0.6
	气栓	0.2
	颈动脉穿刺伤	0.04
	动静脉瘘	0.02
早期并发症	穿刺部位血栓感染	0.4 ~ 15.3
晚期并发症	临床症状明显的肺栓塞	2.6 ~ 3.8
	致死性肺栓塞	0.3 ~ 1.9
	死亡	0.13
	复发 DVT	1.2 ~ 32
	下腔静脉血栓	2 ~ 9.5
	血栓后综合征	12.9 ~ 41
	滤器穿透血管壁	0.3
	滤器移位	0.3
	滤器变形	5.3
	滤器折断	2.7
	导线缠绕	

DVT. 深静脉血栓

来源：Hann, Streiff. 2005; Streiff. 2000; Nazir, et al. 2009.

临时下腔静脉滤器似乎可以避免永久性滤器带来的血栓并发症。然而，文献报道的滤器回收率低至 19%，滤器在体内停留时间延长会导致纤维环形成，并增加取出滤器的难度。在滤器置入后的第 12 天就在滤器表面开始形成上皮化，这导致取出滤器时会造成血管壁损伤。取出滤器在技术上的成功率在 81% ~ 100%。一般而言，可回收滤器在预防发生 PE 和并发症率上与永久性滤器一致。

十、总结

下腔静脉滤器可以成功预防 PE。

没有足够的证据证明其安全性与有效性。

下腔静脉滤器唯一的适应证仅仅是有抗凝治疗禁忌的急性 VTE，且不建议将滤器作为外伤和手术患者的血栓预防措施。

大部分的滤器是在透视引导下经股静脉、右颈内静脉或肘前静脉放置于肾下约 L_3 位置。

可以在滤器放置前用猪尾导管做腔静脉造影，以评估下腔静脉的解剖结构、直径及与肾静脉的相对位置。

放置下腔静脉滤器的死亡率及并发症率很低。

与滤器有关的并发症主要是血栓形成、穿刺部位血栓、DVT 发生率增加和下腔静脉阻塞。

段　琼　译
井　然　陈璐瑶　方　晗　校

Mark A. Westcott

Lenox Hill Hospital, New York, NY, USA

一、引言

子宫肌瘤一般简称肌瘤,是女性最多发的盆腔肿瘤,在 35 岁以上女性中发病率达到 20% ~ 40%,女性一生中发生子宫肌瘤的风险 > 60%。尽管有很高的发病率,但仅有 20% 的女性有症状,且症状一般在 40 ~ 50 岁时开始,一般有月经过多、血崩、痛经、性交疼痛及占位性症状(包括尿频、腹部膨大、便秘、背部或腰部疼痛等)。严重出血或直至贫血需要住院治疗和输血的情况少见。

我们至今对肌瘤的病因学和细胞生物学行为还不甚清楚,只知道一些风险因素包括遗传、黑色人种、无生育史、糖尿病、高血压、节食、肥胖和多囊卵巢综合征。肌瘤的生长受雌激素、黄体酮及其他生长因子和血管生成机制的调节。

二、内外科治疗方法

对于肌瘤的内科治疗方法包括拮抗促性腺激素释放激素(GnRH),一般用亮丙瑞林每月注射一次以减少卵泡刺激素(follicle-stimulating hormone,FSH)和黄体生成素(luteinizing hormone,LH)的分泌以抑制性腺功能。不良反应有停经、疗程结束后复发等。子宫内膜烧蚀技术可减少出血但对肌瘤体积无影响。

外科治疗包括子宫切除或子宫肌瘤切除。根据美国疾控中心的数据,在美国每年有 23 万例因肌瘤进行的子宫切除手术。外科技术的进步导致了肌瘤切除病例数量增加,对于大肌瘤和带蒂肌瘤尤其如此。手术恢复期一般在 4 周左右。

三、子宫肌瘤动脉栓塞术(uterine fibroid embolization,UFE)

第一例肌瘤的子宫动脉栓塞术(uterine artery embolization,UAE)由 Ravina 于 1995 年发表。之后,该术式便因创伤更小而流行起来。介入医师已经可以很熟练地使用盆腔和子宫动脉栓塞术治疗产后出血和其他创伤适应证。在 2008 年美国妇产科学院的报告中有这样的描述:基于对长期和短期疗效的观察,子宫动脉栓塞术对于希望保留子宫的女性来说是安全有效的选择。现在,全世界每年有 25 000 例 UFE。

四、UFE 的患者选择与术前准备

一个合格的介入医师会对患者有仔细的筛选和充足的术前计划。在初级的咨询阶段中,应对患者的症状和妇 / 产科病史做充分的了解并进行适当的检查。一个周密的手术计划应提供手术的风险、受益及替代疗法。

一般肌瘤的患者会有一系列的超声检查结果,此外,盆腔 MRI 在手术计划阶段更值得推荐。相对于超声,磁共振(magnetic resonance imaging,MRI)可以更精确地了解肌瘤的数量、大小、位置、附件形态及是否存在坏死等(图 52-1)。MRI 还可以发现超声诊断不明确的子宫内膜移位和其他盆腔病变。

月经时量大、时间长、痛经或有占位症状

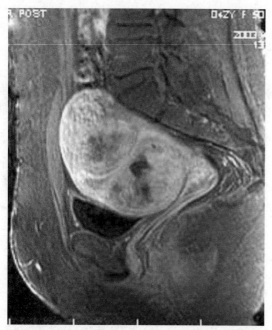

图 52-1 UFE 术前，矢状面的盆腔 MRI 在 T$_1$ 加权增强成像中显示有两处扩大至黏膜下的膜内肌瘤

的女性均是 UFE 的潜在病例。绝经后有持续占位症状的女性也可以考虑 UFE 治疗。UFE 的禁忌证包括妊娠、恶性肿瘤，因造影剂过敏或肾功能不全或凝血障碍而有血管造影禁忌，活动性感染包括治疗不彻底的盆腔炎症。对于肌瘤大小和数量则没有限制。

对于所有有血崩表现和 40 岁以上的女性，则建议在栓塞前行子宫内膜活检。建议在术前 1 年内行宫颈涂片检查，且在术前 4 周完善全血计数、血常规和内源性凝血参数检查。术前所有女性应做血清妊娠检查，且建议在月经结束 7 ～ 10d 后再行栓塞术。

若患者贫血严重需推迟栓塞术并且开始经静脉补铁。栓塞前应移除所有的宫内节育器。因口服避孕药会增加深静脉血栓风险，应于术前停止使用。若患者正在行 Lupron 治疗，则应在最后一次注射 4 ～ 6 周后再行栓塞治疗。

对于有蒂肌瘤，部分研究者认为栓塞后有肌瘤脱落的可能，因此当瘤蒂直径＜肌瘤直径的 50% 时不建议做 UFE。而在 Smeets 等的小型研究中，有 29 例患者行栓塞术后并未找到肌瘤脱落的证据，其中包括一些蒂直径＜瘤体 50% 的患者。

子宫内膜异位症是一种子宫内膜向子宫肌层的良性浸润，在约 1/3 的患者中可引起类似于肌瘤的症状。尽管超声诊断可以提供一些征象，但 MRI 可以清楚地区分两者。通常这类患者会伴发子宫肌瘤。对于该疾病当前并没有长期有效的内科治疗，一般来讲手术是唯一的选择。子宫动脉栓塞的中期结果显示该方法可以缓解约 80% 子宫内膜异位患者的症状。长远来看就没有这么乐观，Pelage 的研究显示栓塞 2 年后有约 45% 的患者复发。最好是在接近绝经期或者拒绝子宫切除的患者中行子宫内膜异位症栓塞术。

五、栓塞步骤

在大部分的介入中心，栓塞术一般用短效麻醉药和苯二氮䓬类药物适度麻醉。也有一些用硬膜外麻醉和神经阻断来减少栓塞后疼痛。一般还会在栓塞开始前经静脉给予止吐药、非甾体抗炎药（nonsteroidal anti-inflammatory drug，NSAIDs）和类固醇。通常会预防性地使用抗生素，但该处理的有效性还未经证实。强烈建议在栓塞前使用连续加压装置，在患者深静脉血栓形成和肺栓塞的风险下降后撤除。

大部分介入医师会在栓塞时建立单侧股动脉通路，但有一些研究者推荐双侧股动脉通路以减少透视时间。临床中应用的导管有很多种，包括从对侧进入的眼镜蛇形状的导管及在同侧髂分叉进入的髂动脉导管。对于较小的子宫动脉建议同轴放置微导管以减少血管痉挛和血流干扰。一般来说，将导管放置于子宫动脉远端，避免其他血管被意外栓塞。术前行子宫动脉造影是非常重要的，它可以确定子宫和卵巢动脉的分支位点并发现罕见的动静脉畸形和血管瘘（图 52-2 和图 52-3）。缺失一根子宫动脉的原因可能是先天的，也可能是之前的盆腔手术造成的，在这种情况下，这一半子宫的供血可能来自对侧子宫动脉或其他血管如同侧的

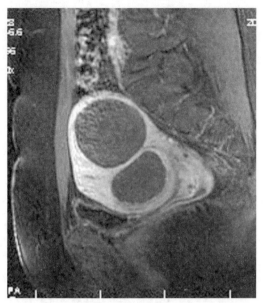

图 52-2　UFE 后 1 个月的矢状面 T₁ 加权增强盆腔 MRI，未增强的肌瘤与正常的子宫肌层提示有完全梗阻

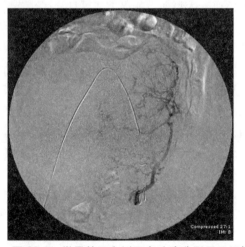

图 52-3　微导管于左侧子宫动脉造影显示了模糊、不规则增大的肌瘤血管，并未见子宫卵巢血管对合

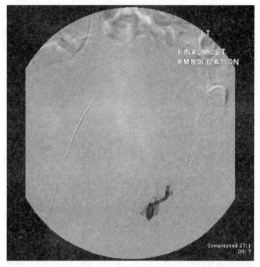

图 52-4　微导管左侧子宫动脉造影后栓塞球形栓子。可见子宫动脉血流减小，未见肌瘤血管模糊显影

卵巢动脉（图 52-4）。若该区域的供血并不是来源于现有的子宫动脉，则有必要做腹主动脉造影，在肾动脉水平用猪尾导管造影可以观察到卵巢动脉的灌注区域。

　　虽然肌瘤由卵巢动脉供血时可栓塞卵巢动脉，但此操作的安全性和有效性并未得到证实。减少对卵巢放射剂量的方法有：脉冲式透视、减小成像速率、斜角透视等。

　　仔细评估动脉解剖后可以开始进行栓塞。用到的栓子有多种，包括球形和非球形的聚乙烯醇（Contour SE, Boston Scientific, Natick, MA, USA），三丙烯微球（TAGM, Embosphere Microspheres, Biosphere Medical, Rockland, MA, USA）及最新的一种在特制水凝胶核心层外包多聚物的栓子（Embozene Microspheres, CeleNova Biosciences, San Antonio, TX, USA）。Spies 等的研究显示用非球形聚乙烯醇和 TAGM 的栓塞术，在术后疼痛与改善症状方面并没有区别。然而在其他研究中使用 500 ~ 700μm 的 TAGM 比同尺寸球形聚乙烯醇的效果更好。肌瘤周围动脉丛的小动脉尺寸约在 500μm，提示 500μm 左右的栓子对肌瘤栓塞的效果最好，这也解释了为什么有更细血管的正常子宫组织则不会被栓塞。因为子宫卵巢吻合处一般 < 500μm，所以不建议使用 < 500μm 的栓子。若血管造影时观察到了尺寸更大的子宫卵巢吻合处，则可以用明胶海绵栓塞。在有大体积肌瘤的子宫内，所用栓子的尺寸需由小到大以减少对比剂的使用和透视操作时间。

　　在选择合适的患者行 UAE 之后，取得良好临床效果的关键则是达到合适的栓塞终点。

使用 PVA 时，医师一般持续栓塞直至子宫动脉内血流停滞。而在使用 TAGM 时，则栓塞至子宫动脉内血流缓慢但仍继续流动时就可以达到成功栓塞的目的（图 52-5～图 52-7）。

六、紧急 / 孕中子宫动脉栓塞

紧急子宫动脉栓塞一般用于常规手术无法控制的产后大出血。这需要产科医师与介入

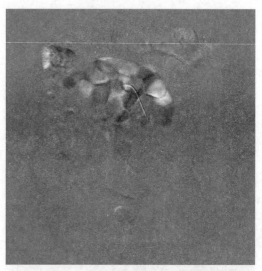

图 52-7　子宫肌瘤栓塞造影。双侧髂内动脉及子宫动脉栓塞前后的动脉造影。注意栓塞术后子宫动脉内的血流

医师的紧密联系与配合，因这类患者易发生弥散性血管内凝血，所以需要尽早栓塞。若导管可以进入子宫动脉则行子宫动脉栓塞术，不过这种情况下子宫动脉一般因低血压 / 休克或缩宫素而缩小，导管无法进入子宫动脉时则行髂内动脉栓塞。为保留生育能力，最常用明胶海绵或悬浮液栓塞，因其可在栓塞后数周重新疏通。Pelage 等在 35 例产后大出血患者中行栓塞术，术后都恢复了正常月经，但有 2 例随后进行了子宫切除。

偶有肌瘤相关性月经过多的女性因出血不止且激素治疗无效而入院，血红蛋白非常低（5～6g/dl）。此时可以按上述流程行限期子宫动脉栓塞。且栓塞之前需保证患者输注了足够的红细胞。栓塞流程相似，不过若患者近期接受了 Lupron 治疗或在复苏后血压低，子宫动脉直径会比较小。

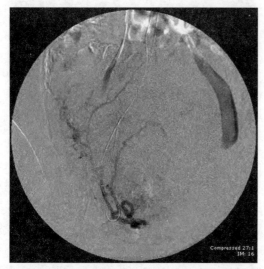

图 52-5　微导管右侧子宫动脉造影，显示不规则、大的肌瘤血管乳浊，未见子宫卵巢血管吻合

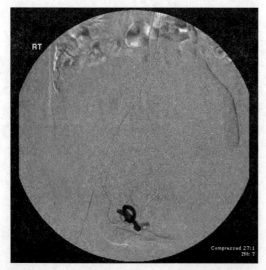

图 52-6　微导管右侧子宫动脉造影后球形栓子栓塞。显示子宫动脉血流停滞及肌瘤分支无乳浊

七、术后护理

因为肌瘤梗死和局部子宫缺血，术后会发生中至重度的盆腔疼痛。术后症状的管理需要了解处理疼痛的各种药物及大部分患者会有不同程度的恶心症状。在及时地给予静脉镇痛药

及口服镇痛药后几小时内可以出院。患者自控的镇痛泵（PCA）是非常有效的镇痛装置。术后高血压一般与疼痛有关，一般镇痛后可恢复正常。

在术前 3d 开始服用 NSAIDs、软便药、质子泵抑制药，术中经静脉给予酮咯酸、类固醇、质子泵抑制药、止吐药等可以降低 UFE 后的住院率。出院后用药一般包括口服镇痛药和 NSAIDs。建议出院后继续服用软便药和质子泵抑制药。

在术后 48h 需密切观察患者以达到大体康复和控制与栓塞相关的症状。麻醉导致的便秘在术后 3～4d 很常见，会与栓塞引起的盆腔疼痛相混淆。介入中心分别在 2～3 周和 3～4 个月时对患者的症状和治疗的有效性进行评估，一般来讲，出血症状会在栓塞后几个月缓解，而占位症状则会持续数月，因肌瘤栓塞后需要时间吸收坏死组织，这需要医师在术前咨询时同患者讲清楚以减少患者对改善占位症状的期望值。不过也有患者自述在术后 4～8 周就有占位症状的改善。需密切观察患者的异常阴道分泌物，若阴道分泌物持续或有恶臭，则需行 MRI 检查来确定是否有肌瘤脱落。大部分患者在栓塞 3～7d 后可恢复正常活动。

八、并发症

UFE 后的并发症很少且大部分容易治疗。栓塞后的症状一般包括发热、恶心、呕吐、厌食和疲劳，一般在 1 周内缓解，鲜有患者需重新入院治疗疼痛。部分或完全的肌瘤脱落会发生在栓塞术后数周内，若肌瘤仍保留在子宫内则会引起阴道排出有恶臭的分泌物。尿潴留、阴道分泌物、膀胱和阴道感染、腹股沟血肿及股动脉假性动脉瘤都是极为少见的。全子宫梗死更是少见，但若患者盆腔疼痛在镇痛后没有改善甚至更严重或怀疑有败血症时应考虑相关诊断。有文献报道过几例 UFE 后因败血症和肺栓塞死亡的病例。

九、子宫肌瘤栓塞后的结果

子宫肌瘤栓塞术被认为是耐受良好，在短期和长期均对症状改善显著的治疗方法，并且并发症很少。出血和占位症状的改善率在 84%～96%，肌瘤和子宫体积缩小在 40%～60%。UFE 术后复发率（包括子宫切除、肌瘤切除手术、再次 UFE）在 2%～25%。长期研究显示了症状控制可持续和较高的总体满意度。最大的前瞻性队列研究来自 FIBROID 注册研究，它是一个纳入了 1278 名 UFE 患者的多中心试验。在 36 个月的中期随访中，95% 的患者有明显的症状和生活质量改善，且症状评分提高了 41 分。对于 UAE 术后症状没有改善的患者应行 MRI 检查。肌瘤是否栓塞完全可通过 MRI 精确显示（图 52-8）。若发现肌瘤有不完全梗死则可认为是手术效果不尽如人意。

十、子宫肌瘤栓塞与手术的对比

几个回顾性研究显示 UFE 与肌瘤切除术的临床结果相似。一个多中心的前瞻性非随机队列研究显示 UFE 和肌瘤切除术都显著提高

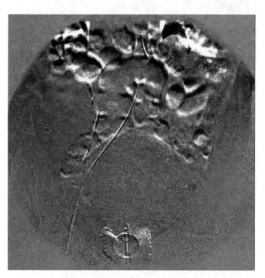

图 52-8　有症状的肌瘤和先天左子宫动脉缺失患者的左侧卵巢动脉造影。卵巢动脉提供卵巢和左 1/3 子宫的血供

了患者生活质量，两者并没有显著区别，在 6 个月后的肿瘤相关症状的减少方面也没有显著差异。

栓塞和手术治疗肌瘤的随机试验（REST）研究了 156 位患者的治疗及 1 年的随访结果，它显示 UAE 和手术（子宫切除术或肌瘤切除术）在 SF-36 问卷得到的生活质量和并发症发生率上并没有显著区别。行 UAE 的患者有住院时间和误工时间更短，20% 的 UAE 患者需要另外的措施治疗其肌瘤。另外，UAE 在经济上比手术的花费更少。

荷兰的随机对照试验比较了 177 例 UAE 和传统手术在 2 年和 5 年后的结果。在生活质量和大体满意度上两组间并没有显著差异，UAE 组 28.5% 的患者因症状持续又进行了子宫切除术。单边栓塞的比例高（12.3%）可能影响到了总体结果。

十一、子宫肌瘤栓塞术后的卵巢功能和生育能力

最开始，不推荐希望保留生育能力的患者行 UFE，因该术式对于子宫和卵巢功能的影响不确定。然而 UFE 后可见短暂的月经不调，年轻患者的卵巢功能在 UAE 术后未见明显改变。Chrisman 报道在 UFE 术后，有 43% 的 45 岁以上女性出现了月经不调，但在 45 岁以下的女性中并没有出现。虽然妊娠并不是初始的研究目标，还有在栓塞术后妊娠的报道。没有随机对照研究比较栓塞和传统手术后的妊娠及生产比例。基于以上数据的不确定性，有症状的肌瘤在希望保留生育能力时应优先考虑肌瘤切除术。但希望保留生育能力并不是 UFE 的禁忌证。

十二、总结

肌瘤栓塞术对于有症状的肌瘤患者是耐受良好、创伤小的治疗方法。

在符合指征的栓塞患者中有很高的成功率，其可在长时期内改善出血、腹痛和占位症状。

不同的栓塞介质在栓塞结束时的血管造影终点的评判标准不同且非常重要。

该术式耐受良好，并发症少，可在门诊实施，且恢复快。

行 UFE 与传统手术的疗效类似。

UFE 后约有 20% 的患者需要再次介入治疗，这点需要在术前和患者沟通清楚。

尽管 UFE 对于希望保留生育能力的患者并不是禁忌，但仍建议这类患者优先选择其他疗法。

段 琼 译
井 然 毕斯斯 周 环 校

第四部分

新型治疗

第53章 治疗急性冠状动脉综合征的新型支架

Mony Shuvy, *Chaim Lotan*

Hadassah Hebrew University Medical Center, Jerusalem, Israel

一、引言

急性冠状动脉综合征(acute coronary syndrome, ACS)的特征是动脉粥样硬化斑块破裂后血栓形成(图53-1)。凝血酶、凝血因子及活化的血小板导致血栓形成,可能会导致冠状动脉阻塞。持续性完全性冠状动脉闭塞导致ST段抬高型心肌梗死(ST-segment elevation myocardial infarction, STEMI),不完全冠状动脉闭塞可能导致非ST段抬高型心肌梗死(non-ST-segment elevation myocardial infarction, NSTEMI)。目前指南建议ACS用药物与再灌注综合疗法治疗。

二、药物治疗

动脉粥样硬化对ACS发病起重要作用,不同发病机制有不同的治疗方案,根据不同的病因有不同的治疗方案,方案包括针对血栓形成过程的治疗,该过程包括抗凝药物治疗及抗血小板治疗。

抗凝治疗药物包括肝素(普通肝素和低分子肝素)和直接凝血酶抑制药(如比伐卢定和水蛭素)。所有的ACS患者均应抗凝治疗,并且越早越好。根据患者的特征选取不同的抗凝药,经皮冠状动脉介入(percutaneous coronary intervention, PCI)治疗的患者应该用比伐卢定,肝素或低分子肝素,此外,对具有高的出血风险采取非手术治疗的患者应该使用磺达肝素进行处理。

所有的ACS患者均应给予阿司匹林治疗。此外,噻吩并吡啶和替格瑞洛在ACS治疗中也起着至关重要的作用。噻吩并吡啶(氯吡格雷和普拉格雷)通过作用于P2Y12的拮抗药[血小板上二磷酸腺苷(adenosine diphosphate, ADP)受体的一种]来抑制血小板聚集。CURE试验(氯吡格雷预防不稳定型心绞痛复发)表明,ACS患者在PCI术前口服氯吡格雷改善预后,且出血风险没有显著增加。TRITON-time 38试验(通过优化药物治疗即血小板抑制药普拉格雷改善心肌梗死预后),结果显示普拉格雷降低非致死性心肌梗死的效果优于氯吡格雷,但普拉格雷也增加了出血的风险。与其他抗血小板药物相比,噻吩并吡啶类药物如普拉格雷抑制ADP受体(P2Y12的一个亚型),普拉格雷的结合位点与ADP受体不同,使得闭塞可逆。

在PLATO(血小板抑制和疗效)试验中,通过对替卡格雷与氯吡格雷的疗效相比,结果显示替卡格雷显著降低血管疾病、心肌梗

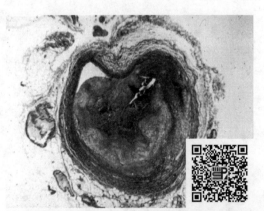

图 53-1 急诊 PCI 示粥样斑块破裂与血栓形成阻塞血管

死、脑卒中的死亡率,且不增加整体大出血的风险。糖蛋白 II b/ IIIa 受体抑制药是一种注射型的血小板聚集抑制药,阿昔单抗、依替巴肽、替罗非班这 3 种药物均可使用并且已经用于急性缺血性心脏疾病的治疗,此类药物的近期效果明显但远期疗效还具有争议,对大血栓负荷及 PCI 术中血栓形成的患者优先考虑使用这类药物。

三、血供重建治疗

STEMI 后行冠状动脉再灌注治疗可改善预后,再灌注治疗包括溶栓治疗和 PCI 术,PCI 是首选的治疗方案,因为 PCI 使冠状动脉灌注疗效更好。

20 世纪 90 年代,对于非 ST 段抬高性 ACS 患者,冠状动脉再灌注治疗还是非手术治疗的效果更好尚未明确,但现在的研究表明,冠状动脉再灌注治疗疗效优于非手术治疗。

虽然大多数的 ACS 患者行 PCI 治疗,但因 PCI 的特殊性出现了几个问题,特殊性包括动脉粥样硬化斑块破裂 / 侵蚀、血小板激活和血栓形成及远端栓塞。

目前主要降低血栓负荷的药物包括口服抗血栓药物、肝素和糖蛋白 II b/ IIIa 受体抑制药。约 1/3 的 ACS 患者行手术治疗,但有部

分患者 PCI 后并没有恢复正常的血流,几个因素导致急诊 PCI 的疗效降低:年龄、糖尿病、缺血时间长及低射血分数(ejection fraction, EF)。

血栓形成是 ACS 的重要特征之一,尽管有充足的心外膜灌注(无复流),大血栓负荷可导致远端血管栓塞引起微血管阻塞。无复流与支架内血栓形成和死亡的风险增加有关。最近的一项研究通过追踪 1406 例行急诊 PCI 术的 STEMI 患者预后的结果表明,无复流现象是预测 5 年死亡率的重要指标。此外,独立于梗死面积因素之外,无复流与更差的预后密切相关(图 53-2)。为了减少血栓负荷和无复流现象,提出了几个干预措施并进行详细的介绍。

四、机械干预

PCI 术期间机械的干预措施包括近端和远端保护装置及抽吸装置,所有这些装置的目的是防止血栓形成。有些装置放在靶血管的远端,如远端保护装置。

(一)远端保护装置

远端保护装置的短期和近期效果不明确。此外,DEDICATION(药物洗脱和远端保护急性心肌梗死)试验结果表明,常规使用远端保护装置增加支架内血栓和靶血管血供重建

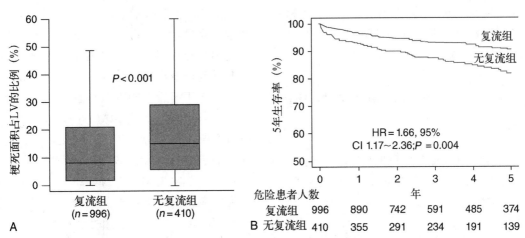

图 53-2 A. 在 7 ~ 14d 心肌梗死面积通过闪烁显像:复流和无复流组左心室大小的中位数第 25 百分位~第 75 百分位和第 5 百分位~第 95 百分位;B. Kaplan-Meier 的 5 年生存率曲线。*CI.* 置信区间;*HR.* 危险比(来源:Ndrepepa,et al. 2010, Reproduced with permission from Elsevier.)

（target lesion revascularization，TLR）的概率，目前的建议只有 PCI 术中用大隐静脉行冠状动脉旁路移植时才使用远端保护装置。

（二）血栓

提高 STEMI 患者再灌注的方法是行 PCI 术前先进行血栓切除治疗，血栓切除治疗是利用人工血栓抽吸或机械性血栓装置来实现的。取栓装置可以在整个靶血管中起作用，在放支架前抽吸掉血管内的栓子。取血栓设备包括 AngioJet rheolytic 系统（Possis Medical，Inc.，Minneapolis，MN，USA），X-锡泽（Covidien，Plymouth，MN，USA）所生产的导管。这些设备的优点在几项研究中得到了验证，可提高再灌注早期标志物且不影响心肌梗死 30d 后的死亡率、再梗死、脑卒中。这些装置仅使用于特定的患者，如血管直径大、重血栓负荷和没有提供常规治疗的患者。

近端设备如人工抽吸装置疗效佳及降低死亡率在 TAPAS 研究中得到证实，TAPAS 试验是一项单中心研究，纳入所有心梗患者，结果显示抽吸装置改善心肌灌注、增加 ST 段回落和显著减少 1 年的死亡率。根据这一研究结果，欧洲心脏病协会建议常规血栓抽吸作为 STEMI 患者的 2A 类适应证。然而，一些荟萃分析表明常规血栓抽吸对改善预后没有起任何作用（图 53-3 和图 53-4）。此外，最近发表的 INFUSE 急性心肌梗死试验，入选 452 例 STEMI 患者随机进行血栓抽吸与不抽吸，结果显示常规抽吸未能表现出任何优势。

五、支架置入术治疗急性冠状动脉综合征

大多数 ACS 患者行 PCI 术时行支架置入，支架置入带来了另一个重要问题：①支架置入可能会增加远端栓塞风险；②可慢性或急性发生支架内再狭窄。

血管成形术的患者 3～6 个月发生再狭窄的可能性为 40%。金属裸支架（BMS）可使再狭窄的发生率降低到 20%～30%。药物涂层支架（drug-eluting stent，DES）与金属裸支架（bare metal stent，BMS）相比血管再狭窄率降低逐渐被证实。然而有学者指出，DES 可能增加支架血栓形成的风险。支架内血栓形成是对患者的重大打击，多表现为死亡或 ST 段抬高型非致死性大面积心肌梗死。

对于支架血栓形成患者的几项组织病理学评估显示，与非 ACS 患者相比，STEMI 患者的愈合延迟和未覆盖的支架支柱数量更多。ACS 中支架内血栓形成率增加的事实提出了关于置入 DES 可能存在最高"风险"情况的问题主要是对于 STEMI 患者行直接 PCI 术。多项研究表明，在 AMI 中置入 DES 支架内血栓形成的发生率明显增加，因此几项大规模的双盲临床试验正在进一步评估其安全性。

西罗莫司支架与裸支架治疗急性心肌梗死（SESAMI）试验表明，使用西罗莫司覆盖支架治疗 AMI 的第一年降低了 TLR 而没有增加支架内血栓。类似在 TYPHOON 研究显示：使用西罗莫司覆盖支架治疗 AMI 患者的新生内膜增殖减少和支架腔损失，HORIZONS-AMI 试验进一步表明紫杉醇涂层支架在治疗 AMI 中可降低靶血管血运重建（TVR）和再狭窄的复合安全性终点事件的非劣效性。在其他试验中也已经证明 DES 在降低 TVR 而不增加支架内血栓形成方面确有重要作用（图 53-5，图 53-6）。

对若干支架内血栓形成的患者进行组织病理学检查显示，STEMI 患者较非 ACS 患者愈合延迟且更多的支架未被覆盖。HORIZONS-AMI 试验也表明，ST 段回落预测 STEMI 患者行急诊 PCI 术后主要不良心血管事件（major adverse cardiac event，MACE）发生的概率，只有 50% STEMI 患者 ST 段完全回落，还有 20% 的患者始终没有 ST 段回落。ST 段没有回落的患者发生 MACE 的概率较其他组相比发生概率几乎增加 1 倍，这表明 ST 段没有回落与 MACE 发生率有很强的相关性。

新型支架

1. STENTYS 自膨胀支架　支架内血栓形成最常见的原因是支架的直径小于血管的直

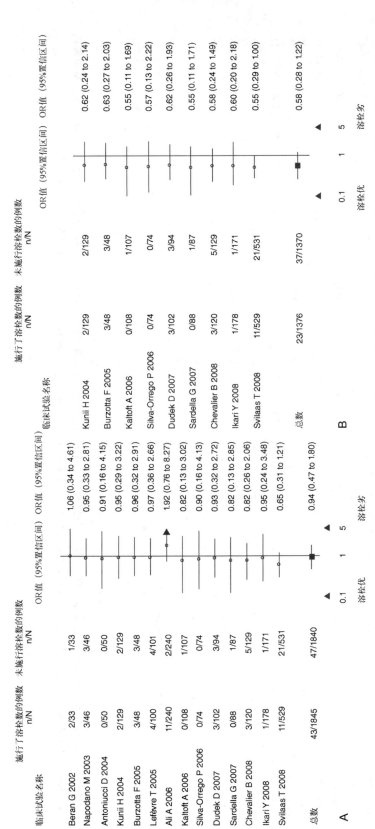

图 53-3　术后 30d 心肌梗死患者的死亡率。分别用血栓治疗装置 (A) 和血栓抽吸切除装置 (B) 的 Forest 统计图来表示术后 30d 的死亡率。白色圆圈表示单个临床试验的比值比 (OR)，方块表示 meta 分析的比值比，水平直线表示的置信区间为 95%（来源：Mongeon, et al. 2010. Reproduced with permission from Wolters Kluwer Health.）

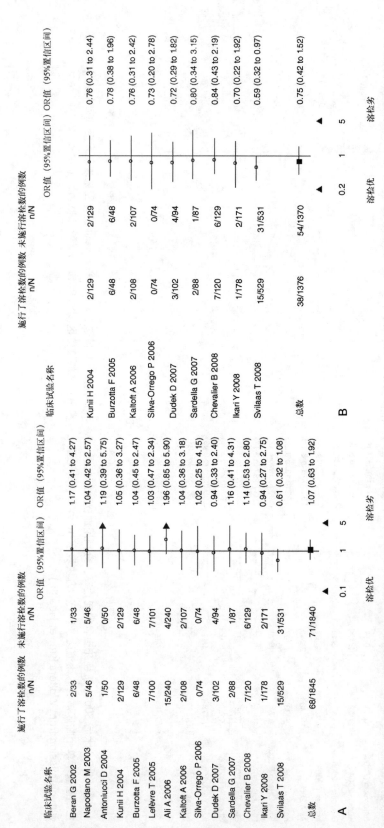

图 53-4　心肌梗死 30d 后发生的临床事件：应用血栓治疗装置（A）和血栓抽吸装置（B）30d 发生的心血管事件包括死亡、再梗死、卒中等均用 Forest 统计图表示（如图 53-3）（来源：Mongeon, et al. 2010. Reproduced with permission from Wolters Kluwer Health.）

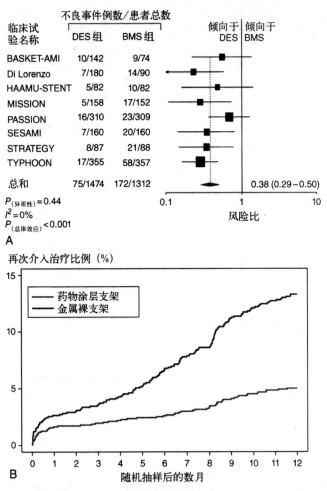

图 53-5　在单个临床试验和人群研究中使用药物涂层支架和金属裸支架后需要再次干预的患者的绝对数量和风险比

A. 风险比用对数刻度表示，其平方值大小与各项研究的权重成正比，用对数风险比方差的倒数来评估。BMS. 金属裸支架；DES. 药物涂层支架。B. 用 Kaplam-Meier 曲线记录的 BMS 组和 DES 组需要再干预的数目比较（来源：Eur Heart J. 2007; 28: 2706-2713. Reproduced with permission from Oxford University Press.）

径，导致动脉血管被限制，为了避免这个问题，最近设计出一个新型的支架。

STENTYS 支架是一种自膨胀支架可适应不同直径的血管。为了保持血管内容积可以随着时间的推移继续扩展。APPOSITION Ⅰ试验是一项前瞻性、多中心、非随机研究，该实验纳入 25 例 STEMI 患者接受 PPCI 治疗来评估这种支架的安全性。结果表明，STENTYS 支架对 STEMI 患者是安全可行的，支架置入后 3d，支架扩大到血管相同的直径且完全贴合在血管壁上。最近出现另外一个试验用来评估支架的疗效，APPOSITION Ⅱ试验是一项前瞻性、多中心、两组随机试验，目的在于证明 STENTYS 支架优于常规支架。在支架置入后 3d，支架支撑血管的概率（利用光学相干断层扫描评价），STENTYS 组是球囊扩张组的 10 倍，但在 6 个月后没有显示其他临床益处。APPOSITION Ⅲ是一项前瞻性、单向性、多中心的试验，目的是评估 1000 例 STEMI 患者 STENTYS 支架在临床实践的长期性能。这项试验的结果显示使用 STENTYS 支架 30d 的死亡率为 1.2%，传统支架的死亡率汇集分析

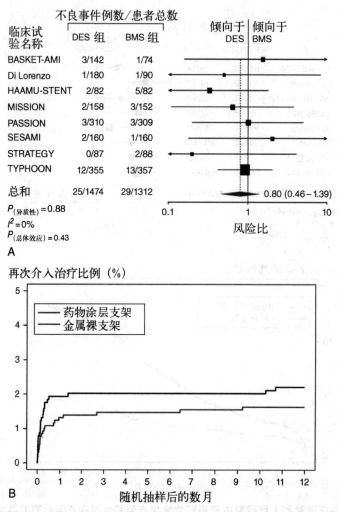

图 53-6　与药物涂层支架相关的支架血栓形成的绝对数量和风险比及裸金属支架相关的支架血栓形成的绝对数量和风险比

A. 风险比用对数刻度表示，其平方值大小与各项研究的权重成正比，用对数风险比方差的倒数来评估。BMS. 金属裸支架；DES. 药物涂层支架。B. 用 Kaplam-Meier 曲线记录的 BMS 组和 DES 组需要再干预的数目比较（来源：Kastrati, et al. Eur Heare J, 2007, 28: 2706-2713. Reproduced with permission from Oxford University Press.）

为 3.5%，而 STENTYS 支架主要心脏不良事件（MACE）平均为 3.5%，传统支架 MACE 率为 6%，长期随访结果本研究尚未公开。

2. 可降解生物支架　不可降解聚合物是支架内血栓形成的风险之一，尤其是晚期支架内血栓形成，导致新一代可降解生物聚合物支架表面涂料的发展。这些涂有抗增殖涂料的支架随着时间的推移可自行降解，并允许重构，同时保持血管的支撑。最近的试验（COMFORTABLE AMI）对 AMI 患者涂有可降解生物聚合物材料的 Biolimus 涂层支架

与 BMS 的作用进行了比较。在这项试验中，Biolimus 涂层支架涂层降低相关靶血管再梗死的风险和缺血导致的靶血管病变，在明确的支架内血栓形成无显著差异。

3. MGuard 支架　为了防止远端栓塞和无复流现象，最近一个新的支架被引入。MGuard 支架在 BMS 的表面覆盖超薄的、灵活的丝网固定到支柱的外表面，用来阻止 ACS 患者冠状动脉微血栓形成（图 53-7 和图 53-8）。此外，它的结构不引起冠状动脉床的不良反应，并允许支架置入后血管愈合。若

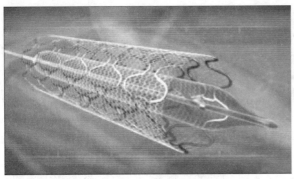
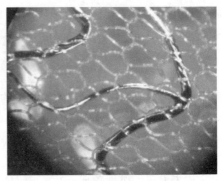

图 53-7　MGuard 支架是在普通支架的基础上包裹可膨胀微网（筛目）。该网是由单一编织的 PET 纤维组成，并且它只附在支架的近端和远端边缘。微网在支架打开的时候无缝隙展开连接（来源：Inspire MD，Tel Aviv，Israel. Reproduced with permission）

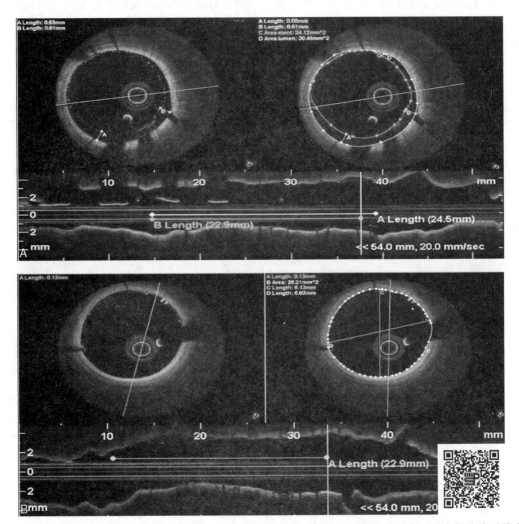

图 53-8　MGuard 支架置入后光学相干断层扫描（OTC）图像，支架贴壁不良，当支架膨胀后能完全贴在血管壁上，网状支架对动脉壁进行扩张。支架膨胀后，另一组 OTC 图像显示贴壁不良，接下来 OTC 图像显示 MGuard 支架（及微网）被完整地打开支撑血管壁，且管腔内没有血栓 / 斑块脱垂（来源：La Manna et al. 2010. Reproduced with permission from Springer Science+Business Media.）

干临床试验对这种支架进行了评估，INSPIRE 试验患者包括大隐静脉桥管（saphenous vein graft，SVG）旁路移植者或血管造影显示潜在不稳定血流和（或）干扰远端栓塞者，所有试验者均成功置入 MGuard 支架，100% 的患者 TIMI 血流均恢复到 3 级，30d 内没有患者发生 MACE。6 个月时，支架脱落和支架内狭窄率分别为 1.0mm±0.4mm、28.5%±15.6%。1 年时没有患者发生心脏性猝死，2 例心肌梗死患者和 6 例缺血导致 TLR 的患者没有 1 例有明确或可能的支架内血栓形成。同时该试验也表明，置入 MGuard 支架不劣于血栓抽吸术后置入 BMS 的治疗效果，但是，置入 MGuard 支架并没能减少 ACS 患者心肌程序性损伤。

最近 MASTER 随机试验公布了 STEMI 患者置入 MGuard 支架与 DES/BMS 支架的评估结果。该研究结果表明，MGuard 支架组与对照组相比能更好地使 ST 段回落（57.8% *vs* 44.7%，$P=0.008$），并且能改善冠状动脉血流量；此外，30d 内的死亡率更低（0% 和 1.9%，$P=0.06$）和更小的心肌梗死面积通过心脏

MRI 测量（17.1g *vs* 22.3g，$P=0.27$）。

六、结论

急性冠状动脉综合征由于 PCI 术的特征可能导致血栓形成。目前发现几种方法来改善 PCI 结果，药理学方法包括抗凝，口服抗血小板药和肠道糖蛋白 II b/ III a 抑制药。然而，尽管积极的药物治疗，ACS 患者 PCI 结果仍不理想。

一般抽吸装置未能显示出良好的临床效益，有的甚至是有害的。需要更多的研究来明确这些装置在 ACS 治疗中的作用，并确定可以从这些设备受益的人群。

很多数据表明，ACS 的患者使用 DES 是安全的，但不能阻止血栓栓塞或无复流现象。新支架如网眼覆盖的 MGuard 可以防止栓塞，并且显示短期的疗效较好，但是远期疗效如何需要对这些支架跟进得到后期的数据。

钟巧青　译

井　然　毕斯斯　周　环　校

第54章　急性心肌梗死的细胞治疗

Bodo-Eckehard Strauer & Gustav Steinhoff
University of Rostock, Rostock, Germany

一、引言

冠状动脉内和心肌内的干细胞治疗是以修复受损心肌，从而防止心室重构并改善心脏整体表现的治疗方法。就在13年前，自体单核骨髓干细胞（bone marrow stem cell, BMC）就第1次被临床应用于冠状动脉内治疗1名46岁急性心肌梗死患者的左心功能不全，2个月后第1例心肌内干细胞治疗应用于1名64岁心肌梗死后冠状动脉旁路移植手术患者。这些早期的临床尝试促进了后续一系列对急性和慢性心脏疾病的研究，如急性心肌梗死、慢性心力衰竭、扩张型心肌病及心源性休克等。本章将讨论这些往往需急诊处理的疾病的干细胞治疗。

二、心肌梗死后的重构

重构意味着心脏在诸如细胞减少、压力和容量改变后，心脏对于结构和功能的适应性变化。在急性心肌梗死中，心脏肌肉组织常有局域性的损害。冠状动脉旁路移植手术和经皮冠状动脉介入治疗（percutaneous coronary interventions, PCI）正常的心肌功能可能无法恢复或仅很小程度的恢复，所以在心肌梗死后的患者中，约有60%的患者可能无法避免出现心肌重构。据估计，左心射血分数（ejection fraction, EF）在PCI术后仅能改善3%～4%。与此相反，细胞治疗作为一种针对心肌细胞损失的基础治疗，它的根本目标就是通过重建心肌来防止或逆转受损组织和（或）再灌注后的重构，以此达到

保存心功能的目的。这种治疗通常是对有症状的缺血性心力衰竭患者在常规药物治疗的基础上推荐使用。

三、病变心脏的干细胞治疗机制

骨髓来源干细胞的再生潜力可由以下任意3种机制来解释：① BMC直接分化成心肌细胞的类型；②对残余存活的心肌细胞通过细胞因子诱导组织生长和增生（特别是对于梗死的边界区域）；③刺激内在的心肌干细胞（内源性干细胞）。在心肌梗死试验中，细胞因子的作用被证实通过血管生成恢复冠状动脉血管及肌肉细胞。BMC表达大量的细胞因子（如血管内皮生长因子），刺激残存的正常心肌细胞再生和增生，以及内在的心肌干细胞（如内源性干细胞）的细胞再生和细胞融合。

四、临床干细胞治疗的方法学前提

重要的前提就是准确收集来自成熟骨髓的细胞，保证梗死区域内，尤其是梗死的边缘区域有足够高浓度的干细胞数量，提高干细胞转移至心肌的凋亡和坏死区域比例，引导注射的细胞进入受损的心肌组织，并防止注射后的干细胞在循环过程中进入其他心外器官的损失（如骨髓、肝、脾）。

局部麻醉下从髂嵴取80～250ml成人骨髓血用以细胞治疗。过去，采用聚蔗糖或明胶琥珀酸酯密度梯度离心法从骨髓中分离单个核细胞。目前，有一些新的自动分离系统可以在

1 ～ 2h 完成单个核细胞从骨髓中的分离。大部分系统能分离出不同的细胞群。因此，临床专家们需要决策的是应该选用哪种最合适的系统来进行细胞的分离并适用于心血管系统。于是就产生了相关共识，该共识建立标准方案来确定心血管系统的移植产品特征和测试，以及最终细胞产物的质量标准。

五、细胞进入心脏的途径

（一）经冠状动脉途径

选择性冠状动脉内输送途径已进行临床实践，该方法最大程度地减少了由于"一过性现象"向其他次要器官转移的细胞损失。为了简化干细胞通过内皮细胞屏障并转移入梗死区的过程，干细胞通过压力注射的方式直接注入伴有缺血预适应的坏死区周围组织。该方法是通过将球囊导管放置在梗死区域相关的冠状动脉内，打起球囊后通过球囊导管末端注射的方式实现的。

在之前有梗死的冠状动脉血管病变处进行精确定位后，行经皮腔内冠状动脉成形术（percutaneous transluminal coronary angioplasty，PTCA）。在血管阻塞期间干细胞通过球囊导管注射进入冠状动脉内，可分为 3 ～ 4 次高压注射 5ml 细胞悬液，每次注射的单核细胞数 600 万 ～ 1000 万。PTCA 在最大程度的防止细胞反流同时，还可以通过球囊阻断血流的方式促进干细胞向梗死区域的转移。因此可延长细胞转移的接触时间，在上述条件下细胞也不会立即被冲刷。转移的过程可能在受损和缺血组织中更易出现。在缺血再灌注损伤后期出现的干细胞特异性黏附单抗可能是引导干细胞定位，并与干细胞治疗时机相关的关键步骤。冠状动脉内途径使用 BMCs 的治疗方法在急性心肌梗死患者中耐受性良好。

（二）经心外膜心肌内注射途径

经外科（心外膜）干细胞治疗途径可将干细胞送入暴露充分的梗死区域，可使用细针头注射器多次重复注射梗死区域及梗死区域周围。第一次干细胞临床研究中就是与冠状动脉旁路移植手术一同行干细胞注射。一旦完成桥血管吻合，即可见梗死区域并可将干细胞注射进入梗死区域的边界范围。

冠心病患者对于该方法耐受性良好，在非体外循环下冠状动脉旁路移植术及独立的微创手术中，干细胞的注射都是在心脏不停搏的条件下完成的。与经心内膜细胞输送相比，在术中行心肌内干细胞注射似乎克服了再血管化不足、转移及种植的干细胞定位比经血管影响干细胞转移过程更可靠等问题，并且使得高浓度的干细胞在心肌中存活时间更久。

最近有关外科途径仅行干细胞注射治疗的报道引起了更大范围的关注。即仅通过胸外侧小切口行干细胞注射治疗的患者其心脏灌注和临床症状均得到改善。除了鉴别干细胞治疗和再血管化对心功能的影响外，外科注射干细胞的治疗方法可以帮助进一步减少围术期风险。

六、临床结果

一系列长期研究已表明，在较严重的心脏疾病（如急性心肌梗死、严重的慢性心力衰竭、失代偿性扩张型心肌病）中使用干细胞治疗的方法可改善心室表现（表 54-1 ～表 54-3），可提高左心室射血分数、降低左心室大小并减少梗死区域。在大部分研究中，干细胞移植是在梗死后 6 ～ 14d 的时间窗内进行的。尽管在细胞治疗后存在大量的血流动力学数据差异性，但与仅行介入手段相比（经皮血管腔内成形术、支架手术），梗死后心脏的表现在行干细胞治疗后有明确的中等程度的改善，该手段可辅助介入治疗、药物治疗。因此自体干细胞治疗代表了一种新型有效的令受损心肌再生的方法。

表 54-1　发生 ST 段抬高型心肌梗死后经干细胞治疗的左心功能和容积。来自 16 项随机试验的荟萃分析，1641 例患者

EF	+2.55%	95% *CI* +1.83 ～ +3.26	*P* < 0.001
EDVI	− 3.17ml/m²	95% *CI* − 4.86 ～ − 1.47	*P* < 0.001
ESVI	− 2.60ml/m²	95% *CI* − 3.84 ～ − 1.35	*P* < 0.001

CI. 置信区间；EDVI. 左心舒张末期容积指数（ml/m²）；EF. 射血分数（%）；ESVI. 左心收缩末期容积指数（ml/m²）（来源：Delewi, et al. 2014）

表 54-2　冠状动脉内干细胞治疗后的长期随访左心功能和容积改善（与对照组数据相对照）。来自 50 项研究的荟萃分析，2625 例患者

EF	+3.96%	95% *CI* +2.9 ～ +5.02	*P* < 0.000 01
梗死大小	− 4.03%	95% *CI* − 5.47 ～ − 2.59	*P* < 0.000 01
EDV	− 5.23ml	95% *CI* − 7.6 ～ − 2.86	*P* < 0.000 01
ESV	− 8.91ml	95% *CI* − 11.57 ～ − 6.25	*P* < 0.000 01

CI. 置信区间；EDV. 左心舒张末期容积（ml）；EF. 射血分数；ESV. 左心收缩末期容积（ml）（来源：Jeevanantham, et al.2012.）

表 54-3　非缺血性扩张型心肌病（DCM）经冠状动脉内干细胞治疗效果；随机试验，110 例患者

EF	(24.3±6.5) % ～ (30.0±5.1) %	*P* < 0.02
6min 步行试验	344±90 ～ 477±130	*P* < 0.001
BNP	2322±1234 ～ 1011±893	*P* < 0.01
死亡率	DCM：8/55（14%）*vs* 对照组 19/55（35%）	—

BNP. B 型脑钠肽（pg/ml）；EF. 射血分数（%）（来源：Vrtovec, et al. 2013.）

干细胞疗效数据上的差异性及少数研究中疗效甚微甚至阴性的原因可能是某些研究评估心功能的方法问题，例如：①不同的细胞准备方法导致存活细胞改变。②患者年龄差异导致年龄相关性细胞活性丧失。③缺乏标准手段将细胞送至心脏，特别是细胞转移过程中的缺血预适应强度，该强度代表了缺血诱导细胞转移的重要先决条件。④转移细胞数量各异。⑤发生急性心肌梗死和干细胞治疗的时间不统一。⑥由于血管堵塞或没有充分的冠状动脉内细胞投送途径，梗死区和未受影响组织之间没有明显的可量化方法。

此外，评估心室功能和灌注（心室影像学、超声心动图、磁共振影像、单光子发射计算机体层显像）的方法并不是对比使用的。方法上的差异可能导致评估细胞在受损区域存在性时缺乏统一标准，且可能影响各类实验的数据可比性。因此细胞制备方法、投送方法、临床患者选择及手术过程的精确性和可比性都至关重要。还有一个先决条件即临床试验的 GCP 标准。

七、心源性休克

仅有一小部分公开的资料是有关心源性休克的。第一份可信性报告来自一名 64 岁的患者，他在反复心肌梗死后出现的心源性休克，而在接受了双侧冠状动脉内骨髓干细胞移植（152×10⁹/L）后 4 ～ 9d 获得了明显的心室功能改善。在细胞治疗后 9d，他的射血分数从 17% 上升至 28%，收缩末期容积从 103ml 下降至 90ml，每搏量从 20ml 上升至 35ml，细胞治疗 23d 后患者被转移至康复治疗。

八、结论及临床预期

急性心肌梗死后的药物治疗和再血管化治疗可以改善存活心肌和冬眠心肌的功能，但无法恢复坏死的心肌组织。当前的治疗策略仅

限于防止和逆转急性心肌梗死后的左心室重构。后续治疗方案需要替代或在传统治疗的基础上恢复受损的心肌组织，借此改善心室功能并提高存活率。冠状动脉内和（或）心肌组织内予以干细胞治疗效果对于左心室表现的影响相对较小。然而其他的治疗方案诸如 β 受体阻滞药、血管紧张素抑制药或再血管化也对左心室功能的影响较小。

在过去 13 年中进行的干细胞研究结果提示 BMC 治疗可能是一种新型有效的修复严重心脏病（如急性心肌梗死、严重的慢性心力衰竭、扩张型心肌病）的受损心脏组织的方法。对长期生存率进行分析发现 BMC 治疗可降低接受治疗的患者死亡率。在长期随访过程中（5 年），没有发现 BMC 治疗有明显的不良反应，这提示 BMC 治疗是安全的。在临床中使用自体 BMCs 没有明显的伦理学问题。这种治疗方法可通过普通的心导管介入技术和经皮血管腔内成形术（时间 30 ~ 45min）施行。无干细胞相关的不良反应尤其是心律失常或感染的报道出现。随着心肌梗死患者急性期和长期临床结果的改善，这项新的治疗手段可能会在严重心脏疾病患者的差别疗法中得到更可靠的价值体现。

井　然　译
石瑞正　张成龙　邹隽麟　校

Neelima Katukuri[1], *Jeffrey L. Creech[2]*, *James Richard Spears[1]*
[1] Oakwood Hospital Medical Center, Dearborn, MI, USA
[2] TherOx, Inc., Irvine, CA, USA

一、引言

低流量的组织缺氧无法以通气方式予以矫正是引起一系列组织病理变化的常见因素。尽管随着心脏和其他组织主要动脉的阻塞时间延长，及时的再灌注可以改善器官的存活性、功能并有治愈作用，但微血管水平无法矫正的缺血可能会抵消上述积极效果。心肌梗死区域内"无复流"的坏死核心区可能无法逆转，但在哪怕无复流超过数小时或数天的心肌透壁坏死过程中，在梗死区域中其他的微血管损伤中仍存在可逆转的组织成分。引起该种变化的原因是因为再灌注前的损伤加上再灌注带来大量组织病理变化导致的损伤，如组织水肿、活性氧簇、钙离子超载及线粒体转换孔开放。然而可能存在的微血管损伤导致的严重、无法纠正的组织低氧很少受到临床关注。缺乏高分辨率定量评估异构微血管缺血/低氧情况的临床手段可能是造成这种结果的部分原因。另一个重要的原因则是直到最近，还没有出现切实可行的临床治疗手段可以明显增加对重症患者微血管缺血区域的氧气输送。

由于氧气在血清中的溶解度相对较低，当血红蛋白在更低的吸入氧浓度（fractions of inspired oxygen，FiO_2）水平时就已经饱和的情况下，即使给予 100% 氧浓度的辅助通气仍无法明显有效地增加氧含量。直接评估氧气通气水平的研究结果显示此类治疗对患者无明显效果。而与此相反，高压氧疗法（hyperbaric oxygen therapy，HBOT）可明显增高血液中的氧含量（约 3 vol%）。然而缺乏及时的诊治

通道，阻碍了当地临床症状不稳定患者方便快捷地使用高压氧舱。此外，针对 ST 段抬高型心肌梗死（ST-segment elevation myocardial infarction，STEMI）小规模的高压氧治疗研究显示不良事件、恶性心律失常、疼痛缓解的时间及死亡率的变化趋势均在实验组明显下降。

水氧治疗（aqueous oxygen，AO）是将含氧的物理不溶性盐（一般是普通盐）在 ≥ 40 个标准大气压的高压下溶解，配成氧浓度 > 1.1ml O_2/ml 的溶液。由于使用了合适的硅胶输送管道不会产生异构的晶核，AO 可以无气泡的方式溶于包括血液的液体。通过 AO 输注的方式，血液中氧的高压水平也不会产生气泡。局部注射含高压氧的 AO 的方式被称为超饱和氧（supersaturated oxygen，SSO_2）输送（图 55-1）。与使用传统的膜式氧合器相比较，在动物实验中还未发现 AO 注射有何不良反应。此外，实验研究还显示 AO 可明显降低梗死面积，改善左心射血分数（left ventricular ejection fraction，LVEF），减少微血管出血，并在梗死后再灌注过程中予以 90min 的冠状动脉内 SSO_2 输注可成倍增加微血管内的血流。可观测到组织中的髓过氧化酶水平较低，意味着 AO 可降低炎性反应；透射电镜可观察到，毛细血管内皮细胞的完整性保存得较好，这可能是 AO 治疗效果的反应。其根本机制可能是由于 AO 输注减少了微血管流量下降所致的缺血。

二、适应证

急性前壁 STEMI，在症状发生后 6h 之内，

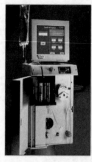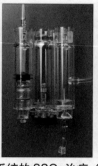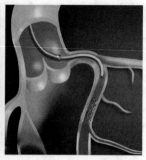

图 55-1　首选具有 TherOx AO 系统的 SSO₂ 治疗（左、中图），次选单纯 SSO₂ 治疗（右图）

对梗阻的血管已施行了成功的经皮冠状动脉介入 / 支架治疗。

　　在欧洲有 TherOx 下游系统、TherOx 下游含氧墨盒、TherOx AO 输送导管标识有 CE 商标的产品可售。

　　在美国有 TherOx 下游系统、MI-Cath 注射导管及下游 AO 含氧墨盒的研究设备。它们受限于美国法律，仅可用于研究中。在美国无法出售或发布。

三、临床结果

　　在由 Dixon 等所做的多中心一期临床试验中，在对 28 例 STEMI 患者症状发作后 24h 内对梗阻血管成功实施支架手术后，通过指引导管给予 60 ～ 90min 含 SSO₂ 的水氧治疗。在 3 个月的随访中，由于梗死区域的改善较明显，可在超声检查中观察到左心室评分明显改善（$P < 0.001$）。

　　Trabattoni 等在前壁心肌梗死患者中进行了类似的 SSO₂/AO 试验，结果显示与对照组相比，3 个月的随访中超声检查发现实验组左心功能明显改善（$P < 0.01$），LVEF 从 44% 的基线上升至 55%。心电图检查所示 ST 段变化和心肌酶的变化均提示微血管再灌注改善更快、恢复得更全面，这可能是左心功能改善的机制。

　　随机多中心临床试验 AMIHOT 在 STEMI 分层选择的患者中对梗死的冠状动脉使用了 90min 的 SSO₂/AO 注射。使用单光子发射计算机断层扫描（single photon emission computed

tomography，SPECT）测量梗死的范围，结果显示 2 周后在组间影像对比中没有显著差异。然而该试验涵盖了所有种类的在症状发作后 24h 内的 STEMI 患者。亚组中在症状发作后 6h 之内即得到治疗的前壁 STEMI 患者梗死面积中位数与对照组相比明显更小（AO 组为 9%，对照组为 23%）。而在该亚组中，3 个月的随访显示其 ST 段变化和超声所示室壁运动评分与对照组相比也有明显改善。非前壁 STEMI 患者的梗死面积明显较小，提示梗死面积是一个评估治疗效果的相对微不足道、高度变化的指标。

　　Warda 等在一项单中心 AMIHOT Ⅰ 期亚组研究中（$n=50$）取症状发作后 6h 内出现前壁 STEMI 的患者，1 个月内使用对比心电图和心脏超声结果的方法将 SSO₂/AO 与标准化治疗相比较，显示水氧疗法可防止左心室负性重构并保存 LVEF。

　　在随后的临床随机试验 AMIHOT Ⅱ 期研究中，纳入了 301 名前壁 STEMI 患者，症状发作后 6h 之内，随机分为接受 SSO₂ 的治疗组和对照组。2 周后进行 SPECT，对比梗死面积（图 55-2）。随机方案将患者比例分为 2.8（治疗组，$n=222$）：1（对照组，$n=79$），使用分层贝叶斯统计学设计方案，将 AMIHOT 试验中的相关亚组均包括在一起，根据亚组实验方案间的相似程度对统计数据进行权重评估。在 2 周后的 SPECT 评估梗死面积时发现治疗组较对照组的梗死面积减小有统计学意义（左心室梗死面积治疗组为 18.5% *vs* 对照组为 25%，或梗死面积相对减小为 26%）（图 55-3），30d 时的主要心血管不良事件发

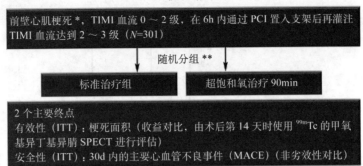

AMIHOT Ⅱ临床试验设计

前壁心肌梗死*，TIMI 血流 0 ～ 2 级，在 6h 内通过 PCI 置入支架后再灌注 TIMI 血流达到 2 ～ 3 级（*N*=301）

随机分组**

标准治疗组　　　　超饱和氧治疗 90min

2 个主要终点
有效性（ITT）：梗死面积（收益对比，由术后第 14 天时使用 ^{99m}Tc 的甲氧基异丁基异腈 SPECT 进行评估）
安全性（ITT）：30d 内的主要心血管不良事件（MACE）（非劣效性对比）

* 在心电图上 V_1 ～ V_4 ≥ 2 个迟缓导联的 ST 段上抬≥ 1mm 或在前降支的梗死区出现左束支传导阻滞
** 通过再灌注所需时间和近段 *vs.* 非近段病变进行随机分组（< 3h *vs.* 3 ～ 6h）

图 55-2　AMIHOT Ⅱ期临床试验设计

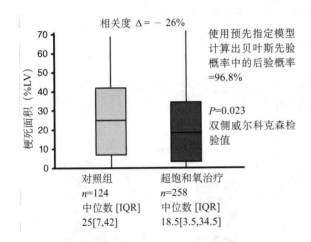

相关度 Δ = － 26%

使用预先指定模型计算出贝叶斯先验概率中的后验概率 =96.8%

P=0.023 双侧威尔科克森检验值

对照组 *n*=124 中位数 [IQR] 25[7,42]

超饱和氧治疗 *n*=258 中位数 [IQR] 18.5[3.5,34.5]

图 55-3　AMIHOT Ⅱ期主要有效性终点。通过 ^{99m}Tc 甲氧基异丁基异腈 SPECT 检查评估心肌梗死面积的减小程度

生率治疗组与对照组相比没有明显增加（表 55-1）。SSO$_2$/AO 组的梗死面积减小在左心室功能受损的患者（基础 LVEF < 40%）中更为明显（与对照组相比相对减少了 30%）（图 55-4）。在症状发作后 3h 内使用 SSO$_2$/AO 治疗的患者与对照组相比其梗死面积也明显较

小（相对减小 41%）（图 55-5）。

在 AMIHOT Ⅱ期试验临床观点也提到 SSO$_2$/AO 注射"在重要的临床试验中作为与机械再灌注一起的辅助治疗，是第一种在 STEMI 患者中可以减少梗死面积的辅助治疗方案"。

表 55-1　TherOX 的主要安全性事件终点（30d 时的主要不良心血管事件）（ITT）

AMIHOT Ⅰ	对照组（*n*=135）	超饱和氧诊疗组（*n*=134）	差异（95%*CI*）
MACE 所有患者	5.2%（7）	6.7%（9）	1.5%（－ 4.5，7.7）
AMIHOT Ⅱ	*n*=79	*n*=222	
MACE	3.8%（3）	5.4%（12）	1.6%（－ 5.6，6.2）
死亡	0.0%（0）	1.8%（4）	
梗死	2.5%（2）	1.8%（4）	
TVR	3.8%（3）	3.6%（8）	
卒中	0.0%（0）	0.0%（0）	

CI. 置信区间；ITT. 意向性治疗；MACE. 主要不良心血管事件；TVR. 靶血管血供重建

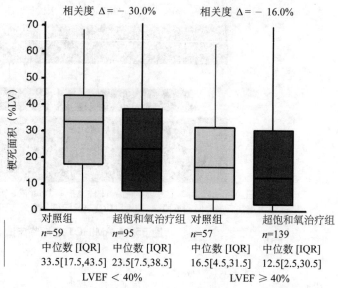

图 55-4 通过左心室射血分数评估梗死面积

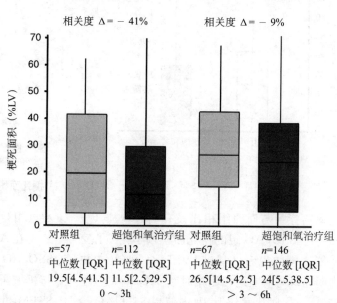

图 55-5 随灌注时间梗死面积的变化

四、技术

在 PCI/ 支架术后，可将 SSO$_2$ 输注导管通过作 PCI 手术的动脉血管鞘和指引导管放置在左侧冠状动脉开口处。需要特别注意的一点是要保持输注导管和血管鞘之间有足够的空间（内径相差 2F），保证可以从血管鞘的侧孔进行动脉血回收。在 AMIHOT Ⅱ 期试验的较晚阶段，使用的是 4.6F 内径的聚乙烯 SSO$_2$ 注射导管（MI-Cath），它可通过 6F 的指引导管。较大的血管鞘（8F）可以提供足够

的空间，允许滚筒泵和接头管路以 75ml/min 的速度从血管鞘侧孔中回收动脉血。在将来的实验中，SSO$_2$ 的注射导管很可能全部使用 5F 的冠状动脉造影导管，它可以以约 100ml/min 的速度向左侧主要冠状动脉节段输注 SSO$_2$，而不再使用作为次选的 MI-Cath 冠状动脉注射导管。此种情况下，需要一根 7F 的动脉鞘来满足血液回收的需要。另一个备选方案是将 1 根 5F 的血管鞘置于对侧动脉进行血液回收，这样就可以将做 PCI 的血管鞘单独用于输注 SSO$_2$。

术者建立上述连接的手术过程很简单。通过动脉血管鞘的侧孔建立 Luer-Lok 血液回收连接管路即可。然后将与管路连接的一次性含氧墨盒从无菌区递给助手，助手再将它安装在下游的系统上。回收管路的远端需要保持在无菌区内。通过滚筒泵缓慢地旋转进行血液回收，当回收管路充满血液后，在回收管路和 SSO_2 输送导管的近端进行 Luer-Lok 连接，需在两端管路均在滴水时完成以防止进气。

然后各种参数均交由计算机控制并由系统进行调整。从 Therox 下游系统中回收的血液在含氧墨盒的混合仓中与 AO 输注进行高压氧合，将氧分压（PaO_2）提高至 760 ～ 1000mmHg 的范围（一般是 900mmHg）后再将血液通过 SSO_2 输注导管的近端输注进入冠状动脉内。在给予患者低流量吸氧时，术前取一份动脉血标本以明确血红蛋白基础值和氧饱和度。计算机系统随后根据 AO 输注的要求估测需要达到的目标氧分压（PaO_2）。如果基础动脉血氧饱和度 ≥ 95%，当氧分压需要达到 900mmHg 且 AO 输注速度是 1.0 ～ 1.5ml/min 时，输注速度需要达到 75ml/min。AO 的载体盐溶解时释放的氧浓度一般是 1.1 ～ 1.2ml/g。持续监测其他参数包括回收血液时的静水压、回流线以确保合适的持续输注速度，以及基于超声的微小气泡检测 / 计数专利技术。如果累积的微小气泡超过了预设值（ca.10μl）时，系统内的钳夹将自动切断回收管路中的血流。有意思的是，实验室研究经常发现临床上使用的普通盐溶液中的微小气泡数量已经超过了 SSO_2 输注的数量。然而微小气泡探测器是防止装置万一失灵时出现潜在栓塞风险的重要保障。

在此前的 SSO_2 输注临床试验中，使用普通肝素抗凝将活化凝血时间（activated clotting time，ACT）维持在 > 250s。然而在新的临床试验中，对于使用了糖蛋白 Ⅱ b/ Ⅲ a 类抗血小板药物或比伐卢定的患者，美国食品药品监督管理局（FDA）批准使用普通肝素抗凝时 ACT 时间维持在更低水平。

五、结论

实验证据显示再灌注时期的微血管缺血是导致微血管进一步受损、心肌损伤的重要原因。针对微血管血流量下降时的有效治疗就需要明显提高血氧含量。FiO_2 较低时血红蛋白的氧饱和度就已接近饱和，而血浆中溶解的氧含量也较低。因此为了明显提高已进行了适当的通气患者血液中的氧含量则需要高压氧。AO 输注提供了一种基于导管技术切实可行的方法，该方法可以将高压氧直接输注入动脉血以供给缺血组织。在动物模型中，该治疗方法可以将微血管中的血流提高 2 倍，极有可能减轻了毛细血管内皮细胞缺血状态，并改善了左心室功能。

在 AMIHOT Ⅱ 期试验中，对于前壁 STEMI 患者在症状发作后 6h 之内进行 SSO_2 输注治疗，其心肌梗死面积明显小于对照组。在症状发作后 3h 之内进行再灌注治疗且有初始左心室射血分数较低的患者，其接受 SSO_2 治疗后心肌梗死面积减少得更为显著。一些其他的结果，较小规模的临床研究显示 AO 输注可能具有改善左心功能的作用，这一效果还需要其他的进一步研究来确定。此外，尽管梗死面积是提示临床预后的决定性因素，还需要进行更大规模的长期研究来判断 AO 治疗是否与梗死面积减少正相关。

六、总结

在心肌梗死后再灌注阶段的微血管损伤常持续数小时至数天的时间。

在再灌注时无法纠正的微血管低流量缺血状态可能是导致微血管持续损伤的原因。

在标准大气压的条件下、常规通气状态中血红蛋白的氧饱和度 > 95% 时，增大 FiO_2 无法提高血液中的氧含量。由于氧气在液体中的低溶解协同效应，需要高压氧以提高血清中的氧含量。

水氧(AO)是含高浓度氧的生理性水溶液，

该种液体中含氧 1ml/ml，可通过无气泡技术输注入血。

超饱和氧（SSO₂）治疗是通过输注水氧的方式将含高压氧的患者自体血重新输注入动脉血中。

AMIHOT Ⅱ期临床试验显示，对症状发生后 6h 之内的前壁 STEMI 患者进行支架术后再进行 90min 冠状动脉内的 SSO₂ 治疗的结果具有统计学意义，在治疗后 2 周回访时通过甲氧基异丁基异腈 SPECT 检查评估心肌影像，与对照组相比治疗组的梗死面积相对减少（26%）。

井 然 译

石瑞正 张成龙 邹隽麟 校

第56章 急性心肌梗死的血管内低温治疗

David Erlinge
Lund University, Skane University Hospital, Lund, Sweden

一、引言

亚低温治疗（32～35℃）已被证明能保护大脑，降低死亡率，改善心搏骤停昏迷患者的神经功能恢复，并被指南推荐使用。这就提出了是否可以使用低温来保护 ST 段抬高型心肌梗死（ST-elevation myocardial infarction，STEMI）的心脏，并且限制心肌梗死面积的问题。

深度低温（< 30℃）在开胸手术及心脏移植中，是一种很好的心脏保护办法。但是对于意识清醒的 STEMI 患者，心脏病专家只能使用32～35℃的亚低温治疗。在大量的动物研究中，亚低温可减少心肌梗死的18%～90%面积。接下来的挑战就是怎样将这种强有力的心脏保护作用转变成对患者的治疗。

二、心脏保护

矛盾的是，对于 STEMI 先前存在心肌缺血，如果恢复冠状动脉血流，血流再灌注本身就能增加心肌损伤，这种现象被称为心肌再灌注损伤。再灌注损伤可导致 4 种类型的心脏功能不全：心肌顿抑、微血管阻塞/无复流现象、再灌注心律失常及致死性再灌注损伤。致死性再灌注损伤被定义为因灌注而导致的心肌细胞死亡，而不是因为缺血单独引起。低温对所有这些类型的再灌注损伤具有益处。

先前曾经尝试：在 STEMI 和经皮冠状动脉介入治疗（primary percutaneous coronary intervention，PCI）患者，使用药理方法来限制这种形式的心肌损伤，虽动物实验很成功，以及小型临床一期或二期研究也令人鼓舞，但在较大规模的临床随机研究中失败。再灌注损伤涉及多种机制，而先前的药理心脏保护机制可能仅仅涉及其中的一类。亚低温治疗的优势在于它可以从多种机制产生作用，这在临床实践中非常重要。

三、早期亚低温治疗急性心肌梗死的动物研究

缺血发生后的低温应用可以大大减少梗死面积，并且缺血期的低温时间越长，对心脏的保护作用越大。在大量的鼠、兔、犬、猪动物研究中，心肌梗死面积减少了18%～90%。这些结果非常重要，表明缺血发生后，心脏的损伤在低温诱导后减轻，因而临床应用得到开发。

大量的冷却方法已在动物实验中得到应用，如在开胸手术中用冰进行局部冷却、心包的冷灌注、冠状动脉内注射、低温冠状动脉浸润灌注及体外循环冷却，但是这些冷却方法中的大部分对于有意识的心肌梗死患者使用，都太复杂或太危险。Dae 等在类似人大小的猪中，用一种专为临床使用的血管内热交换冷却导管，通过股静脉插入到腔静脉，进行左前降支闭塞 60min，冷却在缺血 20min 后开始，可使危险区的梗死面积减少 80%。该模型的转化及巨大深远影响力导致了两个大型临床试验的启动：即 COOL-MI 和 ICE-IT。

四、低温对 ST 段抬高型心肌梗死早期临床试验

小型临床试验证明了冷却对急性心肌

梗死意识清醒患者的安全性和可行性。两个中型临床试验探讨使用血管内冷却导管作为STEMI的一种辅助性低温治疗方法，结果显示梗死面积并没有减少。在 COOL-MI 试验中，392 名 STEMI 患者被随机分为标准 PCI 组或 PCI 加血管内降温 3h、随后 4h 复温组。几乎所有接受低温治疗的患者（94%）能很好地耐受完全的冷却模式，但是在临床终点、严重不良反应或主要终点 [通过单光子发射计算机断层扫描（single photon emission computed tomography，SPECT）来测定的心肌梗死面积] 方面，没有发现显著差异。然而，事后分析发现对前壁心肌梗死的患者，再灌注状态下体温低至 35℃ 以下的，梗死面积有减少 49% 的趋势。

在 ICE-IT 试验中，228 名 STEMI 患者被随机分成 PCI 组及 PCI 加血管内冷却 6h、继以 3h 复温组，两组在临床终点及严重不良反应方面亦无显著差异；然而，事后分析显示，虽然没有统计学意义，但再灌注状态下体温低至 35℃ 以下的治疗组，前壁心肌梗死患者的梗死面积较之对照组有减少 23% 的趋势，梗死面积有减少 43% 的趋势。

在 COOL-MI 和 ICE-IT 研究中，冷却速度比较缓慢，只有小部分（约 30%）患者低于35℃ 的温度下才开始再灌注。这两项低温试验的事后分析显示的当体温低于 35℃ 带来的获益趋势令人鼓舞，但需要进一步证实。

为了促使更快速的冷却，我们尝试在40 ～ 45kg 的猪中将血管内冷却与快速输注 1L冷盐水相结合，结果显示能够在 5min 内将猪冷却至 35℃ 以下。如在再灌注后，采用上述方法立即激发冷却，虽达到 35℃ 5min，但对心肌梗死面积大小没有影响。这证实了临床研究中的事后分析显示的缺血再灌注后进行冷却无效。当低温是在心肌缺血 40min 内、缺血再灌注前 15min 开始时，梗死面积可减少 39%。为了进一步明确低温对再灌注损伤本身的影响，局部缺血期延长 5min，并用此时间来诱导低温，梗死面积只减少了 18%，综上表明低温对再灌注损伤的独立效果，与缺血没有关

系。COOL-MI 和 ICE-IT 研究数据证明低温在再灌注之前是有效的，在再灌注之后无效。

五、快速 MI-ICE 临床试验

观察到冷盐水和血管内降温结合在猪模型中的快速冷却效果后我们入选了 20 例重度 STEMI 急诊 PCI 治疗的患者，进行快速 MI-ICE 临床试验来检测其安全性和可行性。在 PCI 加低温治疗组患者，用 1 ～ 2L 生理盐水快速输注与血管内冷却装置相结合，缺血再灌注前，体温迅速诱导至 35℃ 以下，后继续冷却至 33℃ 3h，并随后 3h 逐渐复温，该试验表明，迅速诱导低温是可行的、安全的，并且梗死的面积显著降低了 38%。而且，低温有良好的耐受性，并且肌钙蛋白水平也显著地下降了 43%。再灌注仅仅延迟了 3min，而这相当于一个有经验的介入专家通过股静脉插管至腔静脉所需时间。

我们想了解是否一定需要 3h 的持续血管内冷却和 3h 的复温，这么长时间患者的制动必然要求高水平的重症监护。因此，我们重新在猪模型上进行试验，延长再灌注后冷却时间，结果发现对于心肌梗死面积减少并无格外的获益。因此，我们得出结论对于 COOL-MI、ICE-IT 及 RAPID MI-ICT 研究中使用的再灌注后冷却 3 ～ 6h 可能并不必要，也许可以缩短至 1h。

六、ICE-IT 和 RAPID MI-ICE 试验的汇总结果

我们对 ICE-IT 和 RAPID MI-ICE 两个临床试验中，被列入治疗方案并且进行了心肌梗死面积测定、SPECT 或心脏磁共振（magnetic resonance imaging，MRI）检查患者的结果进行了汇集事后分析。

与对照组（*n*=103）比较，低温治疗组（*n*=94）梗死面积显著减少 24%，其中再灌注之前核心温度低于 35℃ 的低温治疗组，梗死面积减少了 37%（*P*=0.01），而在再灌注前没

有达到低于 35℃ 的患者，没有显著效果。前壁和下壁心肌梗死观察到的效果类似，心肌梗死面积相应减少了 33%（$P=0.03$）和 42%（$P=0.04$）。

七、CHILL-MI 试验

根据以上猪模型动物实验及快速 MI-ICE 研究提供的安全性和可行性，我们得出结论，快速腔内冷却和冷盐水输注的组合是再灌注前实现低温治疗的一种可行方法，这种方法只是在再灌注时延迟了 3min。

基于这些发现，我们设计了而且最近已经开始的 CHILL-ML 试验，这个试验使用血管内冷却与高达 2L 冷盐水的快速输注相结合，包括前壁和范围较大的下壁 STEMI，且症状发作在 6h 内（ClinicalTrials.gov，标识符：NCT01379261）。该试验将包括来自 10 个国际医院的 120 名患者，处于危险期的心肌及梗死面积将用 MRI 于第 4 天及 180 天测量。再灌注后低温将维持仅 1h，然后复温。这个短的冷却计划优点之一，在于整个冷却过程可以在 PCI 手术室中进行，而且在患者返回心脏重症监护病房前，血管内导管已除去。另外一个优点是可以提高患者的舒适度及减少肺部感染的发生。

八、正在进行的临床试验

在 CAMARO 试验中，使用 Velomedix 系统的冷盐水自动腹腔灌洗降温。另一欧洲可行性试验目前正在招募 20～100 名 STEMI 患者，应用低温 3～12h。软木塞螺丝起子状装置是用来在有知觉患者的脐周进行腹部造孔。

九、低温患者的寒战控制

对有意识患者的寒战控制是比较困难的，最有效的治疗方法是哌替啶，对寒战的控制几乎立即起作用，推注剂量为 25～50mg。丁螺环酮（每片 30mg）可增强哌替啶的抗寒战效果。

十、低温血流动力学效应

深低温（<30℃）可降低心肌血流，减轻心室做功，并可导致肌体自发颤动。然而，在轻度低温中这些问题并不明显。临床经验表明，在亚低温下，心排血量减少，这是由于系统性代谢降低和心排血量相关联的需求减少所致。在 32℃，心排血量减少了 30%～40%，代谢却下降了 50%～65%，这就改善了供需平衡。低温导致心率减慢，并可维持在每分钟 50～60 次的稳定心率。在正常跳动的心脏，亚低温可发挥正性肌力作用，但却可引起轻微的舒张功能障碍。

此外，低温可改善血流动力学参数，减轻代谢性酸中毒，并且在心源性休克模型中减少了急性死亡率的发生。这些结果均表明，急性心源性休克低温治疗可能有益。这点非常重要，因为在 STEMI 患者中，有 50% 是因为心源性休克而死亡。

十一、结论

总体来说，对于 STEMI，亚低温治疗是一种有益的辅助治疗方法，因为它抑制了缺血性再灌注损伤的 4 个方面：心肌顿抑、微血管梗阻、再灌注心律失常和致死性再灌注损伤。有证据表明，低温治疗在心肌缺血期间应尽可能地早期启动，至少在再灌注前。再灌注后的继续低温治疗尽可能相对较短。低温对缺血及缺血再灌注损伤机制可能具有广泛的影响，这也许可以解释：在不同种群的多种研究中出现了一个强效、高度可重复的心脏保护作用。冷却有意识的 STEMI 患者是安全、可行的，且耐受性好，但抗寒战策略必须使用。临床结果表明，为了减少 STEMI 患者心肌梗死的程度，在再灌注之前实现低于 35℃ 的核心温度是极为重要的。较大的临床研究如 CHILL-MI 研究正在进行中。

李方雄　译

井　然　毕斯斯　周　环　校

第57章 严重肢体缺血的血管生成治疗

Jason A. Chin[1], *Zankhana Raval[2]*, *Melina R. Kibbe[3]*, *Douglas W. Losordo[2, 4]*

[1] Yale University, New Haven, CT, USA

[2] Northwestern University Feinberg School of Medicine, Chicago, IL, USA

[3] Northwestern University, Chicago, IL, USA

[4] New York University School of Medicine, NeoStem, Inc., New York, NY, USA

一、引言

严重肢体缺血是外周动脉疾病的重要表现，预示着截肢率和死亡率较高。由外周动脉粥样硬化疾病引起的严重肢体缺血患者 1 年死亡率约为 25%，5 年生存率低于 50%。血供重建术仍然是严重肢体缺血患者保肢治疗的基础，而外科旁路移植是公认的标准治疗方法。血管腔内疗法如血管成形术，经皮腔内斑块旋切术和支架置入术等提供了微创选择，但用在严重肢体缺血上的疗效证据仍有争议，其成功高度依赖于解剖结构。此外，20% ~ 30% 严重肢体缺血患者无法进行外科或血管内的血供重建术，对于他们，截肢往往是唯一的选择。缺乏有效的药物治疗来改变严重肢体缺血的自然病程，使得治疗的情况更为复杂。过去 10 年里，血管生成的生物机制研究取得了许多的成果，这些成果提示在缺血组织通过基因和干细胞治疗诱导新血管形成在临床上是有前景的治疗手段。本章回顾了基因和细胞疗法领域的针对严重肢体缺血患者治疗的新兴证据。

二、血管生成、动脉生成和血管形成

阻塞性动脉疾病的患者有多种形式的代偿性血管生长（图 57-1）。血管生成是通过缺血组织中成熟的血管内皮细胞被缺氧诱导释放的细胞因子，如血管内皮生长因子（vascular endothelial growth factor，VEGF）和相关的生长因子介导、迁移和增殖形成的毛细血管网。该毛细血管较小，直径为 10 ~ 20μm，且可能无法充分代偿或替代一个已闭塞的大营养动脉。目前基因疗法以局部血管生成因子上调为目标来增加代偿性血管生成。

动脉生成也称侧支血管的生长，是指已有的能够补偿闭塞动脉功能丧失的侧支微动脉内径增大。在动脉生成过程中，一条小的、最初非灌流微动脉的直径可能增加到原来 20 倍。它可以在狭窄的侧支动脉血压升高和随后的径向壁剪切应力增加或发生主要动脉闭塞时启动。有趣的是，增加的剪切应力会导致循环中单核细胞的细胞黏附分子数量上调，随后细胞在增殖的动脉附近累积并且分泌细胞因子和生长因子。

血管形成是指由循环的血管母细胞或成人的"内皮祖细胞"（endothelial progenitor cells，EPCs）重新形成血管。尽管不断有新标记物被研究，内皮祖细胞通常是根据细胞表面标记物和（或）培养产物特性来定义的。这些循环细胞已被证明是骨髓源性细胞（bone marrow-derived cells，BMC），通常是单核细胞，它黏附、入侵侧支血管壁通过旁分泌或直接机制诱导血管形成（图 57-2）。当前基于细胞的试验关键在于 EPC 输注到缺血肢体后促进新血管形成的有效性。

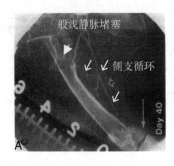
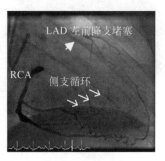

动脉生成（侧支循环形成）

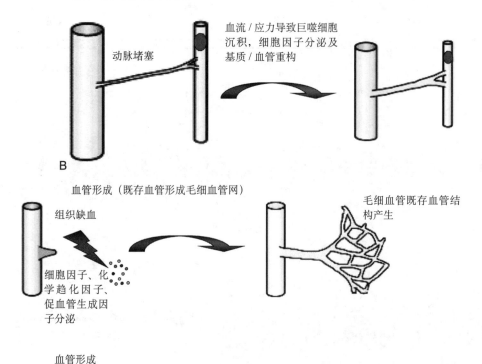

图 57-1　新血管形成的机制

A. X 线图像描述了心脏和下肢的宏观侧支外观；B. 为了应对大血量血流梗阻，侧支血管通过动脉生成，使已有的微动脉扩张成更大的营养血管；C. 缺血组织的毛细血管形成，通过血管生成—使已有的血管萌发毛细血管和血管形成—干、祖细胞刺激在先前无血管的组织重新形成血管；已检测到经过基因修饰的内皮祖细胞可进入到微血管系统中 [来源：Tongers, et al. Microvasc Res, 2010, 79(3): 200-206. Reproduced with permission from Elsevier]

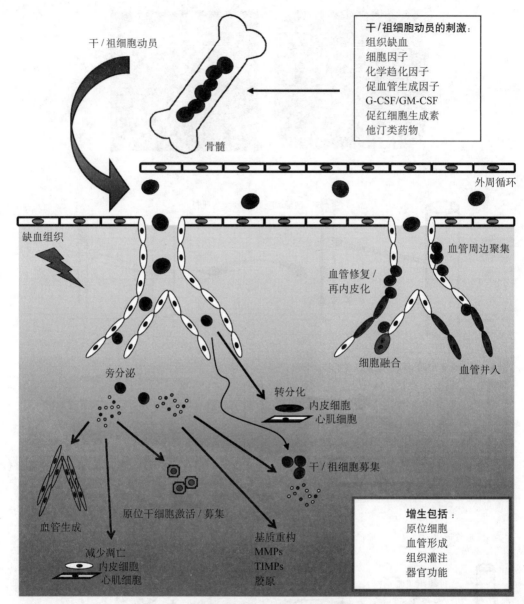

干/祖细胞动员

干/祖细胞动员的刺激：
组织缺血
细胞因子
化学趋化因子
促血管生成因子
G-CSF/GM-CSF
促红细胞生成素
他汀类药物

骨髓

外周循环

缺血组织

血管修复/
再内皮化

血管周边聚集

细胞融合

血管并入

旁分泌

转分化
内皮细胞
心肌细胞

干/祖细胞募集

血管生成

减少凋亡
内皮细胞
心肌细胞

原位干细胞激活/募集

基质重构
MMPs
TIMPs
胶原

增生包括：
原位细胞
血管形成
组织灌注
器官功能

图 57-2 内皮祖细胞（EPC）参与缺血组织修复

目前认为缺血组织中 EPC 的再生功能通过细胞作用于新生血管和旁分泌因子实现，且通过旁分泌多种因子改变微环境刺激血管修复起主要作用。分泌的这些因子，反过来，又诱导其他干/祖细胞回巢至此，活化原位干细胞，抑制细胞凋亡，亦有可能促进原位细胞增殖。结果，这些效应促进新生血管生长，改善组织灌注 [来源：Microvasc Res. 2010，79（3）：200-206. Reproduced with permission from Elsevier.]

三、基因治疗

基因治疗，外源性促血管生成核酸被引入缺血组织，通过各种载体和途径以增加选定基因的局部表达，使其超出原本的表达水平。已评估众多血管生成因子和它们的基因，包括血管内皮生长因子（vascular endothelial growth factor，VEGF）、成纤维细胞生长因子（fibroblast growth factor，FGF）、肝细胞生长因子（hepatocyte growth factor，HGF）、低氧诱导因子 -1（hypoxia-inducible factor-1，HIF-1）与基质细胞衍生因子 -1（stromal cell-derived factor-1，SDF-1）在严重肢体缺血（critical limb ischemia，CLI）中的疗效（表 57-1）。

表 57-1　为严重肢体缺血选定的基因治疗产品的临床试验

试验（参考文献）	入组患者数	卢瑟福分级	基因产品	剂量	给药途径	随访时间	结果：生物活性参数的改进
Baumgartner 等	9	4~6	VEGF165；质粒	4000μg	肌内	10周	数字减影血管造影显示血管分布增加，缺血性溃疡愈合；病理学上内皮细胞增殖
Makinen 等	56	1~6	VEGF165；质粒和病毒	$2×10^{10}$pfu VEGF-Ad；或者 2mg/2ml VEGF 质粒	动脉灌注	3个月	数字减影血管造影显示血管分布增加
Kusumanto 等	54	4~6	VEGF165；质粒	每次 2mg，2个疗程	肌内	100d	截肢率或者静息痛没有改变；皮肤溃疡，踝臂指数有改善
Rajagopalan 等	105	1~3	VEGF121；病毒	低剂量：$4×10^9$pu；高剂量 $4×10^{10}$pu，20 针	肌内	6个月	峰值行走时间或者踝臂指数没有改变；增加了外周水肿
Comerota 等	51	4~6	FGF-1；质粒	剂量升级；1×500μg，1×1000μg，1×2000μg，1×4000μg，1×8000μg，1×16 000μg；或 2×500μg，2×4000μg，2×8000μg	肌内	6个月	疼痛，总溃疡大小减少，经皮氧分压、踝臂指数增加
Nikol 等	125	无选择性	FGF-1；质粒	8×0.5mg 针，4个疗程	肌内	12个月	截肢率降低；溃疡愈合没有变化
Belch 等	525	5~6	FGF-1；质粒	8×0.5mg 针，4个疗程	肌内	12个月	大截肢率或死亡率没有变化
Lederman 等	190	2~3	FGF-2；重组	30μg/kg 单剂量或 30μg/kg 双剂量（1d+30d）	动脉内	3个月	90d 的峰值行走时间增加；生活质量或踝臂指数没有变化
Powell 等	104	4~6	HGF；质粒	0.4mg×8，3个疗程（低）；4mg×8，2个疗程（中）；4mg×8，3个疗程（高）	肌内	12个月	第6个月，高剂量组的经皮氧分压增加；截肢、死亡、溃疡大小、伤口愈合、踝臂指数没有变化
Powell 等	27	5~6	HGF；质粒	0.5mg×8，3个疗程	肌内	6个月	伤口愈合或者截肢没有变化；第 6 个月趾肱指数增大，静息痛改善增加

续表

试验（参考文献）	入组患者数	卢瑟福分级	基因产品	剂量	给药途径	随访时间	结果：生物活性参数的改进
Shigematsu 等	40	4～5	HGF；质粒	0.5mg×8，2个疗程	肌内	3个月	溃疡大小减少增加，生活质量好转；静息痛或者踝臂指数没有变化
Henry 等	12	无选择性	HGF（VM202）；质粒	剂量升级：2～16mg	肌内	12个月	踝臂指数/趾肱指数中位值增大，疼痛（视觉模拟量表）减少
Gu 等	21	4～6	HGF（VM202）；质粒	4mg；8mg；12mg；16mg	肌内	3个月	踝臂指数平均值和经皮氧分压增大；疼痛减少；改善伤口愈合
Rajagopalan 等	34	无选择性	HIF-1alpha；病毒粒	剂量升级；$1\times10^{18} \sim 2\times10^{11}$ 病毒颗粒	肌内	12个月	研究治疗中无重大不良事件；最高剂量组中没有截肢，32名患者中的14名完全静息痛得到解决和18名患者中的5名完全溃疡愈合
Creager 等	289	1～3	HIF-1alpha；病毒	2×10^{19}；2×10^{10}；2×10^{11} 病毒颗粒或安慰剂	肌内	12个月	峰值行走时间，跛行发病时间，踝臂指数或者生活质量无显著差异

（一）基因转染

据基因转染靶细胞增加血管新生的机制可以大致分为非病毒（质粒）载体和病毒载体（图57-3）。每个方法都各有优点和缺点，设计治疗时必须考虑。除了血管生成基因的载体，也必须认真选择合适的基因载体给药途径。较常研究的给药模式是通过血管输送、肌内注射和经活体基因转染。Isner 等完成了人类质粒携带VEGF165 的首次试验，用水凝胶聚合物涂层球囊将质粒直接输送到血管内皮。由于基因载体经过全身血液稀释，这种方法的局限性在于靶血管的动脉粥样硬化疾病导致其不能输送到缺血细胞及有医源性损伤钙化血管的风险。

携带血管生成基因的质粒 DNA 和病毒可通过直接肌内注射被有效地转移到病变组织。该方式除了具有可以直接将基因引进到靶组织而不是只限于血管内特定血管的优点，还有微创的优点，对临床医师来说更容易执行。动物模型也表明相比于非缺血性肌肉，在缺血性肌肉内注射能增强转移效率。其他因素，如在基因表达时预注射高渗蔗糖比直接肌内注射能使分布更均匀而变异更少。

除了这些传统的基因治疗方法，在经活体基因转移方面最近已经开展了许多工作，从宿主生物体获取细胞，体外转染选定的基因，然后重新引入基因表达。虽然这是一个更复杂的过程，但相比血管内及肌内给药这些相对盲目的做法，它提供了一个确保只有选定的遗传物质被引入特异性靶向细胞的机会。一些研究也使用细菌特别是大肠埃希菌携带 VEGF 和HIF-1α 基因进行血管生成这一方法。这种方法暗示抗生素和其他药剂有同时调控基因表达的可能；然而，这只在肠缺血的大鼠模型上进行了实验，且得到的结果不具有一致性。

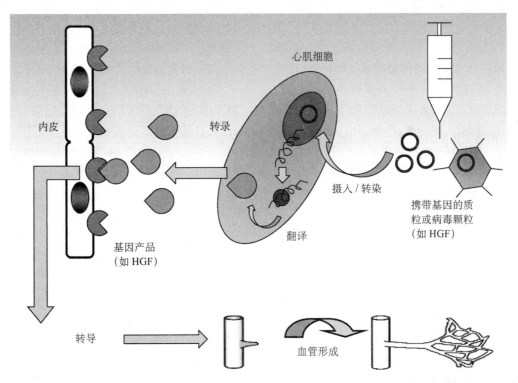

图 57-3　促进血管生成的基因治疗示意图：通常将特定基因以质粒或病毒为载体的形式肌注至宿主组织，基因被宿主细胞摄取后最终转录并表达蛋白产物，从而产生一系列效应包括直接作用于内皮细胞诱导血管生成

（二）血管内皮生长因子

血管内皮生长因子是早期发现能诱导缺血组织血管生成的众多生长因子之一。事实上，受损组织通过自然释放血管内皮生长因子刺激局部新血管形成，部分则通过内皮祖细胞招募和分化。4个血管内皮生长因子亚型来源于同一个基因，被 mRNA 剪切生成 VEGF121、VEGF165、VEGF189 或 VEGF206 4 种氨基酸分子。165 亚型是主要亚型；不过，所有亚型都是血管内皮细胞的有丝分裂原，都能增加血管通透性。这些性能在改善内皮功能、血流储备、侧支血管发展、缺血性溃疡愈合及保肢等方面得到了证实。

1996 年，Isner 等报道了血管基因疗法的第一次试验，试验通过动脉内水凝胶聚合物涂层球囊血管成形术将携带 VEGF165 的人类质粒植入 CLI 患者腘动脉内。4 周和 12 周的血管造影显示伴随着腿部单侧水肿和蜘蛛血管瘤，膝关节和膝下各级的侧支血管增加。之后在同一实验室进行的关于 CLI 的小型、非对照试验，研究了肌内注射携带 VEGF165 的质粒的疗效，结果显示在侧支循环形成、溃疡愈合和静息痛方面有着类似的改善作用，也表明了患者对注射的耐受性。必须指出在该研究中，注射了 VEGF165 的 9 名受试者中有 6 名经历了中度到重度的短时水肿。进一步的 I 期研究，入选 CLI 和慢性缺血性神经疾病患者肌内注射 VEGF165，有利于缺血肢体的溃疡愈合及踝臂指数（ankle-brachial index，ABI）、静息痛、神经功能障碍和电生理指标的改善。

近期研究集中于使用腺病毒载体将 VEGF 输送至缺血组织过程中。由马基等完成的 II 期双盲、随机、对照试验，研究了对 40 名间歇性跛行患者和 14 名 CLI 患者做经皮腔内血管成形术（percutaneous transluminal angioplasty，PTA）后，腺病毒 VEGF165 在动脉内转染的作用。以前有学者指出腺病毒载体提示患者免疫和炎症反应。然而，这项研究表明，尽管 61% 的患者抗腺病毒抗体有增加，但与安慰剂组相比，检测到其他基因转染相关的不良反应没有增加的风险。VEGF 治疗 3 个月后，数字减影动脉造影术显示血管形成显著加快。然而，对以卢瑟福（Rutherford）分类和 ABI 改善为评价点的二次终点结果显示其与安慰剂相比没有明显改善。

2003 年完成的血管内皮生长因子诱导区域性血管新生（Regional Angiogenesis with Vascular Endothelial Growth Factor，RAVE）试验是最大的随机的 VEGF 试验，入选的 105 例患者接受了肌内注射（intramuscular，IM）腺病毒转移的 VEGF（adenoviral transferred VEGF121，AdVEGF121）或安慰剂。以行走时间峰值为主要终点，结果提示高或低剂量的 AdVEGF21 与安慰剂相比没有区别，但没有比较 ABI、跛行起效时间或生活质量的次要终点。Kusumanto 等在 2006 年进行一个双盲、随机、对照 II 期临床试验，入选 54 名合并 CLI 的糖尿病患者，检测肌内注射携带 VEGF165 人类质粒的疗效。虽然这次试验显示确实改善了溃疡愈合、疼痛减少、ABI 改善的证据，但是没有达到在治疗组中降低截肢率这一主要目的。

近年来，VEGF 和它的不同亚型一直受到与 CLI 相关的激烈争论；然而，当前研究的重点已从将其作为治疗剂直接使用转向详细研究其在血管新生和在 CLI 病理过程中的作用。研究最近已经发现 CLI 患者缺血区的血清和皮肤 VEGF 表达水平增强，也发现与 CLI 患者相比，PAD 患者存在不同的 VEGF 基因多态性。

总之，虽然 VEGF 是一种已被充分研究的血管生成生长因子，也已经证明了它在动物和人类的缺血组织的血管系统中会增加，但是它如何降低 CLI 患者截肢率等有价值的临床目标有效性仍有待被证明。

（三）成纤维细胞生长因子

成纤维细胞生长因子（fibroblast growth factor，FGF）代表一个共有 23 个成员的生长因子组，控制包括内皮、平滑肌细胞和成纤维细胞在内的多个细胞类型的扩散和迁移。这些成员的酸性成纤维细胞生长因子（Fibroblast growth factor-1，FGF-1）被认为是血管细胞有丝分裂原且已证明它能诱导成熟血管的形成。

对 51 名 CLI 患者肌内注射人类质粒 FGF-1（NV1FGF）的 I 期试验证明了一个可接受的安全总则。此外，研究显示 FGF-1 能显著减少疼痛和溃疡大小，也能显著增加经皮氧分压（TcPO$_2$）和 ABI。另外，33% 的患者在这项研究结束时的血管造影显示形成了新的血管。TALISMAN 研究是后续的 NV1FGF 的 II 期、随机、对照试验，在不作为外科血管重建术候选人的 125 名 CLI 患者中进行。治疗组接受 1 个疗程 8 次注射治疗 2 个月以上。随访各组到 52 周，结果治疗组中的截肢显著减少，死亡率也有非显著性降低的趋势。这项研究没有达到改善溃疡愈合的主要目的；然而，这是因为在研究之初除了受到患者样本量影响外，还受患者异质性和病变严重程度的影响。

关于 NV1FGF 的 III 期 TAMARIS 试验（"一个随机的国际研究，治疗性血管新生对动脉粥样硬化的管理"）的结果最终被公布，但是结论令人失望。在这实施良好、多中心的随机试验中，525 名不适合血运重建的患者被随机分配肌内注射 NV1FGF 或安慰剂。随访 1 年后，主要截肢或死亡时间这一主要终点在各组间没有差别 [危险比为 1.11，95% 置信区间（confidence interval，CI）0.83 ～ 1.49，P = 0.48]。终点率在 II 期和 III 期试验的安慰剂组间不一致，表明患者的特征因素使其在治疗反应方面可能存在差异。因为 III 期研究的样本是基于在 II 期试验显示终点下降 44% 的样本中进行的，而不是一个临床意义较小的下降，这使得 III 期研究可能处于下风。

到目前为止，没有为 FGF 设计进一步的临床试验，且其未来在 CLI 的基因治疗中作为治疗的使用仍不明确。

（四）肝细胞生长因子

肝细胞生长因子（hepatocyte growth factor，HGF）是一种多功能的细胞因子，首先被视为有力的肝细胞有丝分裂原，但随后也被发现对血管内皮细胞增殖的刺激作用有剂量依赖性而不会影响血管平滑肌细胞增殖。对它的血管生成潜力的研究发现，肝细胞生长因子作为重组的蛋白质或裸质粒 DNA 可以在动物模型中实现治疗性血管新生。HGF 也被发现能增加 VEGF 的表达及功能，作为神经营养因子促进交感神经元的增长。从那时起，进行了关于 PAD 和 CLI 的多个临床试验。

初始 I / II 期随机对照试验（HGF-STAT）在 104 例 CLI 患者间进行，他们被指定在缺血性的腿部肌肉接受安慰剂或 3 种不同 HGF 质粒剂量间选择一种注射。相比于安慰剂组，80% 的高剂量组表现出经皮氧分压（TcPO$_2$）更高；然而在 ABI、伤口愈合、保肢和生存的结果上无差异。值得注意的是，HGF 基因转染与肢体水肿无关，以前发现使用 VEGF 时出现肢体水肿。随后随机选取 27 个卢瑟福 5 级和 6 级的 CLI 患者的 II 期随机对照试验（HGF-0205 试验）进一步评估肝细胞生长因子的临床疗效与安全性。这项研究通过视觉模拟评分表明，6 个月内的趾 - 肱指数（toe-brachial index，TBI）和静息痛的显著改善与注射 HGF 有关，而 HGF 组患者向溃疡完全愈合的趋势则不明显。到 12 个月时，仍然没有检测到 HGF 组在主要截肢或死亡率方面有差异性。

另一个新近的 II 期、双盲、随机对照试验在 41 名卢瑟福 4 级和 5 级的 CLI 患者中进行，他们被随机肌内注射 HGF 质粒或安慰剂。在 0 ～ 4 周的注射后，随访 12 周，相比于安慰剂组，HGF 组有显著改善卢瑟福 4 级患者静息痛和大大降低卢瑟福 5 级患者溃疡大小的效果，同时没有重大安全问题。改善还表现在生活质量上；然而，在 ABI 或保肢率上没有观察到差异。基于这些结果，III 期试验正在计划招收 560 名缺乏治疗选择的 CLI 患者，在 6 个月内多次肌内注射肝细胞生长因子质粒，以第 18 个月无截肢生存率为主要终点。这些缺乏治疗选择的患者将包括那些没有血管内治疗机会、将外科旁路移植作为次要选择的患者。虽然目前尚未注册 http://clinicaltrials.gov，但这项试验将于不久之后启动。

另外，对肌内注射 VM202 的研究也正在美国、韩国和中国进行，VM202 是一种非病毒载体质粒 DNA，通过不同的剪切方式表达 HGF 的两个亚型。多个 I 期剂量升级研究表明了它的安全性和耐受性，以及这种新设计的 HGF 质粒可显著改善 ABI、TBI、静息痛和伤口愈。II 期临床试验最近也完成了无筛选的 CLI 患者注册，可以在 http://clinicaltrials.gov （NCT01064440）上找到。鉴于 HGF 治疗有两个亚型选择，这种疗法也许会展现出更大的潜力和疗效。目前正在等待试验的结果。

尽管这些初始试验有局限性，但是 HGF 展示了基因治疗在 CLI 血管生成中的另一个机会，也没有如水肿等与 VEGF 相关的可能发生的不良反应。鉴于从 I 期和 II 期试验中得到的有意义数据，有必要进行一个大型多中心 III 期试验。

（五）缺氧诱导因子 -1

缺氧诱导因子 -1（hypoxia-inducible factor-1，HIF-1）是基因治疗 CLI 的最近研究目标。它不仅仅只是内皮生长因子，还是一个转录激活因子，还可以作为氧稳态主要的调节因子。HIF-1 是由 α 和 β 亚基组成的异二聚体蛋白。HIF-1α 亚基受血氧水平调节，氧含量降低时增加。HIF-1β 亚基是组成性表达。在缺血组织中，HIF-1 的表达被证明参与了包括 VEGF、SDF-1/CXCR4 和促红细胞生成素（erythropoietin，EPO）的表达和多种血管生长途径的激活。在以前的动物模型中已经证明注射编码组成性激活的 HIF-1α 亚基（HIF1α-VP16）质粒 DNA 后，后肢缺血模型的血流得到恢复。

已进行 I 期剂量递增试验，包括一个双盲、随机对照试验，试验选取 34 个不作为血供重建术候选人的 CLI 患者。通过肌内注射，给予患者不断递增剂量的携带 HIF1α-VP16 的腺病毒。结果显示所有剂量均是安全并可耐受。鉴于样本量小，没有观察到临床终点有明显改善也就不足为奇了。此外还发现其有外周水肿等不良反应。

Creager 等完成的一个大型随机对照试验，入选 289 名外周动脉疾病（peripheral artery disease，PAD）和跛行患者，观察肌内注射编码活性 HIF-1α 亚基转录因子腺病毒载体的疗效。这项研究表明在步行时间峰值、跛行发病、ABI 或生活质量改善等方面中，治疗组和对照组无显著差异。应该指出的是，这项研究是在 PAD 患者而不是 CLI 患者中进行，而且在这种不严重的动脉闭塞性疾病中，HIF-1α 亚基的临床疗效可能不明显。此外，20 次注射中有 11 次是在大腿部位，其余 9 次是在小腿。这可能影响了试验结果。此外，研究显示与对照组相比，患者注射活性病毒载体的上臂循环 VEGF 或内皮祖细胞水平没有变化，这一结果强烈提示需怀疑所使用载体的转导效率。

缺氧诱导因子 -1 是 CLI 基因治疗的一种新方法，源于它对多个血管生成途径的转录激活。从理论上讲，它可能对刺激在 CLI 缺氧和缺血过程中产生更多的生理反应有意义，然而到目前为止在 CLI 患者中没有得到积极的临床结果。

（六）基质细胞衍生因子 -1

基质细胞衍生因子 -1（stromal cellderived factor-1，SDF-1）是基因治疗 PAD 和 CLI 的另一条新兴途径，它可以在经典的生长因子治疗、基因治疗和基于细胞的治疗方法之间搭建一座桥梁。如前所述，它与 VEGF 类似，SDF-1 也会从受伤组织释放并且以同样的方式推动类似的血管生成过程，低氧诱导因子 -1 可能是统一这些途径的一个共同因子。相对于 VEGF 及 FGF，SDF-1 是一个趋化因子，通过结合 CXCR4 和 CXCR7 受体以促进内皮祖细胞的趋化性而最终诱导血管新生。SDF-1 缺乏有丝分裂功能，这可能有助于预防内皮细胞不受控的增殖，内皮细胞不受控的增殖可以产生在 VEGF 治疗中发现的扩张、弯曲的血管。因此，类似由高渗透性血管产生的外周水肿等不良反应可以借由 SDF-1 治疗而减少。

已证明它作为 CLI 基因治疗和细胞治疗

之间桥梁的可能性，当使用基因疗法或结合细胞疗法使其高表达时，SDF-1 能增加后肢缺血的动物模型血流量。大鼠后肢缺血实验研究表明，超声诱导产生携带 SDF-1 质粒 DNA 的微泡可以诱导缺血肌肉血管内皮细胞的靶向转染，增强了静脉注射的 EPC 局部定植。相比于没有治疗或基因或细胞的单一疗法，这个联合疗法可生成更大密度的微血管。

在尚未发表的 I 期试验中最早揭示了 SDF-1 的安全性和耐受性，该结果可以在 http://clinicaltrials.gov 里的 NCT01082094 下找到，涉及Ⅲ级心力衰竭患者。现在一项Ⅱ期随机对照试验已开始招募受试者以评价对 CLI 患者肌内注射编码 SDF-1 载体 DNA 质粒的安全性和疗效（NCT01410331）。随访内容将包括截肢、整体的生存、生活质量及溃疡的愈合。

虽然 SDF-1 的临床研究仍然处于相对早期的阶段，但有希望作为重组蛋白，基因疗法或延伸至细胞疗法中使用的可能。相应的，需要对 SDF-1 生理机制及在人类受试者中的安全性和有效性进行更广泛的研究评价。

四、细胞疗法

随着分子治疗试验中我们对最佳转基因选择、载体设计和给药 / 递送方案的理解不断加深，在心脏新血管形成中基于细胞治疗的方法取得显著进展。细胞疗法即通过肌内注射和（或）动脉内注射（intra-arterially，IA）内皮祖细胞到缺血组织中，细胞直接参与新脉管系统及通过旁分泌机制诱导治疗形成新血管。许多细胞系已在临床试验中被用于研究评估治疗 CLI 的效果，其中包括未筛选的骨髓源性单核细胞（BM-MNCs），未筛选的外周血单核细胞（PB-MNCs）和筛选后的 CD34[+] 细胞。

骨髓源性 EPCs 通常通过血浆置换术、密度梯度离心或更先进的床旁离心系统获得。外周血内皮祖细胞使用白细胞分离法收集，通常用细胞因子动员疗法以增加外周血细胞容量 [如通过粒细胞集落刺激因子（granulocyte colony-stimulating factor，G-CSF）预处理]。这些 BM-MNC 和 PB-MNC 分离株可用细胞表面标记如经荧光激活细胞分选（fluorescence-activated cell sorting，FACS）CD34 阳性或免疫磁珠吸附分离法进一步筛选后注射，或未经筛选直接注射。

（一）自体骨髓单核细胞，未筛选的（表 57-2）

TACT 研究首次揭示了内皮祖细胞的安全性和生物活性，肌内注射未筛选的骨髓单核细胞到 CLI 患者的缺血肢体，经过 2 年随访，与安慰剂组（注射盐水）相比，治疗组的静息痛、无痛行走距离和溃疡大小均有改善。在 CLI 血管炎患者进行的后续试验反映，通过肌内注射 BM-MNC，24 周时的静息痛和溃疡大小及 2 年随访的 ABI 和溃疡大小都有改善。需要截肢的患者经年龄和性别匹配后分为对照组和治疗组，免疫组化分析证实治疗组在肌内注射 BM-MNC 后，下游新生毛细血管的功能有所改善。以此类推，有学者提出这种疗法也可以减轻血管内皮功能障碍。在以严重动脉粥样硬化 CLI 患者为对象的一项研究显示，肌内注射 BM-MNC 后可改善乙酰胆碱介导的内皮依赖性血流最长达 4 周之久。一项独特的试验显示，在给予 G-CSF 后采用胫骨开窗术以允许未被筛选的 BM 细胞"直接转移"到缺血下肢，可以使外周血 EPC 浓度增加，但这种方法对于是否可以有力改善终点的疗效需要进一步研究。

正在研究未筛选的骨髓单核细胞的输送方法。虽然肌内注射 EPCs 可能产生一个短暂的细胞库，在缺血组织内可以直接发生细胞渗入和局部旁分泌传递，经动脉注射疗法可引导 EPCs 到外周缺血区。PROVASA 研究，这一对 CLI 患者进行经动脉注射非筛选的 BM-MNC 治疗研究是至今为止唯一的多中心随机对照试验；与安慰剂相比，尽管不足以改善 ABI 或肢体致残率，但其具有剂量依赖性改善静息痛、伤口愈合的作用。值得注意的是，本研究使用多种细胞疗法，仅使用大约只有 10^6 个细胞的低细胞浓度即获得较大的临床收益。

经动脉注射与肌内注射治疗获益的相对大小尚未完全确定。对糖尿病患者行经动脉注射 BM-MNC 治疗的一项研究表明，在 1 年的随访中，相比先前肌内注射的文献报道，ABI 会有更大的改善（ABI 增加近 0.4，相比预期约增加 0.1）。该研究还显示，尽管使用低剂量的细胞疗法（106BM-MNCs），通过动脉内数字减影血管造影术检查可见伤口愈合且血流有显著改善。然而，前期的研究显示细胞疗法中动脉内注射 BM-MNC 与 ABI、毛细血管密度改善更具相关性。最后，根据现有数据，未筛选的 BM-MNCs 无论经动脉注射还是肌内注射给药，似乎不影响获益。

（二）自体外周血单核细胞，未筛选的（表 57-3）

在对 CLI 进行细胞治疗的试验中，外周血单核细胞也已经在其中。小型临床系列研究已经表明，通过使用 G-CSF，ABI 有 > 0.1% 的改善且最大步行距离增加了 2 倍，它动员了通过经动脉注射或肌内注射输送到 CLI 患者体内的非筛选外周 MNCs。尽管可能有 MNCs 的外周动员，细胞被注入后再注入 G-CSF 并没有显示能带来进一步的治疗效益。

只有极少数的研究比较了外周单核细胞与 BM-MNC 治疗的相对效果（表 57-4）。不足为奇的是，在 TACT 研究中，BM-MNC 疗法优于非动员的 PB-MNCs，原因可能是缺乏细胞因子动员造成 EPC 浓度极低。然而，有必要对骨髓源性与细胞因子动员的外周血内皮祖细胞的相对益处进一步研究。对 CLI 脉管炎患者的一个小型开放研究报道指出，经过 1 个月的随访，两种疗法对静息痛都有显著改善。一项入选 150 例患者分别随机接受肌内注射 BM-MNCs 和 G-CSF 动员的 PB-MNCs 的试验显示，PB-MNCs 对 ABI 和静息痛的改善更大，但是两组在无痛步行距离、溃疡愈合或截肢率上无差异。

（三）自体 CD34$^+$ 细胞（表 57-5）

通过使用包括荧光激活细胞分选法或免疫磁珠细胞分选法等各种方法，外周血分离可以使 EPCs 富集。EPCs 的细胞表面表达 CD34，在成人血管形成研究中可能具有里程碑式的意义。这项研究发现，CD34$^+$ 细胞在体外的内皮样细胞浓度比全血中的 MNCs 浓度高出太多（分别为 > 60% 和 1% 浓度）。虽然这种表面标志物本身不识别所有血管形成的细胞成分，但它仍然是一个被广泛研究的干预手段，有巨大的治疗潜力。

最近的 ACT-34 CLI 试验，一项入选 28 例 CLI 患者的双盲随机试验，给予每千克体重 10^5 或 10^6 G-CSF 动员选定的 CD34$^+$ 细胞，结果显示相对于安慰剂，这种疗法对于避免截肢的后果具有剂量依赖性（$P=0.054$）。这项研究为该选定细胞治疗的未来提供了依据。尽管细胞量低至 10^5 个细胞，肌内注射 G-CSF 动员的 CD34$^+$ 细胞的早期试验数据证明它对 CLI 患者的 TBI、疼痛量表和总步行距离的联合终点有改善。

五、结论

基于基因和细胞的疗法是有前途的治疗策略，能增加 CLI 患者的新血管形成。在即将进行的临床试验中将阐明这些治疗方案的长期临床获益。正在进行的试验也可能阐明仍然有待解决的公开问题，比如最优基因和细胞类型的选择、细胞的分离方法、基因和细胞的输送方法、给药途径、基于解剖结构的靶向投递、注射剂的数量和剂量及确定缺血环境的关键旁分泌刺激机制。未来研究的逻辑方向是可以把生长因子和基于细胞的治疗结合起来；在缺血组织肌内注射基因作为预处理可以增加置入干细胞的目标部位。

总之，基于基因和细胞的血供重建技术为 CLI 的治疗提供了有希望的备选方案。

表 57-2 肌内或动脉内注射任意自体骨髓源性单核细胞的临床试验

试验（参考文献）	入组患者数	卢瑟福分级	细胞处理方法	内皮祖细胞浓度	给药途径	随访时间	结果：生物活性参数的改进
Higashi 等	7	4~6 动脉粥样硬化	CS3000-PLUS 血细胞分离机（Baxter）	10^9（包括 10^7 CD34$^+$）	肌内	4 周	通过细胞疗法，TcPO$_2$，同歇跛行时间，乙酰胆碱介导的内皮依赖性血流相比基线有显著改善
Van Huyen 等	8	4~6	用 Cobe2991 设备进行 Ficoll（聚蔗糖）密度梯度分离	10^9（包括 10^6 CD34$^+$）（1：1）年龄/性别匹配对照	肌内	1 年	对经过细胞疗法后的病理截肢标本进行免疫组化（血管内皮细胞标志物：CD31$^+$，CD34$^+$，vWF$^+$）分析，发现相比年龄性别相匹配的对照研究，活性新生血管在注射部位远端
Motukuru 等	38	4~6 血栓性脉管炎	在环鸟苷酸条件下富集	10^7（包括 10^6 CD34$^+$）	肌内	6 个月	通过细胞疗法，ABI，TcPO$_2$，溃疡愈合相比基线有显著改善 潜在混杂因素：所有的患者成功戒烟 安全性：一注入的细胞样本后来发现有圆线虫侵染
Saito 等	14	4~6 血栓闭塞性脉管炎	CS 3000-Plus 血细胞分离机（Baxter）	10^9	肌内	24 周	通过细胞疗法，患者静息痛、溃疡愈合相比基线有显著改善 安全：发现没有增殖性视网膜病变、恶性肿瘤，MI/CVA，血管瘤或异位骨/脂肪形成
Cobellis 等	10	4~6 动脉粥样硬化	使用芬沃尔骨髓工具包收集设备 4R2104 纯化颗粒物	10^9	动脉内	12 个月	通过细胞治疗，患者 ABI、毛细血管密度、同歇性跛行距离相比的对照有显著改善，患足所有人纳入标准的对照组有显著改善

续表

试验（参考文献）	入组患者数	卢瑟福分级	细胞处理方法	内皮祖细胞浓度	给药途径	随访时间	结果：生物活性参数的改进
Ruiz-Salmeron 等	20	4~6	聚蔗糖密度梯度分离（AMERSHAM 法 玛西亚生物）	10^6（也包括 10^6 $CD34^+$）	动脉内	1 年	通过细胞疗法，患者第 3 个月（血管造影）的 ABI，伤口愈合，血流量相比基线有明显改善 安全性：发现没有局部或相关手术相关事件
Walter 等	40	4~6	密度梯度分离	10^8（包括 10^6 $CD34^+$）剂量升级：单剂量或者双剂量	动脉内	6 个月	通过细胞疗法，患者溃疡愈合，静息痛在这个多中心、双盲、随机开始的临床试验中有显著改善 ABI 或保肢没有显著改善发现 安全性：报告程序安全
Bartsch 等	13	3~6（Fontaine 2b）	聚蔗糖密度分离（淋巴细胞分离液，自动闭合的 SEPAX 细胞分离设备 CS900，BIOSAFE）	10^7	动脉内 + 肌内	13 个月	通过细胞疗法，患者 ABI，同歇性跛行距离，毛细血管静脉血氧饱和度，静脉闭塞体积描记，平均反应性充血，洪峰流量相比所有纳入标准的对照组有显著改善
Franz 等	9	4~6（建议截肢）	GenesisCS 成分浓缩系统；EmCyte Corporation	未列出	动脉内 + 肌内	3 个月	通过细胞疗法，患者 ABI，静息痛，伤口愈合，相比基线没有显著改善
Franz 等	20	4~6	GenesisCS 成分浓缩系统；EmCyte Corporation	未列出	动脉内 + 肌内	3 个月	通过细胞疗法，患者卢瑟福分级相比基线有显著改善；ABI，静息痛，保肢没有显著改善 安全性：发现没有手术相关的并发症

续表

试验（参考文献）	入组患者数	卢塞福分级	细胞处理方法	内皮祖细胞浓度	给药途径	随访时间	结果：生物活性参数的改进
Van Tongeren 等	27	没选择 CLI	电脑血液成分分离机 (Gambro, Sweden)	10^9 (包括 10^6 CD34$^+$)	肌内 15 动脉内 + 肌内 12	12 个月	通过细胞疗法，两组患者 ABI、疼痛评分、同歇性跛行距离与基线比有显著改善；两组的保肢率有显著改善。安全性：两例骨髓穿刺术后心力衰竭的报道。发现没有输送时的栓塞 / 白细胞凝集并发症

ABI. 踝臂指数；CLI. 严重肢体缺血；CVA. 脑血管事件；MI. 心肌梗死

表 57-3 肌内或动脉内注射任意粒细胞集落刺激因子动员的外周血单核细胞的临床试验

试验（参考文献）	入组患者数	卢塞福分级	细胞处理方法	内皮祖细胞浓度	给药途径	随访时间	结果：生物活性参数的改进
Ishida 等	6	4 ~ 6 (1 例动脉粥样硬化，5 例血栓闭塞性脉管炎)	AS104 细胞分离器 (Fresenius Medical Care)	10^{10} (包括 10^8 CD34$^+$)	肌内	24 周	通过细胞疗法，患者第 4 周的 ABI、第 24 周的疼痛量表、同歇性跛行距离相比基线有显著改善。安全性：发现无严重不良事件
Lenk 等	7	4 ~ 6	聚蔗糖密度梯度分离法	10^7	动脉内	12 周	通过细胞疗法，患者 ABI、TcPO$_2$、同歇性跛行距离、血流依赖性血管舒张功能，对腺苷内皮依赖性血管舒张储备相比基线有显著改善。安全性：发现感染 / 炎症没有增加，临床 / 血清参数也没有显著变化
Lara-Hernandez 等	28	4 ~ 6	使用 CS3000-PLUS 细胞分离器机采 (Bayer)	未列出 (高 CD34$^+$ 和 CD133$^+$ 比率)	肌内	14 个月	通过细胞疗法，患者 ABI、疼痛量表有显著相比基线有显著改善。安全性：发现无严重不良事件
Huang 等	28	4 ~ 6	Version 4 血细胞分离器 (Cobe)	10^{10} (~ 0.4%CD34$^+$)	肌内	3 个月	通过细胞疗法，患者 ABI、伤口愈合、血管造影评分、血管造影灌注有显著改善。普勒血流灌注，激光多普勒血流相比随机对照试验没有有显著改善。安全性：发现没有治疗相关的不良事件

ABI. 踝臂指数

表 57-4 肌注未筛选的自体骨髓源单核细胞与外周血单核细胞的对比临床试验

试验（参考文献）	入组患者数	卢瑟福分级	细胞处理方法	内皮祖细胞浓度	给药途径	随访时间	结果：生物活性参数的改进
Tateishi-Yuyama 等	45	4~6	CS3000-PLUS 血细胞分离器（Baxter）	10^9 BM- 或 PB-MNCs（BM-MNC 注入包括 10^7 CD34+ 细胞）	肌内（腓肠肌）	24周	BM-MNC 相比安慰剂（初步试验），PB-MNC（随机对照试验），同歇性跛行距离有显著改善，静息痛。安全性：发现无严重不良事件
Matoba 等	115	4~6（74例动脉粥样硬化，41例血栓闭塞性脉管炎）	CS3000-PLUS 血细胞分离器（Baxter）	10^9 BM-MNC 与 PB-MNCs 作为对照（BM-MNC 注入包括 10^7 CD34+ 细胞）	肌内	3年	BM-MNC 相比 PB-MNC，患者治疗2年后的腿痛、跛行距离、溃疡大小有显著改善；ABI 或 TcPO2 没有显著不同。安全性：发现一例血栓闭塞性脉管炎患者髂动脉闭塞。其中外周动脉疾病病患者剩余的非严重不良事件均列在纸上
Huang 等	150	任意卢瑟福分级；动脉硬化闭塞症	Version 4 血细胞分离器（Cobe）	10^9 G-CSF 动员的 PB-MNC（包括 10^8 CD34+ 细胞）对 10^8 BM-MNC（包括 10^7 CD34+ 细胞）	肌内	12周	PB-MNC 相比 BM-MNC，ABI、皮肤温度、静息痛有显著改善；TcPO2，同歇性跛行距离或截肢率没有显著不同。安全性：在粒细胞集落刺激因子治疗期同发现骨痛和疲劳。发现没有细胞治疗相关的并发症
Kamata 等	6	4~6 脉管炎	聚蔗糖-泛影葡胺分离法（Axis Shield）	10^8 BM-MNC 或 PB-MNC（每一组包括 10^6 CD34+ 细胞）	肌内	1个月	BM-MNC 和 PB-MNC 治疗，静息痛有显著改善（两治疗组）

注：PB-MNC. 外周血单核细胞没被动员

ABI. 踝臂指数；BM. 骨髓；BM-MNC. 骨髓来源单核细胞；PB-MNC. 外周血单核细胞

表 57-5 肌注自体粒细胞集落刺激因子动员的外周血 CD34$^+$ 细胞临床试验

试验（参考文献）	入组患者数	卢瑟福分级	细胞处理方法	内皮祖细胞浓度	给药途径	随访时间	结果：生物活性参数的改进
Kawamoto 等	17	4 ~ 6	使用 CliniMACS 仪器进行 CD34$^+$ 磁分离（纯度检验通过 FACS）	剂量升级：10^5 5×10^5 10^6	肌内	12 周	通过细胞治疗，疗效评估（趾肱血压指数、疼痛量表、总步行距离）相比基线有显著改善 无剂量 - 反应影响 安全性：发现没有治疗相关的严重不良事件
Losordo 等	28	4 ~ 5	ISOLEX 300i 磁性细胞选择系统（Baxter）	剂量升级： 安慰剂 $(1 \sim 7) \times 10^5$ $(1 \sim 9) \times 10^6$	肌内	12 个月	增加剂量的细胞治疗组相比安慰剂组，12 个月的截肢率没有显著改善 安全性：没有发现治疗相关的不良安全信号

欧雅莉 译 周环 校

井然 毕斯斯

Tod C. Engelhardt

East Jefferson General Hospital, Metairie, LA, USA

一、引言

肺栓塞是一种常见的致死性疾病，全美每年有约 600 000 名患者发病并最终导致 50 000 ~ 200 000 名患者死亡。未治疗的肺栓塞总体死亡率约 30%。急性肺栓塞是一类预后各不相同的临床综合征，其患者可分为 3 个危险层次：大面积肺栓塞、次大面积肺栓塞及微栓塞。大面积或高危肺栓塞表现为循环衰竭或血流动力学不稳定，在所有肺栓塞中占比约 5%。次大面积或中危肺栓塞患者以右心室功能失代偿且无体循环高血压为特征，在急性肺栓塞人群中占比约 40%。虽然其血流动力学暂时稳定，但该部分患者在解除栓塞和右心功能恢复之前随时可能出现恶化，并导致血流动力学紊乱、心源性休克甚至死亡。从次大面积肺栓塞后幸存的患者也存在长期后遗症的风险。微栓塞或低危肺栓塞患者表现为远端肺血管的小栓塞、胸膜炎性胸痛、轻度心动过速甚至咯血，但一般全身血压正常且无右心室功能障碍的证据，在急性肺栓塞人群中占比约 55%。根据 ICOPER 注册研究，大面积肺栓塞、次大面积肺栓塞及微栓塞的 90d 死亡率分别为 50%、22% 和 15%。

虽然次大面积肺栓塞患者血流动力学暂时稳定，但在解除栓塞和右心功能恢复之前随时可能出现恶化，并导致血流动力学紊乱、心源性休克甚至死亡。

二、治疗

目前针对急性肺栓塞的标准治疗为：静脉注射普通肝素或皮下注射低分子肝素，继以长期华法林口服抗凝，据报道该方案可以减少死亡率。抗凝治疗可以中断凝血级联反应，从而防止血栓形成和肺栓塞复发，但是并不能处理已经存在的栓塞。对于次大面积肺栓塞或处于弥留之际的大面积肺栓塞患者来说，需要更进一步的治疗来快速恢复肺血流并阻止死亡，这些治疗包括溶栓、机械碎栓或手术取栓。

在急性肺栓塞的众多特征性症状和体征中，右心室功能障碍对患者预后的预测作用被广泛研究。已认为右心室扩大是增加死亡率的因素，右心室扩大以增强 CT 或心脏彩超所测的右心室/左心室之比（在舒张末期右心室直径/左心室直径）> 0.9 来衡量。也有证据表明右心室/左心室之比高达 1.0 ~ 1.5 时，死亡率逐步上升。鉴于也有研究表明恢复扩大的右心室至原来的水平可使升高的死亡风险下降，因此最理想的治疗是在有效解决栓塞、改善紊乱的血流动力学及心肺功能的同时降低右心室直径。

以增强计算机断层扫描（computed tomography，CT）或心脏彩超所测的右心室/左心室之比（在舒张末期右心室直径/左心室直径）> 0.9 来表示的右心室增大已被报道是不良预后的指标。

（一）全身溶栓

全身溶栓的功能是"药物血栓清除术"。对于大面积肺栓塞患者，溶栓可通过逆转右心室后负荷过重来增加全身动脉灌注，并避免由于进行性右心室功能衰竭所致的血流动力学紊乱及死亡。由于大面积肺栓塞患者死亡风险极高，全身溶栓被认为是挽救生命的干预措施。美国 FDA 已经批准将剂量为 100mg 的阿替普酶（Activase, Genentech, Inc., San Franscisco, CA, USA），一种重组组织型纤溶酶原抑制药（rt-PA），持续静脉注射 2h 作为急性大面积肺栓塞的溶栓方案。对于收缩压正常的次大面积肺栓塞患者，全身溶栓的价值也已得到充分评估。根据 Goldhaber 等和 Konstantinides 的研究，全身溶栓已被证实可快速改善右心室功能。然而，研究结果也表明与肝素治疗相比其长期获益并不明显，且可以增加主要出血风险。事实上，标准溶栓方案的重大出血风险是出血风险增大至 20%，特别是颅内出血风险增加 3% ～ 5%。

（二）导管介导的溶栓方案

在解决有症状的肺栓塞患者中的血栓问题及恢复右心室功能时，血管内技术应用得越来越频繁。一项将 34 例患者随机分入 rt-PA 静脉溶栓或肺动脉内局部给药的临床研究证实肺动脉内注射 rt-PA 并无优势。近来，针对清除局部血栓并降低溶栓药物使用剂量设计的血管内取栓装置，有助于增加血管内深静脉血栓的治疗。通过大幅降低溶栓药物剂量并降低出血风险，置入这些装置虽然已经极大地改善了对深静脉血栓的治疗，但是并不能轻易地直接用于肺动脉血栓的治疗。它们的作用机制很大程度上是建立在软化血栓或其他形式破坏血栓的基础上，因而在更为脆弱的肺动脉中使用可能会使风险升高，并可能导致与血管损伤或穿孔相关的潜在并发症。

近来一项包含 35 项研究 594 名急性肺栓塞患者的荟萃分析证实成功率为 86.5%，其主要采用机械取栓及使用或不使用局部注射溶栓药物。然而，令人难以接受的是，流变取栓装置的并发症发生率非常高（主要并发症为 25%，次要并发症为 40%）。具体来说，并发症包括心律失常、碎片栓塞、血管壁穿孔、瓣膜损害、低血压和致命的咯血。通过仅行经皮器械取栓术治疗急性肺栓塞的效果有限，浇熄了人们最初对于这种模式的热情。

三、超声加速溶栓

超声加速溶栓是一种采用 EKOS EkoSonic 血管内系统的血管内溶栓策略，该系统通过产生高频、低功率的超声以便在肺栓塞处直接给予溶栓药物。其主要包括两个主要组成部分。

1. 包括一个智能给药导管和便携超声芯线（MSD）的一次性 EkoSonic 血管内装置。

2. 一个可重复使用的 EkoSonic 控制元件（图 58-1）。

使用该设备时，通过导管的侧孔释放溶栓药物。MSD 放置于给药导管的中央腔，从而可以在药物释放区域产生超声能量。EkoSonic 控制元件给整个系统提供能量，并给术者提供用户界面来控制整个系统。

（一）作用机制

由 EkoSonic 系统产生的超声通过声波压力波及微超束作用分解纤维蛋白束并增加纤溶药物的渗透率来加快溶栓的过程。超声

EkoSonic 控制元件

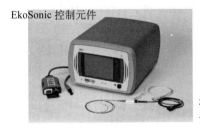

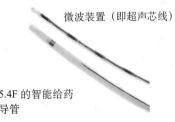

微波装置（即超声芯线）

5.4F 的智能给药导管

图 58-1　EkoSonic 血管内系统包含控制元件及一根 5.4F 的给药导管（IDDC）。IDDC 包含一根可以在输注溶栓药物的给药导管周围产生超声能量的直径为 0.035in 的超声芯线（MSD）

（来源：EKOS Corporation, Bothell, WA, USA. Reproduced with permission.）

压力波和微超束会将溶栓药物注入到血栓中，使药物迅速渗透至整个血栓并与暴露的纤溶酶原受体结合位点结合，这些结合位点原本被抗纤溶酶蛋白保护而失活。溶栓药物一旦与血栓相结合便不能再自由进入循环系统，因而不经过肝消除也不被代谢。该机制是一种仅加速溶栓过程的生理机制，并不会引起出血或血栓碎片。

（二）临床经验

EkoSonic 血管内系统的应用指征包括如下。

1. 在外周血管注射处方液体，包括溶栓药物。

2. 肺动脉内注射溶液。

前期研究显示该系统在治疗脑卒中、外周动脉栓塞及深静脉血栓方面已经获得成功。根据一项纳入 10 例有右心功能不全但是血压正常的急性肺栓塞患者的回顾性研究，已评估了该系统在治疗急性肺栓塞中的效果。在该研究中，单侧栓塞病例只用 1 台 EkoSonic 装置，而双侧栓塞病例同时使用两台 EkoSonic 装置。经过平均剂量为 24mg、平均治疗时间为 24h 的 rt-PA 治疗后，17 例中的 16 例患者显示血栓完全或几乎完全溶解。在另一项纳入 25 例血管造影 Miller 评分 > 17 分的高血栓负荷肺栓塞患者的回顾性研究中，比较了标准导管介导的溶栓与超声加速溶栓。这些患者中 52% 的患者有右心室功能不全，而只有 20% 的患者表现出全身低血压或心源性休克。研究结果显示，在 11 例采用超声加速溶栓的患者中，经过持续输注超过 17h、平均剂量为 17mg 的 rt-PA 治疗后全部患者的血栓均完全溶解。与之相反的是，在采用标准导管溶栓的其他 14 例患者中，无论是采用尿激酶（平均剂量 200 万 U）还是持续输注 rt-PA（平均剂量 25mg）超过 25h 的溶栓，均仅有 50% 的患者获得完全溶栓，14% 的患者血栓部分溶解。标准导管介导溶栓的患者中出血事件为 21%，与之相比，超声加速溶栓的患者中未出现任何出血并发症。

四、单中心回顾性研究

一项回顾性研究综述了所有于 2009 年 2 月至 2011 年 10 月在东杰佛逊总医院（Metairie, Louisiana）诊断为急性肺栓塞并行经 EkoSonic 血管内系统超声加速溶栓治疗的患者。在这项研究的 32 例患者中，平均年龄为 59.9 岁（分布于 32 ~ 85 岁），44.4% 的患者为男性。超声加速溶栓的指征是当患者出现下列情况时。

1. 气促、合并或不合并血流动力学不稳定的低氧血症（分别代表大面积肺栓塞或次大面积肺栓塞）。

2. 经 CT 扫描或心脏彩超显示右心室扩张。

3. 心电图有右心室功能不全的表现。

4. CT 显示血栓负荷重。

所有肺栓塞均是根据 CT 扫描或平扫 / 增强扫描联合心脏彩超来诊断。

（一）治疗方案

所有患者在接受超声加速溶栓前、溶栓时及溶栓后均需要接受低分子肝素（Lovenox, Sanofi-Aventis, Bridgewater, NJ, USA）以明确部分凝血酶原时间。医师需慎重考虑后决定患者是否需要下腔静脉滤器。

所有病例均经股浅静脉穿刺获得静脉通路。在最初的 14 例患者中，静脉通路通过 6F 的导引鞘（Boston Scientific, Natick, MA, USA）维持，而对于需要置入两个 EkoSonic 装置的患者来说需在左、右两侧股静脉均开通静脉通路。其余的 18 例患者采用 12F 的双腔导引鞘（FastCath Duo, St Jude Medical, St Paul, MN, USA），这样对于需要置入 2 个 EkoSonic 装置的患者就只需要开通一个静脉通路。置入导引鞘后，将 1 根 270cm 的导丝（Boston Scientific）和 5F 猪尾导管推送到右心和（或）肺动脉所需部位。然后撤出猪尾导管，再通过导丝推送 EkoSonic 智能给药导管，调整使导管的治疗区域到达血栓内的准确位置。然后撤出导丝，代之以含有超声换能器的 MSD。通过智能给药导管的中央腔注射肝素盐水并启动超声。最初 14 例患者的溶栓方案为：先给予平均 4mg 的 rt-PA 负荷量，继之以 1.0mg/h 的输注速度经导管给予目标剂量为 40mg 的 rt-PA。其余的 18 例患者中，每根导管输注速度降至 0.5mg/h，最大目标剂量则降至 20mg。超声溶栓并输注 rt-PA 的同时将患者转送至重症监护室。当症状缓解或总剂量达到方案最大剂量时，停止 rt-PA 输注及超声，在床旁撤出 EkoSonic 装置。在撤出 EkoSonic 装置并完成所有治疗后复查 CT 扫描。

治疗终点由治疗前后 CT 扫描评估的血栓负荷减少程度及右心室功能恢复情况来决定。右心室功能不全由右心室 / 左心室之比进行评价。血栓负荷通过改良 Miller 评分进行计算，最高分为 36 分。两项测量均由独立的核心实验室进行评估。主要出血并发症定义为：颅内出血、严重到需停止治疗或需输血的出血。次要出血并发症定义为：局部压迫、换用大鞘管或减少溶栓药物剂量可止血的出血。

（二）治疗结果

在这项研究中，5 例患者有低血压（大面积肺栓塞），其余 27 例患者血压正常（次大面积肺栓塞）。所有患者均成功置入 EkoSonic 装置并完成 rt-PA 输注，所有治疗程序均 100% 完成。此外，在装置置入后可观察到症状迅速减轻，而且在治疗完成撤除装置后，症状会进一步减轻。总体来说，rt-PA 的平均治疗剂量是在超过 19.7h 的时间内输注了（33.5±15.5）mg。来自独立核心实验室的评估显示右心室 / 左心室之比从基线的 1.37±0.28 降至 1.02±0.13，有统计学差异（$P < 0.001$）。通过 CT 扫描评估肺血栓负荷的改良 Miller 评分也从（18.8±5.8）分显著降低至（9.1±5.2）分（$P < 0.001$）（图 58-2 和图 58-3）。在早期溶栓药物目标剂量较高的一组患者中共观察到 4 例需要输血的出血并发症，而在 rt-PA 目标剂量不超过 20mg 的低剂量治疗组中未出现需输血的并发症。

所有患者均成功存活至出院。总的平均住院日为（8.3±6.7）d（分布于 2～46d，中位数为 7d），包括有 3 例患者的住院时间长达 28～46d。住院日延长是由于合并症，而不是肺栓塞的并发症。重症监护病房（intensive care unit, ICU）的平均停留时间是（3.4±4.8）d（中位数 2d）。有 5 例大面积肺栓塞患者接受了低剂量的 rt-PA 输注方案，他们在 ICU 的停留时间仅有（1.3±0.6）d，而住院日只有（6.0±3.3）d。出院后的随访时间分布于（64～584）d。随访期间，5 例患者死亡，其中 4 例死于癌症，1 例死于原先就存在的慢性阻塞性肺疾病。没有患者在出院后再次出现肺栓塞，也没有患者死于肺栓塞。

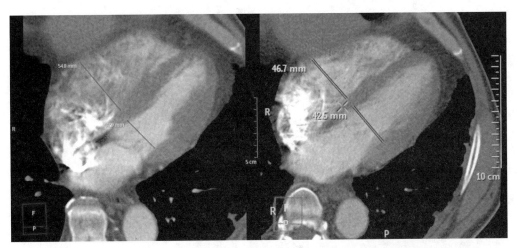

图 58-2　CT 扫描显示：1 名肺栓塞患者经过 EkoSonic 血管内系统行超声加速溶栓后，其右心室扩张得到改善，表现为其右心室 / 左心室比值从治疗前的 1.64（左）降至治疗后的 1.1（右）

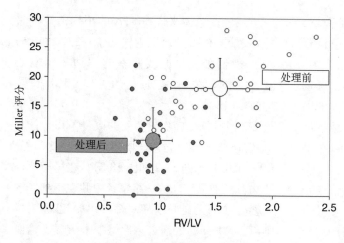

图 58-3　独立核心实验室的分析显示：治疗后的 Miller 评分及右心室 / 左心室比值均明显下降，有统计学意义

无论是对于大面积肺栓塞还是次大面积肺栓塞的患者，低剂量的 rt-PA 联合超声加速溶栓可以快速溶解血栓、缓解症状，改善右心室扩大，而且 ICU 停留时间及住院时间均较短，出血风险也非常小。

五、结论

急性肺栓塞，尤其是有心源性休克表现的大面积肺栓塞是一种危及生命的疾病，需要进一步的治疗。虽然次大面积肺栓塞患者血压一般正常，但随着右心室功能失代偿，其病情也可快速恶化。近年来，导管介导的治疗模式已经吸引了广泛的临床医师和研究者的兴趣。通过机械破碎原理驱动的技术可以使血管迅速再通。超声加速溶栓是一项非常有前景的治疗方式，它使用高频、低功率的超声将溶栓药物注入血栓中，通过生理模式而不是机械性破坏来使血栓溶解。最近的研究已经证实，低剂量溶栓药物联合超声加速溶栓在治疗急性肺栓塞时安全性良好，可以快速改善右心室功能失代偿，减轻血栓负荷。治疗后症状可立即减轻，而且住院日较短。在有适当的专业知识并且有条件使用时，这项技术应该作为治疗大面积肺栓塞和次大面积肺栓塞的首选方式。

黄　晓　译

井　然　欧雅莉　蒋敏娜　校

第59章　经冠状动脉和左心室内临时起搏

Crochan J. O'Sullivan & Bernhard Meier

Swiss Cardiovascular Center Bern, Bern University Hospital, Bern, Switzerland

一、引言

经皮冠状动脉介入术（PCI）中常规经静脉插入右心室电极行临时心脏起搏治疗术中心动过缓或心搏骤停。与此同时，科学家在动物实验中观察了冠状动脉内临时起搏，并于1984年首次报道了人体冠状动脉内单极临时起搏。随着PCI的广泛开展，该方法在术中常规使用了约10余年，但该法不仅耗时、费用昂贵，而且死亡率也极高。与此相比，经冠状动脉单极右心室起搏的优势不言而喻：无须额外设备和二次穿刺、无额外花费、并发症更少（如起搏导线穿孔、股动静脉瘘等）、在血流动力学不稳定的患者，起搏花费的时间更短。

尽管冠状动脉内起搏已使用25年，具有一定的优点，但它在多数心脏介入中心从未广泛开展。这可能与该技术缺乏临床系统性训练，以及很少需要起搏有关。目前采用非离子型造影剂替代可导致心动过缓的泛影葡胺，进一步显著减少PCI术中需要临时起搏的可能。大多数术者和介入中心会优先采用他们最熟悉的技术，尽管它们可能有潜在的缺陷、风险和不便。当然，他们不再常规预防性的使用，而是在临床需要时作为备选方案。

诊断性冠状动脉造影和PCI术中出现心动过缓和心搏骤停发生率的资料有限。既往研究显示，1%～2%的病例需要起搏，现在应该更少。然而，部分介入手术如右冠状动脉直接PCI、冠状动脉内旋磨、溶栓术等出现心动过缓的发生率显著增加。

临床发生显著心动过缓或心搏骤停时需要迅速处理。一般情况下，PCI术中发生相对性心动过缓时，首先要患者咳嗽或静脉给予阿托品。当上述措施不能有效缓解心动过缓时，通常下一步采用经静脉行心脏临时起搏。在患者血流动力学不稳定，甚至无血压而静脉鞘和临时起搏导线没有预先置入时，情况往往非常紧急。当术者努力穿刺静脉、置入股静脉鞘、送临时起搏电极入右心室和连接到体外脉冲发生器等过程中，可能同时需要做心脏按压。这往往需要耗时数分钟。心脏按压常导致局部损伤或肋骨骨折。而且，经静脉心脏临时起搏有导致潜在致死性并发症的风险，如右心室穿孔导致心脏压塞、动静脉瘘、深静脉血栓形成和肺栓塞、穿刺处出血、室性心动过速或颤动等（表59-1）。在直接PCI时因使用抗血小板和抗凝制剂，上述并发症的发生率增加，更容易导致出血并发症。冠状动脉内起搏则无上述并发症。而且，它节省了时间（器械已置入）和费用（无须额外器械）。动脉插管时，当冠状动脉内无合适的起搏电线位置，左心室内可作为替代起搏部位。

本章我们主要讨论心脏介入术者使用的两种左心起搏方法：经冠状动脉起搏、左心室内起搏。

二、冠状动脉内起搏

冠状动脉内起搏（图59-1，图59-2）包括以下关键步骤：①冠状动脉导引导丝尖端应尽可能插入供应心肌的冠状动脉分支远端（如左前降支间隔支），尽量避免放置在心外膜。②体外近端无涂层的硬导丝通过鳄鱼夹（类似于在永久起搏器电极置入期间用于测量

表 59-1　冠状动脉内起搏与经股静脉右心室起搏不良反应和并发症的对比

冠状动脉内起搏		右心室起搏
发生率约 4%	治疗	发生率 1% ~ 20%
冠状动脉痉挛	用硝酸酯类药物，短时间起搏、降低心排血量	1. 右心室穿孔、心脏压塞
膈神经刺激	改变起搏位置	2. 动静脉瘘
阳极夺获	选用较大电极或麻醉腹股沟	3. 心包积气
心房起搏	采用球囊导管使电极绝缘	4. 深静脉血栓形成
		5. 肺栓塞
		6. 室性心动过速、心室颤动
		7. 出血

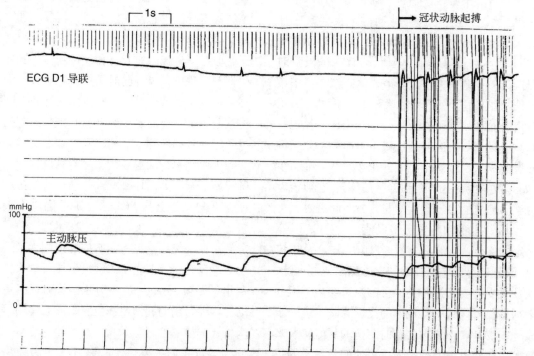

图 59-1　49 岁男性，急性下壁 ST 段抬高型心肌梗死，右冠状动脉直接 PCI 时出现严重心动过缓，经冠状动脉内起搏。冠状动脉导引导丝位于右冠状动脉后降支远端

起搏参数）与体外脉冲发生器的阴极（负极，黑色）相连接。如果没有鳄鱼夹，导丝末端也可直接插入脉冲发生的阴极，或与脉冲发生器延伸出的电极手工连接。此时，冠状动脉导丝功能上为单极起搏导线。③脉冲发生器的阳极（正极，红色）与大的皮肤电极（如附着在胸部、手臂或腿上）或单钢丝缝线固定于皮肤表面，其他的针、夹子放置在已麻醉的腹股沟部位。在不同的冠状动脉内起搏研究中，阳极的放置位置各异。本中心发现，阳极与放置于左腿或上腹部的大型表面积约 100cm² 皮肤电极附加阳极相连能获得更好的单极起搏参数，而较小的电极起搏时可导致刺痛等不适。④导引导丝全程直到冠状动脉开口应尽可能绝缘。临床实践中，指引导管往往替代导引导丝的作用。如果有必要，深插冠状动脉内球囊至导丝尖端交界区可提供额外的绝缘保护。

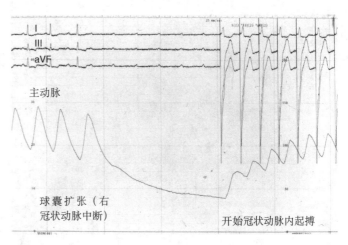

图 59-2　65 岁男性，右冠状动脉中段狭窄择期 PCI。球囊扩张过程中，患者出现完全性房室传导阻滞导致心室静止，室房分离，主动脉血压下降，冠状动脉内起搏后血压逐渐回升。起搏 2min 后患者恢复正常窦性心律

目前，初始起搏频率可按需设定。体外脉冲发生器的起搏输出最初可设为最大，成功起搏一段时间后方可逐渐降低，此后，逐渐降低输出以便测定起搏阈值。一旦确定起搏阈值，可将输出设定为 2 ～ 3 倍阈值以提供安全范围。脉冲发生器设成按需模式或在必要时关闭。起搏器设置完成后，操作者可通过连接或断开与冠状动脉导引导丝的连接以开始或终止起搏。通常情况下，起搏脉宽设为 2.5s（默认），关闭感知。

三、左心室内起搏

左心室内起搏（图 59-3）可使用冠状动脉导引导丝或用于做诊断和治疗的更大的测量导丝（如 0.035in J 形导丝）。诊断或治疗导管有利于辅助导丝通过主动脉瓣进入左心室，将前端尽量靠近导丝尖端以提供更好的绝缘性。导丝尖端应与心肌接触良好，通常可因机械刺激出现一些类型的心律失常（如期前收缩）。一旦导丝固定良好，则如上述冠状动脉内起搏一样，导引导丝的近端与脉冲发生器的阴极相连并开始起搏。

左心室内起搏在诊断性冠状动脉造影时特别有用。此时，冠状动脉内无导引导丝；或罕见情况下，冠状动脉内导引导丝失夺获，这种情况见于靶冠状动脉供应的心肌发生梗死。通常情况下，这时将冠状动脉内导引导丝放置到另一分支以获得足够的起搏阈值。但如果仍

失败，可将导引导丝插入左心室内起搏。其他可能需要左心室内起搏的情况如下。

四、冠状动脉内起搏的应用

目前多数研究集中在冠状动脉内起搏治疗 PCI 术中或冠状动脉造影过程中出现的相对心动过缓性心律失常（表 59-2）。少数病例报道可采用该方法的其他用途。

（一）PCI 或冠状动脉造影中相关缓慢心律失常的治疗

首次人体冠脉内起搏报道发表在 1984 年，随后有更多病例报道，包括 22 例（25 支冠状动脉）患者 PCI 术中验证了冠状动脉内起搏，10 例行诊断性心导管检查的患者行左心室内起搏。22 例冠状动脉内起搏患者均起搏成功，25 支冠状动脉中的 24 支起搏成功。其中 1 例未成功起搏部位冠状动脉供血区域心肌既往发生过梗死。左心室内均成功起搏。

冠状动脉内起搏同样可作为诊断方法评估狭窄冠状动脉两端的压力阶差（图 59-4）。

1992 年发表的一项研究评估了 300 例行 PCI 术的患者 349 个冠状动脉内起搏部位，其中 339 处起搏成功（97%）。起搏失败的 10 个部位包括右冠状动脉内 7 处，左前降支 2 处，左回旋支 1 处。其中 5 例在导引导管进一步指引下利用冠状动脉导引导丝或 0.038in J 形导丝行左心室内起搏，均获得成功。2% 患者因出现有临床意义的严重心动过缓而需要临时心

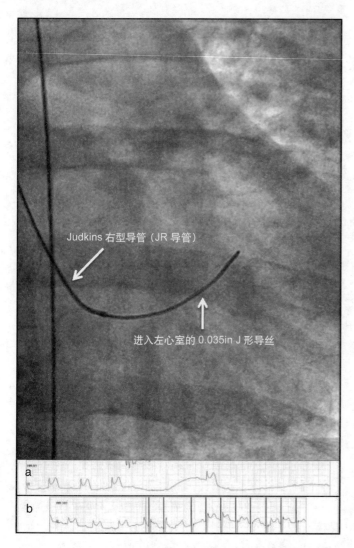

图 59-3　49 岁女性，长时间下壁缺血，下壁 ST 段抬高，严重心动过缓。0.035in J 形导丝置入左心室内起搏，JR 诊断导管作为绝缘层。导丝起搏左心室良好。起搏 1min 后，心肌缺血缓解，患者自身心律恢复。患者恢复良好

表 59-2　冠状动脉内起搏和左心室起搏的临床研究

作者	时间	病例数（例）	起搏部位数目	左心室起搏	阳极的位置	最大输出电压（V）	成功率	比例
Meier 等	1985	22	25	是	左臂	12	96%	1
De la Serna 等	1992	300	349	是	左腿	12	97%	2
Mixon 等	2004	26	26	否	腹股沟	N/A	100%	54
Heinroth	2006	70	70	否	左大腿	10	85.7%	4.3
Mixon 等	2008	105	105	否	腹股沟	N/A	96.2%	52
Lasa 等	2009	27	27	否	腕部	10	96%	N/A

脏起搏，100% 获得成功。

4% 行冠状动脉内起搏患者出现并发症，包括冠状动脉痉挛（2%）、膈肌刺激（1%）、高电压输出时阳极部位刺痛。

Mixon 等报道了 1 例右冠状动脉内裸导引导丝导致的心房不恰当起搏。沿导丝送入球囊导管后在心房水平提供绝缘保护，成功转为心室起搏。

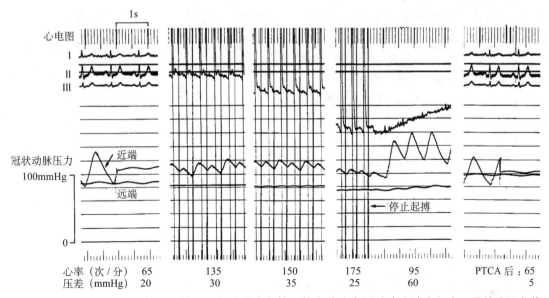

图 59-4　54 岁男性诊断性经冠状动脉内起搏评估左前降支近端病变狭窄程度，导丝置于左前降支间隔支内。冠状动脉狭窄近端和远端之间有明显压力阶差，随心率增快进一步增大。终止起搏即刻压力阶差达到峰值 60mmHg，球囊扩张狭窄病变后（PTCA）压差降至 5mmHg

　　Mixon 等进一步比较 3 种不同冠状动脉导引导丝（21 例使用 Luge 导引导丝；2 例 Roto 软导引导丝；3 例 Choice PT 软导引导丝；均为美国 Boston 公司产品），在 PCI 术中出现缓慢型心律失常高危患者的冠状动脉内起搏情况。共 26 例患者中，22 例采用 AngioJet 溶栓系统（Possis Medical, Inc., Minneapolis, MN, USA），2 例采用冠状动脉内旋磨系统（Rotablator, Boston Scientific），2 例考虑存在高度并发缓慢型心律失常的风险。实际上，使用 AngioJet 该特殊系统的 22 例患者，14 例（64%）术中需要短时间内临时心脏起搏，提示使用该系统有并发缓慢型心律失常风险较高。在后面的一个大型随机研究中，我们将进一步讨论该问题。3 种导引导丝比较，只有 Luge 导引导丝可行冠状动脉内起搏。Roto 软导引导丝因缺乏良好的绝缘性能而不能作为一个好的电传导体；而 Choice PT 导丝因末端为 30cm 聚合物涂层而不具备导电性。

　　2008 年上述团队发表了冠状动脉内起搏的 5 年随访研究结果。从 2002 年 8 月至 2007 年 12 月，他们在 174 例患者的 175 支冠状动脉中利用 AngioJet 系统行溶栓术。其中 105

例患者预先计划并在行溶栓术前行冠状动脉内起搏。实际上，术中有 55 例患者需要临时起搏。需行临时起搏的病例占所有行溶栓术患者的 33%。105 例尝试冠状动脉内起搏病例，其中有 101 例成功（96.2%）。右冠状动脉内行溶栓术是发生缓慢型心律失常的独立预测因素。需要治疗性起搏的病例占接受右冠状动脉介入术患者的 49%；而左前降支和左回旋支则分别为 19% 和 22%（P=0.001）。供应左前降支或回旋支的静脉桥（SVG）血管行溶栓术不需要起搏，但约 25% 供应右冠状动脉 SVG 行溶栓术的患者需要临时起搏。总而言之，在右冠状动脉分布区域行溶栓术，不论是在自身血管还是桥血管，需要临时起搏的可能性都显著增加（P= 0.02）。

（二）终止 PCI 术中室性心动过速

　　Goode 和 Bennett 报道了一例非常有趣的病例：62 岁左心室射血分数显著降低（EF 14%）的老年男性患者，在 LCX 狭窄病变行 PCI 术时出现 120 次 / 分的单行性室性心动过速导致低血压。给予 100mg 利多卡因静推未能恢复窦性心律，经冠状动脉导引导丝以 150 次 / 分起搏超速抑制恢复窦律。2min 后另一阵室性心动过速同样经冠状动脉内起搏终止。

（三）主动脉瓣球囊扩张、经皮主动脉瓣置入和主动脉缩窄术中左心室内起搏

对于儿童主动脉瓣球囊扩张术，通常采用腺苷导致的短暂心搏骤停或经静脉快速心室起搏以保证扩张时球囊的稳定性。Navarini 等报道 1 例全身麻醉下行严重主动脉瓣狭窄球囊扩张术的 4 岁女孩。静脉给予 3mg 腺苷不能减慢心率至理想状态。因此，放置球囊的 0.025in J 形导丝被用于左心室起搏。短时间 500 次 / 分的快速左心室起搏增加了球囊扩张时的稳定性，术后平均跨主动脉瓣压力阶差从 65mmHg 降至 34mmHg。该方法已用于经动脉主动脉瓣支架置入及主动脉缩窄血管成形术（置入或不置入支架）。

（四）支架置入术中稳定支架

Lasa 等报道了 27 例 PCI 术中支架移动幅度过大，影响支架精确定位的病例，为减少支架波动，采用冠状动脉内起搏。结果显示，以 150 次 / 分冠状动脉内起搏时，支架平均移动范围由 4.08mm 减少至 0.54mm。该方法特别适用于处理分叉病变开口处时的支架置入。

五、结论

PCI 术中发生明显血流动力学改变的心动过缓或心室停搏尽管少见，但属于临床紧急情况，需要尽快及时处理。尽管经冠状动脉和左心室内起搏属于处理这类情况非常规的方法，具有快速、低廉、有效、简单等优点，但 29 年来一直没有被心脏介入界广泛接受。然而，经桡动脉 PCI 时经股静脉途径变得更远和累赘。在目前开展经桡动脉 PCI 迅速发展的情况下，对这种技术的认识将有所增加。而且，经皮主动脉瓣支架置入术时要求球囊扩张前、后和置入球囊扩张支架时快速起搏心室（主动脉缩窄扩张和置入支架时类似），经导丝左心室起搏具有一定的优势，特别是已经置入过永久性心脏起搏器的患者，术后可能因心动过缓需要起搏治疗。值得注意的是，一些全涂层导引导丝的起搏阈值较常规临时起搏系统有增高。

谢启应　译
井　然　欧雅莉　蒋敏娜　校

第60章 体外震波疗法治疗急/慢性软组织损伤

Rainer Mittermayr[1, 2], Wolfgang Schaden[2]

[1] Ludwig Boltzmann Institute for Experimental and Clinical Traumatology, Austrian Cluster for Tissue Regeneration, Vienna, Austria

[2] AUVA Trauma Center Meidling, Vienna, Austria

一、引言

罹患慢性伤口患者的发病率在世界范围内持续升高,既影响了患者的生活质量又增加了患者的医疗开支。目前急需既能减轻患者的痛苦又能减少其医疗开支的可行治疗手段。

慢性伤口从病理上来说常源于组织缺血/缺氧。特别常见于有糖尿病、外周血管病(如粥样硬化、外周动脉阻塞性疾病)等并发症的患者。这些患者的生理组织再生能力常严重受损。

目前治疗慢性伤口(如静脉溃疡、糖尿病溃疡、压疮)的疗法在疗效方面有局限性。

震波在临床上最先用作震波碎石,是一种有效而不良反应较少的碎裂泌尿系结石的手段。从那时起,(震波)技术及适用范围得到稳步修正与改进。在20世纪,体外冲击波疗法(extracorporeal shock wave therapy,ESWT)因在整形与创伤领域被用来治疗慢性跟腱炎,假关节炎和慢性伤口而受到青睐。

与其他治疗手段相比,ESWT最明显的优势在于非侵入性及避免外源性给予各种药物(如生长因子、血管扩张药)。虽然这种情况令人欣慰,但震波产生治疗作用的分子生物机制仍不清楚。少量研究表明,血管内皮生长因子,一种血管再生的关键因子在震波治疗中上调。有些研究表明氮氧系统在震波治疗改善组织灌注过程中也发挥了作用。

二、基础研究

(一)背景

为了更好地理解ESWT治疗软组织损伤的分子生物机制,数个研究者使用缺血模型进行研究。一个可行的方式是"治疗性血管新生",最早由Hocke于1993年提出。主要的目的是促进局部血管生长以重建足够的组织灌注。数个研究者假设诱导血管新生是震波治疗生化机制中的关键步骤。

(二)组织坏死

像数个研究在不同的啮齿类动物皮瓣模型上研究ESWT的影响一样,我们使用上腹部皮瓣模型。选定皮瓣缺血部位后,立即以$0.1mJ/mm^2$的能量密度对缺血组织给予300次震波。手术后7d,使用平面分析工具分析表明,治疗组的坏死面积较未治疗组明显减少,这与其他的研究结果一致,但各种研究使用的脉冲次数(200~2500次)和能量密度($0.09~0.15mJ/mm^2$)不尽相同。另外,在这6个研究中使用了3种不同的震波发生装置(有一个研究没有对震波发生装置做具体说明)。我们在剂量最佳化方面的研究表明组织对震波治疗的反应是剂量依赖性的。尽管这些研究有不均一性,但在其治疗皮瓣模型的基础上,能够建立起一种广泛、安全的治疗模式。

(三)治疗时间点的影响

尽管这些发现有重大的临床意义,临床医师(特别是外伤重建外科医师)仍然面对重建术后组织迟发（如 24h）坏死这一特殊问题。因此急需一种能干预这种肉眼可见坏死的手段。在我们的研究中，ESWT 在治疗延迟缺血损伤（24h）中的表现满足了这种需求。7d 随访观察表明治疗组缺血皮瓣发生坏死的情况较未治疗组明显减少（图 60-1）。与我们的研究相对应，Kuo 等采用双次震波疗法（术后立即及术后 1d），他们发现与对照组相比皮瓣坏死面积减小但并无统计学意义。但是我们的一项

临床研究表明 ESWT 可能有挽救已坏死组织的潜力（图 60-2），该现象也得到了我们实验室的证明。

受到这些发现的鼓励，我们将择期治疗作为下一步的研究目标。虽然在择期手术中很多可能的并发症能被有效地避免，但不可预测的风险依然存在，特别是在那些有并发症的患者中（如糖尿病患者的伤口愈合延迟）。分两个阶段进行手术操作（预适应）有效地减少了坏

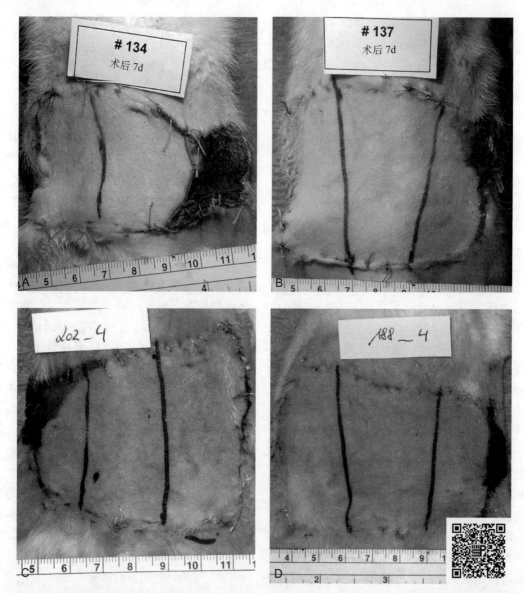

图 60-1　各组术后 7d 整个皮瓣的坏死情况的代表性图例，所有组的组织坏死较对照组都有明显减少。各个治疗组之间没有显著差异

A. 对照组；B. 术前治疗组；C. 术后治疗组；D. 术后 24h 治疗组

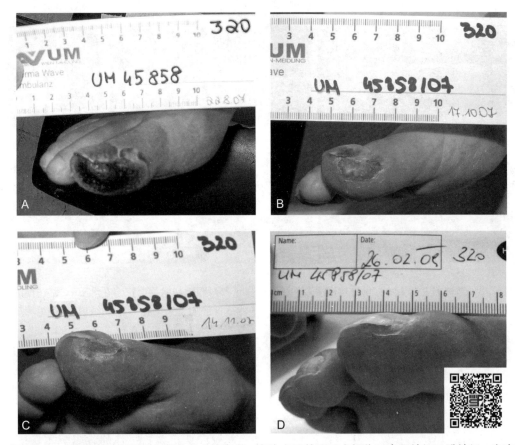

图 60-2　一名有 20 年前骨肉瘤手术史的患者。多次必需的再手术损伤了坐骨神经及腓神经。有皮肤水疱后发生了坏死性溃疡

A. 接受第 1 次 ESWT 治疗时的溃疡；B. 4 个疗程后 (7 周后)，可以看到明显的再上皮化和少量的残余坏死；C. 溃疡在 84d 内愈合，患者总共接受了 6 个疗程的治疗（总共 2100 次脉冲）；D. 第 1 次治疗后 18 个月的随访未发现溃疡复发，凭肉眼主观判断瘢痕与周围皮肤类似

死，当在手术前实验性地对皮瓣进行震波治疗后，减少皮瓣坏死面积的效果与术后疗法类似（术后立即及术后 24h）。这是一个巨大的发现，能让临床医师有机会选择性地治疗那些易于发生损伤愈合延迟的患者。2008 年的一项临床研究用这种疗法治疗冠状动脉旁路移植患者的静脉摘除，发现震波治疗能减少并发症。但治疗是在术后进行的，虽然也是预防性的却并没有选择性地干预。

（四）ESWT 对受损的组织灌注的影响

可能在重建外科手术中最坏的情况是由于缺血或低氧引起的组织丢失（坏死），在上述动物模型中，可通过多普勒使用低密度激光扫描皮肤进而生成皮瓣灌注的二维影像来确定

皮瓣缺血。

使用多普勒灌注影像系统发现震波治疗后试验中的皮瓣循环情况有明显的增强（图 60-3）。而且相较于对照组，浅表组织灌注在整个研究阶段（7d）均保持在较高水平。

两种机制可以解释这些发现，一氧化氮（nitric oxide，NO），一种广泛存在的具有血管活性的小分子物质，能通过扩张血管改善灌注。Yan 等的研究表明震波治疗后 8h 的 NO 水平和内皮源性一氧化氮合酶（eNOS）的水平升高。Oi 等研究表明 eNOS 在下肢缺血模型中有上调。因此，震波治疗引发的初始 NO 升高能改善早期灌注并减少由于早期缺血引起的组织损伤。

对照组

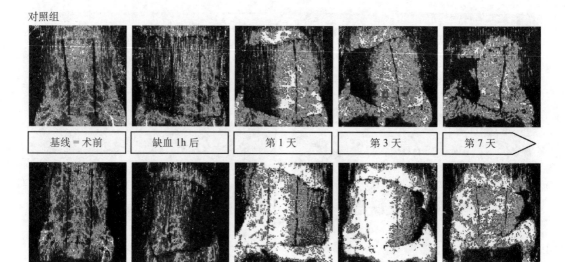

| 基线＝术前 | 缺血 1h 后 | 第1天 | 第3天 | 第7天 |

术后组

图 60-3　激光多普勒系统评价皮瓣浅表灌注情况。显示了对照组和术后治疗组在术后 7d 随访期间的典型改变。震波治疗组术后 7d 皮瓣的灌注明显增加。由于术后神经血管束结扎（1h 后缺血），各组均表现出灌注下降

生理过程中的血管新生发生在损伤发生后的 24 ～ 48h。血管内皮生长因子（vascular endothelial growth factor，VEGF）是血管新生反应的关键因素，最主要由低氧诱导产生，值得关注的是，VEGF 与 NO 相互影响。最初由震波通过 NO 改善的灌注，能由震波诱导的新生血管来进一步维持。实际上，数个研究表明 ESWT 可上调 VEGF。我们使用转基因 VEGF-R2 小鼠的研究表明，ESWT 直接或间接通过 NO 生成使一种血管新生的主要受体 VEGF-R2 明显升高。多项组织学和免疫组化研究显示 VEGF 表达增强及毛细血管含量升高。这种循环改善对延迟愈合的组织损伤而言有明显获益。

此外，近期研究表明，曾经愈合过程紊乱的伤口经过 ESWT 治疗后，其必需的生长因子分泌得以改善，治疗使细胞增生增加，炎性细胞因子受抑制，加速了组织的再生与愈合。

三、临床试验

（一）背景

自从首次临床使用 ESWT 进行尿道碎石以来，一系列临床观察使治疗适应证得以扩展。最早是将其应用于治疗骨不愈合。如今在临床上 ESWT 被用在治疗肌肉骨骼系统的不同病理过程中，如足底筋膜炎、（非）钙化性肌腱炎和上髁炎。

慢性伤口愈合常伴随骨组织无连接，这一偶然发现提示 ESWT 治疗对于那些常规治疗无效的慢性伤口可能有效。维也纳迈德灵的创伤中心使用电液压震波治疗骨不连接已超过 15 年。而且自 2004 年起 ESWT 已经被用于治疗延迟 / 无愈合伤口或慢性伤口。

（二）患者及病因学

将自愿参加和为了避免住院而拒绝标准治疗的患者纳入本试验。排除标准如下：孕妇，一期（皮肤完整但有即将发生溃疡的表现）和四期（全层皮肤及皮下组织坏死并累及肌肉、骨骼、肌腱及关节腔）压疮溃疡（二、三期压疮溃疡没有被排除），浅表一度、浅表二度或环形烧伤需要植皮，骨筋膜室综合征、坏死性筋膜炎、淋巴水肿的情况。目前正参加其他临床试验及那些正在或曾经（本试验筛查前 60d）接受系统化疗和（或）影响受试肢体放疗的患者也被从本试验排除。

（三）仪器及参数

使用无聚焦体外震波治疗无愈合及慢性

伤口，我们首先使用 orthowave180C（MTS Europe GmbH）治疗患者，2007 年以后，在同一试验中我们也用 ActiVitor（SwiTech Medical AG，Switzerland）。参考我们以前治疗各种肌肉骨骼疾病如跟腱炎的经验，我们决定在能量密度范围为 0.03 ~ 0.15mJ/mm^2 以每秒 5 次的频率，使用平均 0.1mJ/mm^2 的平均能量密度。剂量依赖研究表明，每平方厘米 100 次脉冲是最佳的治疗剂量。

（四）治疗模式及附加创伤护理

我们每周 1 次（或 2 次）在门诊治疗我们的患者。根据每次的评估和临床表现，临床描述伤口包括伤口的面积、深度、空洞形成、炎症表现及渗出情况。另外，拍下数字照片存档。如果必要，在震波治疗前手术清除坏死组织。

因为震波非聚焦的作用面积较大，目前入组的患者还没有使用过麻醉药。

在对伤口进行足够的预处理后，将无菌超声波凝胶涂在伤口周围及交界组织。震波在直接作用于伤口的同时也作用于周围组织。治疗后清除凝胶，根据伤口情况覆盖伤口（标准方法或进一步处理）。

（五）结果与讨论

1. 试验总结　自 2004 年 8 月至 2008 年 12 月（53 个月间），亚急性及慢性伤口的患者在接受常规治疗的同时被纳入试验。他们在这项前瞻性非随机无对照研究中接受非聚焦震波治疗。总结情况由 Schaden 等在本文之后于 2007 年发表，展现了关于非聚焦震波治疗对广泛病因引起的亚急性及慢性伤口的效果最大化的临床研究。

自 2004 年 8 月至 2008 年 12 月有 390 例患者接受 ESWT 治疗，279 例患者完全愈合（71.5%），同时有 5.4% 的患者对震波治疗无反应，伤口大小与治疗开始前相比无变化。共有 60 例患者（15.4%）失访，因此我们无法得知他们的伤口愈合情况。在治疗末期，有 3.3% 的患者（13 例）显示出与初始伤口大小相比有超过 50% 的愈合反应，而 4.4% 的患者（17 例）的愈合反应 < 50%（表 60-1 和表 60-2）。

表 60-1　患者特点 1

参数	患者人数	百分比（%）
参与研究患者总数	390	100
亚组		
性别		
• 女性	166	42.6
• 男性	224	57.4
年龄（岁）		
• 平均值	59.4	
• 中位数（范围）	60（11 ~ 102）	
伤口部位		
• 上肢	58	14.9
• 下肢	311	79.7
• 躯干	18	4.6
• 头部	3	0.8
伤口病因		
• 伤口愈合延迟	169	43.3
• 创伤后伤口坏死	122	31.3
• 静脉淤滞溃疡	43	11.0
• 压疮	20	5.1
• 石膏型压力性溃疡	11	2.8
• 动脉不完全溃疡	9	2.3
• 烧伤	16	4.1

从开始接受 ESWT 治疗到完全愈合的平均时间是（44±44）d（均数 ± 标准差，中位时间 33.5d，范围为 4 ~ 381d）。延迟愈合伤口及烧伤伤口愈合较快，从接受治疗到完全愈合的中位时间分别是 29d 和 28d（范围分别是 4 ~ 134d 和 7 ~ 237d）。压疮和静脉淤积溃疡愈合最慢（中位时间分别是 63d 和 61d；范围分别是 14 ~ 224d 和 7 ~ 237d）。

分析病因和愈合效率，ESWT 治疗烧伤延迟 / 不愈合效果最佳，愈合率达到 94%，紧随其后的是创伤后伤口坏死，愈合率达到 83%。不同性别间没有差异。另一方面，年龄是独立于病因之外影响创伤愈合的因素。一般来说，年龄越大，ESWT 治疗后不能完全愈合的概率越大（图 60-4）。

表60-2 患者特点2

参数	伤口延迟愈合 n=169		创伤后伤口坏死 n=122		静脉淤滞溃疡 n=43		压疮 n=20		石膏型压力性溃疡 n=11		动脉不完全溃疡 n=9		烧伤 n=16		患者总数	
	例数	%	例数	%	例数	%	例数	%	例数	%	例数	%	例数	%	例数	%
伤口部位																
头部	2	1	0	0	0	0	1	5	0	0	0	0	0	0	3	0.8
躯干	7	4	1	1	0	0	8	40	0	0	0	0	2	12	18	4.6
上肢	28	17	17	14	0	0	1	5	4	36	0	0	8	50	58	14.9
下肢	132	78	104	85	43	100	10	50	7	64	9	1	6	38	311	79.7
伤口大小(中位数,范围)																
<10cm²	125	74	80	66	31	72	16	80	9	82	8	89	9	56	278	71.3
>10cm²	44	26	42	34	12	28	4	20	2	18	1	11	7	44	112	28.7
中位数(范围)(cm²)	4 (0.3~375)		6 (0.2~141)		4 (1~50)		6 (0.5~120)		2 (0.5~18)		4 (1~45)		9.5 (1~36)		5 (0.2~375)	
表面伤口	107	63	96	79	33	77	12	60	5	45	6	67	16	100	275	70.5
深部伤口	62	37	26	21	10	23	8	40	6	55	3	33	0	0	115	29.5
伤口空洞																
无	137	81	108	89	37	86	14	70	10	91	8	89	16	100	330	84.6
<1cm	22	13	9	7	6	14	3	15	1	1	0	0	0	0	41	10.5
>1cm	10	6	5	4	0	0	3	15	0	0	1	11	0	0	19	4.9
完全愈合	124	73	101	83	12	28	13	65	8	73	6	67	15	94	279	71.5
No.ESWT tm*	2 (1~8)		2 (1~9)		4 (1~14)		2 (1~10)		2 (1~3)		2 (2~6)		2 (1~4)		2 (1~14)	
No.ESWT 脉冲数*	700 (100~7300)		700 (100~6000)		925 (300~5500)		600 (200~6350)		500 (200~1460)		1300 (800~2100)		800 (150~3000)		700 (100~7300)	
愈合天数, d*	29 (4~134)		31 (6~381)		61 (7~237)		63 (14~224)		30 (7~105)		41 (13~126)		28 (7~237)		34 (4~381)	

* 完全愈合伤口的中位数(范围), tm. 治疗
% 指OD柱(比值比) 总百分比

除了石膏型压力性溃疡的愈合与损伤大小没有相关性外，伤口大小同样也是独立于病因之外影响创伤愈合的因素（图 60-5）。不出意外的是，伤口越大则预后越差。在 Schaden 等的研究中，多元回归分析显示患者年龄和伤口大小是独立预测完全愈合的因子。

伤口深度同样也是影响 ESWT 治疗后愈合效率的因素之一，但没有起初想象的那么重要。在本研究中浅表伤口完全愈合率达到 73%，只有 67% 的较深伤口达到皮下组织层。如果伤口空洞在治疗前就存在，则 ESWT 治疗的愈合率（67%）较没有任何空洞的伤口（72%）有轻度下降。根据 Schaden 等的分析表明，空洞大于或小于 1cm 之间没有差异。

每个伤口平均接受 2.9 次治疗（范围：1～15 次）。没有患者接受 11 次、12 次或 13 次治疗，只有两个患者接受 14 次或 15 次治疗。

与预期结果一致，静脉淤积溃疡需要更频繁的治疗（平均 5.2 次），平均 1700 次脉冲（范围：150～44 700 次）。许多患者只接受一次治疗。平均总治疗数是 1482.7 次（范围：100～44 700 次）。

2. 不良事件　没有报道过心脏、神经、皮肤、热力不良事件或过敏反应。对于少数治疗期间感到疼痛的患者，在治疗初始 50～100 次脉冲阶段需要适当地减少能量密度（0.06～0.08mJ/mm^2）和频率（2～3 次脉冲 / 秒）然后逐步升高，达到目标水平后则忍受较好。而且有的患者需要局部或全身麻醉。治疗期间没有发现出血、皮下瘀斑、血肿或皮下积液形成。所有的 ESWT 治疗都在门诊进行（包括那些因为各种原因住院的患者）。震波治疗的软组织损伤没有发生有临床依据的伤口感染，没有患者发生伤口恶化。

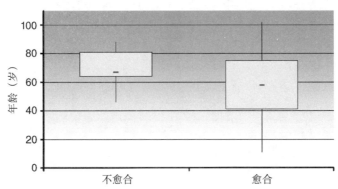

图 60-4　患者年龄与愈合率之间的相关性独立于伤口病因。年龄越小，对 ESWT 的反应越好。对所有病因所导致的愈合与不愈合患者的中位、最大、Q3、Q1 和最小年龄之间的比较用盒状图形来表示

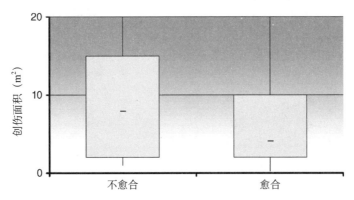

图 60-5　除了石膏型压力性溃疡的愈合与伤口大小没有相关性外，伤口大小与愈合率之间的相关性独立于伤口病因。ESWT 对较小伤口的效果优于较大伤口。愈合与不愈合患者的中位、最大、Q3、Q1 和最小伤口大小之间的比较用盒状图形来表示

四、结论

总体来说，实验发现 ESWT 是可以防止缺血组织坏死的治疗工具。一个重大的临床发现是其治疗效果与治疗时间点之间没有相关性，ESWT 的治疗效果给了临床医师明确的治疗时间窗。术后发生低氧 / 缺血的组织可以接受这种无创、效费比较高的治疗方法，也许能够避免再次扩大手术和伤口延迟愈合。（术前评估）可能会发生延迟愈合扩大的患者同样可以在术前接受治疗来避免术后并发症。

实验研究为临床使用 ESWT 治疗有延迟 / 不愈合及慢性扩大伤口的患者提供了依据。除了对静脉淤积性溃疡效果有限外，软组织创伤愈合领域的多种适应证均对 ESWT 反应良好。另外，实验获得的最佳仪器参数（如每平方厘米 100 次脉冲，每周治疗一次和能量密度 $0.1mJ/mm^2$）能直接转化到临床上来进一步改善患者的预后并减少治疗费用。

罗　辉　译
井　然　欧雅莉　蒋敏娜　校